U0614026

临床检验技术研究与疾病诊断

主编 刘蒙蒙 丁玲先 徐 红 欧阳海宁

王宪军 徐爽爽 赵志云 刘 伟

中国海洋大学出版社

·青岛·

图书在版编目（CIP）数据

临床检验技术研究与疾病诊断／刘蒙蒙等主编.

青岛：中国海洋大学出版社，2025.7. -- ISBN 978-7
-5670-4278-0

Ⅰ．R446.1

中国国家版本馆CIP数据核字第2025XF9759号

LINCHUANG JIANYAN JISHU YANJIU YU JIBING ZHENDUAN

临床检验技术研究与疾病诊断

出版发行	中国海洋大学出版社
社　　址	青岛市香港东路23号　　　　　　邮政编码　266071
出 版 人	刘文菁
网　　址	http://pub.ouc.edu.cn
电子信箱	369839221@qq.com
订购电话	0532-82032573（传真）
责任编辑	韩玉堂　　　　　　　　　　　　电　　话　0532-85902349
印　　制	日照报业印刷有限公司
版　　次	2025年7月第1版
印　　次	2025年7月第1次印刷
成品尺寸	185 mm×260 mm
印　　张	26
字　　数	659千
印　　数	1～1000
定　　价	198.00元

发现印装质量问题，请致电0633-8221365，由印刷厂负责调换。

编委会

主　编　刘蒙蒙　丁玲先　徐　红　欧阳海宁
　　　　　王宪军　徐爽爽　赵志云　刘　伟

副主编　于　莉　王翠翠　林欣乾　杜贞波
　　　　　孙洪蕾　朱葵花　王水雯

编　委（按姓氏笔画排序）
　　　　丁玲先（山东省东营市利津县中心医院）
　　　　于　莉（海阳市第三人民医院）
　　　　王水雯（河南中医药大学第三附属医院）
　　　　王宪军（滕州市官桥镇卫生院）
　　　　王翠翠（泰安市岱岳区疾病预防控制中心）
　　　　朱葵花（菏泽市经济开发区岳程街道办事处社区卫生服务中心）
　　　　刘　伟（天津市滨海新区塘沽传染病医院）
　　　　刘蒙蒙（东营市人民医院）
　　　　孙洪蕾（德州市临邑县人民医院）
　　　　杜贞波（沂源县中医院）
　　　　林欣乾（汕头市人民医院）
　　　　欧阳海宁（佛山市顺德区中心血站）
　　　　赵志云（巨野县北城医院）
　　　　徐　红（昌邑市人民医院）
　　　　徐爽爽（山东省菏泽市巨野县人民医院）

前 言
FOREWORD

在精准医疗快速发展的今天,临床检验技术正经历着前所未有的变革。基因测序、分子诊断、人工智能等前沿技术的广泛应用,显著提升了疾病诊断的准确性和时效性,为早期筛查、预后评估及个性化治疗提供了关键支持。然而,新技术的快速迭代也带来了知识更新加速、技术交叉应用复杂化等挑战,临床检验与疾病诊断的深度融合仍需进一步探索。在此背景下,编写一部系统阐述临床检验技术研究进展与疾病诊断应用的专业书籍,显得尤为重要。

本书旨在为临床检验专业人员、医学教育工作者及研究人员搭建一座知识桥梁,通过整合前沿研究成果与临床实践经验,帮助读者系统掌握临床检验技术的核心原理、应用场景及发展趋势。我们期望本书不仅能提升疾病诊断的效率与质量,更能促进临床检验与诊疗的协同发展,推动多学科交流与合作。

本书内容涵盖临床检验技术的基础理论与前沿研究,以及其在疾病诊断中的广泛应用。书中不仅系统梳理了临床检验技术的基本原理与方法,剖析了各类检验技术的特点与适用范围;而且聚焦于近年来临床检验技术的创新性突破,展示了新技术在疾病早期发现、精准分型等方面的独特优势。此外,本书通过真实案例,阐述了临床检验技术如何在疾病的诊断、治疗监测和预后判断中发挥关键作用,生动展现出检验结果与临床诊疗决策之间的紧密联系。我们期望本书能够为医学检验从业者提供参考,同时也为临床医师提供更深入的检验数据解读。

我们深知,临床检验技术发展迅速,知识体系不断更新。尽管编写团队竭尽全力,力求本书内容的准确性、全面性与实用性,但书中难免存在不足之处。在此,我们诚挚地希望广大读者在阅读过程中,不吝提出宝贵的意见和建议。

《临床检验技术研究与疾病诊断》编委会

2025 年 4 月

目 录
CONTENTS

第一章　临床检验总论

第一节　标本的采集和处理

临床生化检验常用的标本包括全血、血清、血浆、尿液、粪便、唾液、脑脊液、滑膜液、羊水等。下面介绍常见标本的采集及对检验结果的影响。

一、血液标本

血液标本是指为完成某项或多项临床化学检验项目而采集的一定量的血液,包括抗凝血和非抗凝血。临床化学检验血液标本分为血清、血浆和全血。血清和血浆为临床常用,除前者不含纤维蛋白原外,其余多数化学成分差异较少;全血只有在红细胞内成分与血浆成分相似时才用,血气分析、血红蛋白电泳等时用全血,一般临床化学分析多不用全血。按照采血部位的不同,又可分为静脉血、动脉血和毛细血管血。

(一)采血部位

1.静脉采血

静脉采血是应用最多的采血方式。常用的静脉为肘前静脉、腕背静脉,小儿和新生儿有时用颈静脉和前囟静脉。目前一般采用真空采血。真空采血采用国际通用的头盖和标签颜色显示采血管内添加剂的种类和检测用途。

2.动脉采血

动脉采血主要用于血气分析。常用的动脉为股动脉、肱动脉、桡动脉和脐动脉。

3.毛细血管采血

毛细血管采血适用于仅需微量血液的试验或婴幼儿。常用部位为耳垂、指端,小儿有时为大趾和足跟。采血针刺入皮肤深度应为 2 mm(<2.5 mm),采血局部应无炎症、水肿等。

(二)血液标本的处理与保存

血液标本采取后应尽可能早地、自然地使血清(浆)从与血细胞接触的全血中分离出来。一般应于采血后两小时内分离出血清或血浆。全血处理为血清或血浆分为离心前、离心中和离心后三个阶段,对各不同阶段均有具体要求。

1.离心前阶段

离心前阶段是指标本采集到离心处理前的一段时间。

1

（1）血清：标本离心前一般应令其自行凝集，不可用木棍等剥离凝血块。通常于室温（22～25 ℃）放置30～60 min，血标本可自发完全凝集；冷藏标本凝集缓慢；加促凝剂时凝集加快，此时标本采集后应轻轻颠倒混合5～10次，以确保促凝剂作用。

（2）血浆：需用血浆标本时，必须使用含抗凝剂的血液标本收集管，而且采后必须立即轻轻颠倒采血管混合5～10次，以确保抗凝剂发挥作用，经5～10 min即可分离出血浆。

（3）冷藏标本：标本冷藏可抑制细胞代谢，稳定某些温度依赖性成分。但全血标本一般不能冷藏；血钾测定标本冷藏不得超过两小时。血液中儿茶酚胺、血气、氨、乳酸、丙酮酸、胃泌素、甲状腺激素等检测时需用制冷的标本。标本需要冷藏（2～8 ℃）时，标本采取后应立即将其置于冰屑或冰水混合物，并且必须保证标本与制冷物充分接触。

2.离心阶段

离心阶段是指标本处于离心机里的一段时间。临床化学检验血液标本离心时，相对离心力为（1 000～1 200）×g，离心时间为5～10 min。

离心时产热不利于分析物稳定，临床化学分析血液标本离心时必须采用温度控制离心机。一些温度依赖性分析物（如促肾上腺皮质激素、环腺苷酸、儿茶酚胺等）应在4 ℃分离；无特殊温度要求的分析物，离心温度应设定在20～22 ℃，温度低于15 ℃可以人为地使血钾测定值增高；冷藏运送的标本必须在要求的温度下离心。

标本离心最好一次完成，若需再次离心，应距上次离心相隔时间很短；对于含有分离物质的血标本，绝不可以再次离心。

3.离心后阶段

离心后阶段是指标本离心后和用于检测的血清或血浆被取出一定量之前的一段时间。血清或血浆分离后，应尽快进行检测分析；如果由于种种原因不能进行测定，应将分离的血清或血浆合适贮存。

一般来说，22～25 ℃血清或血浆的保存不超过8 h；如果8 h内不能完成检测，血清或血浆应置2～8 ℃保存；如果48 h内不能完成的实验项目，或分离的血清或血浆需贮存48 h以上时，应置−20 ℃保存。标本保存时应特别注意，标本不可反复冻融（只能冻融一次），且不可贮存于无霜冰箱（可造成样品温度变化）；离心后分离凝胶上面的血清可保存2～5 d，但必须保证凝胶的完整性；在应用非凝胶分离物质时，离心后必须立即将血清或血浆移出；血清或血浆必须保存于密闭的试管中。

（三）影响因素

1.禁食时间

被采血者在标本收集前应禁食一整夜（即至少12 h），其原因是脂肪餐后血清中甘油三酯的水平可持续升高近9 h，而总胆固醇和载脂蛋白 A I、A II 的浓度几乎无影响。但是，过长的禁食时间也会影响实验结果，如48 h禁食，肝脏胆红素清除能力比一般情况下高240％，使血清间接胆红素浓度降低。如果延长禁食，一些特异性蛋白质，如补体、前白蛋白和白蛋白水平降低。因此，应统一禁食的时间，一般为12 h。

2.标本采集时间

标本采集时间要依据血液循环中分析物水平的变化而定，保持每天标本采集时间恒定对于消除由日内变异造成的影响很重要。如激素的测定需要严格控制标本采集的时间。

3.采血时体位

长期以来,人们忽视了采血时体位变化对生化检测的影响。为了减少由于采血体位的变化产生的影响,建议门诊患者坐 15 min 后再采血。

4.压脉带的影响

使用压脉带可降低血管内压力,使其低于心脏收缩压,使小分子和液体从血管内移出至组织间隙,而不能通过毛细血管的大分子物质的浓度增加。使用压脉带过久,局部缺氧使无氧酵解增加,血浆中乳酸增高而 pH 降低,pH 降低使钾从细胞内移出,引起血清钾假性升高。在静脉采血时避免过度握拳,以及避免使用压脉带超过 1 min。

5.抗凝剂

临床生化常用的抗凝剂为肝素、EDTA、氟化钠、枸橼酸盐等。例如,肝素包括肝素钠、肝素锂和肝素铵,三种盐用于电解质的测定可得到相同的结果,但肝素锂优于其他两类。因为肝素钠可能引起钠水平的假性升高,用尿素酶测定尿素时,肝素铵可引起血清尿素浓度的假性升高。

6.溶血

溶血可影响测定结果。溶血严重影响的检验项目有乳酸脱氢酶、血清天冬氨酸氨基转移酶、血清钾和血红蛋白;中度影响的项目有血清铁($\uparrow$)、血清丙氨酸氨基转移酶($\uparrow$)和血清甲状腺素($\downarrow$);轻度受影响项目有总蛋白、白蛋白、血清磷、血清镁、血清钙和酸性磷酸酶。

7.阳光

应避免对光线敏感的分析物暴露在人造光或太阳光(紫外线)照射下,如维生素 A、维生素 B_6、β-胡萝卜素、卟啉、胆红素等测定时,标本管应该用铝箔或类似物质包裹保护起来。

8.标本运送

全血标本应尽快从采血现场运送至实验室。如果运送距离较远,特别是因分析物稳定性有影响,必要时可于采血现场分离出血清或血浆后,再送往实验室。标本运送过程中要注意其包装、温度要求、处理方法等,要确保分析成分的稳定性。标本管在运送过程中要保持管口封闭、向上垂直放置。

二、尿液标本

同血标本一样,尿液标本受饮食、运动、药物量等因素的影响也较大,特别是饮食的影响,故一般来说晨尿优于随机尿。

(一)标本类型

1.首次晨尿

首次晨尿是指清晨起床后的第一次尿标本。首次晨尿较浓缩和酸化,血细胞、上皮细胞、管型等,相对集中、便于观察。适合于做各种有形成分检查,如尿蛋白、尿糖等的测定。

2.随机尿

随机尿即随意一次尿。随机尿留取方便,但受饮食、运动、药物影响较甚,易于出现假阳性和假阴性结果,如饮食性蛋白尿、饮食性糖尿,维生素 C 干扰潜血结果等。适合于门诊、急诊的常规检测。

3.24 h 尿

第一天晨 8:00 排空膀胱后留取至次日晨 8:00 的所有尿液。测量并记录 24 h 尿液总量,混匀后进行检测。常用于尿液成分定量测定。如果 24 h 尿液收集不完全或不准确,可以用尿肌酐作为参比基准物,即同时测定尿液中待测物和肌酐浓度,用待测物浓度比肌酐浓度表示结果。

(二)尿液保存

尿液标本应在采集后两小时内送检,最好在 30 min 内完成检验。如不能及时检验,应正确保存,包括冷藏和加防腐剂。

1.冷藏

多保存于 2～8 ℃的冰箱内,时间最好不超过 6 h。

2.防腐剂

临床常用防腐剂保存尿液,见表 1-1。

表 1-1　临床常用尿液防腐剂

种类	加入量	应用
盐酸	24 h 尿液中加入 30 mL 的 6 mol/L 盐酸	定量测定尿 17-羟、17-酮、肾上腺素、儿茶酚胺等
甲苯	24 h 尿液中加入 30 mL	尿糖、尿蛋白等定量或定性检查
甲醛	每升尿液中加 400 g/L 甲醛 5～10 mL	尿液有形成分检查
麝香草酚	每升尿液中加 0.1 g 麝香草酚	尿液镜检

三、粪便

一般情况下,采集自然排便的标本,尽量采集可疑有阳性的部分。一般常规检测,3～5 g 即可。隐血试验时,应在试验前 3 d 禁食肉类、动物血及某些蔬菜类食物,并禁服铁剂及维生素 C 等干扰试验的药物。脂肪定量试验应该先定量服食脂肪膳食,每天 50～150 g,连续 6 d,从第 3 d 开始收集 72 h 内的粪便,混合称重,取 60 g 送检。

四、脑脊液

脑脊液由临床医师进行腰椎穿刺采集,必要时可从小脑延髓池或侧脑室穿刺获得。穿刺后应由医师用压力测定,正常人脑脊液压力卧位为 10.7～24.0 kPa(80～180 mmHg),儿童为5.3～13.3 kPa(40～100 mmHg)。任何病变使脑组织体积或脑脊液量增加时,脑脊液压力均可升高。待压力测定后将脑脊液分别收集于 3 个无菌试管中,每管收集 1～2 mL。第 1 管做细菌培养,第 2 管做化学分析和免疫学检查,第 3 管做一般性状及显微镜检查。脑脊液标本必须立即送验、及时检查,以免细菌状态破坏、糖分解或出现凝块。

五、羊水

羊水检查多在妊娠 16～20 周进行,通过羊膜穿刺术,采取羊水进行检查。检查项目包括细胞培养、性染色体鉴定、染色体核型分析、羊水甲胎蛋白测定、羊水生化检查等,以确定胎儿成熟程度和健康状况,诊断胎儿是否正常或患有某些遗传病。抽出的羊水应立即送检。若不能立即送检,应放在 4 ℃冰箱内保存,但不得超过 24 h。羊水经 1 000～2 000 r/min 离心10 min 后,取其上清液做多项生化检查。属中期妊娠的羊水细胞,用作染色体核型分析或先天性代谢缺陷病检查;属晚期妊娠的羊水沉渣,用作含脂肪细胞及其他有形成分的检查。

六、精液

在采集精液前必须停止性生活2～7 d,并且不得有手淫、梦遗等现象,不得沾染烟酒,不能服对生精功能有影响的药物等。采精时间以晨起为佳,采精前用温水将双手、阴部,尤其是龟头洗净。可采用手淫法或电动按摩射精法引起排精。精液的排出具有一定顺序,开头部分来自前列腺、附睾及壶腹,伴有大量精子,最后部分来自精囊,故应收集整份精液,不要遗漏任何部分,尤其是开头部分。正因为易丢失精液的第一部分,故不能用体外射精法收集精液。盛精液的容器应干净、无菌、干燥,采精前容器的温度应与室温相同;瓶子不应过大,但瓶口不应过小,以免将精液射出瓶外;还应贴上标签,记录姓名及取精时间。在冷天应将精液标本保温,放置在贴身内衣袋中,不可倾斜或倒置,尽可能在1 h内送到实验室。

七、前列腺液

采集前列腺液前要禁欲3～7 d。因为前列腺液是精液的一个主要的组成成分,如果最近有性行为的话,则可能会使采集失败。另外,排精及情绪兴奋可使前列腺液的白细胞计数增高,从而影响结果。但如禁欲超过7 d,前列腺会有白细胞积聚,同样会造成炎症的假象。

采集前列腺液时,患者先排尿。一般弯腰检查即可,臀部要抬高,或取右侧卧位。当医师用手指缓慢从肛门插入并触摸前列腺时,患者要张口呼吸并放松肛门,以配合医师操作。医师用按摩法使前列腺液从尿道口流出或滴出,弃去第1滴,再用玻璃片或玻璃管收集进行检验。

八、浆膜腔液

浆膜腔液包括胸腔、腹腔、心包腔及关节腔等,一般由临床医师用浆膜腔穿刺技术采集获得标本。正常时,浆膜腔液量少,一般送检标本均为病理性积液。

九、痰液

留取痰液的方法有自然咳痰、气管穿刺吸取、支气管镜抽取。后两种操作复杂且有一定创伤,常用自然咳痰法。一般以清晨第1口痰作标本最适宜。

(朱葵花)

第二节 测量误差和不确定度

一、测量的概念

测量是通过实验获得并可赋予某一个或多个量值的过程。测量意味着量的比较并包括实体的计数。测量的先决条件是对测量结果预期用途相适应的量的描述、测量程序,以及根据规定测量程序(包括测量条件)进行操作的、经校准的测量系统。

(一)测量原理

测量原理用作测量基础的现象。现象可以是物理现象、化学现象或生物现象。例如:用于测

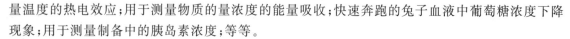

量温度的热电效应;用于测量物质的量浓度的能量吸收;快速奔跑的兔子血液中葡萄糖浓度下降现象;用于测量制备中的胰岛素浓度;等等。

(二)测量方法

测量方法是对测量过程中使用的操作所给出的逻辑性安排的一般性描述。测量方法可用不同方式表述,如替代测量法、微差测量法、零位测量法、直接测量法、间接测量法等。

(三)测量程序

测量程序是根据一种或多种测量原理及给定的测量方法,在测量模型和获得测量结果所需计算的基础上,对测量所做的详细描述。测量程序通常要写成充分而详尽的文件,以便操作者能进行测量。测量程序可包括有关目标测量不确定度的陈述。测量程序有时被称作标准操作程序(SOP),即临床检验中常说的 SOP 文件。

测量程序包括参考测量程序和原级参考测量程序。参考测量程序是在校准或表征标准物质时为提供测量结果所采用的测量程序,它适用于评定由同类量的其他测量程序获得的、被测量值的测量正确度。原级参考测量程序,或称原级参考程序是用于获得与同类量测量标准没有关系的、测量结果所用的参考测量程序。物质的量咨询委员会—化学计量(CCQM)对于这个概念的使用术语为"原级测量方法"。

二、测量误差

测量误差简称误差,是指测得的量值减去参考量值。测量误差的概念在以下两种情况下均可使用:①当涉及存在单个参考量值,如用测得值的测量不确定度可忽略的测量标准进行校准,或约定量值给定时,测量误差是已知的;②假设被测量使用唯一的真值或范围可忽略的一组真值表征时,测量误差是未知的。测量误差包括系统测量误差和随机测量误差。

(一)系统测量误差

系统测量误差简称系统误差,是指在重复测量中保持不变或按可预见方式变化的测量误差的分量。系统测量误差的参考量值是真值,或是测量不确定度可忽略不计的测量标准的测得值,或是约定量值。系统测量误差等于测量误差减随机测量误差。

系统测量误差及其来源可以是已知或未知的。对于已知的系统测量误差可采用修正补偿。特点是重复检验时,常按一定的规律重复出现,具有一定的方向性,或偏高或偏低。增加测定次数也不能使之消除。系统误差是由一些固有的因素(如测量方法的缺陷)产生的,理论上总是可以通过一定的手段来消除。系统误差又有两种类型:一是恒定误差,指具有相同大小的误差,与被测物的浓度无关;二是比例误差,与被测物浓度有相同的百分比误差,且误差随被测物浓度改变而成比例变化。

系统误差主要见于以下几项。①方法不够完善:如不良反应的发生,标本中非测定成分的干扰,被测物不能全部回收等。这是生化检验中最严重而又最不易消除的误差。②仪器和试剂不良:如天平的灵敏度不够,砝码未经校准,吸管不合格等。③操作误差是指在正常操作条件下,实验室技术人员所掌握操作规程和实验条件有出入而引起的误差,如 pH 调节过高或过低、标准液配制不准确等。④环境改变:如温度和气压的改变、阳光直接照射等都可以引入系统误差。

(二)随机测量误差

随机测量误差简称随机误差,是在重复测量中按不可预见方式变化的测量误差的分量。随机测量误差的参考量值是对同一被测量由无穷多次重复测量得到的平均值。一组重复测量的随机测量误差形成一种分布,该分布可用期望和方差描述,其期望通常可假设为零。随机误差等于测量误差减系统测量误差。

造成随机误差的原因:①检验人员的操作不规范;②标准曲线制定时测量范围不够宽,一旦标本结果超出范围,结果就会不可靠;③实验条件改变,如室温过高过低,混匀不良,作用时间掌握不一致等。

需要注意的是,测量误差不包括测量中出现的错误或过失。测量过失主要是由于粗枝大叶,操作不正确等所致,如吸管刻度读错、加错试剂、计算错误等。这类误差无规律可循,只要操作者仔细,认真负责就能加以避免。测量误差不应与出现的错误或过失相混淆。

三、测量不确定度

(一)含义

测量不确定度简称不确定度,是根据所用到的信息,表征赋予被测量值分散性的非负参数。或者说是指由于测量误差的存在,对被测量值的不能肯定的程度。测量不确定度一般由若干分量组成。其中一些分量可根据一系列测量值的统计分布,按测量不确定度的 A 类评定标准进行评定,并可用标准差表征。而另一些分量则可根据基于经验或其他信息所获得的概率密度函数,按测量不确定度的 B 类评定进行评定,也用标准偏差表征。

(二)测量不确定度分类

测量不确定度分为不确定度和相对不确定度。不确定度又分为标准不确定度(A 类标准不确定度、B 类标准不确定度和合成标准不确定度)和扩展不确定度。

1.标准不确定度

用标准差给出的不确定度。

2.A 类标准不确定度

用统计方法评定出的不确定度,用 uA 表示。其评定方法称为 A 类评定。

3.B 类标准不确定度

用非统计方法评定出的不确定度,用 uB 表示。其评定方法称为 B 类评定。此类评定一般基于以下信息,如权威机构发布的量值、有证标准物质的量值、校准证书、仪器的漂移、经检定的测量仪器的准确度等级、根据人员经验推断的极限值等。

4.合成不确定度

当测量结果的标准不确定度由若干标准不确定度分量构成时,由方和根(必要时加协方差)得到的标准不确定度用 uC 表示。

5.扩展不确定度

确定测量结果区间的量,合理赋予被测量之值分布在指定概率内含于此区间,包括 $u(k=2)$、$u(k=3)$、$u95$、$u99$。其中,k 称为包含因子,是为了获得扩展不确定度,而对合成标准不确定度所乘的数字因子,$u=kuC$,k 为 2 或 3,大多数情况下推荐 k 为 2。

6.相对不确定度

不确定度除以被测量之值。

(三)误差与不确定度

不确定度和误差均反映测量值的质量,但是它们二者之间还是存在差异。测量不确定度表示的是被测量的真值所处测量范围,常用一个区间的形式表示按某一置信概率给出真值可能落

7

入的区间。而误差是测量结果与被测量真值之差,由于真值在理论上是无法获得的,因此测量真正的误差也无法得到。不确定度用于评价测量的准确性越来越广泛,现在常用随机不确定度和系统不确定度分别取代了随机误差和系统误差。

(四)不确定度评估在临床检验中的应用

根据室内质控数据计算标准差(s)和变异系数(CV),可以用于该项目测量不确定度的评估。该方法适用于临床定量测定方法的不确定度评定。

四、参考物质

(一)参考物质

参考物质(RM)又称标准物质,是具有足够均匀和稳定的特定特性的物质,其特性被证实适用于测量特性检查中的预期用途。它可以用于校准测量装置、评价测量方法或给材料赋值。参考物质可以是纯的或混合的气体、液体或固体。标准物质是以特性量值的均匀性、稳定性和准确性等特性为主要特征的。

(二)有证参考物质

有证参考物质(CRM)是附有由权威机构发布的文件,提供使用有效程序获得的、具有不确定度和溯源性的一个或多个特性量值的标准物质。

例如,在所附证书中,给出胆固醇浓度赋值及其测量不确定度的人体血清,用作校准器或测量正确度控制的物质。有证标准物质一般成批制备,其特性值是通过对代表整批物质的样品进行测量而确定,并具有规定的不确定度。有证参考物(CRM)是参考物(RM)中的一个特殊类别。

(三)参考物的分类

1.一级参考物

一级参考物是一种稳定而均一的物质,它的数值已由决定性方法确定,或由高度准确的若干方法确定,所含杂质也已经定量,且有证书。用于校正决定性方法,评价及校正参考方法以及为二级标准品定值。

2.二级标准物质

二级标准物质也称校准品,包括用于常规分析的标准液。这类标准品可由实验室自己配制,其所含物质的量必须用一级标准物质和参考方法并由训练有素的、能熟练掌握参考方法的操作者确定。主要用于常规方法的评价或为控制物定值。

3.工作参考物

临床用的工作标准物质有冻干或溶液两种。以参考方法用一级或二级标准品定值,用于实验室质量控制,一般不用标准化,如质控品等。

五、计量溯源性

(一)校准

在规定条件下的一组操作,其第一步是确定由测量标准提供的量值与相应示值之间的关系,第二步则是用此信息确定由示值获得测量结果的关系,这里测量标准提供的量值与相应示值都具有测量不确定度。通常,只把上述定义中的第一步认为是校准。校准可以用文字说明、校准函数、校准图、校准曲线或校准表格的形式表示。某些情况下,可以包含示值的、具有测量不确定度的修正值或修正因子。校准不应与测量系统的调整(常被错误称作"自校准")相混淆,也不应与校准的验证相混淆。

（二）计量溯源性

计量溯源性是通过文件规定的不间断的校准链,测量结果与参照对象联系起来的特性,校准链中的每项校准均会引入测量不确定度。国际实验室认可合作组织（ILAC）认为,确认计量溯源性的要素是向国际测量标准或国家测量标准的不间断的溯源链、文件规定的测量不确定度、文件规定的测量程序、认可的技术能力、向 SI 的计量溯源性以及校准间隔。计量溯源性要求建立校准等级序列。校准等级序列是从参照对象到最终测量系统之间校准的次序,其中每一等级校准的结果取决于前一等级校准的结果。

（三）计量溯源链

计量溯源链简称溯源链,用于将测量结果与参照对象联系起来的测量标准和校准的次序。计量溯源链是通过校准等级关系规定的。实现量值溯源的最主要的技术手段是校准和检定。临床实验室的检测结果应该有证据来证明是准确而且是有依据的。通过校准,为检测系统确定标准值,以保证检验结果的准确性和一致性。在检验过程中使用可溯源的校准品是保证检验结果准确性的前提。

六、测量方法的分级

（一）决定性方法

决定性方法是指准确度最高、系统误差最小、经过详细的研究、没有发现产生误差的原因或在某些方面不够明确的方法。其测定结果与"真值"最为接近,因此具有权威性。主要方法有重量分析法、中子活化法、放射性核素稀释-质谱分析法（ID-MS）。主要用于评价参考方法和对一级标准品进行定值。

（二）参考方法

参考方法是指准确度与精密度已经充分证实的分析方法,干扰因素少,系统误差与重复测定的随机误差相比可以忽略不计,有适当的灵敏度、特异性及较宽的分析范围。参考方法多在条件优越的实验室使用,其实用性并非首要,主要用于评价常规方法和试剂盒、鉴定二级标准品等。

（三）常规方法

常规方法是指性能指标符合临床或其他目的的需要,有足够的精密度、准确度、特异性和适当的分析范围,而且经济实用的方法。这类方法经有关学术组织认可后可称为推荐方法,推荐方法应具有足够的实验证据。

（林欣乾）

第三节 测量方法选择和评价

近年来,临床生物化学检验发展迅速,新的项目、新的方法以及与测定方法有关的新仪器、新的试剂盒不断涌现,许多旧的方法正在逐步淘汰。因此,每个临床实验室都必须根据临床要求和实验室的条件,选择合适的测量方法。对于实验室所选择的方法,无论文献报道如何详细,最好都通过本实验室进行评价实验才能用于临床。一个测量方法的特性主要是误差的大小,方法本身的误差是不能通过质量控制加以限制的。测量方法的评价就是根据临床需要,通过实验途径来测定误差、分析方法的技术性能,并评价其可接受性。其目的在于明确候选方法的误差大小,分析其是否能够满足临床的需要。一个新的测量方法应用到常规检验之前必须对其性能进行完整的评价,它包括一系列方法评价步骤(图1-1)。

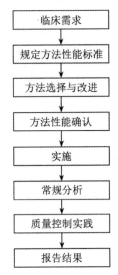

图1-1　临床检验方法评价流程

美国临床和实验室标准化协会(CLSI)制定了一系列与方法学评价有关的文件。例如:EP5-A,临床化学设备操作精密度评价;EP6-A,定量分析的线性评价;EP7-A,临床化学干扰试验;EP9-A2,用患者样本进行方法对比及偏差评估;EP10-A2,定量临床实验室方法的初步评价;EP12-A,定性实验评价;EP14-A,基质效应的评价;EP15-A,精密度和准确度性能应用;EP17-A,确定检测低限和定量检测限的方案等。

一、临床需求和方法性能标准

(一)新的测量方法进入常规检验的原则

方法的选择和评价必须始于临床需要。这种需求可能出于以下目的:①临床医师建议增加新的诊断试验;②新的方法与已经采用的方法相比,能够改进方法的准确度和(或)精密度;③新的方法在TAT、费用、劳动强度、环境保护等方面能够得到改进。

(二)方法性能标准

为了客观地选择和评价候选方法,必须根据临床需要首先确定性能标准。性能标准(PS):也称分析目标,是根据不同的应用目的(筛选、诊断、预后、监测)而采用不同的允许误差。一般由医学决定水平和允许分析误差这两项内容决定。

1.医学决定水平

医学决定水平是临床判断结果具有临床意义的被分析物浓度,用XC表示。对于每一医学决定水平都应规定相应的性能标准,即在一定XC值下的TEA值。

2.允许总误差

(1)总误差(TE):测定结果与真值的差异,是随机误差和系统误差的总和,用 $TE = 1.96 s + Bias$ 表示(95%允许误差限)。

（2）允许总误差：所选用的检测方法的总误差必须在临床可接受的水平范围内，只有这样的检测方法，才能用于临床常规检测。上述所指的临床可接受的水平范围，即为允许总误差，用 TEA 表示。

（3）允许总误差的制定：制定允许总误差，既应反映临床应用的要求，又不能超过实验室所能达到的技术水平。因此，需要由临床医学家和临床化学家共同研究制定。Tonks 于 1963 年从理论上研究此问题，提出根据参考值与参考值范围而设定；公式：允许总误差（%）=(1/4)[（参考值上界-参考值下界)/参考值均值 100%]。目前一般根据生物学变异制定标准或者以室间质量评价的准则作为分析质量的要求。例如，国际上推荐根据生物学变异制定不精密度标准。生物学变异（CVB）包括个体内变异（CVI）和个体间变异（CVG）。通过生物学变异可以导出临床实验室检测项目的不精密度、不准确度和总误差等性能参数。在实际应用中，生化检验项目通常参考美国实验室改进法案中能力验证推荐的允许总误差。国家卫健委临床检验中也推荐使用上述标准。

二、候选方法的选择和改进

方法选择的目的是将精密度和准确度符合临床要求，快速、简便，而且成本低的分析方法应用到临床生物化学检验。对所选择的方法可以根据临床需求和自身实验室的技术条件进行改进。

（一）方法选择的原则

国际临床化学联合会（IFCC）认为，常规方法应具有实用性和可靠性两个方面的性能指标。至于某一项具体分析方法所应具有的性能标准，可由临床化学家根据采用这一试验的目的决定。

1.适用性

一般应具备微量快速、操作简便、费用低廉、安全可靠等特点。

2.可靠性

一般具有较高的精密度和准确度，以及较强的检测能力。

（二）测量方法选择的程序

1.提出要求

为满足临床需要，实验室根据设备条件、人员技术水平等具体情况提出某项新的检测方法，或为提高实验诊断准确度和灵敏度、对实验室的方法性能进行改进，提出检测方法要求的设想。

2.收集资料

在本实验室工作基础上，查阅相关文献等资料，充分了解各种方法和特点，根据方法选择的要求对已发表的各种检测方法进行比较与检验，确定哪些方法有充分的科学根据及真实的使用价值。

3.选定候选方法

初步选定所采用的方法即候选方法。候选方法确定后，要熟悉该法的原理、性能指标及相应的条件等。

4.进行初步试验

进行初步试验即评价候选方法所有的性能指标。通过初步试验，使分析工作人员熟悉有关技术；掌握各分析步骤的特征，操作是否可以改进或简化，试验中得到的一切资料用于确定是否有必要做进一步的研究。如果需要在技术上进行某些改进，应在评价实验前做好。

三、测量方法性能确认和实施

(一)方法评价实验

1.测量正确度

测量正确度简称正确度,是指无穷多次重复测量所得量值的平均值与一个参考量值之间的一致程度。表示测量结果中系统误差大小的程度。用偏倚表示。测量正确度不是一个量,不能用数值表示。测量正确度与系统测量误差有关,与随机误差无关。应特别注意的是,术语"测量正确度"不能用"测量准确度"表示,反之亦然。评价正确度的方法:①与标准方法比较;②与标准物质比较:如回收实验;③与标准实验室比较:如实验室间比对或能力验证。

2.测量精密度

测量精密度简称精密度,是在规定条件下,对同一或类似被测对象重复测量所得示值或测得值间的一致程度。规定条件可以是重复性测量条件、期间精密度测量条件或复现性测量条件。测量精密度通常用不精密程度以数字形式表示,如在规定测量条件下的标准偏差、方差或变差系数。一种好的定量分析方法,首先应该具有较高的精密度。精密度反映的是随机误差。"测量精密度"不能代表"测量准确度"。

测量精密度可以用于定义测量重复性、期间测量精密度或测量复现性。

(1)测量重复性:简称重复性,是指在一组重复性测量条件下的测量精密度。

(2)期间测量精密度:简称期间精密度,是指在一组期间精密度测量条件下的测量精密度。

(3)测量复现性:简称复现性,是指在复现性测量条件下的测量精密度。

一般用批内精密度、日内精密度或批间精密度、日间精密度表示。当测定样品的精密度要求不明确时,可通过与标准方法或文献方法的精密度比较,判断该定量分析方法的相对优劣。

3.测量准确度

测量准确度简称准确度,是指被测量的测得值与其真值间的一致程度。概念"测量准确度"不是一个量,不给出有数字的量值。当测量提供较小的测量误差时就说该测量是较准确的。一个检验方法用于测定标本时测定值与标本中所含的该成分的真值一致或接近,则说明该方法的准确度好;相反,准确度就差。在实际工作中,不可能得到标本中某待测物质的真值,常用决定性方法、参考方法、可比较的方法均值、参考实验室均值,以及同组的均值来表示"真值"。

临床生化检验中,准确度包含了检测结果正确度和精密度两方面的要求。常用误差表示。一个检验方法,良好的准确度来自良好的精密度和正确度。但是,精密度是基础,一个方法精密度不好,即使是正确度高,也不能用于临床。

评价准确度的方法可以用回收试验、干扰试验和方法对比试验,也可用线性试验。

4.分析灵敏度

分析灵敏度简称灵敏度,表示分析过程中能检测出的最小量。可用以下 3 个参数来表示。①空白限(LOB):测量空白样本时可能得到的最高检测结果。表示方法:空白样本测定20次,得到的标准差(SD)乘以 3。②检测限(LOD):又名检测低限(LLD),检测方法可检测出的最低被测物浓度。③定量限:指在精密度和正确度可接受的情况下检测系统能够得到可靠结果的被测物最低浓度。一般来说,LOB、LOD 和 LOQ 的关系应符合 LOB<LOD≤LOQ。

灵敏度与检验报告有着密切的关系:①如果检测结果低于 LOB,检验报告应为"分析物未检出(阴性)";②如果检测结果介于 LOB 和 LOQ 之间时,检验报告应为"检出分析物,浓度小于

LOQ 值",同时提示临床医师有高不确定度的可能;③如果检测结果大于 LOQ,检验报告应为"检出分析物(阳性)",临床医师可以放心使用结果用于临床诊断和治疗。

5.分析范围

分析范围又称线性范围,是指检测信号(响应值)与样品浓度呈线性关系时对应的样品浓度范围。理想的定量分析方法应该具有较宽的线性范围。通常把响应值相当于 10 倍空白响应值标准偏差的样品浓度定为方法线性范围的下限,工作曲线上端弯曲处对应的样品浓度作为方法线性范围的上限。也可以利用系列标准溶液进行试验,对试验数据进行统计分析,求得线性范围。

临床可报告范围是指对临床诊断治疗有意义的待测物浓度范围。它是根据方法的分析范围确定的。临床生物化学检测时,样本的浓度必须在方法的临床可报告范围之内,可通过样本稀释或浓缩等方法使得待测物浓度在分析测量范围内,否则,测定的准确度将得不到保证。

6.分析特异性

分析特异性简称特异性,用于描述检测程序在样本中有其他物质存在时,只测量被测量物的能力。特异性与准确度相关,例如,用 GOD 法检测葡萄糖,只对葡萄糖起反应,其他类似的己糖如半乳糖、果糖等均不参加反应,显示酶对底物的高度特异性。邻甲苯胺法对葡萄糖的特异性略差,因为它对其他糖也有弱反应,使结果略偏高,但因临床上存在其他糖的机会很少,故影响不严重。其他如胆红素、血红蛋白和脂类等由于其导致颜色、浊度和其他特征的改变而致潜在的误差,称为干扰。应通过干扰实验等进行评价,包括不同干扰物和交叉反应物。

7.基质效应

基质指的是样品中被分析物以外的组分。基质效应是指基质对分析物的分析过程有显著的干扰,并影响分析结果的准确性。例如,血清/血浆成分对于待测物。去除基质效应的方法:通过已知分析物浓度的标准样品,同时尽可能保持样品中基质不变,建立一个校正曲线。

8.参考区间的确立和应用

医学中的参考区间是指在特定条件下,对健康人群抽样的个体进行某个检验项目测定,其测定值分布的一个百分位数区间。通常选取 2.5～97.5 百分位数。参考区间也称参考范围,是指从选择的参考群体上获得的所有检验结果,用统计方法建立界限时所得到的范围。

(1)参考区间的确立:临床实验室应为检验项目提供可靠的参考区间,才能使临床对健康普查者的检验结果做出判断,对患者的检验结果有大致的了解,从而发挥检验报告的作用。因此,获得检验项目的可靠的参考区间是实验室的重要任务。

参考区间建立的步骤:①选择参考个体,组成参考人群;②由参考人群选定参考样本组,采集处理样品;③通过测定参考样本组的样本,获得参考值;④统计分析参考值,明确参考分布;⑤计算参考限,建立参考区间。

(2)参考区间的表示:参考区间常见有两种表示方法。①双侧参考限:参考下限至参考上限(通常包括抽样的 95% 的参考个体)。如果呈正态分布,则是"均值±1.96 标准差";如果呈偏态分布,非参数统计,用 P2.5～P97.5 表示。②单侧参考限:根据检验结果的临床意义确定,一般采用参考上限,如 ALT≤40 U/L。

(3)参考区间的评估、验证:只有临床实验室给临床提供检验项目可靠的生物参考区间,才能使临床对患者或健康体检者的诊断治疗有明确的指引。临床实验室必须保证给临床提供的生物参考区间正确适用,否则会导致误诊,甚至错误的治疗。一般采用以下两种方式确立不同临床实验室的参考区间。①参考区间直接采用:对本实验室分析质量和服务人群进行评估,如有理由认为与参考区间研究的分析质量和参考人群有足够的可比性,可直接采用所提供的参考区间。②用20个参考值数据进行验证:实验室在检验服务的总体中抽出20个合格的参考个体,应用比较小的样本参考值,来验证和调用的、原始的、相对较大样本群体的、参考值之间的可比性。参考值的获得必须和厂商或其他提供参考区间的实验室制定的方案保持一致。将20个检验结果与参考区间比较,如果超出参考区间的数据不超过两个,则通过验证;如果超过两个,则另选20个合格参考个体重新按照上述判断标准进行验证。如果验证结果符合要求,可直接使用参考区间,否则应查找原因。

(4)参考区间的应用:生物参考区间是临床判断健康与否的标准,是解释检验结果、分析检验信息的一个基本尺度和依据。①区分"健康人群"和"患者"。大于上限或小于下限意味着"异常"。应特别注意,参考区间有5%的健康人群排除在外,因此一个健康人在某项检验中出现异常结果的概率是5%。②参考区间是医师诊断的重要依据,检验报告必须注明参考区间。③如果测定值在参考区间上、下限附近,不要轻易下正常或异常的判断,最好复查(可能发生两类错误)。④参考区间可以引用或自行建立。⑤不同的测定方法有不同的参考区间。

(二)方法性能确认和实施

通过上述各种方法评价实验可以明确该方法各种误差。方法性能确认和实施就是通过实验途径来确定该方法的分析误差是否可被接受,其具体内容和过程大致可分为3步:预试性评价实验、正式评价实验、评价后实验。每一过程都是为了确认方法的性能。

某一测量方法的总误差是由系统误差和随机误差组成的。通过一系列试验,如重复试验、回收试验、干扰试验、方法比较试验等,可以明确误差的大小,即对每一类型的误差可获得定量的值。这些值可以与规范的允许误差进行比较,其误差大小是否可接受应该遵循一定准则。

1.预试性评价实验

(1)评价前实验:主要研究候选方法的最佳条件。对文献报道的最适条件可做必要的验证,如果想改变条件,则需要通过实验证明改变的条件比原来条件为优。最适条件包括试剂的浓度、缓冲液的种类、离子强度和pH,选择标准品,反应温度和时间,波长选择等。在初步熟悉操作方法的基础上,分析一系列不同浓度的标准液及适当稀释的异常高值或低值的患者标本,以试验其分析范围。若分析范围达不到,则需改进方法或排除该方法。

(2)初步评价:做重复性试验(批内与天内重复试验)、回收试验及干扰试验。用正常或异常的混合患者标本或质控血清做批内和天内重复性试验,并估量其可接受性。

2.正式评价实验

当预试性实验证明某种方法无较大的误差时,即可进行如下的正式评价实验。

(1)日间重复性试验:进行同一天内的重复性试验,采用正常及异常浓度的控制物进行。所选择的控制物应能继续用于质量控制系统中。

(2)方法比较试验:用候选的实验方法和对比方法对许多患者标本同时进行对照分析。

(3)方法性能的可接受性判断:当积累起足够的实验数据后,就可进行评价该方法的分析误差,判断其方法性能是否可接受。如果误差太大,不能接受时,或排除该方法,或研究造成误差的原因,采取措施减少误差,再进行评价。

(4)临床相关研究:如果得出方法性能为可接受的结论,就可进行临床相关研究,包括确定参考值、特殊患者标本的测定、取得正常人测定值变化的范围及各种患者标本结果的资料。

3.评价后实验

如果候选方法被得出可接受性的结论,那么接着就要进行评价后实验,包括参考区间的制定,制定的参考区间应符合以前公认的调查报告;质控观察,应符合室内质控的要求;临床病例的观察等。最后进入方法应用阶段。

四、常规分析和质量控制

某种分析方法一旦被判断为可接受,即可被引入常规工作中应用。不要以为一经评价合格的方法就可产生高质量的结果,还须建立质控系统,以便随时发现合格的方法在实施过程中出现的问题,要善于发现其中还存在的不足并进一步研究解决使其日臻完善。

(林欣乾)

第四节 实验数据的统计分析

临床生物化学检验的目的是要获得准确的检测结果,作为临床诊断和治疗的依据。但是,即使采用最准确的检测方法,选用最精密的仪器,由最有经验的检验人员操作,当对同一均匀样本进行多次重复测定时,所得的结果的数据也很难完全一致。这就表明,检验误差是客观存在的。另外,不同个体之间或者个体内也存在差异。

为了得到准确、可靠的检验结果,通常都是在尽可能消除系统误差的前提下,重复测量多次,然后对测量数据用统计方法进行整理、分析、判断,给分析结果作出可靠性评价。以概率论为理论基础的统计学方法,常用于确定方法误差、对比不同试验方法、比较不同仪器精度、评价检验人员的操作技术水平等。

一、统计分析的基本概念

(一)总体与样本

1.总体

总体是根据研究目的确定的同质的研究对象的全体,更确切地说,是性质相同的所有观察单位某种变量值的集合。

2.样本

样本是指从总体中随机抽取的有代表性的一部分。统计分析正是通过对具体样本值的分析、研究,从而正确地推断出总体所具有的特性来。

(二)变异与误差

1.变异

变异是普遍的现象,即使样本来自同质的总体,它们彼此之间也存在差异,这种差异就是变异。产生变异的原因是多方面的,如同一指标不同个体之间、同一个体不同时间或不同状态之间、不同测量方法之间、同一方法不同重复之间等。

2.误差

误差表示上述差异的形式,包括系统误差、随机误差和过失误差。统计学上的误差指的是随机误差,包括抽样误差和重复测量误差。抽样误差是由于样本内各个体之间变异情况与总体内各个体变异情况不会完全相同,因此,样本指标与总体指标(如均数)之间也必定不会完全相同。统计学设计的任务之一就是如何减少抽样误差,统计检验的目的就是回答来自抽样误差的概率。

(三)随机现象与随机变量

1.随机现象

随机现象是指在大量重复试验中呈现规律性,但在个别试验中呈现不确定性的现象。如新生儿的男、女性别。观察随机现象的试验,称为随机试验。在随机试验中出现的事件称为随机事件。

2.随机变量

随机变量是指取值不能事先确定的观察结果,通常称为变量。其特点是不能用一个常数来表示。随机变量服从一定的概率分布。

(四)概率与分布

1.概率

概率(P)是度量某随机事件 A 发生可能性大小的变量,记为 $P(A)$,$0 < P(A) < 1$。

2.分布

分布指概率的分布。概率分布分为离散型和非离散型两类。离散型分布包括二项分布、Poisson 分布、负二项分布等,多属于计数资料。而非离散型分布常见的是连续性随机变量,如正态分布、卡方分布、t 分布、F 分布等,计量资料多属于连续型分布。

(五)统计描述与统计推断

1.统计描述

统计描述就是对样本特征进行描述,这种描述使用统计量。统计量使用集中性描述(如计量资料的均数、计数资料的相对数)和离散性描述(如标准差、标准误)。

2.统计推断

统计推断就是对总体特征进行推断。统计推断包括参数估计和假设检验。参数估计就是用样本指标(统计量)来估计总体指标(参数)。参数估计又分为点估计和区间估计。例如,某地抽样调查 125 名健康男性成人的血浆纤维蛋白原含量,已知属于正态分布,则以均值 2.92 g/L 作为该地健康男性成人的总体均值的估计值,此即点估计。如果同时已知标准误为 0.04 g/L,并确定概率为0.95,则该地健康男性成人血浆纤维蛋白原均值有 95% 的可能在 2.92±1.981×0.04 g/L,即2.84～3.00 g/L 范围内,此即区间估计。假设检验是根据一定假设条件由样本推断总体的一种方法。常用的假设检验方法有 u 检验、t 检验、卡方检验、F 检验、秩和检验等。

(六)实验资料的类型

不同类型的实验资料其统计方法各有不同,因此合理地确定资料类型十分重要。

1.计量资料

计量资料又称数值变量资料,是指用定量方法测定每个观察单位某项指标量的大小的资料。如一组患者的年龄、体重、血红蛋白、白蛋白、胆红素、肌酐和尿素等。计量资料的特征通常包括集中趋势与离散程度。由于计量资料可以得到较多的信息,所以凡能计量的尽量采用计量资料。

2.计数资料

计数资料又称无序分类资料,是指先将观察单位按其性质或类别分组,然后清点各组观察单位个数所得的资料。特点:对每组观察单位只研究其数量的多少,而不具体考虑某指标的质量特征,属非连续性资料。如调查胃溃疡患者的血型分布,可以用 A、B、O、AB 四种血型分组得到每组人数,便是多项分布资料。

3.等级资料

等级资料又称有序分类资料,是将观察单位按照某种属性的不同程度进行分类,进而计得各类的观察单位数。如临床疗效研究中按照治愈、显效、有效、无效四类分别清点病例数,尿中蛋白半定量测定结果按"－、±、＋、＋＋、＋＋＋"程度清点观察单位数。等级资料又称为半定量资料。

二、统计数据的收集与整理

在临床研究中,数据的收集与整理非常重要。原始数据的真实可靠,是临床研究成果的重要保证。

(一)临床研究数据来源

临床研究的数据来源很多,如病历、调查表或问卷、实验记录、检验结果、统计报表等。

(二)收集内容和范围

临床研究的资料常见有 3 类:研究对象特征指标(P)、干预或暴露测量指标(I/E)、结局测量指标(O),总称为 PIO 类指标。这些指标大致归为如下 4 种类型。

1.单纯生物学指标

临床常用的一些硬指标,如病死率、不良事件发生率、痊愈率、复发率及其他一些有关人体生化、生理的检验指标。

2.疾病常用测量指标

如潜在减寿年数(PYLL)、质量调整生存年数(QALY)、伤残调整生存年数(DALY)等。

3.临床经济学指标

如直接医疗成本、间接医疗成本等一系列费用指标,可用于成本效果分析、成本效益分析、成本效用分析等方面。

4.人口特征指标

人口特征指标包括性别、年龄、种族、职业、教育程度及其他一些社会经济学指标。

(三)数据收集方法

1.设计专门的资料收集工具

根据研究内容,设置基本条目和备查条目,形成专门的资料收集工具,如调查/研究记录表等。基本条目是指与研究目的密切相关、必不可少的内容。备查条目是用于质量控制的一些项目。

2.确定采集方式

采集方式主要有直接观测和访问。直接观测是指研究人员直接在现场对观察对象进行观测与测量,得到相关数据信息。访问包括面对面访问、电话访问、信函访问等。

(四)数据的整理与管理

原始数据需要经过进一步的整理与归纳,方能用于统计分析。

1.赋值与定量化

对于数值变量资料,如血糖、血脂水平,本身就已被准确测量,因此不存在赋值和定量化的问题,只是在有缺失值时,才需做相应的处理。但是对于分类变量资料,则需要重新赋值,使其定量化。

在赋值时,对于有序分类资料,可根据实际测量尺度采用等间距或非等间距赋值。如临床疗效分类中,无效为 0,有效为 1,显效为 2,痊愈为 3。而对于无序多分类资料,就要复杂一些,需采用哑变量方法赋值。如研究 ABO 血型,涉及 A、B、AB、O 四种类型,不能直接将 A、B、AB、O 型依次赋值为 1、2、3、4。这是因为四种血型并没有等级之分,但在赋值后反而人为出现不同级别。对此,可通过设置 3 个哑变量加以解决。如规定凡是 A 型,哑变量 1 赋值为 1,其余为 0;凡是 B 型,哑变量 2 赋值为 1,其余为 0,依次转换。

2.数据录入与建库

一般采用数据库管理软件,如 ACCESS、EXCEL、Visual Foxpro 等,建立数据库。

三、统计数据的质量评价和分析

在统计分析前,需要从整体上把握数据的基本特征及质量,发现有无极端值、异常值和缺失值。

(一)极端值、异常值和缺失值

1.极端值

极端值又称离群值,是指那些远离大多数测量值的极端数值,要么极大,要么极小。初接触分析工作的人员,甚至总想弃去它以使其他数据显得更接近,精密度似乎更好些,这是很不应该的。出现这种数据时,首先应当尽量从技术上寻找原因,实在解释不了时才可以借助统计方法来决定取舍。

2.异常值

异常值常为临床专业知识无法解释的测量值。一般来说,测定值中与平均值的偏差超过两倍标准差即可称为异常值,与平均值的偏差超过三倍标准差的测定值,称为高度异常的异常值。在处理数据时,应剔除高度异常的异常值。异常值是否剔除,视具体情况而定。在统计检验时,指定为检出异常值的显著性水平 $\alpha = 0.05$,称为检出水平;指定为检出高度异常的异常值的显著性水平 $\alpha = 0.01$,称为舍弃水平,又称剔除水平。

3.缺失值

缺失值是指因为种种原因不能得到观测指标的具体测量值,出现了数据缺失。判断临床研究中数据缺失的影响大小,应视缺失属性而定。对于随机性缺失,如临床试验中试验组与对照组均可能出现缺失值,缺失比例相近,缺失与临床干预措施无关,如缺失比例不超过 20%,对结果影响不大;而对于非随机性缺失,如药物的毒副反应过大,造成患者的大量失访,此时试验组与对照组的缺失比例会不同,这种缺失与干预措施有关,会对研究结果造成较大影响。

(二)如何发现与识别极端值、异常值

1.变量排序

变量排序是最常用的方法,也是最简单的方法。排序后对照最大值和最小值、全距等统计量可以看出数据的离群状况。

2.散点图法

其优势就在于直观地呈现两个变量间的关系,尤其是在两个变量间的线性关联比较强的时候,如果有离群值,图形侦察的结果会很明显;不过(也包括矩阵散点等图形)其局限在于,其本质还是变量间的关系,更多的多维信息的提供还是需要经验去判断。

3.箱体图法

可以提供数据百分位数的概念,例如,四分位数(25％和75％)是将该变量分成约4个部分,分别提供了数据不同分位点附件的离散性,而且同时提供描述数据集中性的中位数,这样在中间50％的数据上提供的信息将是异常丰富的。

4.统计建模法

在统计建模过程中大多会提供异常值或极端值的诊断,如距离的测算(cook距离、杠杆值)等;影响统计量如DfBeta、协方差比率等。它们均有相应的判断标准,如果有些指标没有相应的判断异常值的标准,则可以通过排序的方式,找到其相对大小。

5.标识异常个例

提供的是用统计建模的方式侦查异常个案。这种方法主要通过两步聚类的思想,找到不同个案间的相似性,通过对所在类别的评价计算出异常索引,然后找到对应的ID,则该个案可能为异常值,至于对这些异常个案怎么处理,分析人员作出何种决定,这个最好结合专业背景综合判断后续的处理方法。

6.控制图法

如果涉及的是时序数据,那么控制图是不错的选择,在控制规则里提供了异常丰富的侦查异常个例的选项。

当然其他过程里也有一些细节的处理,如排列图、误差条形图、可视离散化、缺失值诊断、数据验证过程等。

(三)设计统计分析路线图

在一项临床研究中,如果要分析的内容较多,为避免重复或遗漏,不管是定量分析、还是定性分析,均要做详细周密的安排,设计统计分析的路线图。流程如下:①确定研究目的;②确定统计分析目的;③选择合适的统计分析方法;④统计分析;⑤统计结果真实性评价。

四、实验资料的统计描述

(一)数值变量资料的统计描述

数值变量资料的基本特征需要采用两类指标进行描述:一类是集中趋势指标,用于反映一组数据的平均水平,如均数、中位数、几何均数等;另一类是描述离散程度的指标,用以反映一组数据的变异人小,如标准差、四分位数间距、变异系数等。这两类指标需要联合应用才能全面反映一组数值变量资料的基本特征。

1.描述集中趋势的指标

描述集中趋势的指标统称平均数,常用的有算术平均数、几何平均数、中位数、百分位数及众数等,前三种较为常用。

(1)算术平均数:算术平均数简称均数或均值,用拉丁字母x表示,是n次测量值的算术平均值,它表示一组测定数据的集中趋势。算术平均数适合于正态分布资料。临床上大部分资料,如一组患者的年龄、体重、血红蛋白、白蛋白、胆红素、肌酐和尿素等,均服从正态分布,因此,其集中趋势通常用均数来描述。

(2)几何平均数:几何平均数是用于反映一组经对数转换后呈对称分布的变量值在数量上的平均水平。对于变量值呈倍数关系或呈对数正态分布(正偏态分布),如抗体效价及抗体滴度、某些传染病的潜伏期、细菌计数等,宜用几何均数表示其平均水平。

(3)中位数:中位数是一组测量数据按大小顺序排列,中间一个数据即为中位数。当测量值的个数为偶数时,中位数为中间相邻两个测量值的平均值。它的优点是能简单直观说明一组测量数据的结果,且不受两端具有过大误差数据的影响;缺点是不能充分利用数据,因而不如平均值准确。对于偏态数据,通常用中位数表示其中心位置,如研究急性肝炎时 ALT、AST 等范围从数十到上千变动较大,且每个患者的变化情况不一致。

2.描述离散程度的指标

(1)极差:极差(R)也称范围,是指总体各单位的标志值中,最大标志值与最小标志值之差。

(2)四分位数间距:四分位数间距(IR)为上四分位数(即 P75)与下四分位数(即 P25)之差。四分位数间距可看成中间 50% 观察值的极差,其数值越大,变异度越大,反之,变异度越小。对于偏态数据,可以用四分位间距描述离散程度。

(3)标准差:标准差是对同一被测量目标进行 n 次测量,表征测量结果分散性的量。用符号 s 表示。常与均数结合描述正态分布特征,能反映一个数据集的离散程度,标准差越大,变量值分布越散,均数的代表性越差。如果临床检验结果是正态分布,以 $x \pm 1.96\ s$ 计算出 95% 观察值所在范围界限,作为临床的参考区间。利用标准差可计算变异系数,结合样本含量可计算标准误。

(4)变异系数:标准差与均数的比值称为变异系数,记为 CV。表示一种相对离散度。CV 越小,表明数据的离散性越小,均数代表集中趋势的正确性越好。

(5)标准误:标准误表示样本均数的离散程度,标准误的大小与标准差成正比。均数与标准误相结合,可对总体均数进行可信区间估计。

在定量描述时,应该特别注意选择合适的指标。对于正态分布或近似正态分布资料,可用"均数±标准差"来描述;而对于偏态分布或未知分布资料的特征描述,则使用中位数与四分位数间距。临床生化检验资料大部分呈正态分布,可用"均数±标准差"来描述,但是有些指标如转氨酶、部分肿瘤标志物(如 AFP 等)属于偏态分布,只能用中位数来描述。

另外,还应注意资料的同质性,如不分性别、年龄计算一组对象血红蛋白的均数和标准差,既不能描述老年人、儿童血红蛋白的集中趋势,也不能反映女性的变异水平,意义不大。

(二)分类变量资料的统计描述

分类变量是指其变量值是定性的,表现为互不相容的类别或属性。分类变量资料包括计数资料和等级资料。常用率和构成比定量描述分类变量资料,如病死率、治愈率、感染率等。

五、假设检验方法

假设检验的方法很多,应结合研究目的、资料性质、设计类型、样本含量等选择合适的方法。

(一)数值变量资料的假设检验方法

(1)当比较两组小样本数值变量资料时,可以考虑用 t 检验。根据设计类型可以分为三种类型:单个样本均值与总体均值比较 t 检验、配对设计 t 检验和两个独立样本均数比较的成组 t 检验。t 检验的目的是推断两组数值变量(计量)资料的样本所代表的总体均数是否相等。

(2)当比较组数是三组及以上时,就不能用 t 检验,可考虑使用方差分析(ANOVA)。方差分析又称"变异数分析"或"F 检验",用于两个及两个以上样本均数差别的显著性检验。由于各种因素的影响,研究所得的数据呈现波动状。造成波动的原因可分成两类,一类是不可控的随机因素,另一类是研究中施加的对结果形成影响的可控因素。

方差分析的应用条件:①各组为相互独立的随机样本;②各组来自正态分布总体,服从正态分布;③各组总体方差相等或近似,即方差齐性。

(二)分类变量资料的假设检验方法

进行两组或多组分类变量资料间比较的假设检验可选用卡方检验。卡方检验是一种用途很广的计数资料的假设检验方法。它属于非参数检验的范畴,主要是比较两个及两个以上样本率(构成比)以及两个分类变量的关联性分析。卡方检验的类型有四格表资料的卡方检验、行×列表资料的卡方检验、列联表资料的卡方检验。四格表资料的卡方检验用于进行两个率或两个构成比的比较,常用于诊断试验的研究与评价。

六、区间估计

区间估计与假设检验一样也属于统计分析中的统计推断,它可以对均数、率、相对危险度(RR)、比值比(OR)等参数的95%可信区间进行估计。

(一)可信区间及用途

1.可信区间(CI)

按一定的概率去估计总体参数(均数或率)所在的范围,对某事件的总体进行推断。可信区间包括准确度和精密度两种属性。准确度是指区间内包括总体参数的可能性,如95%可信区间,准确度为95%,就是从被估计的总体中随机抽取含量为 n 的样本,由每一个样本计算一个可信区间,理论上其中有95%的可能性(概率)将包含被估计的参数。故任何一个样本所得95%可信区间是用于估计总体参数时,被估计的参数不在该区间内的可能性(概率)仅有5%。精密度是指可信区间的宽度,宽度越小,则精密度越高。精密度与样本量和准确度有关,在样本量固定的情况下,准确度不能太高,准确度越高,精密度越差,反之亦然。

2.可信区间的用途

(1)估计总体参数:在临床科研工作,许多指标都是从样本资料获取,若要得到某个指标的总体值(参数)时,常用可信区间来估计。如率的可信区间是用于估计总体率,均数的可信区间用于估计总体均数。

(2)假设检验:95%的可信区间与 a 为0.05的假设检验等价。若某研究的样本 RR 或 OR 的95%可信区间不包含1,即上、下限均>1或上、下限均<1时,有统计学意义($p < 0.05$);若它的RR 或 OR 值95%可信区间包含1时,没有统计学意义($p > 0.05$)。

各种指标的可信区间计算,最常采用正态近似法,其中标准误的计算是其关键。标准误是由于抽样所致的样本与总体间的误差,用以衡量样本指标估计总体参数的可靠性,标准误越大,用样本估计总体的误差也就越大,反之,就越小。在数值资料(计量资料)中,标准误的大小与个体变异(s)成正比,与样本含量(n)的平方根成反比。在分类资料(计数资料)中,标准误主要受样本含量(n)和某事件发生率(p)大小的影响,样本含量越大,抽样误差越小;某事件发生率越接近于0.5,其抽样误差越小,某事件发生率离0.5越远(即发生率越接近于0或1),抽样误差越大。

可信区间的范围越窄,样本估计总体的可靠性越好;可信区间的范围越宽,样本估计总体的可靠性越差。

(二)均数的可信区间

总体均数据的可信区间可用于估计总体均数、样本均数与总体均数比较、两均数比较。计算时当总体标准差未知时用 t 分布原理,而 t 已知时,按正态分布原理计算。

（三）率的可信区间

总体率的可信区间可用于估计总体率、样本率与总体率比较，两样本率比较。计算总体率的可信区间时要考虑样本率(p)的大小。

（四）比值比的可信区间

比值比（OR）是指病例组中暴露人数与非暴露人数的比值除以对照组中暴露人数与非暴露人数的比值。它反映的是该因素对疾病的发生是否起作用。若 OR＞1 则说明是危险因素；若 OR＜1 则说明是保护因素。

七、相关分析

相关分析是研究现象之间是否存在某种依存关系，并对具体有依存关系的现象探讨其相关方向以及相关程度，是研究随机变量之间的相关关系的一种统计方法。相关分析有不同的类型，包括线性相关分析、偏相关分析、距离分析等。在临床生化检验中最常用的是线性相关分析。

线性相关分析是研究两个变量（X 与 Y）间线性关系的程度。用相关系数 r 来描述。根据 r 值的不同，两个变量间相关关系可分为以下六种情形（图 1-2）。

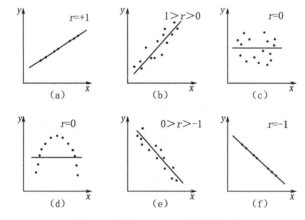

图 1-2　变量 X、Y 之间的相关性

（一）正相关

$0＜r＜1$，表示两变量变化的方向一致。一般的，$r＞0.95$，存在显著性相关；$r\geqslant0.8$，高度相关；$0.5\leqslant r＜0.8$，中度相关；$0.3\leqslant r＜0.5$，低度相关；$r＜0.3$，关系极弱，认为不相关。

（二）负相关

$-1＜r＜0$，表示两个变量变化的方向相反，如吸烟与肺功能的关系。

（三）零相关

$r=0$，表示两个变量之间无任何关系。

（四）完全相关

分为完全正相关（$r=1$）和完全负相关（$r=-1$）。表示两个变量之间呈完全线性关系。

进行线性相关分析，要求两个变量满足独立性、随机性及正态性等基本条件。

八、回归分析

（一）概念

回归分析是研究一个随机变量 Y 对另一个（X）或一组（X_1，X_2，…，Xn）变量的相依关系的统计分析方法;可分为线性回归分析和非线性回归分析。常用的是一元线性回归,只有一个自变量的直线回归。其目的就是找到一条回归直线,使得所有的实验点间偏差的二次方和达到最小。一般采用最小二乘法原理求出回归直线的斜率和截距,最后写成直线方程即为回归方程。常用于测量精密度较差的标准曲线的绘制。

(二)标准曲线

标准曲线也称工作曲线。它是以标准溶液及介质组成的标准系列,标绘出来的曲线。通常是一条直线。标准曲线的横坐标(X)表示可以精确测量的变量(如标准溶液的浓度),称为普通变量,纵坐标(Y)表示仪器的响应值(也称测量值,如吸光度、电极电位等),称为随机变量。当 X 取值为 X_1、X_2、$\cdots$、Xn 时,仪器测得的 Y 值分别为 Y_1、Y_2、$\cdots$、Yn。将这些测量点 Xi、Yi 描绘在坐标系中,绘出一条直线表示 X 与 Y 之间的直线线性关系,这就是常用的标准曲线法。用作绘制标准曲线的标准物质,它的含量范围应包括试样中被测物质的含量,标准曲线不能任意延长。

在精密度很好的检测中,代表数据对的坐标点(X, Y),一般都能落在一条直线上,偏差很小。此时,以各坐标点为依据,直接判断,用尺子画出一条直线代表标准曲线,被测组分的含量可以从标准曲线上直接查得。

当测量精密度较差时,各数据对的坐标点(X, Y)往往不在一条直线上。由于数据分散,画线时任意性比较大,要画出一条对所有实验数据点偏差都小的直线很困难。此时,最好进行回归分析。

九、统计分析方法的选择

统计方法的选择对正确的研究结果的取得至关重要。如果用错了统计方法,会影响研究的真实性,甚至得到错误的结论。在临床研究中,要正确使用统计方法,应充分考虑研究目的、设计方案、数据类型及统计方法的应用条件等因素,避免统计方法的误用与滥用。

(一)根据研究目的和分析目的进行选择

1.根据研究目的选择

(1)分析两种或多种干预措施间的效果有无差别:常用的统计方法有 t 检验、方差分析、卡方检验、秩和检验等。

(2)研究两个或多个因素间的关系,进行关联分析时,可选用相关分析来衡量各因素间的密切程度和方向,用回归分析来揭示某个因素与一个或多个因素间的依存关系或因果关系。

2.根据分析目的选择

临床研究中的单向有序分类变量资料,如临床试验的疗效,按照痊愈、显效、有效、无效等分类汇总。如果采用卡方检验,则只能回答两组在疗效分类构成上有无差别,而不能回答两组中何者的疗效更好,要达到此目的,只能采用秩和检验。

(二)根据数据类型和变量个数进行选择

1.根据数据类型选择

例如,同样是组间差异比较,数值变量资料采用 t 检验或方差分析,而分类变量资料则用卡方检验。

2.根据变量个数选择

(1)对于只有一个自变量与一个应变量,可选择表 1-2 中的方法。例如,应变量为数值变量时,选用 t 检验与单因素方差分析;应变量为分类变量资料时,选用卡方检验。

表 1-2　涉及两变量的主要统计分析方法

独立变量	应变量	统计学方法
分类变量	分类变量	卡方检验
分类变量（二分类）	数值变量	t 检验
分类变量（多分类）	数值变量	单因素方差分析
分类变量	数值变量（有截尾值）	生存分析
数值变量	数值变量	直线回归

（2）对于多个自变量与一个应变量，可选择表 1-3 中的统计学方法。例如，如果应变量是数值变量，可选择多元线性回归；如果应变量为分类变量资料，可选用 Logistic 回归分析。

表 1-3　涉及三个或三个以上变量的统计分析方法

多个独立变量	应变量	统计学方法
分类变量	分类变量	对数线性回归
分类变量或数值变量	二分类或多分类变量	Logistic 回归
分类变量或数值变量	二分类或多分类变量	判别分析
分类变量	数值变量	方差分析
数值变量	数值变量	多元线性回归
分类变量或数值变量	数值变量（有截尾值）	COX 风险比例回归
分类变量伴混杂因素	数值变量	协方差分析
	分类变量	Mantel-Haenszel 法
多个数值变量	无	因子分析或聚类分析

（三）根据设计方案选择

不同的设计方案，采用不同的统计方法。例如，数值变量资料中，配对设计的两组差别的比较，应选用配对设计 t 检验；如果选用成组 t 检验，则会降低检验效能。

（四）根据应用条件选择

统计分析方法是基于数理统计与概率论，并在一定假设条件下推导建立的。只有满足了这些条件，数理推导才能成立。而且，许多方法的应用条件都与样本含量有关。比如，成组 t 检验，要求样本含量≥30 例，四格表卡方检验，要求样本量＞40，而且最小的理论频数＞5。

十、统计分析结果的正确解释与评价

（一）统计分析结果的正确表达

应同时包括假设检验与区间估计结果，即将 P 值与可信区间相结合，二者同时报告。

（二）正确解释统计结果

统计结论具有概率性，不能绝对肯定或否定；无统计学意义的结果（即阴性结果）与有统计学意义的结果（即阳性结果）同样重要。

（三）统计学意义与临床意义的综合评价

临床研究的最终目的是创造最佳研究证据，为临床实践服务。因此，一个临床研究仅有统计学意义是不够的，还应结合临床专业知识，考察其临床价值。统计学意义上的差异有时与临床意

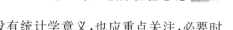

义上的差异并不完全一致。有时,差异有临床价值,即使没有统计学意义,也应重点关注,必要时可以扩大样本量,进一步研究。

(四)统计分析结果的真实性评价原则

1.研究方案的设计应该科学合理

如对照设置、组间均衡性、随机等问题。

2.统计分析结果应该全面

临床研究中的利弊结果应同时报告,不能只包括疗效,而不报告不良反应与费用问题。此外,还应对失访、未纳入分析的研究对象与原因进行分析。

3.选择合适的统计方法

如数据资料应满足应用条件,选择的统计方法与分析目的应该匹配。

4.应将混杂与偏倚因素进行分析

混杂与偏倚直接影响结果的真实性,导致真实效应低估及假阴性结果。

5.结果解释应综合考虑统计学意义与临床价值

统计学分析结果实际反映的是效应的平均水平,个体效应可能高于或低于平均水平,因此在临床应用时应特别注意。

（刘　伟）

第二章 临床常用检验技术

第一节 离心技术

一、沉淀离心

沉淀离心技术是目前应用最广的一种离心方法,一般是指介质密度约为 1 g/mL,选用一种离心速度,使悬浮溶液中的悬浮颗粒在离心力的作用下完全沉淀下来的方法。沉降速度与离心力和颗粒大小有关。

二、差速离心法

它利用不同的粒子在离心力场中沉降的差别,在同一离心条件下,沉降速度不同,通过不断增加相对离心力,使一个非均匀混合液内的大小、形状不同的粒子分步沉淀的方法。操作过程中一般是在离心后用倾倒的办法把上清液与沉淀分开,然后将上清液加高转速离心,分离出第二部分沉淀,如此往复加高转速,逐级分离出所需要的物质。主要是利用颗粒的大小、密度和形状差异进行分离。

三、密度梯度离心

凡使用密度梯度介质离心的方法均称为密度梯度离心,或称区带离心。密度梯度离心主要有两种类型,即速度区带离心和等密度区带离心。

(一)速率区带离心法

根据大小不同、形状不同的颗粒在梯度液中沉降速度不同建立起来的分离方法。在离心前于离心管内先装入密度梯度介质(如蔗糖、CsCl 等),待分离的样品位于梯度液的上面,同梯度液一起离心。梯度液在离心过程中以及离心完毕后,取样时起着支持介质和稳定剂的作用,避免因机械振动而引起已分层的粒子再混合。

由于此法是一种不完全的沉降,沉降受物质本身大小的影响较大,一般是应用在物质大小相异而密度相同的情况。

(二)等密度区带离心法

根据颗粒密度的差异进行分离的方法。离心时,选择相应的密度介质和使用合适的密度范围是非常重要的。在等密度介质中的密度范围正好包括所有待分离颗粒的密度。样品可以加在密度梯度介质的上面,也可以与密度介质混合在一起,待离心后形成自成型的梯度。颗粒在这两种梯度介质中,经过离心,最终都停留在与其浮力密度相等的区域中,形成一个区带。等密度区带离心法只与样品颗粒的密度有关,而与颗粒的大小和其他参数无关,因此只要转速、温度不变,则延长离心时间也不能改变这些颗粒的成带位置。

此法一般应用于物质的大小相近,而密度差异较大时。常用的梯度液是 CsCl。

四、分析性超速离心

与制备性超速离心不同,分析性超速离心主要是为了研究生物大分子的沉降特性和结构,而不是专门收集某一特定组分。因此它使用了特殊的转子和检测手段,以便连续监视物质在一个离心场中的沉降过程。分析性超速离心机主要由一个椭圆形的转子、一套真空系统和一套光学系统所组成。该转子通过一个柔性的轴连接成一个高速的驱动装置,该轴可使转子在旋转时形成自己的轴。转子在一个冷冻的真空腔中旋转,容纳两个小室:分析室和配衡室。配衡室是一个经过精密加工的金属块,作为分析室的平衡用。分析室的容量一般为 1 mL,呈扇形排列在转子中,其工作原理与一个普遍水平转子相同。分析室有上、下两个平面的石英窗,离心机中装有的光学系统可保证在整个离心期间都能观察小室中正在沉降的物质,可以通过对紫外光的吸收(如对蛋白质和 DNA)或折射率的不同对沉降物进行监视。

分析性超速离心一般应用于测定生物大分子的相对分子重量、研究生物大分子的纯度和分析生物大分子中的构象变化。

（刘　伟）

第二节　电泳技术

一、电泳技术的基本原理和分类

(一)电泳

带电颗粒在电场作用下向着与其电性相反的电极移动的现象称为电泳。不同的带电颗粒在同一电场中的运动速度不同,其泳动速度用迁移率(或称泳动度)来表示。

迁移率 μ 是指带电颗粒在单位电场强度下的泳动速度。它与球形分子的半径(r)、介质黏度(η)、颗粒所带电荷(Q)有关。

(二)分类

根据电泳是在溶液还是在固体支持物中进行,可将电泳分为自由电泳和支持物电泳。自由电泳包括显微电泳(也称细胞电泳)、移界电泳、柱电泳、等速电泳等。区带电泳则包括滤纸电泳(常压及高压)、薄层电泳(薄膜及薄板)、凝胶电泳(琼脂、琼脂糖、淀粉胶、聚丙烯酰胺凝胶)等。临床检验中常用的是区带电泳。

二、影响电泳迁移率的外界因素

(一)电场强度

电场强度是指单位长度(cm)的电位降。电场强度越高,则带电颗粒泳动越快。当电压在 500 V 以下,电场强度在 2～10 V/cm 时为常压电泳。电压在 500 V 以上,电场强度在 20～ 200 V/cm 时为高压电泳。

(二)溶液的 pH

溶液的 pH 决定被分离物质的解离程度和质点的带电性质及所带净电荷量。例如,蛋白质分子,它是既有酸性基团($-COOH$),又有碱性基团($-NH_2$)的两性电解质。在某一溶液中所带正负电荷相等,即分子的净电荷等于零,此时,蛋白质在电场中不再移动,溶液的这个 pH 为该蛋白质的等电点(pI)。若溶液 pH 处于等电点酸侧,即 pH＜pI,则蛋白质带正电荷,在电场中向负极移动;若溶液 pH 处于等电点碱侧,即 pH＞pI,则蛋白质带负电荷,向正极移动。溶液的 pH 离 pI 越远,质点所带净电荷越多,电泳迁移率越大。因此在电泳时,应根据样品性质,选择合适的 pH 缓冲液。

(三)溶液的离子强度

电泳液中的离子浓度增加时会引起电泳颗粒迁移率的降低。其原因是离子强度影响电泳颗粒的电动势。另外,离子强度过低会导致缓冲能力减弱,也会影响泳动速度。一般最适合的离子强度为 0.02～0.2。

(四)电渗现象

电场作用下液体对于固体支持物的相对移动称为电渗。其产生的原因是固体支持物多孔,且带有可解离的化学基团,因此常吸附溶液中的正离子或负离子,使溶液相对带负电或正电。因此,在电泳时,带电颗粒泳动的表观速度是颗粒本身的泳动速度和电渗携带颗粒的移动速度的矢量和。

(五)支持物的选择

一般要求支持物均匀,吸附力小,否则电场强度不均匀,影响区带的分离。

(六)焦耳热的影响

电泳过程中产生焦耳热,其大小与电流强度的平方成正比。热对电泳影响很大,温度升高时,迁移率增加,分辨率下降。可通过控制电压或电流,也可配备冷却装置以维持恒温。

三、电泳分析常用方法

(一)醋酸纤维素薄膜电泳

以醋酸纤维素薄膜为支持介质的电泳称为醋酸纤维素薄膜电泳。醋酸纤维素是将纤维素的羟基经过乙酰化而形成,是纤维素醋酸酯。由该物质制成的薄膜称为醋酸纤维素薄膜。醋酸纤维素膜经过冰醋酸乙醇溶液或其他透明液处理后可使膜透明化有利于对电泳图谱的光吸收扫描测定和膜的长期保存。

醋酸纤维素薄膜电泳具有操作简单、快速、价廉等特点,目前,广泛应用于血液、脑脊液、尿液中蛋白、酶等的分析检测中。

(二)琼脂糖凝胶电泳

以琼脂糖为支持物的电泳称为琼脂糖凝胶电泳。琼脂糖的结构单元是 D-半乳糖和 3,6-脱水-L-半乳糖。许多琼脂糖链依氢键及其他力的作用使其互相盘绕形成绳状琼脂糖束,构成大网孔型凝胶。目前,临床上常用琼脂糖作为电压支持物,用于分析血白蛋白、血红蛋白、脂蛋白、糖蛋白,以及乳酸脱氢酶、碱性磷酸酶等同工酶的分离和鉴定。

临床上常用的免疫电泳也是以琼脂糖为支持物。免疫电泳是将琼脂糖凝胶电泳和双向琼脂扩散结合起来,用于分析抗原组成的一种定性方法。该项技术既有抗原抗体反应的高度特异性,又有电泳分离技术的快速、灵敏和高分辨率。近年来本法主要用于血白蛋白组分的分析,如多发性骨髓瘤、肝病、全身性红斑狼疮等;抗原、抗体的纯度的检测;抗体各组分的研究等。也常用于检测血清中乙型肝炎表面抗原(HBsAg)、甲胎蛋白、各类免疫球蛋白的定性和半定量。

此外,以琼脂糖为支持物的电泳还可用于核酸的分离与鉴定。普通的琼脂糖凝胶电泳可以分离<20 kb 的 DNA。更大的 DNA 分子可用脉冲场凝胶电泳。

(三)聚丙烯酰胺凝胶电泳

聚丙烯酰胺凝胶是由丙烯酰胺单体和甲叉双丙烯酰胺交联剂在催化剂(如过硫酸铵)和加速剂作用下形成的凝胶,以此为支持物的电泳称为聚丙烯酰胺凝胶电泳(PAGE)。目前有不同类型的聚丙烯酰胺凝胶电泳。

1.连续、不连续聚丙烯酰胺凝胶电泳

根据其有无浓缩效应,将其分为连续系统和不连续系统。前者电泳体系中,缓冲液 pH 及凝胶浓度相同,带电颗粒在电场作用下主要靠电荷效应和分子筛效应进行分离;后者电泳体系中,缓冲液的离子成分、pH、凝胶浓度及电位梯度均不连续,带电颗粒在电场中不仅有电荷效应、分子筛效应,还有浓缩效应,因此其分离条带的清晰度和分辨率都比前者好。

2.变性、非变性聚丙烯酰胺凝胶电泳

在电泳的过程中,非变性聚丙烯酰胺凝胶电泳中的蛋白质能够保持完整状态,并依据蛋白质的分子量大小、蛋白质的形状及其所附带的电荷量而逐渐呈梯度分开。而变性聚丙烯酰胺凝胶电泳是在电泳体系中加入了十二烷基硫酸钠(SDS),SDS 是阴离子去污剂,它能断裂分子内和分子间的氢键,使分子去折叠,破坏蛋白分子的二、三级结构。因此,SDS-PAGE 仅根据蛋白质亚基分子量的不同分离蛋白质,而与所带电荷和形状无关。SDS-PAGE 也可分为连续和不连续两种。

3.聚丙烯酰胺梯度凝胶电泳

利用梯度装置形成聚丙烯酰胺凝胶由高到低的浓度梯度,即孔径梯度(PG),由此形成聚丙烯酰胺梯度凝胶电泳(PG-PAGE)。浓度越大,形成的孔径越小。蛋白质的最终迁移位置仅取决于其本身分子大小。

4.聚丙烯酰胺凝胶等电聚焦电泳

等电聚焦(IEF)是一种利用有 pH 梯度的介质分离等电点不同的蛋白质的电泳技术。利用各种蛋白质等电点(pI)不同,以聚丙烯酰胺凝胶为电泳支持物,并在其中加入两性电解质载体,在电场的作用下,蛋白质在 pH 梯度凝胶中泳动,当迁移至其 pI=pH 处,则不再泳动,而浓缩成狭窄的区带。这种分类蛋白质的方法称为聚丙烯酰胺凝胶等电聚焦电泳(IEF-PAGE)。在 IEF 的电泳中,具有 pH 梯度的介质其分布是从阳极到阴极,pH 逐渐增大。由于其分辨率可达 0.01 pH 单位,因此特别适合于分离分子量相近而等电点不同的蛋白质组分。

IEF-PAGE 操作简单,一般的电泳设备就可进行,电泳时间短,分辨率高。应用范围广,可用于分离蛋白质和 pI 测定,也可用于临床检验。

5.聚丙烯酰胺凝胶双向电泳

聚丙烯酰胺凝胶双向电泳即二维电泳(2DE),由两种类型的 PAGE 组合而成。样品经第一向电泳分离后,再以垂直它的方向进行第二向电泳。双向电泳目前已经发展出多种组合。例如,IEF/SDS-PAGE 就是根据生物分子间等电点及相对分子质量不同的特点,建立了以第一向为IEF-PAGE、第二向为 SDS-PAGE 的双向电泳技术。再如 IEF/PG-PAGE,第一向为 IEF-PAGE,第二向为 PG-PAGE。

由于双向电泳具有高分辨率,在蛋白质分离鉴定,特别是蛋白质组学研究中广泛应用。

6.毛细管电泳

毛细管电泳(CE)又称高效毛细管电泳(HPCE),是一类以高压直流电场为驱动力,以极细管道为分离通道,依据样品中各组分的分子质量、电荷、淌度等差异而实现分离的液相分离技术。

毛细管电泳系统的基本结构包括高压电源、毛细管柱、进样系统、两个缓冲液槽、检测器、冷却系统和数据处理系统(图 2-1)。根据其分离介质不同,毛细管电泳可分为不同类型,如毛细管区带电泳(CZE)、毛细管凝胶电泳(CGE)、胶束电动毛细管色谱(MECC)、毛细管等速电泳(CITP)、毛细管等电聚焦(CIFE)、毛细管电色谱(CEC)和亲和毛细管电泳(ACE)等。

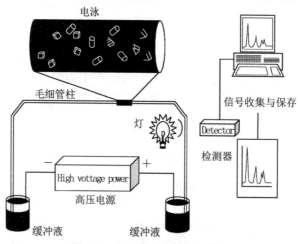

图 2-1 毛细管电泳原理示意图

毛细管电泳在生物医学领域得到广泛应用,可用于多种有机、无机离子分析,药物测定,蛋白质、多肽、核酸分析,具有分析速度快、高灵敏度、高分辨率和高重复性等优点。

四、电泳染色方法

经醋酸纤维素薄膜、琼脂糖凝胶、聚丙烯酰胺凝胶等支持物电泳分离的各种生物分子需要通过染色使其在支持物相应位置上显示出谱带,从而检测其纯度、含量及生物活性。不同的分离物质选择不同的染色方法。

(一)蛋白质染色

蛋白质染色常采用染料,各种染料染色蛋白质的原理不同,灵敏度各异,使用时根据需要加以选择。对于糖蛋白、脂蛋白需要特殊染料(表 2-1)。

表 2-1　蛋白质染色方法及其特点

染色对象	染料	特点
蛋白质	氨基黑 10B	普通蛋白染色,灵敏度较低
	马斯亮 R-250/G250	灵敏度高,适合于定量分析
	固绿	常用于组蛋白染色
	荧光染料	可用于蛋白质标记或直接染色
	银染色	染色灵敏度高,适合于微量检测
糖蛋白	过碘酸-Schiff 试剂	灵敏度高
	阿尔辛蓝染色	操作简单
脂蛋白	油红 O 染色	操作简单
	苏丹黑 B	适合琼脂糖、PAGE 电泳预染
	亚硫酸品红染色	适合于醋酸纤维素薄膜电泳

(二)同工酶染色

同工酶经电泳分离后可用不同染色法加以鉴定,常用的染色方法有以下几种。

1.底物显色法

利用酶促反应的底物本身无色,而反应后的产物显色,证实酶的存在。该法常用于水解酶的鉴定。例如,酸性磷酸酶可将磷酸酚酞分解为磷酸盐和酚酞,酚酞在碱性条件下呈红色。

2.化学反应染色法

用各种化学试剂使酶促反应的产物或未分解的底物显色。例如,酸性磷酸酶可催化 α-萘酚磷酸盐生成磷酸盐和 α-萘酚,生成的 α-萘酚可用偶氮染料染色。

3.荧光染色法

无荧光的底物在酶促反应后产物呈荧光,或者使有荧光的底物转变成无荧光的产物。例如,磷酸酶或糖苷酶可催化 4-甲基伞形基磷酸酯(或糖苷)生成 4-甲基伞形酮而呈现荧光。

4.电子转移染色法

以 NAD^+ 或 $NADP^+$ 为辅酶的脱氢酶,在顺向反应产生的 NADH 或 NADPH 可将氢原子转移全甲硫吩嗪(PMS),后者再将电子不可逆地转移给氯化硝基四氮唑蓝(NBT)类化合物,生成有色化合物,从而显示酶带。这种方法可显示各种脱氢酶的存在。

5.酶偶联染色法

这种方法主要用于酶促反应直接底物或产物均不显色。如果加入另一种指示酶,则可使产物通过电子转移而显色。如果用葡萄糖-6-磷酸脱氢酶(G-6-PD)为指示酶,可用于己糖激酶、葡萄糖磷酸异构酶同工酶的显色;而用乳酸脱氢酶为指示酶,可用于丙氨酸氨基转移酶、磷酸激酶、肌酸激酶等同工酶的显色。

(王水雯)

第三节 质谱技术

一、质谱分析法

质谱分析(MS)是一种测量离子电荷质量比(简称荷质比,m/z)的分析方法。它是通过将试样转化为运动的气态离子,然后利用不同离子在电场或磁场运动行为的差异,将其按质量电荷比(m/z)的大小进行检测的技术。

质谱图是不同质荷比的离子经质量分析器分开后,到检测器被检测并记录下来,经计算机处理后以质谱图的形式表示出来。在质谱图中,横坐标表示离子的质荷比(m/z)值,从左到右质荷比的值增大,对于带有单电荷的离子,横坐标表示的数值即为离子的质量;纵坐标表示离子流的强度,通常用相对强度来表示,即把最强的离子流强度定为100%,其他离子流的强度以其百分数表示,有时也以所有被记录离子的总离子流强度作为100%,各种离子以其所占的百分数来表示。

从有机化合物的质谱图中可以看到许多离子峰。这些峰的 m/z 和相对强度取决于分子结构,并与仪器类型、实验条件有关。有机化合物分子在离子化过程中可产生各种电离和断裂,即同一分子形成各种各样的离子。因此,在质谱分析中出现不同的离子峰,包括分子离子峰、碎片离子峰、同位素离子峰、重排离子峰、亚稳离子峰等。正是这些离子峰给出了丰富的质谱信息,为质谱分析法提供依据。根据质谱图中峰的位置,可以进行定性和结构分析;根据峰的强度,可以进行定量分析。

二、质谱仪

质谱仪是使被分析的试样离子化并按质荷比的大小进行分离、检测和记录的仪器。其基本原理是使试样中的成分在离子化器中发生电离,生成不同荷质比的带正电荷离子,经加速电场的作用,形成离子束,进入质量分析器。在质量分析器中,再利用电场或磁场使不同质荷比的离子在空间上或时间上分离,或是通过过滤的方式,将它们分别聚焦到检测器而得到质谱图,从而获得质量与浓度相关的图谱。

质谱仪由真空系统、进样系统、离子化器、质量分析器、检测器、计算机系统(质谱工作站)等组成。其中最核心的是离子化器、质量分析器(图 2-2)。

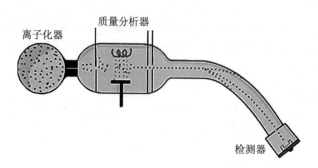

图 2-2 质谱仪原理示意图

（一）真空系统

一般真空系统由机械真空泵和扩散泵或涡轮分子泵组成。质谱仪的离子源、质量分析器、检测器都必须在高真空条件下工作，一般要求 $10^{-6}\sim10^{-4}$ Pa。其中质量分析器对真空的要求最为严格。因为无论是哪种类型的质量分析器，都是利用离子运动状态的差异将其按 m/z 分开，所有离子在从离子源到达检测器整个运动过程中应避免与其他粒子（气体分子）相互作用。

（二）进样系统

目前用于有机分析的有机质谱仪的进样装置包括直接进样器、气相色谱仪和液相色谱仪。直接进样器是一个专门设计的进样装置，它是将试样置于离子源的高真空下加热气化。这种进样方式一般用于固体或难挥发的液体纯试样，缺点是不能分析混合物。

将气相色谱仪（GC）和液相色谱仪（HPLC）当作进样装置与质谱仪（MS）连接，成为 GC-MS 和 HPLC-MS，可起到进样的作用，同时也将色谱强的分离能力和质谱的高鉴别能力结合起来。

（三）离子化器

离子化器是使中性原子或分子电离，并从中引出离子束流的装置。针对不同类型的样品采用不同的离子源。采用气态样品的有电子电离源（EI）、化学电离源（CI）。采用液态样品的有电喷雾电离源（ESI）、声波喷雾电离源（SSI）、大气压力化学电离源（APCI）、大气压光离子源（APPI）。其他离子化源包括基质辅助激光解吸电离源（MALDI）、表面增强激光解析电离源（SELDI）、电感耦合等离子体（ICP）、快离子轰击离子源（FAB）。

在 MS 技术发展过程中，由于电离技术的制约，在相当长的一段时间内，MS 只能对小分子的分子质量进行准确、灵敏的测定，但随着电喷雾电离、基质辅助激光解吸电离以及大气压化学电离等电离技术的出现，MS 的测定范围大大提高。它们在高极性、难挥发性和热不稳定性生物大分子（如蛋白质和核酸）的分析研究中极具应用潜力，其能在 10^{-15} mol 甚至 10^{-18} mol 的水平上准确地分析分子质量高达几十万的生物大分子，从而开拓了质谱学中一个崭新的领域——生物 MS，促使 MS 技术在生命科学领域获得广泛应用。

1.电子电离源（EI）

EI 是应用最为广泛的离子源，它主要用于挥发性样品的电离。图 2-3 是电子电离源的原理图，由 GC 或直接进样杆进入的样品，以气体形式进入离子源，由灯丝（阴极）发出的电子与样品分子发生碰撞使样品分子电离。一般情况下，阴极与接收极（阳极）之间的电压为 70 V，所有的标准质谱图都是在 70 ev 下做出的。在 70 ev 电子碰撞作用下，有机物分子可能被打掉一个电子形成分子离子，也可能会发生化学键的断裂形成碎片离子。由分子离子可以确定化合物分子量，由碎片离子可以得到化合物的结构。

电子电离源主要适用于易挥发有机样品的电离，GC-MS 联用仪中都有这种离子源。其优点是工作稳定可靠，结构信息丰富，有标准质谱图可以检索。缺点是只适用于易汽化的有机物样品分析。

2.化学电离源（CI）

有些化合物稳定性差，用 EI 方式不易得到分子离子，因而也就得不到分子量。为了得到分子量可以采用 CI 电离方式。CI 和 EI 在结构上没有多大差别，或者说主体部件是共用的。其主要差别是 CI 源工作过程中要引进一种反应气体。反应气体可以是甲烷、异丁烷、氨等。反应气体的量比样品气体的量要大得多。灯丝发出的电子首先将反应气电离，然后反应气离子与样品分子进行离子-分子反应，并使样品气电离。

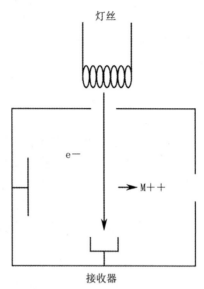

图 2-3 电子电离源原理示意图

CI 的主要用途是通过准分子离子峰确定有机化合物的相对分子质量。CI 的重复性差,由 CI 得到的质谱不是标准质谱。

3.电喷雾电离源(ESI)

电喷雾过程实质上是电泳过程。样品溶液流出质谱仪进样端毛细管喷口后,在强电场(3~6 kV)作用下迅速雾化,在雾化气中形成带电雾滴(taylor 锥体)。通过高压电场可以分离溶液中的正离子和负离子,例如,在正离子模式下,电喷雾电离针相对真空取样小孔保持很高的正电位,负电荷离子被吸引到针的另一端,在半月形的液体表面聚集着大量的正电荷离子。带电粒子前进的路径设计成真空度不断增加的差动抽气形式,带电离子中的溶解不断蒸发,随着溶剂的蒸发,液滴的变小,电场强度逐渐加强,通过离子蒸发(离子向液滴表面移动并从表面挥发)等机制,大部分分析物形成带单电荷或多电荷的气态离子,进入质量分析器。ESI 的特点是产生多电荷离子而不是碎片离子,所形成的多电荷离子可直接用来灵敏准确地确定多肽与蛋白质的分子质量。

ESI-MS 的最新技术之一是极低流速下的电喷雾技术,称为毫微电喷雾(nano-ESI)。与常规 ESI 不同,nano-ESI 的喷雾毛细管末端由镀金的硼硅玻璃制成,孔径仅为 $1\sim3~\mu m$。样品溶液依靠毛细管作用,在高电场作用下以 $10\sim100~nL/min$ 的流速流出,在毛细管末端形成电喷雾,产生极细的带电液滴,其体积仅为常规 ESI 所产生的液滴的 $1/1~000\sim1/100$。nano-ESI 产生的液滴体积小,其去溶剂化效率、离子化效率及离子转移至分析器的效率都比常规 ESI 高,且喷雾稳定性好。在分析痕量样品时,能在很长时间内采集 MS 信号,通过累加获得较高的检测灵敏度。nano-ESI 固有的低流速(30 nL/min)和高离子信号强度恰好与离子阱 MS 相匹配,连续断裂可达七级 MS 裂解,用于分析复杂低聚糖可得到有价值的结构信息。

目前商品化 ESI-MS 仪的接口方式已采用 nano-ESI。它分为静态和动态两种。静态 nano-ESI 装置常用于鉴定蛋白质。其工作原理:将细孔 nano-ESI 尖端装满蛋白液置于探针上,将探针放在离子源中,蛋白液以 $10\sim100~nL/min$ 的流速喷射,进入质量分析器进行检测。而动态 nano-ESI 装置常与毛细管电泳、毫微毛细管液相色谱或毛细管电层析联用,将 LC 的高分离效能与 MS 准确鉴定化合物结构的特点相结合,可用于复杂样品的分析。

ESI 技术的优势是容易与最常见的肽分离技术,如 HPLC 和 CE 在线联用。电喷雾电离源是一种软电离方式,即使分子量大、稳定性差的物质,也不会在电离过程中发生分解,它适合于分析极性强的大分子有机物,如蛋白质、糖等。

4.大气压化学电离源(APCI)

它的结构与电喷雾电离源基本相同。不同之处在于 APCI 喷嘴的下游放置一个针状放电电极,通过放电电极的高压放电,使得空气中某些中性分子电离,产生 H_3O^+、N_2^+、O_2^+ 等离子,溶剂分子也会被电离。这些离子与被分析物分子进行离子-分子反应,使分析物分子离子化。

大气压化学电离源的用途与 ESI 类似,但是它特别适合于分析中等极性的有机化合物。也常采用与 LC 联用的方式。

5.基质辅助激光解吸电离(MALDI)

基质辅助激光解吸电离是在激光解吸电离质谱(LDI-MS)的基础上发展起来的。LDI-MS 是分析难挥发性有机物的手段之一,过去曾用于分析合成聚合物和热不稳定性生物小分子。由 K.Tanaka 和 F.Hillenkamp 领导的两个研究小组分别提出基质辅助激光解吸电离质谱技术,使 LDI-MS 可以用于生物大分子的分析。

MALDI 的原理:首先将分析样品和基质形成共结晶,即将试样溶液($\mu mol/L$ 级浓度)与适当的基质溶液($mmol/L$ 级浓度),如芥子酸、2,5-二羟基苯甲酸等,混合涂敷到不锈钢的靶面上,溶液挥发后即有固体混合物形成。然后用高功率(其频率与基质分子的最大吸收频率相一致)的紫外激光照射到样靶上,激光光束的能量优先被基质的发色团吸收,从而保护了样品。基质分子吸收激光的能量,并以最快的速度传递给试样分子,使微量的试样产生瞬间相变,即刻被解吸和电离,避免了热不稳定物质的分解。分析物所产生的离子被引入质量分析器(如飞行时间质谱仪)进行分析处理。

MALDI 特别适合于难挥发、热不稳定的生物大分子的分析。与 ESI 相比,它的最大优点是允许样品中含有较高浓度的缓冲液、盐、非挥发性成分及去垢剂,只要这些物质不影响共结晶的性质,便可直接用冷水冲去样品靶上过量的这些物质。此外,MALDI 还具有以下优点:灵敏度比其他离子化方法高,可对混合样品进行直接分析;易产生分子离子峰,便于光谱解析;可直接与双向凝胶电泳(2-DE)技术联用,加快了蛋白质快速鉴别及大规模筛选进程。但 MALDI-MS 存在重复性差的缺点,因此不适用于定量分析。尽管 MALDI-MS 在分析蛋白质和较小或中等片段的寡聚核苷酸方面已取得了很大进展,但由于受到基质选择的限制,它还不能成为多糖、糖蛋白、核苷酸等的有效分析手段。

6.表面增强激光解吸电离(SELDI)

它是激光解吸电离的另一种形式,与 MALDI 分析原理基本相同,只是在样品处理上存在差异。它是将样品经过简单的预处理后直接滴加到表面经过特殊修饰的芯片上,样品中待分析的分子通过特异的作用得到捕获。之后再经紫外激光照射离子化,最后进入质量分析器(如飞行时间质谱仪)进行分析处理。

SELDI 既可比较两个样品之间的差异蛋白,也可获得样品的蛋白质谱,因此,在应用方面具有显著优势。SELDI 技术分析的样品不需用液相色谱或气相色谱预先纯化,因此可用于分析复杂的生物样品。SELDI 技术可以分析疏水性蛋白质、PI 过高或过低的蛋白质以及低分子质量的蛋白质(<25 000),还可以发现在未经处理的样品中许多被掩盖的低浓度蛋白质,增加发现生物

标志物的机会。SELDI 技术只需少量样品,在较短时间内就可以得到结果,且试验重复性好,适合临床诊断及大规模筛选与疾病相关的生物标志物,特别是它可直接检测不经处理的尿液、血液、脑脊液、关节腔滑液、支气管洗出液、细胞裂解液和各种分泌物等,从而可检测到样品中目标蛋白质的分子量、PI、糖基化位点、磷酸化位点等参数。

7.电感耦合等离子体(ICP)

等离子体是一种由自由电子、离子、中性原子与分子组成的具有一定电离度,但在整体上呈电中性的气体。简单地说,它就是"电离气体"。

ICP 的原理:当有高频电流通过线圈时,产生轴向磁场,用高频点火装置产生火花,以触发少量气体电离,形成的离子与电子在电磁场作用下,与其他原子碰撞并使之电离,形成更多的离子和电子。当离子和电子累积到使气体的电导率足够大时,在垂直于磁场方向的截面上就会感应出涡流,强大的涡流产生高热将气体加热,瞬间使气体形成最高温度可为 10 000 K 左右的等离子焰炬。当载气携带试样气溶胶通过等离子体时,可被加热为 6 000~8 000 K,从而进行离子化。

ICP 常与四极杆质量分析器联用,用于痕量、超痕量元素分析和同位素比值分析。

(四)质量分析器

质量分析器是质谱仪的重要组成部件,位于离子源和检测器之间,依据不同方式将离子源中生成的样品离子按质荷比 m/z 的大小分开。用于有机质谱仪的质量分析器有四极杆质量分析器、飞行时间质量分析器、磁质量分析器、离子阱质量分析器、傅里叶变换离子回旋共振质量分析器。用于无机质谱的质量分析器有四极杆质量分析器(滤质器)、飞行时间质量分析器、双聚焦质量分析器等。

1.四极杆质量分析器

四极杆质量分析器又称四极杆滤质器。四极杆是其核心,它是由四根精密加工的电极杆以及分别施加于 x、y 方向两组高压高频射频组成的电场分析器。由四根平行的截面为双曲面或圆形的不锈钢杆组成,对角电极相连构成两组,在两组电极上施加直流电压 U 和射频交流电压 $V_0 \cos\Omega t$,在极间形成一个射频场,正电极的电压为+,负电极为-。

离子被高达 20 V 的加速电压从离子源引入四极电场。进入四极场空间的正离子被瞬间带正电的极杆排斥,而被带负电的极杆吸引。因为极杆组的正负电位不断交变,所以离子沿着不规则的震荡路径在极间运动。在一定条件下,只有一种特定质荷比的离子才会通过稳定的震荡进入检测器,发出信号。其他离子则因震荡轨迹不稳定,在运动过程中撞击到电极上而被"过滤"掉,最后被真空泵抽走。

四极杆质量分析器是目前最成熟、应用最广泛的质量分析器之一。对于单一的分析任务,可用常规的 GC/MS 和 LC/MS 完成。在研究级应用中,常涉及质谱仪器多级串联 MS 系统,而四极杆质量分析器则是串联 MS 中最常用的类型。最常见的系统为三级串联四极杆质谱中,将 3 个四极杆质量分析器串联起来,组成 QqQ 序列。其中,Q(包括 Q_1 和 Q_3)是正常的质量分析器,q 上没有直流电压而只有射频成分,该射频场使所有离子聚焦并允许所有离子通过。因此,q 相当于磁质谱中的无场区,离子在其中可发生亚稳碎裂或碰撞诱导解离(CID)。Q_1 能够从离子源中选择感兴趣的离子,使其在 q_2 中发生解离反应,最后将解离产物送至 Q_3 进行常规质谱分析,从而可推断分子的组成结构。更复杂的串联系统可将 5 个四极杆组成 QqQqQ 序列,形成三个分析器和两个反应室,从而可进行 MS/MS/MS 实验。理论上最多可实现十级串联四极杆,但在实际应用中,最常用的是三级串联四极杆质量分析系统,是目前串联质谱中最主流的形式。

四极杆质量分析器应用广泛,与四极杆质量分析器联用的离子源,用于气体分析常用 EI 和 CI。其他有机物分析常用 API 和激光解吸电离(LDI)。对于无机物的分析,可与 ICP 组成电感耦合等离子体四极杆质谱仪。四极杆质量分析器还可与飞行时间质量分析器组成四极杆飞行时间串联质谱(QTOF),它可以看作是将三重四极杆质谱的第三重四极杆换为 TOF 质量分析器。它采用四极杆作为质量过滤器,以 TOF 作为质量分析器,分辨率和质量精度明显优于三重四极杆质谱,是一类能够同时定性定量的质谱。

2.飞行时间质量分析器(TOF)

用一个脉冲将离子源中的离子瞬间引出,经加速电压加速,它们具有相同的动能而进入漂移管,荷质比最小的离子具有最快的速度因而首先到达检测器,而重的离子由于速度较慢会最后到达检测器。由此形成的 TOF 的线性模式。

此外,还有 TOF 反射模式,即在原来单个飞行管的反射角度上再增加一个飞行管、检测器、反射电场,这样进一步增加了飞行距离,提高了分辨率。其原理是:初始化能量不同的相同离子,到达反射电场后,动能大的"刺"得深,动能小的"刺"得浅,反射到检测器即可实现时间聚焦。反射飞行器技术的运用进一步提高了仪器的质量精度、分辨率和灵敏度。为了进一步提高分辨率,近年来,在 TOF 仪上引进了一项新技术,称为"延迟引出(DE)"技术或称"脉冲离子引出(PIE)"技术。

与 TOF 联用的离子源最常见的是 MALDI,由于 MALDI 分析时激光是以脉冲方式使分子电离,恰好与 TOF 检测器相匹配,并组成了基质辅助激光解吸电离飞行时间质谱(MALDI-TOF-MS)。此外,EI、ESI 和 APCI 也可作为离子源。

3.离子阱质量分析器(IT)

离子阱质谱仪属于动态质谱,与四极杆质量分析器有很多相似之处。在环电极上接入变化的射频电压,此时处于阱中具有合适的 m/z 离子,将在环中指定的轨道上稳定旋转;若增加该电压,则较重离子转至指定稳定轨道,而轻些的离子将偏出轨道并与环电极发生碰撞。当一组由电离源(化学电离源或电子轰击源)产生的离子由上端小孔进入阱中后,射频电压开始扫描,陷入阱中离子的轨道则会依次发生变化而从底端离开环电极腔,从而被检测器检测。

与四极杆质谱类似,离子阱质量分析器也可实现多级串联质谱。它还可以与四极杆联用,形成四极杆离子阱质谱仪(QIT),例如,用胰蛋白酶酶解蛋白质,HPLC 分离酶解肽段,电喷雾四极杆离子阱质谱(ESI-QIT-MS)在线测定完整肽段的分子量,同时结合碰撞诱导解离(CID)技术获得肽段的 MS/MS 谱。

离子阱具有很多优点,如结构简单,性价比高;灵敏度高,较四极质量分析器高 10～1 000 倍;质量范围大,早期只能用于无机分析,目前采用新的离子源可用于有机物分析。这些优点使得离子阱质谱计在物理学、分析化学、医学、环境科学、生命科学等领域中获得了广泛的应用。

4.傅里叶变换离子回旋共振质量分析器(FT-ICR)

这是一种根据给定磁场中的离子回旋频率来测量离子质荷比(m/z)的质谱分析方法。它具有以下几个优点:①分辨率极高,远远超过其他质量分析器;②分析灵敏度高;③可与任何离子源联用,应用范围广。其缺点是,仪器售价和运行费用昂贵,目前在常规分析中很少使用。

(五)检测器

其作用是接收被分离的离子,放大和测量离子流的强度。最常用的是电子倍增器。为了提高分析效率,可采用隧道电子倍增器。此外,还有法拉第筒、照相版等。

三、质谱仪类型

质谱仪种类非常多,工作原理和应用范围也有很大的不同。从应用角度进行分类,视分析对象是有机物还是无机物可分为有机质谱仪和无机质谱仪。

(一)有机质谱仪

主要用于有机化合物的结构鉴定,它能提供化合物的分子量、元素组成以及官能团等结构信息。由于应用特点不同,可分为如下几类。

1.气相色谱-质谱联用仪(GC-MS)

在这类仪器中,由于质谱仪工作原理不同,又有气相色谱-四极质谱仪、气相色谱-飞行时间质谱仪、气相色谱-离子阱质谱仪等。

2.液相色谱-质谱联用仪(LC-MS)

液相色谱-四极质谱仪、液相色谱-离子阱质谱仪、液相色谱-飞行时间质谱仪,以及各种各样的液相色谱-质谱-质谱联用仪。

3.其他有机质谱仪

主要有基质辅助激光解吸飞行时间质谱仪(MALDI-TOF-MS)、傅里叶变换质谱仪(FT-MS)等。

(二)无机质谱仪

无机质谱仪主要用于无机元素微量分析和同位素分析等方面。无机质谱仪工作原理与有机质谱仪工作原理不同的是其物质离子化的方式不一样;无机质谱仪是以电感耦合高频放电(ICP)或其他的方式使被测物质离子化,包括辉光放电质谱仪(GD-MS)、二次离子质谱仪(SI-MS)、火花源质谱仪(SS-MS)、加速器质谱仪(A-MS)、激光电离质谱仪(LI-MS)、热电离质谱仪(TI-MS)、电感耦合等离子体质谱仪(ICP-MS)等。

四、串联质谱

串联质谱(TMS 或 MS/MS)是在单极 MS 基础上引入第二级质谱形成。串联质谱可分为空间串联和时间串联两种。空间串联是由几个质量分析器串联而成,不同的分析器和离子源间可进行多种组合,构成不同性能的 MS 仪,如 ESI-IT-MS、MALDI-TOF-MS 等。两种不同类型的 MS 串接在一起可以形成二维 MS,如四极杆 MS 与 TOF-MS 的串联(Q-TOF-MS)。另外,为降低复杂样品的分析难度,可将具有很好分离能力的毛细管 HPLC、CE 或 CEC 与 MS 联用,从而充分利用二者的优点,既能提高分离效率,简化分析体系,又能保证分析的准确性,大大扩展了 MS 的应用范围。

目前,串联 MS 以三重四极杆串联 MS(TQ-MS)为主,它可进行二级 MS 裂解。TQ-MS 的一个显著优点是可对未知化合物进行定量和定性分析,尤其是 ESI 与 TQ-MS 联用后,可扩大 TQ-MS 的质量检测范围,但其缺点是分辨率较低。

MALDI-Q-TOF-MS 将 MALDI 离子源与四极杆和 TOF 二个质量分析器串联,既可测定肽质量指纹谱,又可通过 MS-MS 测定肽序列标签。MALDITOF-TOF-MS 则是将两个 TOF 质量分析器串联在一起,不但具有 MALDI-Q-TOF-MS 的优点,同时还具有高能碰撞诱导解离(CID)能力,使 MS 真正成为高通量的蛋白质测序工具。

傅里叶变换离子回旋共振质谱(FT-ICR-MS)是时间串联 MS,分辨率和准确度很高,并有多级 MS 功能,且可直接与 2-DE 联用。离子阱 MS 可通过改变阱里射频场达到 10 级 MS 裂解。

五、质谱在临床检验中的应用

(一)新生儿筛查

遗传代谢病就是有代谢功能缺陷的一类遗传病,多为单基因遗传病,包括:代谢大分子类疾病,如溶酶体贮积症、线粒体病等;代谢小分子类疾病,如氨基酸、有机酸、脂肪酸等。传统检测方法需要对每一种筛查项目进行一次单独实验,LC-MS/MS 则可对一份标本同时检测多种项目。目前已报道的遗传代谢病有 600 余种,MS/MS 的遗传代谢病筛查可以对其中约 50 种进行筛查,具体病种依不同地区而异,做到用一滴血样,在几分钟内一次分析近百种代谢物,检测多种遗传代谢病。

一般采用软电离,如电喷雾电离,结合三级串联四极杆质量分析系统,组成 ESI-QqQ 串联质谱进行检测。使用一次性采血针刺新生儿足跟,时间为出生后 72 h 至 7 d,将血滴在特殊的滤纸样本卡上,打孔后置于 96 孔板中,加入同位素内标,经甲醇抽提,氮气吹干,盐酸加热酸化,再次氮气吹干完全干燥,在有机相中溶解,进行上样测定。

(二)固醇类物质的测定

固醇类物质的特征是有一个四环的母核,其结构是环戊烷多氢菲,都是从乙酰辅酶 A 生物合成路径所衍生的;其种类繁多,包括固醇类、维生素 D、胆汁酸、肾上腺可的松、性激素以及致癌烃类等。

传统上采用免疫学方法测定,GC-MS 可用于未结合型类固醇的检测,快原子轰击离子源质谱(FAB-MS)可检测结合型类固醇,而 HPLC-MS 可同时检测结合型和未结合型类固醇。但是HPLC 结合串联质谱具有敏感性高、重复性好、特异性强等特点,目前在临床常规生化检验中应用越来越广泛。离子化源一般采用电喷雾离子源(ESI)或大气压化学电离(APCI),结合三级串联四极杆质量分析系统组成 HPLC-MS/MS。

激素水平检测和先天性肾上腺增生等疾病的诊断。固醇类激素一般可用 GC-MS 或免疫分析方法检测,运用 LC-MS/MS 可提高特异性,并且不需要复杂的样品处理;LC-MS/MS 在药物滥用及兴奋剂检测方面也具有重要意义,它可以检测合成代谢类激素,如雄烯二酮、睾酮和双氢睾酮等,相对其他方法灵敏度更高;诊断先天性肾上腺增生通常采用免疫学方法测定 17-羟孕酮、氢化可的松、雄烯二酮,假阳性率非常高,用 LC-MS/MS,可将假阳性率降低约 85%;LC-MS/MS 的检测结果对良性前列腺增生与其他有临床表现的雄激素依赖性疾病的鉴别诊断也有重要价值,还可用于甲状腺疾病的诊断。

血液中维生素 D 的检测:维生素 D 在血液中主要以 25-(OH)-D 的形式运输,其浓度最高,最稳定,半衰期最长(两周左右),因此血清 25-(OH)-D 浓度是评价体内维生素 D 营养状况最为有效的指标。通常将 25-(OH)-D>30 ng/mL、20~30 ng/mL、<20 ng/mL 分别定义为维生素 D 充足、不足或缺乏。目前认为 LC-MS/MS 同时测定 25-(OH)-D$_2$ 和 25-(OH)-D$_3$ 是最理想的临床检测方法。

(三)治疗药物监测

目前治疗药物监测(TDM)主要是通过免疫化学方法,简单易行但所测药物种类较少。LC-MS/MS 技术准确性更高而且可用于绝大部分药物的监测。研究证明,大多数抗癌药都可以通过 LC-MS/MS 进行准确检测,如环磷酰胺、顺铂、5-氟尿嘧啶等,而且可以对多种抗癌药物进行同时检测,不仅减轻了患者的负担,而且加快了临床工作效率。移植后患者需要应用大量免疫抑制剂以减少免疫排斥反应发生,免疫抑制剂只有在特定浓度范围内,才能发挥理想作用。免疫抑制剂在不同个体以及人群之间的药物动力学特征差别很大,LC-MS/MS 可更加准确地进行测定。LC-MS/MS 还可以测定唾液样本中的环孢素浓度,这也是其他方法所无法实现的。LC-MS/MS 还可用于抗 HIV 感染的逆转录酶抑制剂拉米夫定和齐多夫定浓度监测、抗生素临床用量以及心血管药物浓度监测等方面。

(四)无机离子的检测

1.电感耦合等离子体质谱仪(ICP-MS)

它以独特的接口技术将电感耦合等离子体(ICP)的高温电离特性与四极杆质谱仪的灵敏快速扫描的优点相结合而形成的一种新型的元素和同位素分析技术。该技术具有检出限极低、动态线性范围极宽、谱线简单、干扰少、分析精密度高、分析速度快以及可提供同位素信息等分析特性,是目前公认的多元素同时分析的最好技术,应用非常广泛。

构造包括进样系统、电感耦合等离子体离子源(ICP)、接口(采样锥和截取锥)、离子光学系统、四极杆质谱仪(MS)、检测器和内置于质谱仪中的真空泵系统,外部连接有循环冷却水装置、气路。整个仪器由计算机软件进行控制。

2.同位素稀释质谱法(ID-MS)

ID-MS 是一种准确的化学成分定量分析方法,该方法借助于同位素质谱的精密测量与化学计量的准确称重,来求得某一基体中的同位素、元素或分子个数。

同位素稀释质谱法原理:在未知样品中加入已知量的浓缩同位素(即稀释剂),在稀释剂与样品中的天然丰度同位素达到混合平衡后,用质谱测量混合样品中同位素丰度比,待测元素含量可直接由测量比值计算出来。由于被测量的同位素比值精密度很高,重复性很好,因此,可获得高精度和准确度的浓度测量结果。在临床生化检验中一般作为决定性方法。

(五)蛋白质标志物的筛查和鉴定

1.基质辅助激光解吸电离飞行时间质谱(MALDI-TOF-MS)

用基质辅助激光解吸电离(MALDI)作为离子化源,飞行时间(TOF)作为质量分析器组成的质谱仪。MALDITOF-MS 具有灵敏度高、准确度高及分辨率高等特点,为生命科学等领域提供了一种强有力的分析测试手段,并正扮演着越来越重要的作用。它可用于肽质量指纹谱分析(PMF)、肽序列标签分析(PST)、蛋白质分子量的测定和寡核苷酸分析等。

2.表面增强激光解析电离飞行时间质谱(SELDI-TOF-MS)

主要由三部分组成,即蛋白质芯片、芯片阅读器和分析软件。芯片阅读器就是 SELDI-TOF-MS。

(1)蛋白质芯片:SELDI-TOF-MS 的核心技术。根据芯片表面修饰的不同可分为化学表面芯片和生物表面芯片。化学表面芯片又可分为疏水(HS)、亲水(NP)、弱阳离子交换(WCX)、强阴离子交换(SAX)、金属离子螯合(IMAC)等。这些芯片可以根据蛋白质的化学特性如疏水或亲水性及所带电荷而选择性地捕获特异蛋白质。优点:①直接用体液样本进行分析,如血清、尿、脑脊液等;②样品量少,只需 $0.5\sim5~\mu L$,或 2 000 个细胞即可检测;③高通量,操作自动化;④可发现低丰度、小分子量蛋白质,并能测定疏水蛋白质特别是膜蛋白质。生物表面芯片是利用特异的生物学反应从而分离某一特异蛋白质。可分为抗原-抗体、受体-配体、DNA-蛋白质、酶-底物等芯片。特点:特异性高;可以定量,如利用单克隆抗体芯片,由于结合至芯片上的抗体是定量的,故可以测定抗原量,但一般飞行质谱不能用于定量分析;功能广,如利用单克隆抗体芯片,可鉴定未知抗原/蛋白质,以减少测定蛋白质序列的工作量,还可替代免疫印迹试验(Western Blot)等。

蛋白质芯片上有 8～24 个上样点,根据检测目的不同、选用不同种类的芯片。将样本加到芯片上以后,经过一段时间的结合反应,芯片能和复杂样本中的特定蛋白质结合,然后用缓冲液或水洗去不结合的非特异分子,就可获得保留的高分辨率的蛋白质谱,再加上能量吸收分子溶液,当溶液干燥后,就可以把芯片放到芯片阅读器中进行质谱分析。

(2)芯片阅读器:就是激光解析电离飞行时间质谱仪。在一定强度的激光打击下,结合在芯片上的蛋白质发生电离和解吸附,不同质量的带电离子在通过电场时被加速。由于这些离子的质量电荷比不同,它们在真空场中飞行的时间长短不一致,记录仪通过检测飞行时间的长短,得出质量电荷比。被测定的蛋白质以一系列峰的形式出现,绘制成质谱图,直接显示样本中各种蛋白质的分子量、含量等信息。整个测定过程可在几十分钟内完成,方法敏感、特异性高,不会破坏所测定的蛋白质的结构。该技术可检测微量蛋白质,检测极限为 1 fmol。

(3)分析软件:SELDI 软件能快速处理、分析大量的质谱图信息。将正常人与某种疾病患者的图谱比较,就能发现和捕获疾病的特异性相关蛋白质。

(六)微生物鉴定

LC-MS/MS 可对细菌的多种成分进行分析,包括蛋白质、脂类、脂多糖(LPS)和脂寡糖(LOS)、DNA、多肽及其他可被离子化的分子。菌体内某些成分,能给出唯一的 m/z 作为生物标志特异地鉴定细菌。例如,通过对种间和株间特异保守峰如 3-羟基脂肪酸(内毒素的标志物)、麦角固醇(真菌数量的标志物)、胞壁酸(肽聚糖的标志物)等进行分析,可以进行细菌识别。蛋白质在细菌体内的含量较高,常用于细菌属、种和株的鉴定。LPS 和 LOS 是革兰氏阴性菌的外部细胞膜成分,是细菌毒性的主要组成部分,其混合物易于提取,去除脂肪酸残基后肼解,对产物进行质谱分析,可用于血清型分类。

(丁玲先)

第四节　酶分析技术

酶分析技术是一种常用的临床生物化学检验技术。其应用主要有两个方面:第一,以酶为分析对象,根据需要对体液中的酶和同工酶的含量或酶活性进行测定,称为酶分析法;第二,利用酶的特点,以酶作为分析工具或分析试剂,用于测定体液样品中用一般化学方法难于检测的物质,如底物、辅酶、抑制剂和激动剂(活化剂)或辅助因子含量的方法,称为酶法分析。

一、酶活性浓度测定

酶活性是指酶催化特定化学反应的能力,可用在一定条件下其所催化某一化学反应的速度表示。酶活性单位可用来表示酶活性的大小。

(一)酶活性单位

酶活性大小用酶活性单位来表示。酶活性单位或称酶单位是指在最适条件下,使酶反应达到某一速度所需要的酶量。酶单位常有三种表示方法。

1.惯用单位

过去,各种酶活性的表示法的定义没有统一标准,不同的酶,甚至同一种酶采用不同的测定方法都有不同的定义。如丙氨酸氨基转移酶测定时的金氏法、赖氏法,磷酸酶的布氏法、金-阿二氏法、皮-劳二氏法的定义均不相同,因此参考区间也不一致,容易造成混乱,目前基本上已经被淘汰。

2.国际单位

国际生化协会曾通过广泛讨论,提出一个国际单位定义来表示酶量的多少,即 1 min 能转化 1 μmol 底物的酶量为一个国际单位(IU),在临床检验中常以 U 表示。

3.Katal 单位

在国际单位制中,规定酶活性单位为开特(Katal,Kat),即 1 s 中转化 1 个摩尔底物的酶量。Kat 对体液中酶量而言显然过大,常用单位为 nkat。

在我国,不论是实验室还是临床医师,对 kat 都不太熟悉,如果使用 kat/L 报告酶活性的结果时,最好同时注明相应的 U/L。上述国际单位和 kat 单位间关系如下。

$$1 \text{ U} = 1 \text{ μmol} \cdot \text{min}^{-1} = 16.67 \text{ nmol} \cdot \text{s}^{-1} = 16.67 \text{ nkat}$$

(二)酶活性浓度单位及计算

1.酶活性浓度单位表示法

临床上测定的不是酶的绝对量而是浓度,酶活性浓度以每单位体积所含的酶活性单位数表示。在临床化学中,各国学者几乎都习惯用 U/L 来表示体液中酶催化浓度。考虑到各级医护人员都对 kat 不太熟悉,如使用 kat/L 报告酶活性浓度结果时,最好同时注明相应的 U/L,两者的换算关系为:1 U/L=16.67 nkat/L。

2.酶活性浓度单位的计算

可根据所测定的酶所用方法的不同,利用标准管法、标准曲线法或摩尔吸光系数法进行计算求取酶活性浓度单位。前两种方法目前已较少使用。

用连续监测法进行酶活性测定时,不需作标准管或标准曲线,根据摩尔吸光系数很容易进行酶活性浓度的计算。摩尔吸光系数(ε)的定义:在特定条件下,一定波长的光通过光径为 1.00 cm、所含吸光物质的浓度为 1.00 mol/L 时的吸光度。

(三)酶活性测定

1.酶促反应的时间进程

酶活性的大小是通过测定酶促反应过程中单位时间内底物的减少量或产物的生成量,即测定酶促反应的速率来获得的。

在大多数酶反应的初期,此时底物常处于过量,[S]或[P]的变化量一般随反应时间而线性地增加,即单位时间内[S]或[P]的变化量或反应速度是恒定的,这段时间称为 0 级反应期;随着反应时间的延长,底物不断消耗,使酶不能被其饱和,[S]或[P]的变化曲线会趋于平坦,即反应速度下降,这段时间被称为Ⅰ级反应期。反应速度与底物浓度成正比。因此,在Ⅰ级反应期所得到的反应速度并不能代表酶的真正活性,真正代表酶催化活性的是反应初阶段(0 级反应期)的速度,即反应的初速度。此时,反应速度与酶浓度[E]之间有线性关系,这也是检验酶反应和酶检测系统是否适宜、正确的标准。

2.酶活性测定方法

根据酶促反应时间进程曲线可知,酶活性的测定应该符合两个原则:一是在0级反应期进行测定;二是反应速度与酶量呈线性关系。

(1)定时法:又称两点法,测定酶反应开始后某一时间内产物或底物浓度的总变化量来求取酶反应初速度的方法。

该法的优点是简单,因最后检测时反应已被终止,故检测仪器无须保温装置,显色剂的选择也可不考虑其对酶活性的影响。其缺点是,如果不用预试验确定,就无法了解酶作用的这段时间是否都是0级反应。

(2)连续监测法:连续测定酶反应过程中某一反应产物或底物的浓度随时间变化的多点数据,求出酶反应初速度,间接计算酶活性浓度的方法。又称动力学法或速率法。其优点是能确保反应在0级反应进行测定,因此测定结果准确,是目前最常用的方法。其缺点是仪器必须有保温装置,如果利用显色反应,加入的显色剂或酶试剂对酶活性应该没影响。连续监测法分直接法和间接法两类。

直接法:这类方法是在不终止酶促反应条件下,直接通过测定反应体系中底物或产物理化特性的变化如吸光度、荧光、旋光性、pH、电导率、黏度等,从而计算出酶活性浓度。直接法虽然简单,但只有底物与产物之间,在理化性质等方面有显著差异时,才能使用直接法。故至今也只有很少一部分酶能用直接法进行测定。

间接法:在酶活性测定时,如果底物或产物不能直接测定或难于准确测定,可采用酶偶联法测定,即在反应体系中加入一个或几个工具酶,将待测酶生成的某一产物转化为新的可直接测定的产物,当加入酶的反应速度与待测酶反应速度达到平衡时,可以用指示酶的反应速度来代表待测酶的活性。

工具酶根据其作用不同可分为辅助酶和指示酶。辅助酶在酶偶联反应中可以一个或多个,也可以不需要;指示酶是指能监测反应速度的酶。临床酶学分析中,以$NAD(P)H/NAD(P)^+$为辅酶的脱氢酶和以H_2O_2为底物的过氧化物酶(POD)是最常用的指示酶。

被测定酶(E_x)催化的反应称为始发反应;产生被检测物质产物C(如NADH)的反应称为指示反应,相应的偶联酶(第二个酶)称指示酶(E_i)。

如果一些酶促反应找不到合适的指示酶与其直接偶联,此时往往还可在始发反应和指示反应之间加入另一种酶,将二者连接起来,此反应称为辅助反应。

用酶偶联法测定酶活性浓度时,并不是一开始反应就全部反映了测定酶活性。这是因为偶联反应存在三个时相:一是延滞期,加入底物启动反应,在启动后的一段短时间内,产物B开始出现并逐渐增加,但仍处于较低水平,指示酶反应速度也较低,不能代表待测酶的反应速率V_x;二是线性期,随着产物B增加到一定程度时,E_x和E_i催化的反应速率相同,此阶段在特定波长处(如340 nm)吸光度会有明显的线性变化,一般在此时相测定酶活性;三是非线性期,由于底物消耗,反应速度又复减慢。

在酶偶联测定法中,指示酶的用量是一个重要的问题。最简单的方法是根据$V_x/(K_m)_x = V_i/(K_m)_i$的比值来选择指示酶的用量$V_i$,式中$V_x$为测定酶的测定上限,$(K_m)_x$和$(K_m)_i$分别是测定酶和指示酶的米氏常数。

(3)平衡法:通过测定酶反应开始至反应达到平衡时产物或底物浓度变化量来求出酶活性的

方法。该法无须终止反应,但是反应平衡时往往不在0级反应期,因此平衡法只在0级反应期很短的酶促反应,用定时法或连续监测法很难测出其初速度时采用。

(四)酶活性测定的标准化

临床酶活性测定的样品几乎都是体液,如血液、尿液等。酶活性浓度受诸多因素的影响,如样品的处理(如溶血、抗凝剂、样品的存储与稀释等)、测定条件(如温度、pH、底物浓度、激活剂、抑制剂等)、所用仪器与试剂的差异等。为了提高酶测定实验的准确性和精密度,使酶测定结果有可比性,消除参考区间的混乱,以利于临床应用,开展酶测定的标准化工作势在必行。

1.标准化途径

通过使用推荐方法和参考方法,以及使用公认的酶校准物或酶参考物等,使酶学测定标准化。

(1)使用推荐方法和参考方法:IFCC首先发表测定人血清(血浆)中酶催化浓度方法总则。以后相继提出了一些酶的推荐方法。这些推荐方法的使用,使各实验室间对同一种酶的测定结果具有可比性、可互换性。但这些推荐方法原以手工测定为基础,不适应自动化分析仪器的要求。我国也发表了《测定人血清(血浆)中酶催化浓度方法总则》,并相继通过了 ALT、γ-GT、CK、LD、ALP、AST 等 6 项推荐方法草案。

(2)使用公认的酶校准物或酶参考物:酶测定中最理想的校准方法是用稳定的、定值准确的酶校准物或酶参考物对测定全过程进行校准。虽然 IFCC 曾提出了一个关于《酶测定参考物》的文件(草案),但由于酶不易制成纯品,又不稳定,且提纯酶与血清酶反应性不一定相似,所以此校准方法长期未解决。近年来这方面来进展很大,各种动物源性(如猪)、人源性酶制品,特别是源于基因工程的酶制品相继研制成功。

2.酶活性浓度测定的参考系统

(1)建立原级参考方法:在酶活性浓度测定中所使用的不同层次的方法(原级和次级参考方法、实验室常规方法、厂家选用方法)应具有相似的分析特性,测定系统的微小变化都有可能引起测定结果的持久性改变。

(2)制备原级参考物:原级参考物最重要的特性是基质效应无或者很小(可忽略不计),或者说是否有可交换性。应该用参考方法或常规测定方法对一系列相关的人类(常规)标本进行比较和评估。

(3)建立参考实验室网络:参加网络的实验室最好是已根据 ISO 标准通过校准或检测实验室认可,或者至少已准备进行实验室认可;应定期接受网络组织者的检查;定期参加网络组织者的室间比对活动。参加网络的实验室应是动态的,如多次通不过室间比对,或不接受定期检查,以及由于各种原因,都可随时退出。

二、酶质量浓度的测定

酶是有催化活性的蛋白质。由于有催化活性,因此通常用活性浓度来表示其催化能力。但实际上它是一个蛋白质,因此可以用酶质量浓度表示其量的多少,质量单位多以 ng/mL、μg/L 来表示。临床上大多数情况下是用活性浓度来表示酶的浓度,但是在有些情况下,用质量浓度表示酶浓度更有临床意义。另外,采用高灵敏度的检测方法,还可检测到一些以前不易测定的酶,为临床提供了更多新的信息和资料。

(一)酶质量浓度的测定方法

本质上说,凡是能定量测定蛋白质的方法都可用于酶的定量测定。但是在临床检测中,目前常用免疫化学方法来测定酶质量浓度。利用酶蛋白的抗原性,制备特异性抗体,然后以免疫学方法测定酶蛋白质量。

1.放射免疫测定(RIA)

分为直接法与间接法。直接法是将放射性核素标记的酶分子与相应抗体作用产生沉淀,然后将沉淀分离并进行定量测定。

2.其他免疫方法

主要有免疫抑制法、化学发光免疫测定(CLIA)、酶免疫测定(EIA)、荧光酶免疫测定(FEIA)等。

与传统的酶活性测定法相比,免疫化学测定法的优点:①灵敏度高,能测定样品中用原有其他方法不易测出的少量或痕量酶;②特异性高,几乎不受体液中其他物质,如酶抑制剂、激活剂等的影响;③能用于一些不表现酶活性的酶蛋白,如各种酶原或去辅基酶蛋白,或因遗传变异而导致合成无活性的酶蛋白的酶测定;④特别适用于同工酶的测定。

酶的免疫化学测定也有其局限性,主要表现:①要制备足够量的提纯酶作为抗原和具有免疫化学性质的抗血清常常是很困难的,且工作量较大;②测定步骤多,操作烦琐;③测定成本高。

(二)酶质量浓度测定的临床应用

1.酶质量浓度比酶活性浓度更能反映疾病状况

如 CK-MB 酶活性是以 U/L 为检测单位,反映心肌细胞损伤的一个检测指标,但由于目前该项目测定方法本身的局限,偶尔会产生测定结果的假性升高。在脑部疾病、脑手术等产生脑组织损伤或肿瘤患者等常出现 CK-MB 酶活性测定结果失真。CKMB 质量浓度(CK-MBmass),以 ng/mL 为检测单位,其特异性和敏感性都高于 CK-MB 酶活性测定,目前是国际和国内心血管学会所推荐的方法。临床上可采用自动发光免疫分析法测定 CK-MB 质量浓度。

2.胰蛋白酶等消化酶

在血液中常存在其抑制剂,影响其活性浓度测定,因此常用免疫化学方法测定其酶质量浓度。

三、同工酶和亚型的测定

同工酶是指催化相同化学反应,但酶蛋白的分子结构、理化性质乃至免疫学性质不同的一组酶。根据国际生化学会的建议,同工酶是由不同基因编码的多肽链,或由同一基因转录生成的不同 mRNA 所翻译的不同多肽链组成的蛋白质。同工酶存在于同一种属或同一个体的不同组织或同一细胞的不同亚细胞结构中,它使不同的组织、器官和不同的亚细胞结构具有不同的代谢特征,这为同工酶用来诊断不同器官的疾病提供了理论依据。

由于同工酶(或亚型)一级结构的不同,导致其在理化性质、催化性质、生物学特性等方面有明显的差异,这些差异为同工酶(或亚型)的分析和鉴定提供了理论基础。临床同工酶(或亚型)的分析大致可分为两步,即首先精确地分离出某酶的各同工酶(或亚型)组分,然后测定酶的总活性和各同工酶(或亚型)组分的活性。

(一)电泳法

同工酶氨基酸组成不同,等电点不同,电泳迁移率也就不同,据此可用电泳法分离鉴定。常用于分离同工酶电泳方法有醋酸纤维素薄膜电泳、琼脂糖凝胶电泳、聚丙烯酰胺凝胶电泳等。以LD 同工酶为例,它是由 H 亚基和 M 亚基组成四聚体。H 亚基含酸性氨基酸比 M 亚基多,在 pH 8.6 的碱性缓冲溶液中带负电荷较多,电泳速度比 M 亚基快,电泳结束时由正极向负极依次有 LD_1、LD_2、LD_3、LD_4、LD_5 共五条同工酶条带。电泳结束后,可用含乳酸、NAD^+、酚嗪二甲酯硫酸盐(PMS)和氯化硝基四氮唑蓝(NBT)的染色液将区带染色,染色原理为:LD 催化乳酸脱氢,脱下的氢由 NAD^+ 传递给 PMS,再由 PMS 传递给 NBT,NBT 还原为紫红色的化合物而使区带染色。染色后洗脱支持介质背景染料,用光密度扫描仪扫描区带,或将区带切下洗脱比色测定。

电泳法简便、快速、分离效果良好,并且一般不会破坏酶的天然状态,是研究同工酶最为广泛的方法。电泳分离后区带显色是电泳法分析的关键步骤之一。

用电泳法进行同工酶分析时,如显示的区带数与同工酶数不一致时,要特别注意巨分子酶的存在。巨分子酶形成的原因:①酶与免疫球蛋白形成的复合物,如 CK-BB-IgG、CK-MM-IgA、LD-IgA 等;②酶与其他蛋白质形成的复合物,如 LD-β-脂蛋白等;③酶亚基或酶分子之间形成的聚合物,如 CK-Mt 聚合物、LD 亚基自身聚合等。现已有关于 CK、LD、AST、AMY、γ-GT 和 ALP 等巨分子酶的报道。如将可疑血清进行琼脂糖凝胶电泳结合荧光染色扫描分析,发现巨 CK_1 位于 CK-MM 与 CK-MB 之间,巨 CK_2 位于 CK-MM 的阴极侧。

(二)层析法

离子交换层析和亲和层析等常用于同工酶的提纯与制备,也可用于临床同工酶常规检测。同工酶分子带电量不同是离子交换层析法分离的基础,常用的离子交换剂有二乙氨基乙基纤维素、二乙氨基乙基葡聚糖 A-50、二乙二羟丙氨乙基葡聚糖 A-50 等。亲和层析也常用于同工酶的分析,如根据同工酶免疫学特性不同,可以将其抗体结合于葡聚糖凝胶或琼脂糖凝胶上作为固定相,用亲和层析法加以分离;根据同工酶底物专一性不同,也可以将底物结合于葡聚糖凝胶或琼脂糖凝胶上作为固定相,用亲和层析法加以分离。如应用阴离子交换层析结合免疫化学法进行CK 亚型,应用麦胚凝集素(WGA)亲和层析法测定骨 ALP 等。

(三)免疫分析法

由于同工酶的一级结构不同,因而免疫化学性质也不同。利用纯化的同工酶免疫动物制备特异性的抗血清,该抗体只与该同工酶产生特异性免疫反应。因此,抗原决定簇不同的同工酶可用特异的免疫反应来识别。应用较多的免疫分析法有免疫抑制法、免疫沉淀法和免疫化学分析等。

(四)同工酶的其他分析方法

1.底物专一性分析法

不同的同工酶底物专一性不同,Km 值也不同,如果同工酶之间 Km 差别足够大,可通过测定其 Km 值加以鉴定。如胞质 AST(s-AST)Km 为 5.07 mmol/L,而线粒体 AST(m-AST)Km 仅为 0.7 mmol/L。

2.选择性抑制法

利用同工酶各亚型对抑制剂敏感程度不同,或同一抑制剂对不同同工酶有不同的抑制作用。如前列腺释放的酸性磷酸酶(ACP)受 L-酒石酸的抑制,而由破骨细胞、红细胞等释放的 ACP 则不受 L-酒石酸抑制。待测标本在不含 L-酒石酸反应体系中测定,可得总 ACP 活性;在含 L-酒石酸基质中测定,得到破骨细胞、红细胞型 ACP,而总活性与后者之差则为前列腺 ACP 活性。

3.pH 分析法

不同同工酶可有不同的最适 pH,如同工酶之间最适 pH 差别足够大,可通过调节缓冲液 pH,使待测同工酶维持完整活性的同时,其他同工酶活性受到抑制。

4.热失活分析法

利用不同同工酶的耐热性不同进行分析与鉴定。如将可疑血清在 45 ℃置 20 min,测定 CK 活性,发现 CK-BB 和 CK-MB 几乎完全失活,而 CK-MM 不受影响。

四、酶法分析技术

(一)代谢物浓度的酶法测定技术

由于酶作用的特异性,成分复杂的血清等体液样品往往不需进行预处理,通过温和的酶促反应条件,简单的实验程序,即可对各种代谢物浓度进行定量分析。这类代谢物浓度的酶法测定通常分为平衡法和动力学法两大类,已有许多工具酶被应用到各种代谢物检测试剂盒的制备及临床标本的自动化分析之中。

1.平衡法

在代谢物酶促反应中,随着时间的延续,待测物浓度逐渐减少而产物逐渐增多,一定时间后反应趋于平衡,测定反应达到平衡后待测物(底物)或产物变化的总量,即平衡法(又称终点法)。代谢物酶促终点法测定的基本条件:①待测物浓度[S]应远小于其米氏常数 Km,此时任何时刻的反应速率 $V = Vmax[S]/Km$,呈一级反应;②反应配方中所用酶量(V)应足够大,而 Km 应小,以保证有较快的反应速度完成测定。

(1)直接法:如果待测物与产物在理化性质上有可直接进行检测的差异,如吸收光谱不同,则可直接测定待测物或产物本身信号的改变来进行定量分析,这是最简单的代谢物浓度测定方法。

(2)酶偶联法:如果酶促反应的底物或产物无可直接检测的成分,则可将反应某一产物偶联到另一个酶促反应中,而达到检测的目的,即为酶偶联法。一般把第一步反应称为辅助反应,所用工具酶叫辅助酶,偶联的反应称为指示反应,指示反应所用的工具酶叫指示酶。如血浆葡萄糖测定的氧化酶法(GOD 法)和己糖激酶法(HK 法)等。偶联反应应设计为非限速反应,即偶联反应中所用酶、辅酶等底物用量应过量,在指示酶用量固定后,指示反应的速度是恒定的,不影响"表观"速度,为"零级反应";辅助反应设定为一级反应,如果辅助反应为双底物,在实验设计时也应将试剂中加的另一种底物浓度设计得相当大。此时,整个反应只受待测物浓度的影响。

酶循环法采用两类工具酶进行循环催化反应,使被测物放大扩增,从而使检测灵敏度提高。目前临床上已应用于总胆汁酸的测定。胆汁酸在 3α-羟基类固醇脱氢酶作用下生成 3υ 酮类固醇,同时将硫代 NAD 变为其还原形式(硫代-NADH);生成的 3α-酮类固醇与 NADH 又在 3α-羟基类固醇脱氢酶作用下,生成胆汁酸和 NAD^+,如此循环从而放大微量胆汁酸的量,在一定的反应时间内,生成的硫代 NADH(405 nm)的量与样品中胆汁酸的量成正比,测定 405 nm 吸光度的改变即可计算胆汁酸的含量。

终点法测定的实验设计中,主要应考虑以下问题。①工具酶的特异性:因为酶作用具有特异性,所以复杂的生物样品不经分离就可以对其中特定成分进行定量检测,而不受其他物质的干扰。在酶促反应中,要求指示酶要有更高特异性,这样测定所受的干扰会更小。②Km 大小要合适:在保证测定线性的前提下,Km 要尽量小。③酶的用量:终点法测定代谢物的酶用量要足够大,以保证反应能在临床化学检验可接受的较短的时间内(一般为 1~3 min)达到终点。④工具酶中的杂酶应低于允许限。⑤反应平衡点：反应应朝正反应方向进行，反应体系中所用底物对酶应构成"零级反应"。如果反应的平衡常数太低，为使反应朝正反应方向进行，主要有增加底物浓度、偶联反应移去生成物、改变反应 pH 等方法（如乳酸测定）。⑥附加剂：对于试剂中的附加剂（如稳定剂、防腐剂、赋形剂）加入后，应不抑制酶的活性，不影响试剂的稳定性，不与底物和体液中的物质作用。和其他测定方法一样，酶法测定还要考虑到试剂的稳定性、均一性，测定的准确性、精密度。

2.动力学法

根据米氏方程，当 $[S]<Km$，一般 $[S]/Km<0.2$，最好 <0.05，$[S]+Km\approx Km$，此时呈一级反应，反应初速度 $v=k[S]$。如果能准确测定反应的初速度（v），采用标准浓度对照法即可求得待测物的浓度。实际上，准确测定反应的初速度是很困难的。由于反应呈一级或伪一级，故在 $t2\sim t1$ 时间内吸光度的变化与所测物质浓度成正比。实际操作中，测定两个固定时间的吸光度差值，只要此期间待测物消耗 $<5\%$，就可以采用标准浓度对照法计算样本浓度，所以动力学法有时又称为定时法。应用自动生化分析仪能很容易完成这项工作。

（二）酶免疫分析

酶免疫分析（EIA）是以酶标记抗原或抗体作为示踪物，由高活性的酶催化底物显色或发光，达到定量分析的目的。用于 EIA 的标记酶有过氧化物酶、碱性磷酸酶、β-半乳糖苷酶、尿素酶、葡萄糖-6-磷酸脱氢酶、葡萄糖氧化酶、苹果酸脱氢酶等，至今有 20 多种酶被应用于 EIA，但应用最多的是辣根过氧化物酶和碱性磷酸酶。此部分内容详见"免疫化学分析"。

（三）固定化酶

为了简化操作过程，并使酶试剂得以方便或反复使用，已有许多研究将水溶性的酶通过吸附、包埋、载体共价结合或通过酶分子间共价交联等方法固定在支持物上，并保持其原有的活性，这样制备的酶称为固定化酶。近年来，固定化酶技术发展迅速，特别是固定化酶膜的应用使临床生化检验进入了干化学的时代，一些测定变得更加方便、快速。酶电极、酶探针等也在不断研制开发中，相信此类技术将成为临床生化发展的一个新方向。

（林欣乾）

第五节　免疫化学技术

免疫化学技术也称免疫分析，是基于抗原抗体结合的原理对特定的生物化学物质所进行的定性或定量分析技术。

一、抗原抗体反应

抗原抗体反应是抗原和对应抗体在一定条件下特异结合形成可逆性抗原-抗体复合物的过程。

（一）反应机制

抗体都是蛋白质（免疫球蛋白）。多数抗原也是蛋白质，少数为多糖、类脂、核酸等物质。抗原-抗体是免疫球蛋白分子上的抗原结合簇与抗原分子上的抗原决定簇相互吸引以及多种分子间的引力参与发生的,主要有范德华力、疏水作用、库仑吸引力和氢键。这种反应没有化学键的形成。

一定的酸碱度下,抗原和抗体在以水为分散介质的胶体中,其分子中的极性基(如羧基、氨基、肽基等)发生电离而使胶体粒子带电荷,同种粒子所带电荷相同,彼此互相排斥。这些极性基团与水有很强的亲和力,使胶体粒子外围构成水层成为亲水胶体,因而胶体粒子能均匀地分布在溶液中。如果抗原-抗体发生特异性结合,就不能与周围水分子结合,而构成疏水胶体。疏水胶体在溶液中的稳定性取决于胶体离子的表面电荷。若在溶液中加入一定量的电解质,则可中和胶体离子表面上的电荷,促使粒子相互吸引而出现凝集反应或沉淀反应等。

(二)反应特点

抗原抗体反应具有三个特点,即抗原与抗体反应具有高度的特异性;反应是可逆的,这一反应是分子表面的结合,虽然相当稳定,但因抗原-抗体本身未受到破坏,它们仍可分离。此外,抗原分子与抗体分子的结合有一定的比例。一般来说,抗原是多价的,抗体是双价的,因而一个抗体分子可结合两个抗原分子,而一个抗原分子可结合多个抗体。所以,在比例适合时它们可形成高度交联的抗原-抗体大分子复合物,沉淀下降。抗体过多或抗原过多,都不能形成高度交联的抗原-抗体大分子复合物,不产生沉淀或沉淀很少。

抗原-抗体反应可分为两个阶段。第一阶段为抗原与抗体的特异性结合阶段。这一阶段使亲水系统变为疏水系统,反应很快,几秒至几分钟即可完成,但无可见反应。第二阶段为抗原与抗体反应的可见阶段,出现凝集、沉淀、补体结合等反应。这一阶段的反应比较慢,需要几分钟至几十分钟,并受电解质、温度、酸碱度等因素的影响。

(三)沉淀反应

可溶性抗原与抗体结合,形成不溶性的、可以看见的沉淀物的过程。利用沉淀反应,形成各种有关抗原、抗体的定性或定量方法。只有合适的抗原与抗体的比例才会形成沉淀。同相应抗体比较,抗原的分子小,单位体积内含有的抗原量多,做量试验时,为了不使抗原过剩,应稀释抗原,并以抗原的稀释度作为沉淀反应的效价。

除了抗原抗体的比例外,一些化学因素如离子的种类和离子强度等也影响抗原抗体的结合。例如,有些阳离子会抑制抗体与带正电荷的半抗原的结合,其抑制作用由大到小依次是 Cs^+、Rb^+、NH_4^+、K^+、Na^+、Li^+;带负电荷的半抗原与抗体的结合,受有些阴离子的抑制,其抑制作用由大到小依次是 CNS^-、NO_3^-、I^-、Br^-、Cl^-、F^-。另外,右旋糖酐、聚乙二醇等可加快抗原抗体的结合反应。

根据沉淀反应中使用的介质和检测方法的不同,可分为液体内沉淀反应和凝胶内沉淀反应。液体内沉淀反应又分为絮状沉淀试验、免疫浊度测定和环状沉淀试验。凝胶内沉淀反应包括单向免疫扩散试验和双向免疫扩散试验。

二、免疫定性分析方法

免疫化学技术用于定性分析主要有免疫扩散、免疫电泳和免疫印迹。

(一)免疫扩散试验

以适当浓度的凝胶(如琼脂糖)作为介质,利用可溶性抗原和抗体在凝胶中扩散,形成浓度梯度,在抗原与抗体比例适当的位置出现可见的沉淀环或沉淀线。可以用于检测特定抗原或抗体。它是一种被动扩散,抗原或抗体与支持介质没有分子作用。抗原抗体在均匀介质中的扩散符合菲克定律,在单位时间内通过垂直于扩散方向的单位截面积的扩散物质流量(用 J 表示)与该截面处的浓度梯度(dC/dx)成正比。也就是说,浓度梯度越大,扩散通量越大。

1.单向免疫扩散

单向免疫扩散又称单向辐射状免疫扩散(SRID)。它是将一定量的抗体混于琼脂凝胶中制成琼脂板,在适当位置打孔后将抗原加入孔中扩散,抗原在扩散过程中与板中抗体相遇,形成以抗原孔为中心的沉淀环。沉淀环的大小与抗原量成正比。

2.双向免疫扩散

在支持介质上打孔分别加入抗原和抗体,抗原和抗体分子在凝胶板上扩散,二者相遇并达到最适比例时形成沉淀线。该法可用于抗原或抗体的定性分析,也可用于纯度鉴定和免疫血清抗体效价测定。

(二)免疫电泳

免疫电泳是将琼脂电泳和双向琼脂扩散结合起来,用于分析抗原组成的一种定性方法。随着实验技术的发展,在经典免疫电泳的基础上又发展了对流免疫电泳、火箭电泳、交叉电泳、荧光免疫技术等多种技术和方法。

1.经典免疫电泳

先将抗原加到琼脂板的小孔内进行电泳,然后在琼脂板中央挖一横槽,加入已知相应的免疫血清,二者经一定时间相互扩散后,就会在抗原、抗体最适比例处形成沉淀弧。根据沉淀弧的数量、位置和外形,参照已知抗原、抗体形成的电泳图,即可分析样品中所含成分。该方法样品用量少、特异性高、分辨力强。但所分析的物质必须有抗原性,而且抗血清必须含所有的抗体组分。该法可用于抗原、抗体的纯度的检测,抗体各组分的研究等。

2.免疫固定电泳(IFE)

一种用于分析样品中特异性抗原的技术。即将蛋白质混合物在固相载体上进行区带电泳,再与特异性抗体反应,从而检出与抗体结合的相应抗原。免疫固定电泳技术包括琼脂凝胶蛋白电泳和免疫沉淀两个过程。

免疫固定电泳最常用于 M 蛋白的鉴定。方法:①先将患者血清或血浆在醋酸纤维膜或琼脂上做区带电泳(6 孔),根据血白蛋白质的电荷不同将其分开;②将 IgG、IgA、IgM、κ 轻链和 λ 轻链的抗血清加于分离的蛋白质泳道上,参考泳道(SP)加抗正常人全血清用于区带对照;③作用一定时间后,洗去游离蛋白质,待干燥后用氨基黑染色;④结果判断,M 蛋白被固定,形成窄而致密的沉淀带。

本法可用于鉴定迁移率近似的蛋白和 M 蛋白、免疫球蛋白轻链、尿液和脑脊液等微量蛋白、游离轻链、补体裂解产物等。免疫固定电泳最大的优势是分辨率强,敏感度高,操作周期短,仅需数小时,结果易于分析,目前已作为常规检测。

3.火箭免疫电泳(RIEP)

抗原在含有定量抗体的琼脂糖中泳动,二者比例适宜时,在较短时间内生成锥形的沉淀峰。在一定浓度范围内,沉淀峰的高度与抗原含量成正比。RIEP 可半定量检测血清中某一蛋白质的含量(如 AFP、IgG、C3 等),粪便中 $\alpha1$-抗胰蛋白酶,诊断蛋白质丢失性肠病。

4.交叉免疫电泳(CRIE)

交叉免疫电泳是将区带电泳和火箭免疫电泳相结合的免疫电泳分析技术。首先抗原样品在琼脂糖中进行电泳分离,然后在与原泳动方向呈垂直的方向泳向含抗体的琼脂糖凝胶中,因此相对应的抗原抗体依次形成若干锥形沉淀线。CIEP是一种有效的抗原蛋白定量技术,可一次同时对多种抗原定量。分辨率较高,有利于各种蛋白组分的比较,对于蛋白质遗传多态性、微小异质性、蛋白质裂解产物和不正常片段等进行定性分析。

5.对流免疫电泳(CIE)

多数蛋白质抗原在碱性缓冲液(pH 8.6)中带负电荷,在电泳时从负极向正极移动。抗体在碱性缓冲液只带微弱的负电荷,且相对分子质量较大,电泳力较小,在琼脂电渗力作用下由正极向负极移动。结果抗原和抗体定向对流,在两孔间相遇时发生反应,并在比例合适处形成肉眼可见白色沉淀线。

(三)免疫印迹

免疫印迹(IB)又称蛋白质印迹或 Western Blot(WB),是将抗原抗体反应与蛋白质显色反应结合起来,通过级联放大效应检测微量蛋白的方法。蛋白质显色方法有以下几种:①放射性核素标记的放射自显影法;②采用荧光素(FITC)标记的底物荧光 ECF 法;③采用酶(HRP、AKP)和生物素标记的底物生色法。目前常用的是 HRP 标记抗体,结合化学发光法。

其操作过程是首先抽提组织、细胞或体液中的蛋白质样品,进行 SDS-PAGE,再将其转移到膜固相载体上,选择特异性抗体进行抗原抗体反应,接着用化学发光检测。

斑点印迹法是一种特殊的免疫印迹法。它是将蛋白质抗原样品直接点样到膜固相载体上,然后加入抗体形成抗原抗体反应,利用酶联发光或显色原理将结果显示到膜或底片上,进行抗原检测的方法。

免疫印迹法可用于鉴定蛋白质抗原,检测样品中特异抗原的分布、表达水平。经典的免疫印迹法用于定性和半定量分析,近年来改进后的方法可进行定量分析。

三、免疫定量分析方法

免疫化学技术用于定量分析主要有标记免疫分析和免疫浊度测定。浊度测定在"光学分析技术"中已经介绍,下面重点介绍标记免疫分析技术。

(一)标记免疫分析分类和原理

标记免疫分析是采用同位素或非同位素标志物标记抗体(或抗原)进行抗原-抗体反应,通过对免疫复合物中的标志物信号强弱的测定,达到对免疫反应进行监测的目的。标记免疫分析存在不同的分类方法。

1.根据其定量原理的不同,标记免疫分析可分为竞争性免疫分析和非竞争性免疫分析。

(1)竞争性免疫分析:标记抗原与未标记抗原竞争有限量的抗体,反应达到平衡后,形成标记抗原-抗体复合物和非标记抗原-抗体复合物,分离并测定抗原-抗体复合物的标志物信号和游离抗原标志物信号。生成的标记抗原-抗体复合物与非标记抗原的含量在一定的限度内是成反比的,利用这一原理可以测定未标记抗原(即样品中的抗原)。在竞争性分析设计中,标记抗原与抗体的量都是有限的。而且对抗体均一性的要求一般不是太高,重要的是要有高纯度的标记抗原。

(2)非竞争性免疫分析:用过量的标记抗体与待测抗原反应,形成抗原-标记抗体复合物,待充分反应后,除去游离的标记抗体,抗原-标记抗体复合物的放射性强度与待测抗原的量成正比。一般是先将待测抗原与过量的标记抗体进行温育,使二者结合,然后加入固相抗原免疫吸附剂再次温育,吸附游离的标记抗体。离心除去沉淀物,测定上清液中的标记信号强度。

2.根据标志物的性质不同,标记免疫分析可分为同位素标记免疫分析和非同位素标记免疫分析。

(1)同位素标记免疫分析:一种以放射性同位素为标志物的体外免疫分析方法,可测定的生物活性物质有 300 种以上,已广泛应用于医学生物学和临床诊断。常用的放射性核素有^{125}I、^{131}I、^{14}C 等,标记的原理是放射性同位素取代分子中酪氨酸或酪胺残基及组胺残基上的氢原子。

(2)非同位素标记免疫分析:用酶、化学发光剂、荧光素、金属等物质进行标记的免疫分析技术,目前在临床应用非常广泛。

3.根据分析过程中是否需要分离过程,标记免疫分析可分为非均相免疫分析和均相免疫分析两大类。

(1)非均相免疫分析:需对结合和游离的标志物进行分离,才能测定各自的浓度。

(2)均相免疫分析:在抗原-抗体反应达到平衡时,对结合与游离的标志物无须进行分离,可在自动生化分析仪器上直接测定。

免疫反应本身是一种均相反应,但是标记免疫技术往往是非均相分析技术。因此载体技术的引入可以将发生反应的抗原抗体和未发生反应的抗原抗体进行有效的区分。微孔板是最早采用的载体,此外还有膜、磁珠、胶乳等。载体的作用主要是分离作用以及加速和放大反应作用。

(二)临床常用的标记免疫分析方法

临床采用的标记免疫分析方法很多,不同的方法分析的敏感性存在差异。在临床检验中,可根据检测项目的不同选择合适的方法,这样达到既能满足临床需要,又能节省检验费用的目的。

1.放射免疫分析(RIA)

根据抗原抗体特异性结合的原理,以放射性同位素标记抗原或抗体,根据射线的多少定性或定量测定待检标本中的抗体或抗原。

2.酶免疫分析(EIA)

以酶标记抗体或抗原的免疫检测方法。它将抗原抗体结合的高特异性与酶促反应的高灵敏度有机结合起来,用酶(如辣根过氧化物、碱性磷酸酶和葡萄糖氧化酶等)标记抗体(抗原),检测待测标本中未知抗原(抗体),当相应的抗原抗体特异性结合后,加入相应的酶的底物,酶可以高效专一催化和分解底物,生成有颜色的产物。根据颜色的有无和深浅,可以判断待测标本中有无特异性抗原(抗体)以及量的多少。酶免疫分析法可以定性、定量,是一种敏感、特异、简便、只需一般光谱分析仪器的微量测定技术。临床常用的有酶联免疫吸附法、酶增强免疫分析技术、克隆酶供体免疫分析。

(1)酶联免疫吸附法(ELISA):指将可溶性的抗原或抗体吸附到聚苯乙烯等固相载体上,进行免疫反应的定性和定量方法。

(2)酶增强免疫分析技术(EMIT):基本原理是半抗原与酶结合成酶标半抗原,保留半抗原和酶的活性。当酶标半抗原与抗体结合后,所标的酶与抗体密切接触,使酶的活性中心受到影响而活性被抑制。反应后酶活力大小与标本中的半抗原量呈一定的比例,从酶活力的测定结果就可推算出标本中半抗原的量。此法不需要分离过程,是典型的均相免疫分析,特别适合药物、代谢物和激素等小分子物质的自动化检测。

(3)克隆酶供体免疫分析(CEDIA):DNA 重组技术可分别合成某种功能酶(如 β-D-半乳糖苷酶)分子的两个片段,大片段称为酶受体(EA),小分子称作酶供体(ED),二者单独均无酶活性,一定条件下结合形成四聚体方具酶活性。利用这两相片段的特性建立的均相酶免疫测定称为克隆酶供体免疫测定。

克隆酶供体免疫测定（CDEIA）的反应模式为竞争法。其测定原理:标本中的抗原和酶供体（ED）标记的抗原与特异性抗体竞争结合,形成两种抗原抗体复合物。ED 标记的抗原与抗体结合后由于空间位阻,不再能与酶受体（EA）结合,而游离的 ED 标记的抗原上的 ED 可和 EA 结合,形成具有活性的酶。加入底物测定酶活性,酶活力的大小与标本中抗原含量成正比。CEDIA 主要用于药物和小分子物质的测定。

3.荧光免疫分析（FIA）

以荧光素标记抗体或抗原作为标志物的免疫分析技术,其原理与 ELISA 相似。一般以镧系元素作为荧光标志物,用荧光仪检测荧光现象或测量荧光强度。该法既可对液体中的抗原和抗体定量,也可对组织切片中的抗原、抗体进行定性和定量。样品、试剂的自身荧光、激发光的散射、本底荧光等会影响测定的灵敏度。

(1)时间分辨荧光免疫分析法（TRFIA）:以稀土元素,常用的是能发射离子荧光的铕（Eu）、铽（Tb）、钐（Sm）和镝（Dy）四种元素,标记蛋白质、多肽、激素、抗体、核酸探针或生物活性细胞,稀土元素在紫外光的激发下,可产生持续一定时间、一定光峰的荧光。当体系反应发生后,用特别的 TRF 仪测定最后产物中荧光强度,根据荧光强度或相对荧光强度比值来判断反应体系中被分析物质的浓度,达到定量分析的目的。时间分辨荧光分析法具有灵敏度高、稳定性强等优点。

(2)荧光偏振免疫分析（FPIA）:其基本原理是,荧光物质经单一平面的蓝偏振光（485 nm）照射后,吸收光能跃入激发态,随后恢复至基态,并发出单一平面的偏振荧光（525 nm）。偏振荧光的强弱程度与荧光分子的大小呈正相关,与其受激发时转动的速度呈反相关。

反应系统内除待测抗原外,同时加入一定量用荧光素标记的小分子抗原,使二者与有限量的特异性大分子抗体竞争结合。当待测抗原浓度高时,经过竞争反应,大部分抗体被其结合,而荧光素标记的抗原多呈游离的小分子状态。由于其分子小,在液相中转动速度较快,测量到的荧光偏振程度也较低。反之,如果待测抗原浓度低时,大部分荧光素标记抗原与抗体结合,形成大分子的抗原抗体复合物,此时检测到的荧光偏振程度也较高。荧光偏振程度与待测抗原浓度呈反比关系。

FPIA 最适宜检测小至中等分子物质,常用于药物、激素的测定。

4.化学发光免疫分析

化学发光免疫分析是将具有高灵敏度的化学发光测定与高特异性的免疫反应相结合的分析技术。化学发光免疫分析包含两个部分,即免疫反应系统和化学发光分析系统。免疫分析系统是将化学发光物质或酶作为标志物,直接标记在抗原或抗体上,经过抗原与抗体反应形成抗原抗体免疫复合物。化学发光分析系统是在免疫反应结束后,利用化学发光反应,利用发光信号测量仪检测发光物质发光强度,根据化学发光物与发光强度的关系,可计算出被测物的含量。

用于各种抗原、半抗原、抗体、激素、酶、脂肪酸、维生素和药物等的检测。

(1)化学发光免疫分析（CLIA）:采用直接化学发光剂。它们不需酶的催化作用,只需改变溶液的 pH 等条件就能发光,如鲁米诺、异鲁米诺、鲁米诺衍生物或吖啶盐类化合物（光泽精）等。目前,临床生化检验中通常用新型发光剂（如吖啶盐类化合物）直接标记抗原或者抗体进行分析测定,形成化学发光免疫分析。

(2)化学发光酶免疫分析（CLEIA）:采用酶促反应的发光底物。它们是指经酶的降解作用而发出光的一类发光底物。目前化学发光酶免疫技术中常用的酶有辣根过氧化物酶（HRP）和碱性磷酸酶（AP）。HRP 的发光底物为鲁米诺或其衍生物和对-羟基苯乙酸。AP 的发光底物为 3-[（2-螺旋金刚烷-4-甲氧基-4-甲基-4-（3-磷酸氧基)-苯基-1,2-二氧乙烷（AMPPD)]和 4-甲基伞形酮磷酸盐（4-MUP，荧光底物）。临床检测中，常用 HRP 或 AP 标记抗原或抗体，由此构建成化学发光酶免疫分析。

（3）电化学发光分析（ECLIA）：指由电化学反应引起的化学发光过程。在电极上施加一定的电压或电流时，电极上发生电化学反应，在电极反应产物之间，或电极反应产物与溶液中某种组分之间发生化学反应而产生激发态，当激发态返回到基态时产生发光现象。

目前，在实际应用中的电化学发光体系主要是钌联吡啶$[Ru(bpy)_3]^{2+}$体系。它可以通过活化"手臂"实现与蛋白的连接。这种标志物非常稳定，且由于分子量小，可实现一分子蛋白标记多个$[Ru(bpy)_3]$。

临床上常用的电化学发光免疫分析法就是用三联吡啶钌标记抗原或抗体，通过抗原抗体反应和磁颗粒分离技术，根据三联吡啶钌在电极上发出的光强度的大小对抗体或抗原进行定量分析的方法。

（杜贞波）

第三章　血清血型检验

第一节　凝集抑制试验

一、凝集抑制试验的概念

血型抗原除了存在于人体的红细胞膜上外,某些也以游离的形式存在于血浆、唾液、尿液等体液中,称为可溶性的血型物质。该物质与对应的血型抗体结合,可中和该抗体,或使该抗体凝集对应红细胞的能力受到抑制,称为凝集抑制试验。

二、唾液中可溶性 ABH 血型物质的测定

利用凝集抑制试验测定唾液中的 ABH 血型物质,可以辅助判定 A、B、O 血型。

(一)器材

10 mm×75 mm 透明光洁试管,移液器(或滴管,矫正为每滴 50 μL),放大镜或显微镜,血清学专用水平离心机。

(二)试剂与材料

生理盐水,人源性(多克隆)抗-A 和抗-B 试剂血清,植物凝集素抗-H 或单克隆抗-H 试剂血清,2%～5% A、B、O 型试剂红细胞(指示红细胞),已知非分泌型唾液(阴性对照)和分泌型唾液(阳性对照),受检者唾液。

(三)操作步骤

1.唾液的留取和处理

(1)收集被检者(刷牙或漱口后)唾液 5～10 mL(被检者咀嚼蜡、石蜡、橡皮条有助于唾液分泌,但不能咀嚼口香糖或任何含糖或蛋白质的东西)。

(2)离心,1 000 g,8～10 min,收集上清液,隔水煮沸 8～10 min,灭活有活性的唾液酶。

(3)离心,1 000 g,8～10 min,收集清亮或微呈乳白色的上清液为制备好的唾液,丢弃不透明或半固体状的物质。

(4)制备好的唾液如在几小时内使用,须 4 ℃保存;超过 1 d 使用,须−20 ℃冷冻保存(活性可数年不变)。

2.试剂血清(最适稀释度)的标化

中和过程中,如果试剂血清中的抗体含量很高,唾液中血型物质较少,检测不出中和作用;反之,如果抗体含量很低,抗体与指示红细胞形成的凝块太小,不易判定结果。因此每次实验前需要预先对试剂血清进行标化并做适当稀释。一般试剂血清的效价以32为宜。

3.试剂血清的选择

根据受检者血型选取标化后的试剂血清,如测定O型人唾液中H物质,选择抗-H试剂血清;测定A型人唾液中H物质和A物质,选择抗-H和抗-A试剂血清;测定B型人唾液中H物质和B物质,选择抗-H和抗-B试剂血清;测定AB型人唾液中H物质、A物质和B物质,选择抗-H、抗-A和抗-B试剂血清;如受检者的血型未知,抗-H、抗-A和抗-B试剂血清全部选用。

4.血型物质的测定方法(以H物质测定为例)

(1)取试管4支,分别标明"阴性对照""阳性对照""盐水对照""被检管"。

(2)在标记好各管中先分别加入标化的抗H试剂血清50 μL(用量遵照试剂厂家的说明书);"盐水对照"管中再加入生理盐水50 μL;"阴性对照"管中再加入非分泌型唾液50 μL;"阳性对照"管中再加入分泌型唾液50 μL;"被检管"中再加入被检者唾液50 μL。

(3)室温孵育30～60 min,其间振摇几次,使中和充分。

(4)各管加入2%～5%O型试剂红细胞(指示红细胞)悬液50 μL。

(5)混匀,离心后立即观察结果。

(四)结果分析和判定

(1)阴性对照和盐水对照管出现凝集、阳性对照管不出现凝集,表示试验正常。

(2)阴性对照和盐水对照管出现凝集、阳性对照管不出现凝集,被检管出现凝集,表明试剂血清中的抗体没有被抑制或中和,仍能与指示红细胞反应,说明被检唾液中不含有相应的血型物质,判断为非分泌型。

(3)阴性对照和盐水对照管出现凝集,阳性对照管不出现凝集、被检管未出现凝集,表明试剂血清中的抗体被中和或抑制,与指示红细胞不能发生反应,说明被检唾液中含有相应的血型物质,判断为分泌型。

(4)阴性和阳性对照管均未出现凝集,表明试验失败,可能是试剂血清稀释过度,应重新选择稀释度标化试剂血清后试验。

(5)阴性和阳性对照管均出现凝集,表明试验失败,可能是试剂血清的抗体浓度过高,血型物质仅能部分抑制它,应重新选择稀释度标化试剂血清后试验。

(6)结果判定标准见表3-1(以H物质测定为例)。

表 3-1　唾液分泌型和非分泌型判定标准(以H物质测定为例)

唾液＋标化抗-H＋指示红细胞	凝集反应	
阴性对照(非分泌型唾液)	＋	＋
阳性对照(分泌型唾液)	0	0
盐水对照(生理盐水)	＋	＋
被检者唾液	0	＋
结果判断	O型分泌型	O型非分泌型

注:①＋表示凝集;0表示无凝集;②唾液A、B分泌型和非分泌型判定标准同上。

（五）效价测定

唾液被确定为分泌型后需进一步测定其效价,见图3-1。

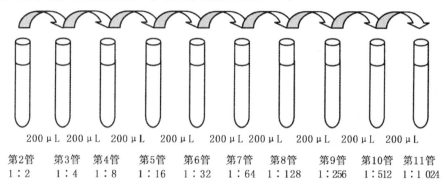

200μL	200μL	200μL	200μL	200μL	200μL	200μL	200μL	200μL
第2管	第3管	第4管	第5管	第6管	第7管	第8管	第9管	第10管	第11管
1:2	1:4	1:8	1:16	1:32	1:64	1:128	1:256	1:512	1:1 024

图3-1　倍比稀释示意图

1.器材

10 mm×75 mm 透明光洁试管,移液器(或滴管,矫正为每滴 50 μL),放大镜或显微镜,血清学专用水平离心机。

2.试剂与材料

生理盐水,人源性(多克隆)抗-A 和抗-B 试剂血清,植物凝集素抗-H 或单克隆抗-H 试剂血清,2%～5%A、B、O 型试剂红细胞(指示红细胞),受检者唾液。

3.操作步骤

(1)取试管 23 支排两排,两排均依次做 1:1(1:1 是一个体积的未稀释血清),1:2(1:2 是一个体积的血清加一个体积的稀释液),1:4……同样标记,第一排用于倍比稀释,第二排用于检测,除第 1 管(标记为 1:1),其余各管加 200 μL 生理盐水。

(2)在第一排第 1 管(标记为 1:1)和第 2 管(1:2)中各加被检者唾液 200 μL。第 2 管混匀后移出 200 μL 至后 1 管(1:4)。

(3)用相同的方法继续倍比稀释至最末一管,从最末一管中取出 200 μL 保留备用。

(4)从第一排每一稀释度的被检唾液中取 50 μL 加在第二排对应标记的试管中;设生理盐水对照管,内加生理盐水 50 μL,各管再分别加入对应的标化试剂血清 50 μL(例如 O 型分泌型用抗-H 试剂血清),混匀,室温孵育 30～60 min,其间振摇几次,使中和充分。

(5)各管分别加入对应的指示红细胞 50 μL(例如 O 型分泌型用 O 型试剂红细胞)混匀后1 000 g 离心 15 s。

(6)肉眼观察凝集结果。

4.结果分析和判定

(1)先看对照管,然后看试验管。

(2)对照管出现凝集,如果试验管最末一管仍未凝集,则取倍比稀释时从最末一管取出保留用的唾液继续倍比稀释直至出现凝集。

(3)被检唾液能抑制抗体凝集相应红细胞的最高稀释度的倒数为该唾液所含血型物质的效价。

(4)效价举例如表3-2。

表 3-2　效价测定举例

稀释倍数	1∶2	1∶4	1∶8	1∶16	1∶32	1∶64	1∶128	1∶256	1∶512	1∶1 024	盐水对照
凝集强度	0	0	0	0	0	0	1+	1+	2+	3+	4+

注:以上效价为64。

(六)适用范围

(1)唾液中 ABH 血型物质的检验。

(2)唾液中 Lewis 抗原的检验。

(七)注意事项

(1)因单克隆试剂可能造成假抑制,应使用人源性(多克隆)抗-A 和抗-B 试剂血清。

(2)用已知分泌型和非分泌型人的唾液作为试验的对照。对于 ABH 物质的测定,使用经检验为 Se(分泌型)和 sese(非分泌型)人的唾液;对于 Lewis 试验,用抗-Lea 替代抗-A、抗-B 和抗-H,用 Le(a+b−)或 Le(a−b+)表型的红细胞做阳性对照,用 Le(a−b−)的红细胞做阴性对照。

(3)如果唾液在加热前不先离心并除去沉淀,则其中可能存在的细胞会释放 H 物质,使非分泌型导致假阳性。

(4)欲从唾液中得到清亮的不含有黏液的液体,可先将唾液冷冻保存数天,融化后离心,以除去细胞碎屑。

(5)为了防止弱分泌型的漏检,可同时用盐水做平行对照试验,比较二者的凝集强度。

(八)临床意义

(1)辅助进行 ABO 血型检验,包括红细胞完全溶血的标本或抗原较弱时的标本。

(2)法医鉴定上使用组织、脏器等特殊材料进行 A、B、O 血型检验。

三、血型物质的应用

(一)IgM 抗体的中和

当被检标本中同一特异性的 IgM 和 IgG 两种性质的抗体并存时,为测定 IgG 抗体效价可用血型物质中和 IgM 抗体,使其失去生物学活性,在盐水试验中不和相应的红细胞发生凝集,而 IgG 抗体仍保持与相对应红细胞致敏的血清学特性。

1.器材

10 mm×75 mm 透明光洁试管,移液器(或滴管,矫正为每滴 50 μL),放大镜或显微镜,血清学专用水平离心机。

2.试剂与材料

生理盐水,被检血清,分泌型人唾液。

3.操作步骤

(1)取 2 支试管做好标记,一支为试验管,一支为对照管;试验管中加入被检血清、分泌型人唾液或商品化的血型物质(用量遵照试剂说明书调整)各 50 μL;对照管中加入被检血清、生理盐水各50 μL,混匀,室温孵育 30∼60 min,让血型物质充分中和抗体。

(2)每管中再加入对应的红细胞悬液 50 μL(如检测 IgG 抗-A,用 A 型物质、A 型红细胞),用间接抗人球蛋白试验方法测定。

(3)肉眼观察凝集结果。

4.结果分析和判定

(1)如果对照管凝集而试验管无凝集,说明被检血清中IgM抗体被中和。

(2)如果对照管和试验管都发生凝集,说明被检血清中IgM浓度可能过高,血型物质仅能部分抑制它,或者是由于其他抗体与试剂红细胞起反应。

5.适用范围

(1)常用于IgG抗-A和(或)抗-B效价测定。

(2)ABO血型抗体的辅助检验。

(二)确定抗体特异性

当无阴性细胞要确定某些被检血清的抗体特异性时,可用血型物质辅助检验。例如,怀疑某血清可能含有抗P_1,可用商品化的P_1血型物质(存在于包囊虫液中)确认。

1.器材

10 mm×75 mm透明光洁试管,移液器(或滴管,矫正为每滴50 μL),放大镜或显微镜,血清学专用水平离心机。

2.试剂与材料

商品化的P_1血型物质,生理盐水,被检血清,2‰~5‰的P_1阳性红细胞悬液。

3.操作步骤

(1)取2支试管做好标记,一支为试验管,一支为对照管。

(2)向试验管中加入被检血清50 μL、P_1血型物质50 μL(用量遵照试剂说明书),对照管中加入被检血清50 μL、生理盐水50 μL。

(3)混合,室温孵育5 min。

(4)各管加入P_1阳性细胞悬液50 μL,混匀,1 000 g离心15~30 s。

4.结果分析和判定

(1)可能出现3种情况(表3-3)。

表3-3　可能出现3种情况

试管	a	b	c
试验管	无凝集	凝集	无凝集
对照管	凝集	凝集	无凝集

(2)如果对照管凝集而试验管无凝集,说明被检血清中含有抗-P_1。

(3)如果对照管和试验管都发生凝集,说明可能不是抗-P_1;或者抗-P_1浓度可能过高,血型物质仅能部分抑制它;或者是由于其他抗体与试剂红细胞起反应。

(4)如果试验管和对照管均不发生凝集,说明抗体浓度很低,被加入P_1血型物质或生理盐水稀释,凝集活性消失。

5.适用范围

用已知的血型物质测定未知抗体的特异性。

(欧阳海宁)

第二节 吸收放散试验

一、吸收试验的概念

红细胞与血清混合,在一定条件下,红细胞膜上的某种抗原会特异性地与血清中的对应抗体结合,使血清中该抗体的效价显著降低或消失,称为吸收试验。

二、吸收试验的方法和应用

根据被检标本中所含抗体的最适反应温度,对其进行吸收。冷抗体在 4 ℃反应最强,通常用冷吸收技术(自身抗体用自身红细胞吸收;同种抗体则用对应红细胞吸收);温抗体的吸收通常采用酶处理后的红细胞在 37 ℃孵育。

(一)冷抗体的吸收(以去除自身抗体为例)

1.器材

10 mm×75 mm 透明光洁试管,移液器(或滴管,矫正为每滴 50 μL),放大镜或显微镜,4 ℃冰箱,血清学专用水平离心机。

2.试剂与材料

生理盐水,含冷抗体的被检者抗凝血 1 份(取红细胞),不抗凝血 1 份(取血清),ZZAP 试剂。

3.操作步骤

(1)直接去除法:①将温育 10 min 以上的被检抗凝红细胞,用 37 ℃生理盐水洗涤 3 次,每次洗涤用生理盐水 3.5~4.0 mL(不超过 4 mL,否则生理盐水加入量过多,容易溢出)。末次洗涤后,弃尽上清液,制备压积红细胞。将压积红细胞分置 3 个试管中(2 管作备份,供反复吸收时使用),每管约 1 mL。②取 1 mL 血清,加入 1 个压积红细胞管中,混匀,4 ℃孵育 30~60 min,其间混匀数次,使其充分吸收,然后 1 000 g 离心 2 min,分离上层血清。③另取 1 支试管,做好标记,加入吸收后的血清 100 μL,再加入 2%~5%的自身红细胞悬液 50 μL,检查自身抗体是否完全被吸收。④轻轻混匀,立即离心,通常离心条件为 1 000 g、15 s。⑤离心后立即记录结果。首先检查和记录上清液有无溶血,再轻轻摇动试管,使沉于管底的细胞扣浮起,检查和记录凝集结果。⑥如果有凝集,可用第 2、第 3 支压积红细胞管重复吸收试验(重复步骤②~⑤),直至吸收后的血清加自身红细胞无凝集,自身抗体完全被吸收。

(2)用 ZZAP 试剂去除:①将温育 10 min 以上的被检抗凝红细胞,用 37 ℃生理盐水洗涤 3 次,每次洗涤用生理盐水 3.5~4.0 mL(不超过 4 mL,否则生理盐水加入量过多,容易溢出)。末次洗涤后,弃尽上清液,制备压积红细胞。②取压积红细胞 2 mL,分置于 3 个试管中,分别加入 ZZAP 试剂 2 mL,37 ℃孵育 20~30 min。③取孵育后红细胞洗涤 3 次,1 000 g 离心至少 5 min,尽可能弃尽上清液。④在 1 支经 ZZAP 试剂处理过的压积红细胞管中加入 1 mL 血清,4 ℃孵育 30~40 min,1 000 g 离心 3~5 min。⑤将上层血清转入另一 ZZAP 试剂处理过的压积红细胞管中,重复 1 次。⑥另取 1 支试管,做好标记,加入吸收后的血清 100 μL,再加入 2%~5%的自身红细胞悬液 50 μL。⑦轻轻混匀后,1 000 g 离心 15 s。⑧离心后立即记录结果。首先检查和记录上清液有无溶血;再轻轻摇动试管,使沉于管底的细胞扣浮起,检查和记录凝集结果。⑨如果仍有凝集,可用第 3 支压积红细胞管重复做吸收试验(重复步骤⑤~⑧),直至吸收后的血清加自身红细胞无凝集。

4.结果分析和判定

(1)吸收后的血清加自身红细胞后无凝集,表示样本血清中的冷抗体已完全被吸收。

(2)吸收后的血清加自身红细胞后仍有凝集,表示样本血清中的冷抗体没有完全被吸收。

5.适用范围

(1)自身冷抗体的吸收。

(2)其他冷抗体的吸收(要用 3~5 个混合 O 型红细胞替代自身细胞吸收)。

(二)温抗体的去除

1.器材

10 mm×75 mm 透明光洁试管、移液器(或滴管,矫正为每滴 50 μL)、放大镜或显微镜、4 ℃冰箱、37 ℃水浴箱、血清学专用水平离心机。

2.试剂与材料

生理盐水,被检标本抗凝血 1 份,不抗凝血 1 份,ZZAP 试剂,2%~5%的 O 型红细胞悬液。

3.操作步骤

(1)将被检抗凝红细胞用 37 ℃生理盐水洗涤 3 次,每次洗涤用生理盐水 3.5~4.0 mL(不超过 4 mL,否则生理盐水加入量过多容易溢出)洗涤后弃尽上清液,制备压积红细胞。

(2)取压积红细胞 1 mL 加 ZZAP 试剂 2 mL,37 ℃孵育 20~30 min,孵育期间混匀几次。

(3)取孵育后红细胞洗涤 3 次,1 000 g 离心至少 5 min,弃尽上清液,制备为压积红细胞。

(4)取经 ZZAP 试剂处理的压积红细胞 1 mL,加被检血清 1 mL,混匀,37 ℃孵育 20~45 min,1 000 g 离心 3~5 min,取上层吸收后的血清。

(5)另取试管 1 支做好标记,加吸收后的血清 100 μL,再加入 2%~5%的 O 型红细胞悬液 50 μL,做间接抗人球蛋白试验。

(6)检查和记录凝集结果。

(7)如果仍有凝集,可重复做吸收试验[重复步骤(2)~(6)],直至结果无凝集。

4.结果分析和判定

(1)结果无凝集,表示样本血清中的温抗体已完全吸收。

(2)结果仍有凝集,表示吸收不完全。

5.适用范围

(1)自身温抗体的吸收。

(2)其他温抗体的吸收。

(三)注意事项

(1)冷自身抗体吸收时需采集 2 份样本,一份为抗凝样本,采集后要放置 37 ℃水浴箱,以防止冷抗体吸收到红细胞上,且红细胞经温盐水洗涤后备用;另一份为不抗凝样本,分离血清备用。

(2)制备吸收用的压积红细胞时,末次洗涤后应尽量除尽生理盐水,以免被检血清中的抗体被稀释(被检血清和压积红细胞的比率一般为 1:1)。

(3)自身温抗体一般不干扰 ABO 反定型,但可能干扰正定型(被检细胞吸收温抗体),出现正反定型不符,Rh 定型也可能出现假阳性(要改用放散后的细胞)。

(4)自身抗体吸收如用 Oc 吸收,吸收后的血清可用于检验 ABO 血型,不宜用于抗体筛查及交叉配血等试验,因随机 Oc 有可能吸收掉同种抗体,必须用自身细胞吸收后才能用于抗体筛查及交叉配血试验。

(5)与冷凝集素综合征有关的最常见的特异性抗体是抗-I,但有时也见抗-Pr。有些抗-I 与 H 抗原强的细胞(O 细胞,A_2 细胞)反应也强,抗体称为抗-IH。细胞经酶处理后能增强抗-IH 的反应,而抗-Pr 反应减弱;抗-Pr 与未经酶处理的细胞反应相同,如与经酶处理后的细胞(成人细胞和脐血细胞)出现弱得多的反应,首先要考虑抗-Pr。

(四)临床意义

血清中有冷自身抗体存在时会干扰 ABO 血型检验和交叉配血,有些情况下自身抗体的存在会掩盖同时存在的有临床意义的不规则抗体。吸收后的血清用于 ABO 血型检验、抗体筛查及交叉配血等试验,结果准确可信。

三、放散试验的概念

抗原和抗体的结合是可逆的,如果改变某些物理条件(如温度)或化学条件(如 pH 时),抗体又可以从结合的红细胞上解脱下来,称之为放散试验(elution test)。

四、放散试验的方法和应用

放散试验是把结合到红细胞膜上的抗体解离下来,用于其他目的。放散的方法多种多样,没有一个方法适合各种情况(不同 Ig 类别,不同的抗体特异性等)。如果某种方法放散的效果不满意,可以换另一种方法。一般来讲,ABO 抗体首选热放散的方法;Rh 抗体首选乙醚放散的方法;保留红细胞首选 45 ℃热放散、二磷酸氯喹放散的方法。

(一)常用的放散方法

1.热放散法

采用提高温度,使抗体从红细胞上解离下来为热放散。

(1)器材:10 mm×75 mm 透明光洁试管,移液器(或滴管,矫正为每滴 50 μL),放大镜或显微镜,水浴箱,血清学专用水平离心机。

(2)试剂与材料:生理盐水,AB 试剂血清或 6%白蛋白,被检抗凝血样。

(3)操作步骤:①将被检抗凝红细胞用生理盐水洗涤 3～6 次,每次洗涤用生理盐水 3.5～4.0 mL(不超过 4 mL,否则生理盐水加入量过多,容易溢出)。末次 1 000 g 离心至少 5 min,弃尽上清液,制备压积红细胞,保留末次洗涤。②取 1 支试管,加入压积红细胞 1 mL,加生理盐水(或 AB 试剂血清,或 6%白蛋白)1 mL。③混匀,56 ℃水浴中不停地振荡 10～15 min。④1 000 g 离心 2 min,如果可能,则使用预加热过的离心杯。⑤立即分离上清液得到放散液。⑥用放散液进行所需的检测,并用末次洗涤液做平行对照。

(4)注意事项:①放散时应严格注意温度和时间,温度过高,抗体可能变性;温度过低,抗体从红细胞上解离不完全。②放散液中抗体容易变性,故应立即进行检验。若要保存,应在放散液加入 AB 试剂血清或牛白蛋白液,至终浓度为 6%。③45 ℃热放散 15 min,可以保留较多的红细胞,洗涤后可以用于红细胞血型检验。④可以检测末次洗涤液中是否有残存抗体来判定洗涤是否充分。如果末次洗涤液中检出了残存抗体,表明洗涤不充分,会影响放散效果。

(5)适用范围:常用于 ABO 抗体放散,如新生儿溶血病试验。

2.冰冻放散法

采用降低温度,使抗体从红细胞上解离下来为冰冻放散。

(1)器材:10 mm×75 mm 透明光洁试管,移液器(或滴管,矫正为每滴 50 μL),放大镜或显微镜,−70～−20 ℃冰箱,37 ℃水浴箱,血清学专用水平离心机。

(2)试剂与材料:生理盐水,AB 试剂血清或 6%白蛋白,被检抗凝血样。

(3)操作步骤:①将被检抗凝红细胞用生理盐水洗涤 3～6 次,每次洗涤用生理盐水 3.5～4.0 mL(不超过 4 mL,否则生理盐水加入量过多,容易溢出)。末次 1 000 g 离心至少 5 min,弃尽上清液,制备压积红细胞,保留末次洗涤液。②取 1 支试管,加入压积红细胞 1 mL,加生理盐水(或 AB 试剂血清,或 6%白蛋白)1 mL。③混匀,−70～−20 ℃快速冰冻 10 min。④取出并放于37 ℃水浴箱充分融化。⑤1 000 g 离心 2 min,如果可能,则使用预加热过的离心杯。立即分离上清液得到放散液。⑥用放散液进行所需的检测,并用末次洗涤液做平行对照。

(4)注意事项:①可以检测末次洗涤液中是否有残存抗体来判定洗涤是否充分。如果末次洗涤液中检出了残存抗体,表明洗涤不充分,会影响放散效果。②操作时,要使内容物全部充分冰冻以得到更多的放散液。③放散液检测时要将放散液平均分配在检测细胞中,以提高检出率。④冰冻放散法和热放散法的效果基本相同,可根据各自实验室的条件进行选择。⑤冰冻放散和热放散液中有 Hb 放出,色深红,应用时注意尽量去除红细胞沉淀。

(5)适用范围:常用于 ABO 抗体放散,如新生儿溶血病试验。

3.乙醚放散法

乙醚为有机溶剂,可以破坏红细胞膜,解离 IgG 抗体。该方法制备的放散液,抗体回收率较高。

(1)器材:10 mm×75 mm 透明光洁试管,移液器(或滴管,矫正为每滴 50 μL),放大镜或显微镜,37 ℃水浴箱,血清学专用水平离心机。

(2)试剂与材料:生理盐水,乙醚(分析纯),被检抗凝血样。

(3)操作步骤:①将被检抗凝红细胞用生理盐水洗涤 3～6 次,每次洗涤用生理盐水 3.5～4.0 mL(不超过 4 mL,否则生理盐水加入量过多,容易溢出)。末次 1 000 g 离心至少 5 min,弃尽上清液,制备压积红细胞,保留末次洗涤液。②取 1 支试管,加入压积红细胞 1 份、生理盐水 1 份、乙醚 2 份。③用塞子塞紧试管口,用力振摇 1 min,其间取下塞子数次,便于乙醚挥发。④1 000 g 离心 10 min。离心后内容物分为 3 层,上层是乙醚(无色),中层是红细胞基质(红色),下层是含抗体的放散液(深红)。⑤吸出下层放散液至另一试管中。⑥将放散液置于 37 ℃水浴中加热 10～30 min,其间摇动数次,使乙醚彻底挥发。⑦1 000 g 离心 2 min,分离上清液,即为放散液。⑧用放散液进行所需的检测,并用末次洗涤液做平行对照。

(4)注意事项:①乙醚蒸发时应防止放散液溢出。②乙醚放散液中的抗体检测最好使用抗人球蛋白技术。③可以检测末次洗涤液中是否有残存抗体来判定洗涤是否充分。如果末次洗涤液中检出了残存抗体,表明洗涤不充分,会影响放散效果。

(5)适用范围:适用于解离红细胞上致敏的 Rh 抗体,可用放散液在特殊情况下配血。

4.三氯甲烷/三氯乙烯放散法

使用三氯甲烷/三氯乙烯可以解离红细胞上致敏的 IgG 抗体和 IgM 抗体。制备的放散液在最上层,不易被有机溶剂污染,但放散过程中会破坏红细胞的结构。

(1)器材:10 mm×75 mm 透明光洁试管,移液器(或滴管,矫正为每滴 50 μL),放大镜或显微镜,血清学专用水平离心机。

(2)试剂与材料:等体积的三氯甲烷和三氯乙烯混合物,被检抗凝血样,生理盐水。

(3)操作步骤:①将被检者抗凝红细胞用生理盐水洗涤 3～6 次,每次洗涤用生理盐水 3.5～4.0 mL(不超过 4 mL,否则生理盐水加入量过多,容易溢出)。末次 1 000 g 离心至少 5 min,弃尽上清液,制备压积红细胞,保留末次洗涤液。②取 1 支试管,加入压积红细胞 1 mL、IgG 抗 D 试剂血清 1 mL,混匀。37 ℃孵育 30～60 min,其间混匀数次,使其充分吸收,然后 1 000 g 离心 2 min,移除上层血清。③用生理盐水洗涤红细胞至少 6 次,末次 1 000 g 离心至少 5 min,弃尽上清液,制备吸收后压积红细胞。④取吸收后压积红细胞 1 份,加生理盐水 1 份,混匀,再加入三氯甲烷/三氯乙烯混合物 2 份。⑤用塞子塞紧试管口,用力振摇 10 s,倒置 1 min 充分混匀。⑥打开塞子,37 ℃水浴 5 min,其间摇动数次。⑦500 g 离心 5 min,吸取最上层液体即为放散液(注意不要混入中层或下层液体)。⑧用放散液进行所需的检测,并用末次洗涤液做平行对照。

(4)适用范围:解离红细胞上致敏的 IgG 抗体和 IgM 抗体均适用。

5.二磷酸氯喹放散法

当红细胞被 IgG 严重包被时,即 DAT 试验阳性的红细胞,很难检测红细胞上的抗原。使用二磷酸氯喹可以解离红细胞上致敏的 IgG 抗体,并能在一定程度上保持红细胞膜的完整性和抗原的活性。

(1)器材:10 mm×75 mm 透明光洁试管,移液器(或滴管,矫正为每滴 50 μL),放大镜或显微镜,血清学专用水平离心机。

(2)试剂与材料:二磷酸氯喹溶液,IgG 致敏的红细胞,生理盐水,被检抗凝血样,对照红细胞(抗原已知)。

(3)操作步骤:①将被检抗凝红细胞用生理盐水洗涤 3～6 次,每次洗涤用生理盐水 3.5～4.0 mL(不超过 4 mL,否则生理盐水加入量过多,容易溢出)。末次 1 000 g 离心至少 5 min,弃尽上清液,制备压积红细胞,用同样方法处理对照血样。②取 1 支试管,加入压积红细胞 0.2 mL、二磷酸氯喹溶液 0.8 mL,混匀,置室温孵育 30 min。③取二磷酸氯喹处理后红细胞 50 μL,用生理盐水洗涤 4 次,配成 2%～5% 的红细胞悬液做直接抗人球蛋白试验。④若直接抗人球蛋白试验阴性,可洗涤全部经二磷酸氯喹处理的红细胞。⑤若直接抗人球蛋白试验阳性,则重复②～③两步,直到抗人球蛋白试验阴性。

(4)结果分析和判定:①直接抗人球蛋白试验阴性,表明细胞膜上的抗体被完全解离。②直接抗人球蛋白试验阳性,表明细胞膜上的抗体没有被完全解离。

(5)适用范围:在不破坏膜的完整性或不改变抗原表达方式情况下,解离 DAT 试验阳性红细胞膜上的 IgG 抗体后,红细胞可用于抗原检验。

(6)注意事项:①用二磷酸氯喹处理被检红细胞时,要同时用已知抗原红细胞做对照,以证实在处理过程中未丢失抗原。②若抗体没有被完全解离,要重复孵育和检测,但总的孵育时间不要超过 2 h。延长孵育时间或在 37 ℃孵育可引起溶血或红细胞抗原丢失。③该方法不能将补体从红细胞膜上放散下来。对 DAT 强阳性的标本,往往只能减弱直接抗人球蛋白试验的强度,不能从红细胞上完全去除抗体。

(二)特殊用途的放散技术

1.冷酸放散

使用冷的甘氨酸-HCl 可以解离红细胞上致敏的 IgG 抗体。该方法能对除 Duffy 系统以外的大部分 IgG 抗体进行有效放散,并且抗体解离后,仍能保持红细胞的结构不被破坏。

(1)器材:10 mm×75 mm 透明光洁试管,移液器(或滴管,矫正为每滴 50 μL),放大镜或显微镜,血清学专用水平离心机。

(2)试剂与材料:0.1M pH3.0 甘氨酸-HCl,pH8.2 磷酸缓冲液,生理盐水,被检抗凝血样,IgG 致敏的红细胞,对照抗凝红细胞(抗原已知)。

(3)操作步骤:①将被检抗凝红细胞用生理盐水洗涤 6 次,每次洗涤用生理盐水 3.5～4.0 mL(不超过 4 mL,否则生理盐水加入量过多,容易溢出)。末次 1 000 g 离心至少 5 min,弃尽上清液,制备压积红细胞,保留末次洗涤液。取压积红细胞 1 mL 放于 4 ℃冰浴 5 min。②加冷生理盐水 1 mL 和冷的甘氨酸-HCl 2 mL 到冰浴后的红细胞中,混匀,再冰浴 1 min,1 000 g 离心 2～3 min。③将上述放散液移入另一个试管中,每毫升放散液加 pH8.2 磷酸缓冲液 0.1 mL。④混匀,1 000 g 离心 2～3 min。⑤分离上清液,即为放散液。⑥用放散液进行所需的检测,并用末次洗涤液做平行对照。

(4)注意事项:①本实验过程中的甘氨酸应保持在冰浴条件下,以维持正确稳定的 pH。②磷酸缓冲液应预先保存在 2～8 ℃。③加入磷酸缓冲液使酸性放散液恢复成中性,因酸性放散液可造成试剂红细胞溶血,此时可加入 22％的白蛋白与放散液 1∶4 混合,可减少这种溶血。

(5)适用范围:解离红细胞膜上致敏的 IgG 抗体,对红细胞进行抗原检验。

2.柠檬酸放散

使用柠檬酸可以解离红细胞上致敏的 IgG 抗体。该方法放散后能保持红细胞的结构不破坏,可以进行血型检验,但对 Kell 系统的抗原破坏较彻底。柠檬酸放散过程中要用碎冰来保持低温。

(1)器材:10 mm×75 mm 透明光洁试管,移液器(或滴管,矫正为每滴 50 μL),放大镜或显微镜,血清学专用水平离心机。

(2)试剂与材料:pH2.7 柠檬酸溶液,中性液,pH 试纸,被检抗凝血样,生理盐水。

(3)操作步骤:①将被检抗凝红细胞用生理盐水洗涤 6 次,每次洗涤用生理盐水 3.5～4.0 mL(不超过 4 mL,否则生理盐水加入量过多容易溢出)。末次 1 000 g 离心至少 5 min,弃尽上清液,制备压积红细胞,保留末次洗涤液。②在试管中加预冷的压积红细胞 1 体积,预冷的柠檬酸溶液 2 体积,充分振荡 2 min。③在最短时间内离心细胞悬液,离心条件:1 000 g,离心 15 s,以便将红细胞和上清液完全分开。④取上清液(放散液)至另一个试管中。⑤将中性液滴加到放散液中,调节 pH 至 6.8～7.2。⑥1 000 g 离心 1 min,取上清液(放散液)至另一个试管中。⑦用放散液进行所需的检测,并用末次洗涤液做平行对照。

(4)注意事项:①除中性液保存在室温,其他所有试剂和被检红细胞都要在 4 ℃条件下预冷。②本放散法可破坏 Kell 系统抗原,特别是 K 抗原,因此本法放散后的细胞不能进行 Kell 系统定型试验。

(5)适用范围:解离红细胞膜上致敏的 IgG 抗体,对红细胞进行抗原检验。Kell 系统检验除外。

3.甘氨酸-盐酸/EDTA 放散

使用甘氨酸-盐酸/EDTA 可以解离红细胞上致敏的除 Duffy 系统以外的大部分 IgG 抗体。抗体解离后,仍能保持红细胞的结构。

(1)器材:10 mm×75 mm 透明光洁试管,移液器(或滴管,矫正为每滴 50 μL),放大镜或显微镜,血清学专用水平离心机。

(2)试剂与材料：Na_2-EDTA（10%，m/V），甘氨酸-盐酸（0.1 mol/L，pH 1.5），Tris 碱，DAT 阳性红细胞。

(3)操作步骤：①将被检抗凝红细胞用生理盐水洗涤 6 次，每次洗涤用生理盐水 3.5～4.0 mL（不超过 4 mL，否则生理盐水加入量过多，容易溢出）。末次 1 000 g 离心至少 5 min，弃尽上清液，制备压积红细胞，保留末次洗涤液。②取压积红细胞 1 mL，加入甘氨酸-盐酸 4 mL 和 EDTA 1 mL，混匀。③室温孵育 1～2 min。④1 000 g 离心 2～3 min。⑤取上清液（放散液）至另一试管中，用 1 mol/L Tris 碱调 pH 至 7.5。⑥混匀，1 000 g 离心 2～3 min。⑦取上清放散液到另一试管中。⑧用放散液进行所需的检测，并用末次洗涤液做平行对照。

(4)注意事项：①用甘氨酸-盐酸/EDTA 处理可使 Kell 系统抗原变性。②用甘氨酸-盐酸/EDTA 从致敏红细胞上放散出抗体后，仍能保持红细胞的结构，这样对放散后的红细胞仍能检验其血型。

(5)适用范围：解离红细胞膜上致敏的 IgG 抗体，对红细胞进行抗原检验。该方法也可用于自身抗体的吸收。

4.微波放散法

利用微波加热，使红细胞上致敏的抗体解离下来为微波放散。该方法无须化学试剂，简便易行并可缩短实验时间。

(1)器材：10 mm×75 mm 透明光洁试管，移液器（或滴管，矫正为每滴 50 μL），放大镜或显微镜，微波炉，血清学专用水平离心机。

(2)试剂与材料：生理盐水，被检抗凝血样。

(3)操作步骤：①将被检抗凝红细胞用生理盐水洗涤 3～6 次，每次洗涤用生理盐水 3.5～4.0 mL（不超过 4 mL，否则生理盐水加入量过多，容易溢出）。末次 1 000 g 离心至少 5 min，弃尽上清液，制备压积红细胞，保留末次洗涤液。②取试管 1 支，加入压积红细胞 500 μL、生理盐水 500 μL，充分混匀。③取一个 100 mL 的烧杯，加入 37 ℃温水 50 mL。④将试管置于烧杯中，放入微波炉加热，选择输出功率为 750 W 时间 1.5～2.0 min，温度控制在 50～56 ℃。⑤加热完成后立即 1 000 g 离心 1 min，如果可能，则使用预加热过的离心杯。⑥立即分离上清液得到放散液。⑦用放散液进行所需的检测，并用末次洗涤液做平行对照。

(4)注意事项：①放散时应严格注意微波炉加热的温度和时间，时间过长或温度过高都对红细胞破坏严重，不利于放散液的检验。②放散液中抗体容易变性，故应立即进行检验。③微波放散后，红细胞有部分破坏，放散液为浅红色。

(5)适用范围：常用于致敏的 IgG 抗体放散。

5.二甲苯放散法

二甲苯为有机溶剂，可以破坏红细胞膜，解离 IgG 抗体。

(1)器材：10 mm×75 mm 透明光洁试管，移液器（或滴管，矫正为每滴 50 μL），放大镜或显微镜，水浴箱，血清学专用水平离心机。

(2)试剂与材料：生理盐水，二甲苯（分析纯），被检抗凝血样。

(3)操作步骤：①将被检抗凝红细胞用生理盐水洗涤 3～6 次，每次洗涤用生理盐水 3.5～4.0 mL（不超过 4 mL，否则生理盐水加入量过多容易溢出）。末次 1 000 g 离心至少 5 min，弃尽上清液，制备压积红细胞，保留末次洗涤液。②取压积红细胞 1 份，加生理盐水 1 份、二甲苯 2 份。③用塞子塞紧试管口，用力振摇 2 min，移去塞子。④将试管置于 56 ℃水浴箱中加热10～

15 min,其间不断搅拌内容物。⑤立即 1 000 g 离心至少 10 min。离心后内容物分为3层,上层是二甲苯,中层是红细胞基质,下层是含抗体的放散液。⑥弃掉上层二甲苯及中层红细胞基质,留取下层放散液。⑦用放散液进行所需的检测,并用末次洗涤液作平行对照。

(4)注意事项:①振摇时应防止液体溢出。②放散液中的抗体检测最好使用抗人球蛋白技术。③可以检测末次洗涤液中是否有残存抗体来判定洗涤是否充分。如果末次洗涤液中检出了残存抗体,表明洗涤不充分,会影响放散效果。④二甲苯有毒,试验操作应该在生物安全柜中进行。

(5)适用范围:适用于解离红细胞上致敏的 IgG 抗体。

6.洋地黄皂苷酸放散法

使用洋地黄皂苷酸可以解离红细胞上致敏的 IgG 抗体。

(1)器材:10 mm×75 mm 透明光洁试管,移液器(或滴管,矫正为每滴 50 μL),放大镜或显微镜,水浴箱,血清学专用水平离心机。

(2)试剂与材料:生理盐水,洋地黄皂苷酸,0.1 M 甘氨酸,pH 8.2 磷酸缓冲液、牛血白蛋白、被检抗凝血样。

(3)操作步骤:①将试剂置于 37 ℃ 水浴箱,加热至 37 ℃。②将被检抗凝红细胞用生理盐水洗涤 3~6 次,每次洗涤用生理盐水 3.5~4.0 mL(不超过 4 mL,否则生理盐水加入量过多容易溢出)。末次 1 000 g 离心至少 5 min,弃尽上清液,制备压积红细胞,保留末次洗涤液。③取压积红细胞 1 份,加生理盐水 9 份,洋地黄皂苷酸 0.5 份,颠倒混匀,使红细胞全部溶血。④立即 1 000 g 离心 5 min,弃去上清液。⑤洗涤红细胞基质至少 5 次,直至出现白色。⑥弃去上清液,在基质中加入 2 mL 甘氨酸,颠倒混匀至少 1 min。⑦立即 500 g 离心 5 min。⑧取出上清液,加入0.2 mL pH 8.2 磷酸缓冲液,混匀。⑨立即 500 g 离心 5 min。⑩留取上清液,即为放散液,用放散液进行所需的检测,并用末次洗涤液做平行对照。

(4)注意事项:①试剂在使用前要预温至 37 ℃。②每次颠倒混匀都要充分,以保证试验结果的准确。③可以检测末次洗涤液中是否有残存抗体来判定洗涤是否充分。如果末次洗涤液中检出了残存抗体,表明洗涤不充分,会影响放散效果。

(5)适用范围:适用于解离红细胞上致敏的 IgG 抗体。

五、吸收放散试验的概念

先使抗体与对应抗原在适合的条件下结合,再改变某些物理或化学条件,使抗体从结合的红细胞上解脱下来的试验方法称为吸收放散试验。根据试验的目的不同,吸收试验与放散试验可以联合使用,也可以分开应用。

六、吸收放散试验的应用

(一)证实红细胞的弱抗原[以弱 A(或 B)抗原的检验为例]

1.原理

有些弱 A 或弱 B 抗原的红细胞不能被抗-A 或抗-B 抗体所凝集,但可以吸收这种抗体。若能从致敏红细胞上放散出该抗体,便可证实红细胞上有弱 A 或弱 B 抗原的存在。

2.器材

10 mm×75 mm 透明光洁试管,移液器,放大镜或显微镜,4 ℃冰箱,37 ℃水浴箱,血清学专用水平离心机。

3.试剂与材料

人血清(多克隆)抗-A 或(和)抗-B(注:因为一些单克隆 ABO 定型试剂,对 pH 及渗透压的变化敏感,所以不适用于吸收放散试验)、生理盐水、被检抗凝血样、2%~5%的 A、B、O 型试剂红细胞。

4.操作步骤

(1)取被检抗凝红细胞 1 mL,用生理盐水洗涤 3~6 次,每次洗涤用生理盐水 3.5~4.0 mL(不超过 4 mL,否则生理盐水加入量过多容易溢出)。末次 1 000 g 离心至少 5 min,要尽量弃尽上清液,得压积红细胞。

(2)如怀疑是弱 A 抗原,在压积红细胞中加入 1 mL 抗-A 试剂血清;如怀疑是弱 B 抗原,则加入 1 mL 抗-B 试剂血清。

(3)充分混匀,放于 4 ℃冰箱 1 h,其间轻摇试管几次,使其充分作用。

(4)离心混合物,取上清液至另一个试管中(用于比较吸收前后抗-A、抗-B 试剂血清的效价)。

(5)用 4 ℃冷盐水至少洗涤红细胞 6 次,保留末次洗涤液作游离抗体检测。

(6)用"热放散法",从细胞上放散下抗体。

(7)1 000 g 离心 1 min,将上层放散液转入另一试管中。

(8)检测放散液,同时用末次洗涤液做平行对照。

(9)取试管 6 支做好标记,分别在小试管中加入放散液或末次洗涤液 100 μL,再分别加入2%~5%的 A、B、O 型试剂红细胞悬液各 50 μL。

(10)1 000 g 离心 15 s 观察结果,亦可将试管放置 4 ℃冰箱 30 min 或 4 ℃冰箱过夜后离心观察结果。

5.结果分析和判定

结果分析和判定见表 3-4。

(1)末次洗涤液与 A 型或 B 型红细胞不凝集,放散液与 A 型和(或)B 型红细胞凝集,判断为阳性,表明放散液中存在抗-A 和(或)抗-B,是被检红细胞吸收了试剂血清中的抗-A 和(或)抗-B 所致,由此判断被检红细胞上带有 A 和(或)B 抗原。

(2)放散液不与 A 或 B 型试剂红细胞发生凝集,表明被检细胞上不带有 A 和(或)B 抗原,没有吸收抗-A 和(或)抗-B;或是放散液制备失误所造成,因此不能判断是否为 O 型。

表 3-4　吸收放散试验判定弱 A(或 B)抗原

| 末次洗涤液与试剂红细胞的凝集反应 | | | 放散液与试剂红细胞的凝集反应 | | | ABO 血型结果判定 |
A 细胞	B 细胞	C 细胞	A 细胞	B 细胞	C 细胞	
0	0	0	0	0	0	/
0	0	0	+	0	0	A
0	0	0	0	+	0	B
0	0	0	+	+	0	AB

注:+表示凝集;0 表示无凝集。

(3)如果放散液与 O 型试剂红细胞发生凝集,表明在吸收放散过程中,重新获得了一些其他的或附加的抗体。

(4)如果末次洗涤液与 A 型或 B 型红细胞凝集(检出残存抗体),表明洗涤不充分,或结合的抗体在洗涤过程中发生了分离,结果不可信。

6.适用范围

弱 A(或 B)抗原的检验,间接判定 A、B、O 血型。

7.注意事项

(1)吸收过程中应尽可能使用人源(多克隆)血清。如果没有人源血清,可将试剂血清稀释(效价以 32 为宜)后使用。因为如果血清效价太高,经红细胞吸收后效价下降不明显,就难以判断结果。

(2)红细胞经洗涤压积,生理盐水应尽量去尽,以免稀释试剂血清。

(3)放散时应严格注意温度和时间,弱 A(或弱 B)抗原检测,吸收温度以 4 ℃为宜。温度过高,红细胞易溶解;温度过低,抗体从红细胞上放散不完全。

(4)加大吸收用的试剂血清量,放散液内可以得到更多的抗体。

(二)分离抗体

从含有多种抗体的血清中分离出一种已知抗体,采用本法最可靠。如从一份含有抗-B、抗-M 的血清中分离抗-M,可用 B(一)M(十)细胞吸收血清后做放散,便得到单一的抗-M。但本法只能分离混合抗体,不能分离复合抗体(复合抗体只与复合抗原起反应,不能通过吸收放散试验分开)。如可以分离抗-E ＋抗-c,不适用于分离抗-cE。如从一份含有抗 Ce 血清中分离不出抗-M。

1.器材

10 mm×75 mm 透明光洁试管,移液器(或滴管,矫正为每滴 50 μL),放大镜或显微镜,4 ℃冰箱,37 ℃水浴箱,血清学专用水平离心机。

2.试剂与材料

生理盐水,被检血清,带特定表型的抗凝红细胞。

3.操作步骤

(1)将带某种特定表型抗凝红细胞用盐水洗涤 3～6 次,每次洗涤用生理盐水 3.5～4.0 mL(不超过 4 mL,否则生理盐水加入量过多容易溢出)。末次 1 000 g 离心至少 5 min,要尽量弃尽上清液,得压积红细胞。

(2)取 1 mL 压积红细胞,加 1 mL 被检血清,根据抗体的性质选择 4 ℃或 37 ℃孵育 30～60 min,吸收期间混匀数次,让要吸收的某种特异性抗体被充分吸收,然后对吸收的抗体进行放散,由此某种特异性抗体被保留在血清中,某种特异性抗体被转移在放散液中,被检血清中可能存在的多种特异性抗体得到分离。

(3)采用适当技术(如使用盐水试验或间接抗人球蛋白试验)分别鉴定保留在血清中和放散液中的抗体特异性。IgM 性质抗体用盐水试验,IgG 性质抗体用间接抗人球蛋白试验。

例如,如果被检血清中含抗-B 和抗-M,则:①取 1 mL B(十)M(一)表型的压积红细胞,加 1 mL 被检血清,置于 4 ℃孵育 30～60 min,吸收被检血清中的抗-B,保留抗-M。②对吸收有抗-B 的细胞做热放散试验,获得含有抗-B 的放散液。③取 2 支试管做好标记,各管分别加入吸收后的血清(含抗-M)100 μL,一管加入 2%～5%B(十)M(一)表型红细胞悬液 50 μL,另一管加入 2%～5%B(一)M(十)表型红细胞悬液 50 μL,1 000 g 离心 15 s 观察结果。④取另 2 支试管做好标记,各管分别加入放散液(含抗-B)100 μL,一管加入 2%～5%B(十)M(一)表型红细胞悬液

$50~\mu L$,另一管加入 $2\% \sim 5\% B(-)M(+)$ 表型红细胞悬液 $50~\mu L$,1 000 g 离心 15 s 观察结果。

4.结果分析和判定

结果分析和判定见表 3-5。

表 3-5　多种特异性抗体的分离和判定(以分离抗-B 和抗-M 为例)

项目	吸收以后的血清		放散液	
红细胞表型	$B(-)M(+)$	$B(+)M(-)$	$B(-)M(+)$	$B(+)M(-)$
凝集反应	0	+	+	0
结果判定	抗-B 分离		抗-M 分离	

注:+表示凝集;0 表示无凝集。

(1)凝集格局符合上表,表示抗体被分离。

(2)凝集格局不符合上表,表示抗体没有被完全分离。

(3)若抗体没有被完全分离,重复操作步骤(1)~(2)。

5.适用范围

(1)适用于从含有多种抗体的血清中分离或提取出一种抗体(若血清中 IgM 和 IgG 类型的抗体并存时,要先做中和抑制试验)。

(2)只适用于分离"混合抗体"(如抗-E+抗-c),不适用于分离"复合抗体"(如:抗-cE)。

6.注意事项

(1)在分离混合抗体时,选择吸收用的红细胞很重要。吸收用的红细胞含有与欲吸收抗体发生反应的对应抗原,而缺乏与欲保留抗体发生反应的对应抗原。例如,被检血清中含抗-c +抗-E,可以用 c(+)E(-) 或 c(-)E(+) 的红细胞吸收抗-c 或抗-E,保留抗-E 或抗-c,然后把抗-c 或抗-E 放散下来。如果被检血清足够多,也可以把被检血清分为两份,一份用 c(+)E(-) 的红细胞吸收抗-c,然后把抗-c 放散下来;另一份用 c(-)E(+) 的红细胞吸收抗-E,然后再把抗-E 放散下来。

(2)用于吸收的细胞量必须足够,被检血清与细胞的比例,取决于移出抗体的浓度。一般细胞:血清=1:1。但对于高效价的抗体,往往要增加细胞与血清比例,或反复多次吸收,但反复多次吸收有可能稀释抗体效价。

(3)该方法也可用于证实血清中存在的抗体。用已知抗原的细胞吸收待检血清,如果该细胞能够吸收待检血清中的抗体,并放散下来,说明待检血清中含有已知抗原相应的抗体;否则,说明待检血清中不含有相应抗体。

(欧阳海宁)

第三节　抗　原　检　验

抗原是能刺激机体免疫系统引起特异性免疫应答的非己物质。它可以在体内或体外与其对应的特异性抗体或致敏淋巴细胞结合,产生免疫反应,因此可以利用已知特异性的抗体检验抗原的特异性。抗原检验中通常应用红细胞凝集试验,必要时做凝集抑制试验和吸收放散试验。因临床输血中,常规只要求检验 ABO、Rh(D)血型,故本节重点讨论 ABO、Rh 血型系统抗原检验的有关问题。

一、ABO 血型系统抗原检验

根据红细胞膜上有无 A 抗原或(和)B 抗原,将血型分为 A 型、B 型、AB 型及 O 型 4 种。A 型人血清中含抗-B 抗体,B 型人血清中含抗-A 抗体,O 型人血清中含抗-A 和抗-B 抗体,AB 型人血清中不含 ABO 抗体。

可采用抗 A 和抗 B 试剂血清检验红细胞上有无对应的 A 抗原/B 抗原(正定型),采用 A 型试剂红细胞和 B 型试剂红细胞检测血清中有无对应的抗-A/抗-B 抗体(反定型),必须同时从正定型和反定型两项试验来检验样本的 ABO 血型。

(一)玻片检验法

1.器材

玻片或专用凹形硬纸片,移液器(或滴管,矫正为每滴 50 μL),竹签或塑料棒。

2.试剂与材料

抗-A、抗-B 和抗-A、B 试剂血清、被检抗凝血样(最好为 1 管抗凝血样,用于制备生理盐水红细胞悬液;1 管不抗凝血样,用于分离血清;如果只有 1 管抗凝血样,分离抗凝充分的血浆备用,然后制备生理盐水红细胞悬液)、2%~5%的 A、B 和 O 型试剂红细胞悬液(3~5 人份同型红细胞经洗涤 3 次后混合配制而成)。

3.操作步骤

(1)先用记号笔在玻片上画成方格,再在方格或凹形硬纸片上分别标明抗-A,抗-B,抗-A、B 和 A、B、O 型红细胞(图 3-2)。

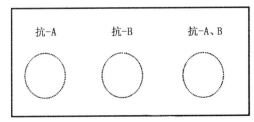
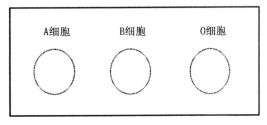

图 3-2　玻片检验法

(2)在标明抗-A、抗-B 和抗-A、B 的方格里加对应的试剂血清,具体用量遵照试剂血清说明书。如标记为抗-A 的方格里加抗-A 试剂血清,以此类推。

(3)各方格里再分别加入 2%~5%被检红细胞悬液 50 μL(红细胞悬液的浓度通常为 2%~5%,但也可以使用全血或更高浓度,具体要求遵照试剂血清说明书)。

(4)分别用干净的竹签或塑料棒(各孔竹签或塑料棒不可混淆)将血清和红细胞悬液充分混合均匀涂开,使其覆盖面积约为 20 mm×20 mm。

(5)缓慢连续倾斜转动玻片或纸片,1~5 min 内观察结果。

(6)在标明 A、B 和 O 型红细胞的方格里分别加被检血清(或血浆)100 μL。

(7)再在对应的方格里加 A、B 和 O 型试剂红细胞悬液各 50 μL,如标记为 A 型的方格里加 A 型试剂红细胞悬液 50 μL,以此类推。

(8)分别用干净的竹签或塑料棒将红细胞悬液和试剂血清充分混合,并把混合物均匀涂开,使其覆盖面积约为 20 mm×20 mm。

（9）缓慢连续倾斜转动玻片或纸片，1～5 min 内观察结果。

4.结果分析和判定

（1）出现凝集或溶血，判为阳性。

（2）经 1～5 min 红细胞仍呈均匀混悬状态，判为阴性。

（3）结果可疑者或正反定型不一致的，用试管法复检。

（4）结果判定标准见表 3-6。

表 3-6　ABO 血型判定标准

被检者红细胞与试剂血清的凝集反应			被检者血清与试剂红细胞的凝集反应			ABO 血型结果判定
抗-A	抗-B	抗-A、B	Ac	Bc	Oc	
0	0	0	+	+	0	O
+	0	+	0	+	0	A
0	+	+	+	0	0	B
+	+	+	0	0	0	AB

注：+：表示凝集；0：表示无凝集。

5.适用范围

常规 ABO 血型检测。

（二）试管检验法

1.器材

10 mm×75 mm 透明光洁试管，移液器（或滴管，矫正为每滴 50 μL），放大镜或显微镜，4 ℃冰箱，血清学专用水平离心机。

2.试剂与材料

抗-A、抗-B 和抗-A、B 试剂血清，被检抗凝血样（最好为 1 管抗凝血样，用于制备被检红细胞生理盐水悬液；1 管不抗凝血样，用于分离血清；如果只有 1 管抗凝血样，分离抗凝充分的血浆备用，然后制备生理盐水红细胞悬液），2％～5％ A、B 和 O 型试剂红细胞悬液。

3.操作步骤

（1）取 10 mm×75 mm 试管若干支，分别标明抗-A、抗-B 和抗-A、B 以及 A、B 和 O 型红细胞，亚型检验还需要标记抗-A1 和抗-H。

（2）在标记好的试管底部加入对应的试剂血清，具体用量遵照试剂血清说明书要求。如标记为抗-A 的试管里加抗-A 试剂血清 100 μL，以此类推。

（3）每支试管里再分别加入 2％～5％被检红细胞悬液 50 μL。亚型检验时将试剂血清和被检细胞在室温或 4 ℃孵育 30 min，以增强抗原与抗体的结合。

（4）在标明 A、B 和 O 型红细胞的试管底部分别加入被检血清（或血浆）100 μL。

（5）再在对应的试管底部加入 5％的 A、B 和 O 型试剂红细胞悬液各 50 μL，如标记为 A 型的试管里加 A 型试剂红细胞悬液 50 μL，以此类推。

（6）混匀，除亚型检验外，立即离心，1 000 g 离心 15 s。

4.结果分析和判定

（1）先以肉眼观察上清液有无溶血现象，然后再轻轻摇动试管，使沉于管底的细胞扣悬浮，检查有无凝集块。

（2）溶血或凝集都判定为阳性结果。

（3）重悬红细胞扣后的红细胞均匀悬浮无凝集判定为阴性结果。

（4）正常样本的 ABO 血型,正反定型的结果是相符的,结果判定标准见表3-6。

（5）ABO 亚型的判定需要综合分析,判定标准遵循疑难血型鉴定与疑难配血标准。

5.适用范围

ABO 血型检验(包括 ABO 亚型的检验)。

（三）仪器自动化检验法

1.原理

用全自动样本处理系统将样本(红细胞悬液/血浆)和试剂(试剂血清/试剂红细胞)加于 96 孔微量板上,然后将微量板离心、振荡后,用酶标仪扫描微量板 M 型孔底中线上 40 个点的透光度,通过与设定的阳性参考曲线和阴性参考曲线比较,根据程序设定的 ABO 正反定型模式统计判定样本的 ABO 血型。

2.器材

样本处理系统(如 TECAN RSP150),普通离心机,平板离心机,振荡混匀器,TECA N 酶标仪。

3.试剂与材料

抗-A、抗-B 试剂血清,待检抗凝血样,生理盐水,2％～5％A、B 和 O 型试剂红细胞悬液(3～5 人份同型红细胞经洗涤 3 次后混合配制而成),96 孔板(U 形底),96 孔板(平底)。

4.操作步骤

（1）样本处理:①将待检样本 2 000 g 离心 10 min。②将样本去盖后装于样本处理系统的样本架上并扫描样本条码。

（2）程序参数设定:①在参数设置程序中,设定待检样本红细胞悬液制备的参数,生理盐水量为495 μL,压积红细胞量为 5 μL,浓度为1％。②在参数设置程序中,设定正定型检测的参数,抗A、抗 B 试剂血清均为 25 μL,待检红细胞悬液量为 50 μL。③在参数设置程序中,设定反定型的参数,A 型、B 型、O 型试剂红细胞悬液的量均为 25 μL,待检血浆量为 50 μL。

（3）自动加样。①正定型加样:仪器按设定程序在 96 孔 U 形板中按顺序加入抗 A、抗 B 试剂血清。然后吸取生理盐水、压积红细胞,在 96 孔平底板中预稀释板配制红细胞悬液,再将配制好的悬液分别加入有试剂血清的 96 孔 U 形板孔中。②反定型加样:仪器按程序分别将每份待测血浆加入 U 形微板孔中,按先后顺序加入 A 型、B 型、O 型试剂红细胞悬液。

（4）离心:将加样完的 96 孔 U 形板放入平板离心机离心,190 g,2 min,取出将其放入振荡仪 1 000 r/min 振荡 30 s,静置 1～3 min。

5.结果分析和判定

（1）用测定波长为 620 nm 酶标仪扫描微孔底 40 个点的透光度值。

（2）设定参考曲线:①红细胞凝块聚集于微量板孔中央,透光度小;外周很少甚至没有游离的红细胞,透光度大,透光度曲线呈"U"型,此类曲线设定为阳性参考曲线。②红细胞均匀分布于微量板孔内,透光度曲线平缓呈"一"型,此类曲线设定为阴性参考曲线。

（3）结果判定:微孔板在酶标仪上读数后计算出每一孔的吸光度曲线并与设定的参考曲线相比较,从而确定出每一孔的阴阳性。然后根据预先设定在酶标仪中的 ABO 血型判定标准,仪器自动确定每个样本的血型结果。

6.注意事项

(1)样本要充分抗凝,否则将会引起加样针堵塞、加样量不准。

(2)反定型使用的试剂红细胞悬液,最好为新鲜配制,浓度控制在2%~5%,否则容易给酶标仪判读造成困难。

(3)U形板底有异物或划痕时,容易误判,最好使用一次性微量板。

7.技术优点

(1)采用自动化加样,加样量精确、迅速,避免了手工加样的人为误差。

(2)酶标仪判读,血型结果自动打印,克服了手工检验血型无原始记录的漏洞。

(四)毛细管检验法

1.原理

刚释放出来的年轻红细胞比重接近1.078,随着红细胞的成熟和衰老,比重变为1.114左右。利用比重差异,将年轻红细胞和衰老红细胞分开,制备年轻红细胞悬液,检测年轻红细胞的血型。

2.器材

10 mm×75 mm透明光洁试管、4 mm×75 mm毛细管、毛细管血液离心机、橡皮泥、小砂轮。

3.试剂与材料

被检者血样(要求用EDTA抗凝,采血后24 h内使用;输血后3 d或更长时间后的血样分离效果较好);生理盐水。

4.操作步骤

(1)将被检者EDTA抗凝血3 mL离心,取压积红细胞充满毛细管。

(2)拿橡皮泥堵住毛细管的两侧,放入毛细管血液离心机。

(3)离心,1 000 g,2~3 min。

(4)取出毛细管,将毛细管中有少量血浆的部分拿小砂轮割掉。

(5)拿小砂轮割掉毛细管头(近心端)、尾(远心端)各1 cm,剩余部分放入标记好的试管中。

(6)用生理盐水洗涤3次,配制2%~5%的红细胞生理盐水悬液,待用。

(7)以下同试管检验法的操作步骤(1)~(6)。

5.结果分析和判定

同试管检验法。

6.适用范围

(1)用于近期输血患者的血型鉴定。

(2)用于骨髓移植后患者的血型鉴定。

7.临床意义

近期输血的患者,供者红细胞和自身红细胞混合存在,但输入的供者红细胞往往比患者自己的年轻红细胞老化,使用毛细管法制备自身红细胞,可准确鉴定患者的血型。

(五)注意事项

1.ABO定型试剂要符合国家标准

(1)ABO正定型试剂血清必须符合下列要求:抗-A、抗-B要有国家有关部门的批准文号,符合国家标准;抗-A、B,抗-A1,抗-H 要符合行业标准。

（2）每批试剂血清在使用前必须做质量监控,包括外观、效价和亲和力等;若有不符合标准者,则不能投入使用。试剂血清要在有效期内使用,保存条件(如保存温度)和使用条件(如试剂血清与被检红细胞的比例,反应温度)严格按照试剂血清说明书要求。

（3）ABO 反定型细胞必须符合下列要求:3～5 个正常供者的 ABO 同型红细胞经洗涤 3 次后混合,配制为 2%～5% 红细胞生理盐水悬液,4 ℃保存。每次使用前确认无溶血、无浑浊或絮状物,并用抗-A、抗-B 试剂血清复查血型,观察凝集强度是否正常(4+)。

ABO 正定型要用抗凝的血样,(用生理盐水洗涤 3 次)配制 2%～5% 红细胞生理盐水悬液。避免从凝集的血块上洗下红细胞做实验;ABO 反定型所用的被检血清,必须充分凝血;如果使用血浆则必须充分抗凝,以避免实验过程中纤维蛋白析出干扰结果判定。

ABO 正定型要同时用抗-A、抗-B、抗-A、B 三种试剂血清,不能只用抗-A、抗-B。因抗-A、B 有助于发现弱 A/B 抗原以及验证抗-A/抗-B 是否被漏加以及是否失效等。ABO 反定型要用 O 型红细胞,这样可以提示抗-H(如孟买型)、某些 IgM 类不规则抗体,冷凝素或自身抗体。

操作时,先加血清后加红细胞,以便容易核实是否漏加血清。

婴儿出生后 6 个月左右才产生抗体,故新生儿不必做反定型(仅供参考)。新生儿 ABO 抗原较弱,分析结果时要考虑到这个因素。

2.如果出现以下情况,应排除 ABO 亚型

（1）正定型凝集弱于 2+;反定型凝集弱于 1+。

（2）正反定型不一致。

（3）抗-A、B 与抗-A/抗-B 的凝集强弱不平行或凝集呈 mf。

如怀疑 A 抗原和(或)B 抗原因各种原因减弱(如年龄、疾病、治疗用药),可以采用下列技术证实红细胞带有的弱 A 抗原和(或)B 抗原:①试剂血清与被检红细胞混合,室温静置 1 h 或 4 ℃孵育 30～60 min。②检查被检者唾液中的 ABH 物质做参考,见本章第一节凝集抑制试验。③用吸收放散试验证实红细胞上的抗原。④用低离子(LISS)液增强反应。

(六)临床意义

ABO 血型检验是临床输血的第一步骤,是安全有效输血的基础,ABO 血型不合的输血可能导致严重的输血反应甚至死亡。ABO 血型检验也可用于新生儿溶血病诊断。

二、Rh 血型系统抗原检验

Rh 抗原有 D、C、c、E、e 5 种,可分别用抗-D、抗-C、抗-c、抗-E、抗-e 5 种 Rh 试剂血清,检查红细胞上是否存在对应的抗原,用 5 种 Rh 试剂血清检验,结果可有 18 种表型。在临床输血中,因 D 抗原的抗原性最强,《临床输血技术规范》只要求做 D 抗原检验。凡被检红细胞和抗 D 试剂凝集者判定为 RhD 阳性/Rh 阳性;无凝集者判定为初检 RhD 阴性/Rh 阴性,排除弱 D/极弱 D 表型后方可报告阴性结果。

(一)玻片检验法

1.器材

玻片或专用凹形硬纸片,移液器(或滴管,矫正为每滴 50 μL)。

2.试剂与材料

抗-D试剂血清(必须是盐水凝集试剂),2%~5%被检红细胞悬液(也可以用全血或更高浓度的红细胞,具体要求必须遵照试剂血清说明书),RhD阳性红细胞悬液,正常AB型血清。

3.操作步骤

(1)先用记号笔在玻片上画成方格,再在方格或凹形硬纸片上分别标明抗-D、阳性对照和阴性对照。

(2)在标明抗-D和阳性对照格中加入抗-D试剂血清,用量按照厂家说明书操作。阴性对照格中加入正常AB型血清100 μL。

(3)阳性和阴性格中各加入RhD阳性红细胞悬液50 μL,抗-D格中加入被检红细胞悬液50 μL。

(4)分别用干净的竹签或塑料棒(各孔竹签或塑料棒不可混淆)将血清和红细胞悬液充分混合均匀涂开,使其覆盖面积约为20 mm×20 mm。

(5)缓慢连续倾斜转动玻片或纸片1~5 min内观察结果。

4.结果分析和判定

(1)当阳性对照格出现凝集,阴性对照格未出现凝集时,被检红细胞格出现凝集,判定结果为阳性,表示受检者红细胞上带有D抗原。

(2)当阳性对照格出现凝集,阴性对照格未出现凝集时,被检红细胞格未出现凝集,判定结果为阴性,表示受检者红细胞上未带有D抗原。

(3)当阳性对照格未出现凝集,或阴性对照格出现凝集时,被检格的结果不可信,不能发出报告,必须复检分析原因。

(4)结果判定标准见表3-7。

表3-7　RhD抗原判定标准

被检项目	试剂血清和红细胞	凝集反应	
RhD	正常AB型血清加RhD阳性红细胞	0	0
	抗D血清加RhD阳性红细胞	+	+
	抗D血清加被检红细胞	+	0
	结果判定	RhD阳性	RhD阴性

注:+表示凝集;0表示无凝集;RhC、Rhc、RhE、Rhe的判定标准和RhD相同。

(5)本方法检验为RhD阴性者,只能判定为初检RhD阴性。

(二)试管检验法

1.器材

10 mm×75 mm透明光洁试管,移液器(或滴管,矫正为每滴50 μL),放大镜或显微镜,血清学专用水平离心机。

2.试剂与材料

抗-D试剂血清,2%~5%被检红细胞悬液,RhD阳性红细胞悬液[3个O型RhD阳性红细胞经洗涤3次后混合配制而成的2%~5%的红细胞悬液],正常AB型血清。

3.操作步骤

(1)取10 mm×75 mm试管3支,分别标记为"抗-D被检""阳性对照""阴性对照"。

(2)在标明抗-D被检和阳性对照的管中分别加入抗-D试剂血清(用量按照厂家说明书操作),阴性对照管中加入 AB 型血清 100 μL。

(3)阳性和阴性管中分别加入 RhD 阳性红细胞悬液 50 μL,抗 D 被检管中加入被检红细胞悬液 50 μL。

(4)轻轻混匀,1 000 g 离心,15~30 s。

(5)观察上清液有无溶血,并轻轻摇动试管,使沉于管底的细胞扣浮起,观察有无凝集。

4.结果分析和判定

(1)当阳性对照管出现凝集,阴性对照管无凝集时,加有被检红细胞的管出现凝集,判定结果为阳性,表示受检者红细胞上带有 D 抗原。

(2)当阳性对照管出现凝集,阴性对照管无凝集时,加有被检红细胞的管未出现凝集,判定结果为阴性,表示受检者红细胞上未带有 D 抗原。

(3)当阳性对照管无凝集,或阴性对照管出现凝集时,被检管的结果不可信,不能发出报告,必须复检分析原因。

(4)结果判定标准见表 3-8。

表 3-8　RhD 阴性确认试验判定标准

检测项目 抗 D 血清批号	盐水凝集试验			间接抗人球蛋白试验			结果判定
	1	2	3	1	2	3	
被检 1#	0	0	0	0	+	0	RhD 阳性 (部分 D 或弱 D)
被检 2#	0	0	0	0	+	+	RhD 阴性
被检 3#	0	0	0	0	0	0	
阴性对照	0	0	0	0	0	0	
阳性对照	0	0	0	+	+	+	

注:+:表示凝集;0:表示无凝集。

(5)本方法检验为 RhD 阴性者,只能判定为初检 RhD 阴性。

5.适用范围

(1)本方法只适用于室温条件下、盐水介质中,使用化学修饰的低蛋白或单克隆混合型 IgM/IgG 试剂血清、单克隆/多克隆低蛋白的 Rh 试剂血清检测 Rh 抗原。

(2)本方法不适于使用 IgG 型 Rh 试剂血清做 Rh 抗原检验。对于 IgG 型 Rh 试剂血清,要采用酶、抗人球蛋白、聚凝胺或微柱凝胶等试验技术进行检验。

(3)也可以分别用抗-C、抗-c、抗-E、抗-e 试剂血清检测被检红细胞的 C、c、E、e 抗原。这时要用 C、c、E、e 阳性红细胞悬液(配制方法同 RhD 阳性红细胞),做对应试验的阳性对照,RhC、Rhc、RhE、Rhe 的判定标准和 RhD 相同。

(4)初检为 RhD 阴性者,需要进一步做 RhD 阴性确认;RhC、Rhc、RhE、Rhe 阴性者,不需要做阴性确认。

6.注意事项

(1)目前多数商品 Rh 定型试剂为化学修饰低蛋白或单克隆混合型 IgM/IgG Rh 定型试剂,或单克隆/多克隆低蛋白定型试剂,可以采用盐水凝集试验。

(2)Rh 抗原的检测必须严格遵照试剂血清的说明书操作,如试剂血清和红细胞的比例及孵育温度和时间。

（3）如果直接抗人球蛋白试验（直抗）阳性的标本，使用单克隆混合型 IgM/IgG Rh 定型试剂，检测 Rh 血型可能发生抗原遮断现象，出现假阴性结果。因此，对于此类表标本（如新生儿溶血病标本）要用 IgG Rh 定型试剂血清检测。操作方法参见本节"RhD 阴性确认试验"。

（4）也可以分别用抗-C、抗-c、抗-E、抗-e 试剂血清（必须是盐水凝集试剂）检测被检红细胞的 C、c、E、e 抗原。这时要用 C、c、E、e 阳性细胞做对应试验的阳性对照（配制方法同 RhD 阳性红细胞）。基层实验室在常规试验中，多不具备 RhD、RhC、Rhc、RhE、Rhe 阳性和阴性标准细胞，故采用 3 人份混合的 O 型红细胞加抗-D 做阳性对照、加正常 AB 型血清做阴性对照。

（5）一种特定的试剂血清可能和具有相应抗原的变异型红细胞不起反应。

7.临床意义

Rh 血型检验是临床输血的第一步骤，是安全有效输血的基础，Rh 血型不合的输血可能导致严重的输血反应甚至死亡；Rh 血型检验也可用于新生儿溶血病诊断、亲子鉴定和家系研究。

（三）RhD 阴性确认试验

RhD 抗原的表达分为正常 D、增强 D、弱 D、极弱 D（或放散 D、D_{el}）、部分 D、D 阴性 6 种。初检为 RhD 阴性者，需经 RhD 阴性确认试验后，才能发出 RhD 阴性的报告。由于 D 抗原是多个表位的嵌合体，其抗原数量减少或抗原结构产生变异所产生的一些弱 D 和不完全 D 红细胞，它们虽然有 RhD 抗原，但与初筛使用的抗 D 试剂血清可能无凝集或弱凝集而漏检。这些红细胞上 D 抗原的检测，需用人源性的 IgG 抗 D 试剂血清做抗人球蛋白试验；极弱 D（放散 D，D_{el}）是一种非常弱的 D 抗原，只能通过吸收放散试验或基因检测技术确认/排除。

1.弱 D 的确认/排除

（1）器材：10 mm×75 mm 透明光洁试管，移液器（或滴管，矫正为每滴 50 μL），放大镜或显微镜，37 ℃水浴箱，血清学专用水平离心机。

（2）试剂与材料：生理盐水，不同厂家或批号的 IgG 抗-D 试剂血清 3 份（可以更多，但要注意几个厂家的抗-D 不能为同一来源的细胞株或来自一个人），抗人球蛋白试剂（要使用最适稀释度的抗人球蛋白试剂），IgG 致敏红细胞，2%～5% 被检者红细胞生理盐水悬液，Rh(D) 阳性红细胞悬液，正常 AB 型血清。

（3）操作步骤：①取试管 7 支，3 支分别标明 3 种不同的抗 D 试剂血清，3 支标明阳性对照，1 支标明阴性对照。②在标记好的抗-D 试剂血清管和阳性对照管中分别加入不同批号的抗-D 试剂血清（用量遵照试剂血清说明书），阴性对照管中加入正常 AB 型血清 100 μL。③在各抗-D 管中分别加入被检红细胞悬液 50 μL，对照管中加入 Rh 阳性红细胞悬液50 μL。④混匀，在 37 ℃孵育 30～60 min（遵照试剂厂家的说明书操作）后，1 000 g 离心 15～30 s。⑤轻轻重新悬浮细胞扣，用生理盐水洗涤细胞 3～4 次，每次洗涤用生理盐水 3.5～4.0 mL（不超过 4 mL，否则生理盐水加入量过多容易溢出）；末次洗涤后，弃尽上清液，用滤纸吸尽试管口边缘残余液体。⑥每管加最适稀释度的抗人球蛋白试剂血清 50～100 μL（遵照试剂说明书要求），轻轻混匀，然后 1 000 g 离心 15～30 s。⑦轻轻摇动细胞扣，观察有无凝集。⑧如果抗-D 管无凝集，则加入 IgG 致敏红细胞 50 μL，再次离心（1 000 g，15～30 s），以确认阴性结果。

（4）结果分析和判定。①确认阴性结果：无凝集的抗-D 管中加入 IgG 致敏红细胞后离心，出现凝集，判定阴性结果正确，否则可能是红细胞洗涤不充分而呈假阴性，必须重新试验。②如果阳性对照管未出现凝集或阴性对照管出现凝集,抗-D 管的结果不可信,不能发出报告,必须复检分析原因。③如果阳性对照管出现凝集,阴性对照管未出现凝集,3 个抗-D 管中只要有 1 管出现凝集,判定为 RhD 阳性(部分 D 或弱 D 抗原)。④如果阳性对照管出现凝集,阴性对照管未出现凝集,3 个抗-D 管均无凝集,判定为 RhD 阴性。⑤结果判定标准示见表 3-8。

(5)注意事项:①确认试验中所选用的抗 D 试剂所识别的 D 表位应与初筛使用的抗-D 识别的 D 表位不同。部分 D 的确认/排除,理论上应当用一套包含全部 D 表位的单克隆试剂血清检测,但基层实验室难以具备,实际操作中难以办到,故用几个不同厂家/批号的 IgG 抗-D 试验。一般使用 3 种以上抗不同 D 表位的试剂血清做实验。但由于国内抗-D 尚未统一管理,可能几个厂家/不同批号的抗-D 血站是来自同一个人/细胞株。②理想的阴性对照是用相应的试剂血清和 RhD 阴性红细胞反应,如果无 RhD 阴性红细胞,可用正常 AB 型血清加 3 人份混合的 O 型 RhD 阳性红细胞替代。

2.极弱 D(放散 D,D$_{el}$)的确认/排除

(1)器材:10 mm×75 mm 透明光洁试管,移液器(或滴管,矫正为每滴 50 μL),放大镜或显微镜,37 ℃水浴箱,血清学专用水平离心机。

(2)试剂与材料:生理盐水,等体积三氯甲烷和三氯乙烯的混合物(三氯甲烷和三氯乙烯要用分析纯),人源性 IgG 抗 D 试剂血清,抗人球蛋白试剂,IgG 致敏红细胞,RhD 阳性红细胞悬液(3 个 O 型 RhD 阳性红细胞经洗涤 3 次后混合配制而成的 2%～5%红细胞悬液),正常 AB 型血清,被检样本(抗凝血)。

(3)操作步骤:①将被检者抗凝红细胞用生理盐水洗涤 3 次,每次洗涤用生理盐水 3.5～4.0 mL(不超过 4 mL,否则生理盐水加入量过多,容易溢出),末次离心至少 5 min,弃尽上清液,制备压积红细胞。②取 1 mL 压积红细胞加入 IgG 抗-D 试剂血清 1 mL,混匀,于 37 ℃孵育 30～60 min,其间混匀数次,使其充分吸收,然后 1 500 g 离心 2 min,移除上层血清。③用生理盐水洗涤红细胞至少 6 次,末次离心至少 5 min,弃尽上清液,制备吸收后压积红细胞。④取吸收后压积红细胞 1 份加生理盐水 1 份混匀,再加入三氯甲烷-三氯乙烯混合物 2 份。⑤用塞子塞紧试管口,用力振摇 10 s,倒置 1 min 充分混匀。⑥打开塞子,37 ℃水浴 5 min,其间摇动数次,让三氯甲烷-三氯乙烯挥发。⑦1 500 g 离心 5 min,吸取最上层液体即为放散液(注意不要吸取中层或下层深红色液体)。⑧另取试管 4 支,标记为"被检""阳性对照""阴性对照""平行对照",被检管中加入放散液 100 μL、Rh 阳性红细胞悬液 50 μL;阳性对照管中加入抗 D 试剂血清100 μL、Rh 阳性红细胞悬液 50 μL;阴性对照管中加入正常 AB 型血清 100 μL、Rh 阳性红细胞悬液 50 μL;平行对照管中加入末次洗涤液 100 μL、Rh 阳性红细胞悬液 50 μL,做间接抗人球蛋白试验。⑨检查和记录凝集结果。

(4)结果分析与判定。①确认阴性结果:无凝集管中加入 IgG 致敏红细胞后离心,出现凝集,确认阴性结果正确,否则可能是红细胞洗涤不充分而呈假阴性,必须重新试验。②如果阳性对照管未出现凝集或阴性对照管出现凝集,结果不可信,不能发出报告,必须复检分析原因。③如果阳性对照管出现凝集,阴性对照管未出现凝集,放散液与 Rh 阳性红细胞凝集表明被检者红细胞上有 D 抗原,判定为 D$_{el}$型。④如果阳性对照管出现凝集,阴性对照管未出现凝集,放散液与 Rh 阳性红细胞未出现凝集,表明被检者红细胞上不带有 D 抗原,判定为 RhD 阴性。⑤结果判定标准见表 3-9。

表 3-9　极弱 D 抗原(D_{el})判定标准

被检项目	放散液/试剂血清＋红细胞	凝集反应	
RhD	正常 AB 型血清＋Rh 阳性红细胞	0	0
	抗 D 试剂血清＋Rh 阳性红细胞	＋	＋
	末次洗涤液＋Rh 阳性红细胞	0	0
	放散液＋ Rh 阳性红细胞	＋	0
结果判断		极弱 D 抗原(Del)	Rh 阴性

注:＋:表示凝集;0:表示无凝集。

(5)注意事项:①可以检测末次洗涤液中是否有残存抗体来判定洗涤是否充分。如果末次洗涤液中检出了残存抗体,表明洗涤不充分,会影响放散效果。②IgG 抗-D 试剂血清效价不宜过高(以效价为 8 为宜),需要提前标化。③可以用基因检测技术鉴定 D_{el} 抗原,但尚处于研究阶段。

3.临床意义

受血者标本一般只做抗-D 的直接凝集试验,献血者标本必须再做弱 D 和极弱 D 的排除;弱 D 和极弱 D 供者的血液标记为 RhD 阳性,初检 RhD 阴性的受者要输注经过 RhD 确认的阴性血液,否则如果误输入弱 D 或极弱 D 供者的血液,会发生溶血性输血反应。

(欧阳海宁)

第四节　不规则抗体筛查及检验

一、抗体的概念

抗体是机体在外来抗原物质的刺激下,经免疫应答而产生的一组具有免疫功能的球蛋白。此类免疫球蛋白可以在体外发生特异性抗原抗体反应。

二、抗体的分类

按照产生的原因,可将抗体分为三类:天然抗体、免疫抗体和自身抗体。

天然抗体是机体在没有可察觉抗原刺激下产生的抗体;免疫抗体是通过输血、妊娠或主动免疫(注射)等途径,由于同一种属的不同个体间红细胞抗原特异性不同而导致的同种免疫所产生(也称同种抗体);自身免疫性疾病患者血液循环中产生针对自身组织器官、细胞及细胞内成分的抗体,称为自身抗体。自身抗体的种类很多,抗红细胞抗体主要分为冷自身抗体和温自身抗体。

三、ABO 血型抗体和不规则抗体

ABO 系统的抗-A、抗-B 抗体,一般称为天然抗体(也称规则抗体),多数为 IgM 性质,在 2～24 ℃范围内有较高的活性,盐水介质中能凝集相应红细胞;不规则抗体是指不符合 ABO 血型系统 Landsteiner 法则的血型抗体,包括 ABO 亚型抗体和非 ABO 血型系统的抗体,多数为免疫性抗体(IgG 性质),在 37 ℃具有较高的活性,在盐水中不能凝集红细胞,必须通过其他介质,如酶、低离子强度溶液、抗人球蛋白、聚凝胺等才能使致敏的红细胞出现凝集。

四、不规则抗体筛查和检验方法

目前不规则抗体筛查和检验是采用已知抗原表型的 O 型试剂红细胞组,在不同温度下、采用不同介质筛查被检血清中有无不规则抗体,若筛查出不规则抗体,要检验不规则抗体的特异性。若发现有临床意义的不规则抗体,输血时要输入无对应抗原的红细胞,避免抗原抗体发生免疫反应,以达到安全输血之目的。

抗体筛查/检验(被检者血清加筛查/谱细胞),相当于被检者血清和筛查/谱细胞进行配血。使用的方法有盐水凝集试验、抗人球蛋白试验、酶试验;聚凝胺试验等,可按照抗体的血清学特性和实验室条件自行选择,但必须做抗人球蛋白试验;也可按照表 3-10、表 3-11 所列举的试验条件进行。

表 3-10 不规则抗体筛查表

试验条件	被检血清加筛查细胞			被检血清加自身红细胞
	Ⅰ	Ⅱ	Ⅲ	
盐水凝集试验				
聚凝胺试验				
酶试验				
抗人球蛋白试验				

依据表 3-10 中各试验条件,将被检血清与筛查细胞反应的凝集强度记录于表格中的相应位置。

表 3-11 不规则抗体检验表

试验条件	被检血清加谱细胞									
盐水凝集试验	1	2	3	4	5	6	7	8	9	10
聚凝胺试验										
酶试验										
抗人球蛋白试验										

依据表 3-11 中各试验条件,将被检血清与谱细胞反应的凝集强度记录于表格中的相应位置。

五、抗体筛查和检验的影响因素

没有一种最理想的方法适用于所有标本,能检出所有的抗体。通常需要结合临床诊断资料综合判断,根据不同情况和要求综合运用盐水凝集试验、抗人球蛋白试验、吸收放散试验、中和抑制试验等方法。

(一)抗体筛查和检验细胞的质量

1.用于抗体筛查的试剂红细胞

用于抗体筛查的试剂红细胞称筛查细胞。

(1)一套筛查细胞的抗原性由 2~3 人的 O 型红细胞提供,包含 D、C、c、E、e、M、N、S、s、Jk[a]、

Jk^b、Di^a、Di^b、K、k、P、Fy^a、Fy^b、Le^a 和 Le^b 等抗原,且抗原互补。

(2)筛查细胞要单独分装(单一的红细胞较混合红细胞敏感性更高)。

(3)Rh、MNSs、Duffy 和 Kidd 系统的多数抗体均表现有剂量效应,如抗-E、抗-C、抗-M、抗-S,故试剂红细胞上相应的抗原应为纯合子。

(4)筛查细胞大多不包括低频率抗原,不能检出低频率抗原抗体。

2.用于抗体检验的试剂红细胞

用于抗体检验的试剂红细胞也称配组细胞,又称谱细胞。

(1)一套谱细胞应包括尽可能多的抗原,以及一些缺乏某种抗原的红细胞。每一种血型抗原在谱细胞上保持一定的阴性和阳性比例,从统计学上保证对抗体特异性的确认。使用某抗原的试剂红细胞应为1个以上,仅用1个红细胞是不能证实抗体特异性的。

(2)由 8～16 人份 O 型红细胞组成一套谱细胞,包含 D、C、c、E、e、M、N、S、s、Jk^a、Jk^b、Di^a、Di^b、K、k、P、Fy^a、Fy^b、Le^a 和 Le^b 等抗原,能检验 Rh、MNSs、Kell、Diego、Kidd、P、Duffy 及 Lewis 等血型系统的抗体。

(3)Rh、MNSs、Duffy 和 Kidd 系统的多数抗体均表现有剂量效应,如抗-E、抗-C、抗-M、抗-S,故试剂红细胞上相应的抗原应为纯合子。

(4)能检验大多数单一抗体和多种混合抗体,能区分复合抗体和混合抗体(如复合抗-Ce 与混合抗-C 和抗-e)。

(5)标明 Rh 基因型(如 R1R1、R1R2)。

(6)注明对低频率抗原及高频率抗原是阴性还是阳性。

3.抗体筛查/检验细胞的来源

血型参比实验室或血液中心从经详细挑选和广泛检测血型抗原的 O 型供血者中获得,献血者定期献血,或一次献血后甘油冷冻保存,使用时用保养液配成浓度为 2%～5% 红细胞悬液,4 ℃可以保存 1 个月左右。商品化的试剂可直接使用。

4.抗体筛查/检验细胞的局限性

(1)实际操作中很难找到符合以上要求的筛查细胞,商品化的细胞有很多缺陷,实验前了解所用筛查/鉴定细胞的局限性是非常必要的。

(2)一些抗体与具有双剂量抗原的细胞反应较好,杂合子的细胞(单剂量)可能反应弱或不反应。目前市售的抗体筛查/检验细胞的 Rh、MNSs、Duffy 和 Kidd 等系统多数不是纯合子,可能会造成弱抗体的漏检。

(3)细胞储存时,一些抗原会变质,不能保证所有抗原阳性的细胞都与含有该抗原特异性抗体的被检血清反应。

(4)由于人种的差异,对输血产生影响的不规则抗体也有所不同,临床上很难找到完全覆盖所有抗原的筛查/检验细胞。因此在选择不规则抗体筛查/检验细胞时,应符合本地区不规则抗体分布的特点。

(二)试验方法

凝集试验的反应条件(孵育时间和温度)、检测凝集的方法(如裸视、镜检、分子筛等)、增强剂(低离子介质、白蛋白、聚乙二醇)的使用都会影响到凝集反应的强度。

IgM 抗体在 4 ℃,凝集强度明显大于室温,37 ℃会有减弱。抗人球蛋白试验的敏感性大于聚凝胺试验,酶技术对 Rh、Kidd 血型系统的检出效果最好,但对某些抗原的破坏性比较大,如

M、N、S、Fy^a、Fy^b，要考虑到可能造成的漏检。_____

(三)抗体的特异性

(1)抗体筛查为阴性，并不意味着被检血清中一定没有抗体，而只是在使用这些技术时缺乏与筛查细胞反应的抗体。这时要结合临床资料进行分析，以防止低亲和力和低效价抗体的漏检。如怀疑为弱抗体引起的溶血性输血反应或新生儿溶血病时，需增加血清与红细胞的比例重复进行试验，一般是将血清从 2 体积增加到 10 体积或 20 体积。

(2)筛查细胞漏检 ABO 亚型抗体(如抗-A$_1$)，若被检血清中存在抗-A$_1$，可以通过正反定型不符提示。

(3)有些抗体(如抗-Le^a，抗-Jk^a)在盐水介质中可溶解抗原不配合的红细胞，出现溶血现象。

(4)要在标本采集后的 48 h 内完成试验，放置时间过久，可能造成抗体减弱导致漏检。

(5)对补体依赖性抗体的检测不适于用血浆标本。

六、临床意义

对受者和特殊供者(有妊娠史、输血史)进行不规则抗体筛查和检验可以有效预防输血反应的发生，确保输血安全。同时也可用于新生儿溶血病的诊断和输血反应的检测和研究。

(欧阳海宁)

第四章　交叉配血试验

第一节　盐水介质交叉配血试验

盐水介质交叉配血试验是用生理盐水作为红细胞抗原和血清抗体之间的反应介质,通过离心来观察抗原抗体反应情况。盐水介质配血试验是最古老的一种配血试验,临床上多与其他能检出不规则抗体的配血试验(如抗球蛋白试验等)联合使用。

一、标本

受血者抗凝血或不抗凝血 2.0 mL,供血者交叉管血 2.0 mL。

二、原理

人类 ABO 血型抗体是以天然 IgM 类血型抗体为主(包括 MN、P 等血型抗体),这种血型抗体在室温盐水介质中与对应的红细胞抗原相遇,出现红细胞凝集反应,或激活补体,导致红细胞膜损伤,出现溶血。进行交叉配血试验时,观察受血者血清与供血者红细胞以及受血者红细胞与供血者血清之间有无凝集和溶血现象,判断供、受者之间有无 ABO 血型不相合的情况。

三、器材

试管架、小试管、塑料吸管、离心机、显微镜、载玻片、记号笔等。

四、试剂

(1)0.9% 生理盐水。

(2)5% 红细胞生理盐水悬液:取洗涤后压积红细胞 1 滴,加入生理盐水 8 滴,此时是约为 10% 的红细胞悬液。取此悬液 1 滴,加入生理盐水 5 滴,即为 5% 红细胞生理盐水悬液。

五、操作步骤

(1)取受血者和供血者的血液标本,以 3 000 r/min 离心 3 min,分离上层受、供者血清,并将压积红细胞制成 5% 受、供者红细胞生理盐水悬液。

(2)受血者血清标记为 Ps(patient serum),供血者血清标记为 Ds(donor serum)。

（3）受血者 5％红细胞生理盐水悬液标记为 Pc(patient cell)，供血者 5％红细胞生理盐水悬液标记为 Dc(doner cell)。

（4）取 2 支小试管，分别标明主、次，即主侧配血管和次侧配血管。按表 4-1 进行交叉配血试验。

表 4-1　ABO 血型交叉配血试验

主侧配血	次侧配血
受者血清＋供者红细胞	受者红细胞＋供者血清
Ps 2 滴＋Dc 1 滴	Pc 1 滴＋Ds 2 滴

（5）混匀，以 1 000 r/min 离心 1 min。

（6）小心取出试管后，肉眼观察上清液有无溶血现象，再轻轻摇动试管，直至红细胞成为均匀的混悬液。

（7）取载玻片一张，用两根吸管分别从主侧管和次侧管内吸取红细胞悬液 1 滴于载玻片两侧，用显微镜观察结果。

六、结果判断

ABO 同型配血，主侧和次侧均无溶血及凝集反应表示配血相合，可以输用。任何一侧凝集、溶血或两侧均凝集、溶血为配血不合，不可以输血。

七、注意事项

（1）配血前严格查对患者的姓名、性别、年龄、科别、床号及血型，确保标本准确无误，同时，要复检受血者和供血者的 ABO 血型是否相符。

（2）配血试管中发生溶血现象是配血不合，表明有抗原抗体反应，同时还有补体参与，必须高度重视。

（3）试验中，每次滴加不同人血清或红细胞时，都应当更换吸管，防止血清中抗体拖带，影响试验结果。

（4）红细胞加入血清以后，立即离心并观察结果，不宜在室温下放置，以免影响试验结果。

（5）观察结果时，如果存在纤维蛋白，可以去除纤维蛋白块，主要观察混合液中有无凝集。

（6）室温控制在(22±2)℃，防止冷抗体引起凝集反应，影响配血结果的判断。

（7）患者一次接受大量输血(10 个以上献血者)，则献血者之间亦应进行交叉配血试验。

（8）盐水介质配血试验操作简单，是最常用的配血方法，可以发现最重要的 ABO 血型不合。但只能检出不相合的 IgM 类完全抗体，而不能检出 IgG 类免疫性的不完全抗体。对有输血史（特别是有过输血反应的患者）、妊娠、免疫性疾病史和器官移植史等患者，必须增加另外一种可以检测 IgG 类抗体的方法，保证输血安全。

八、结果报告

在完成各项输血前的血液免疫学检查并找到相配合的血液后，打印或填写输血记录单（表 4-2）。此表一式两份，一份输血科保存，另一份病历存档。

表 4-2 ××××医院临床输血记录单

申请单号：_____	姓名：_____	性别：_____	年龄：_____
住院号：_____	科室：_____	床号：_____	血型：_____
预定输血成分：_____	输血性质：_____		
复检血型结果：_____	交叉配血试验结果：_____		
不规则抗体筛选结果：_____	其他检查结果：_____		
血型：_____	血袋号：_____	血量：_____	

配血者：

发血者：

取血者：

发血时间：

输血核对记录：

输血不良反应：

医护人员签字：

（欧阳海宁）

第二节 酶介质交叉配血试验

酶介质交叉配血试验既能检出不相合的完全抗体，又能检出不相合的不完全抗体。从而使 ABO 系统抗体以外其他血型系统的绝大多数 IgG 类抗体得以检出，提高了输血的安全性。

一、标本

受血者不抗凝静脉血 2.0 mL，供血者交叉管血 2.0 mL。

二、原理

蛋白水解酶（木瓜酶或菠萝蛋白酶等）可以破坏红细胞表面带负电荷的唾液酸，使红细胞失去产生相互排斥的负电荷，导致红细胞表面的 Zeta 电势减小、排斥力减弱、距离缩短。同时酶还可以改变红细胞表面的部分结构，使某些隐蔽的抗原暴露出来。这样，IgG 类抗体可与经过酶处理的红细胞在盐水介质中发生凝集。

三、器材

试管架、小试管、吸管、离心机、显微镜、载玻片、37 ℃水浴箱、记号笔等。

四、试剂

(1)生理盐水。

(2)1％木瓜酶或 0.5％菠萝蛋白酶。

(3)5％不完全抗 D 致敏的 Rh 阳性红细胞悬液。

(4)5％O 型红细胞生理盐水悬液。

(5)抗球蛋白血清试剂。

五、操作步骤

(1)取受血者和供血者的血液标本,以 3 000 r/min 离心 3 min,分离上层受、供者血清,并将压积红细胞制成 5%受、供者红细胞生理盐水悬液。

(2)取 6 支小试管,分别标明主侧管、次侧管、阳性对照管、阴性对照管、盐水对照 1 管和 2 管。

(3)主侧管加受血者血清和供血者 5% 红细胞盐水悬液各 1 滴;次侧管加供血者血清和受血者 5%红细胞盐水悬液各 1 滴,主、次侧管各加 1% 木瓜酶或 0.5% 菠萝蛋白酶 1 滴。

(4)阳性对照管加 5%不完全抗 D 致敏的 Rh 阳性红细胞悬液 1 滴和抗球蛋白血清 1 滴;阴性对照管加 5%O 型红细胞盐水悬液 1 滴和抗球蛋白血清 1 滴;盐水对照 1 管加供血者 5%红细胞盐水悬液 1 滴和等渗盐水 1 滴;盐水对照 2 管加受血者 5%红细胞盐水悬液 1 滴和等渗盐水 1 滴。

(5)混匀,置 37 ℃水浴中孵育 15 min。

(6)以 1 000 r/min 离心 1 min,先用肉眼观察,再用显微镜确证,并记录结果。

六、结果判断

轻轻转动试管观察结果,如阳性对照管凝集,阴性对照管和盐水对照管不凝集,主、次侧管均不凝集,表明配血相合,可以输用。

七、注意事项

(1)1%木瓜酶或 0.5%菠萝蛋白酶应用液 4 ℃可保存一周,用完后立即放回冰箱。

(2)红细胞经蛋白酶修饰后可以改变红细胞悬液的物理性质,在交叉配血试验中可以出现非特异性自身凝集,因此必须做阳性对照、阴性对照和自身盐水对照。

(3)样本和试剂加完后,也可置 37 ℃水浴中孵育 30 min,不必离心,直接观察结果。

(4)酶介质交叉配血试验敏感性高,对 Rh 血型抗体的检出尤为显著。但由于木瓜酶或菠萝蛋白酶不能检出 MNS 和 Dufy 血型系统中的某些抗体,存在输血安全隐患,而且酶会产生非特异性凝集,可得到假阳性或假阴性结果,因此目前临床上很少使用此试验。

(欧阳海宁)

第二节 抗球蛋白介质交叉配血试验

抗球蛋白介质交叉配血试验主要检测 IgG 类性质的不完全抗体,避免因 ABO 以外的血型抗体引起的输血反应。

一、标本

受血者不抗凝静脉血 2.0 mL,供血者交叉管血 2.0 mL。

二、原理

IgG 类抗体相邻两个结合抗原的 Fab 片段最大距离是 14 nm,而在盐水介质中的红细胞间的距离约为 25 nm,所以 IgG 抗体不能在盐水介质里与相应的红细胞发生凝集,仅使红细胞处于致敏状态。由于抗人球蛋白试剂是马或兔抗人球蛋白抗体,可与致敏在红细胞膜上的 IgG 型血型抗体结合反应,经抗球蛋白抗体的"搭桥"作用,使二者结合,出现红细胞凝集现象。因此,为了检出 IgG 类性质的不完全抗体,需要使用抗球蛋白交叉配血试验。

三、器材

试管架、小试管、记号笔、塑料吸管、载玻片、离心机、37 ℃水浴箱、显微镜等。

四、试剂

(1)生理盐水。

(2)多特异性抗球蛋白血清(IgG,C_{3d})。

(3)人源性 IgG 型抗 D 血清。

(4)AB 型血清。

(5)O 型 RhD 阳性红细胞。

五、操作步骤

(1)取受血者和供血者的血液标本,以 3 000 r/min 离心 3 min,分离上层受、供者血清,并将压积红细胞制成 5%受、供者红细胞生理盐水悬液。

(2)取 2 支小试管,分别标明主侧和次侧,主侧管加受血者血清 2 滴和供血者 5%红细胞盐水悬液1 滴,次侧管加供血者血清 2 滴和受血者 5%红细胞盐水悬液 1 滴。

(3)阳性对照管加 5%人源性 IgG 型抗 D 致敏的 RhD 阳性红细胞悬液 1 滴。

(4)阴性对照管加正常人 AB 型血清作为稀释剂的 5%RhD 阳性红细胞悬液 1 滴。

(5)盐水对照 1 管加供血者 5%红细胞盐水悬液 1 滴和生理盐水 1 滴;盐水对照 2 管加受血者 5%红细胞盐水悬液 1 滴和生理盐水 1 滴。

(6)各试管轻轻混匀,置 37 ℃水浴箱中致敏 1 h 后,取出用生理盐水离心洗涤 3 次,倾去上清液(阳性对照管不必洗涤)。

(7)加多特异性抗球蛋白血清 1 滴,混匀,1 000 r/min 离心 1 min,取出后轻轻转动试管,先用肉眼观察结果,再用显微镜确证。

六、结果判断

阳性对照管红细胞凝集,阴性对照管红细胞不凝集;受血者、供血者盐水对照管不凝集;主、次侧管红细胞均不凝集,表明配血相合,可以输用。

阳性对照管红细胞凝集,阴性对照管红细胞不凝集;受血者、供血者盐水对照管不凝集;主、次侧管红细胞一管或两管凝集,表明配血不相合,禁忌输血。

七、注意事项

(1)抗球蛋白介质交叉配血试验是检查不完全抗体最可靠的方法,该方法还可以克服因血浆蛋白或纤维蛋白原增高对正常配血的干扰。但操作烦琐,耗时较多,仅用于特殊需要的检查。

(2)如果阳性对照管红细胞凝集,阴性对照管红细胞不凝集,但盐水对照管凝集,表明反应系统有问题,试验结果不可信,应当分析原因,重新试验。

（3）为了除去红细胞悬液中混杂的血白蛋白，以防止假阴性结果，受、供者的红细胞一定要用生理盐水洗涤 3 次。

（4）如果试验结果阴性，要对该试验进行核实。可以在试验结束后，在主侧和次侧管中各加入 1 滴 IgG 型抗 D 致敏的 O 型红细胞，离心后应当出现红细胞凝集现象，表示试管内的抗球蛋白试剂未被消耗，阴性结果可靠；如果没有出现红细胞凝集，则表示交叉配血结果无效，必须重新试验。

（5）抗球蛋白试剂应按说明书最适稀释度使用，否则，可产生前带或后带现象而误认为阴性结果。

（6）红细胞上吸附抗体太少或 Coombs 试验阴性的自身免疫性溶血性贫血患者，直接抗球蛋白试验可呈假阴性反应。

（7）全凝集或冷凝集血液标本及脐血标本中含有 Wharton 胶且洗涤不充分、血液标本中有很多网织红细胞且抗球蛋白试剂中含有抗转铁蛋白时，均可使红细胞发生凝集。

（8）如需了解体内致敏红细胞的免疫球蛋白类型，则可分别以抗 IgG、抗 IgM 或抗 C_3 单价抗球蛋白试剂进行试验。

（欧阳海宁）

第四节　聚凝胺介质交叉配血试验

Lalezari 和 Jiang 首先将聚凝胺应用在输血工作中，Fisher 比较盐水法、酶法、低离子盐水抗球蛋白法及聚凝胺法四种不同的方法检出特异性抗体的能力，发现聚凝胺法测出特异性抗体的灵敏度高出其他方法 2～250 倍，而且快速。因此，目前临床输血实验中多以聚凝胺介质交叉配血试验配血。

一、标本

受血者静脉血 2.0 mL，供血者交叉管血 2.0 mL。

二、原理

聚凝胺是带有高价阳离子的多聚季铵盐 $(C_{13}H_{30}BR_2N_2)_X$，溶解后能产生很多正电荷，可以大量中和红细胞表面的负电荷，减弱红细胞之间的排斥力，使红细胞彼此间的距离缩小，出现正常红细胞可逆性的非特异性凝集；低离子强度溶液降低了红细胞的 Zeta 电位，进一步增加抗原抗体间的引力，增强了血型抗体凝集红细胞的能力。当血清中存在 IgM 或 IgG 类血型抗体时，在上述条件下，与红细胞紧密结合，出现特异性的凝集，此时加入枸橼酸盐解聚液以消除聚凝胺的正电荷，由 IgM 或 IgG 类血型抗体与红细胞产生的凝集不会散开，如血清中不存在 IgM 或 IgG 类血型抗体，加入解聚液可使非特异凝集解散。

三、器材

试管架、小试管、塑料吸管、载玻片、记号笔、离心机、显微镜等。

四、试剂

(1)低离子强度液(low ion strength solution,LISS 液)。

(2)聚凝胺液(polybrene solution)。

(3)解聚液(resupension solution)。

五、操作步骤

(1)取受血者和供血者的血液标本,以 3 000 r/min 离心 3 min,分离上层受、供者血清或血浆,并将压积红细胞制成 5%受、供者红细胞生理盐水悬液。

(2)取 2 支小试管,标明主、次侧,主侧管加患者血清(血浆)2 滴,加供血者 5%红细胞悬液(洗涤或不洗涤均可)1 滴,次侧管反之。

(3)每管各加 LISS 液 0.7 mL,混合均匀,室温孵育 1 min。

(4)每管各加聚凝胺液 2 滴,混合均匀后静置 15 s。

(5)以 3 400 r/min 离心 15 s 钟,然后把上清液倒掉,不要沥干,让管底残留约 0.1 mL 液体。

(6)轻轻摇动试管,目测红细胞有无凝集,如无凝集,必须重做;如有凝集,则进行下一步。

(7)加入解聚液 2 滴,轻轻转动试管混合并同时观察结果。如果在 30 s 内凝集解开,表示聚凝胺引起的非特异性聚集,配血结果相合;如凝集不散开,则为红细胞抗原抗体结合的特异性反应,配血结果不合。

(8)当上述结果反应可疑时,可取载玻片一张,用吸管取红细胞悬液 1 滴于载玻片上,用显微镜观察结果。

六、结果判断

如果主侧管和次侧管内红细胞凝集散开,则为聚凝胺引起的非特异性反应,表示配血相合,可以输用。

如果主侧管和次侧管或单独一侧管内红细胞凝集不散开,则为抗原抗体结合的特异性反应,表示配血不相合,禁忌输血。

七、注意事项

(1)若受血者用血量大,需要 10 个献血员以上时,献血员间也要进行交叉配血。

(2)溶血标本不能用于交叉配血,因为配血试管中发生溶血现象,表明有抗原抗体反应,同时还有补体参与,是配血不合的严重情况。

(3)血清中存在冷凝集素时,可影响配血结果的判断。此时可在最后滴加解聚液时,将试管立即放入 37 ℃水浴中,轻轻转动试管,并在 30 s 内观察结果。

(4)聚凝胺介质交叉配血试验中,可以用 EDTA 的血浆标本代替血清使用。

(5)当解聚液加入以后,应尽快观察结果,以免反应减弱或消失。

(6)聚凝胺是一种抗肝素试剂,若患者血液标本中含有肝素,如血液透析患者,须多加几滴聚凝胺液以中和肝素。

(欧阳海宁)

第五章 贫血患者的输血

第一节 贫血救治原则

一、定义

凡单位容积血液内血红蛋白（Hb）含量低于正常参考值下限，即为贫血。成年男性＜120 g/L，女性（非妊娠期）＜110 g/L，孕妇＜100 g/L，出生 10 d 内新生儿＜145 g/L，3 个月至6 岁婴幼儿＜110 g/L，6～14 岁儿童＜120 g/L，即为贫血。也可按红细胞比容为标准，成年男性＜0.4，女性＜0.35，可诊断为贫血。贫血只是症状，不是独立疾病。

二、发病机制

(1) 失血（急、慢性出血）。
(2) 生成障碍：造血要素缺乏、造血干细胞缺陷、骨髓被取代。
(3) 破坏过多过快（正常红细胞寿命为 90～120 d）、溶血。
(4) 多种机制综合作用。

三、严重程度

(一)轻度
Hb＞90 g/L。
(二)中度
60 g/L＜Hb≤90 g/L。
(三)重度
30 g/L≤Hb≤60 g/L。
(四)极重度
Hb＜30 g/L。

四、网织红细胞检测的临床意义

(1) 每天约有 0.8% 的衰老红细胞被释放，然后被来自骨髓的年幼红细胞取代和补充。

(2)网织红细胞为含有部分多核糖体 RNA 物质的年幼红细胞,比成熟红细胞大,其增多可致假性大红细胞增多。

(3)贫血患者网织红细胞快速增高,提示骨髓造血功能活跃。

(4)网织红细胞增高($>2.0\%$)提示失血和溶血。

(5)网织红细胞减少或缺如,提示骨髓造血功能衰竭。网织红细胞绝对值$>100\times10^9/L$提示溶血性贫血,$<15\times10^9/L$提示骨髓再生障碍性疾病。

(6)网织红细胞减少可见于造血要素缺乏(铁、叶酸、维生素 B_{12})和再生障碍性贫血,前者补充所缺造血要素,网织红细胞数量很快升高,随之血红蛋白上升,后者则否。

五、贫血的临床表现

(1)面色苍白,溶血性贫血有黄疸。

(2)头晕、眼花、耳鸣、失眠、多梦、记忆力减退、乏力。

(3)心悸、气短、活动后加重。

(4)腹胀、消化不良、食欲缺乏。

(5)引起贫血原发病的相关症状。

(6)血管内溶血常有血红蛋白尿(葡萄酒色、酱油色、茶色)。

(7)贫血进展缓慢者,常无明显症状。

(8)贫血相关性视网膜病表现为视物不清、头晕,检眼镜检示视网膜出血、硬性渗出、静脉曲张、视盘水肿,系贫血时组织缺氧、心排血量高、血管扩张和渗漏所致,亦可无症状。为此,贫血者有视力障碍应查眼底,纠正贫血可恢复。

六、贫血治疗原则

(1)重中之重为纠治病因。

(2)个体化治疗。

(3)尽可能少输血,输注的血液成分以悬浮红细胞为宜。

(4)补充造血要素,要补足体内储存量,方可停药。

(5)治疗后 Hb 上升且>15 g/L,为有效。

(欧阳海宁)

第二节　急性贫血的输血

急性贫血按发病原因可分为失血性、溶血性和造血障碍性贫血三大类。以下介绍急性贫血的诊治。

一、急性贫血的临床表现

(一)急性贫血的一般表现

(1)四肢乏力,精神萎靡为最多见的症状,皮肤黏膜苍白是主要体征。

(2)心血管系统:活动后心悸、气促最常见,部分严重患者可以出现心绞痛、心力衰竭。

(3)神经系统:头疼、头晕、耳鸣、易疲倦以及注意力不集中。

(4)消化系统:食欲减退、恶心、呕吐,黄疸及脾大。

(二)急性失血性贫血的临床表现

如果是创伤致大量外出血或内脏破裂大出血,宫外孕或者胃肠道大出血等情况,患者贫血严重程度往往与失血量相关。大多数健康人短时间失血量在 500 mL 以下时,很少引起症状;如失血量达 1 000 mL,稍事活动后会有轻微的心血管症状,个别人可能出现血管迷走神经反应,表现为头晕、乏力、出汗、恶心、心率缓慢及血压下降或短暂的昏厥;失血量达 1 500~2 000 mL 时,出现口渴、恶心、气促、头晕甚至短暂的意识丧失,测血压、中心静脉压及心搏出量均会降低,尿量减少;若失血量达 2 500 mL,可以产生休克甚至死亡。患者如有慢性疾病、感染、营养不良或本来就有贫血,一旦出现急性失血,往往临床表现更明显,甚至快速导致休克或死亡。

(三)急性溶血性贫血的临床表现

急性溶血性贫血起病急骤,如异体血型不合输血,表现为严重腰背四肢酸痛、头疼、呕吐、寒战,随后出现高热、面色苍白和黄疸、茶色或者酱油色尿。严重者可出现周围循环衰竭或者急性肾衰竭。

二、急性贫血的诊断

(一)急性失血性贫血的诊断

(1)一般有导致大量失血的病因,如外伤、车祸伤,大手术等。除此之外,应首先考虑消化道疾病,如胃、十二指肠溃疡,胃癌,食管静脉曲张破裂,肝癌破裂或肠伤寒出血;其次是妇科疾病,如宫外妊娠、前置胎盘等;或血液系统疾病,如血友病、血小板减少性紫癜、急性白血病及再生障碍性贫血的可能。

(2)有严重贫血的临床表现及体征。

(3)实验室检查:血红蛋白浓度、红细胞计数明显降低。急性大出血后,血常规会表现出白细胞、血小板及网织红细胞的轻度增多。

(二)急性溶血性贫血的诊断

1.溶血性贫血的实验室检查

(1)血常规:典型血常规为正细胞正色素性贫血,周围血片可见球形细胞、幼红细胞及少量铁幼粒细胞。偶见红细胞吞噬现象。网织红细胞增多。

(2)骨髓细胞学检查:呈幼红细胞增生,偶见红细胞系统轻度巨幼样变。

(3)抗人球蛋白试验:直接抗人球蛋白阳性,温抗体型 AIHA 主要为抗 IgG 和 C_3 型,偶有抗 IgA 型,冷抗体型几乎为 C_3 型。间接抗人球蛋白试验可为阳性或者阴性。

(4)冷抗体试验:AIHA 有冷凝集素试验阳性或者冷热溶血试验阳性。

2.诊断步骤

(1)确定溶血依据。

(2)确定溶血部位。

(3)确定溶血性贫血病因。

3.临床确诊

(1)近期有无输血或者特殊药物服用史,如 Coombs 试验阳性,结合临床表现及实验室检查,

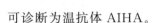

可诊断为温抗体 AIHA。

(2)如果抗人球蛋白试验阴性,实验室检查和临床表现符合,肾上腺皮质激素或者切脾治疗有效,除外其他溶血性贫血,可诊断为抗人球蛋白试验阴性的 AIHA。

(3)冷抗体型 AIHA:各自临床表现结合相应的实验室检查,可作出诊断。

三、急性贫血的输血治疗

(一)急性失血性贫血

急性失血性贫血可先以晶体液或胶体液纠正血容量,改善组织灌注,如病情仍不稳定,按20 mL/kg的量输注红细胞悬液恢复血容量。

因消化吸收障碍而引起血液学异常的另一主要方面是某些凝血因子减少而引起的出血。除第Ⅷ因子之外其他所有凝血因子,特别是因子Ⅱ、Ⅶ、Ⅸ、Ⅹ的生成都与肝脏有关。维生素 K 依赖因子(Ⅱ、Ⅶ、Ⅸ、Ⅹ因子)除与肝脏有关外,还与肠道中维生素 K 吸收状况有关。阻塞性黄疸或胆道手术后的引流或胆道瘘管时,由于肠道胆盐缺乏可影响维生素 K 吸收。肠瘘、慢性胰腺炎、广泛小肠切除、慢性肠炎、慢性腹泻导致吸收不良时,也会导致维生素 K 吸收障碍,实验室检查主要表现为凝血酶原时间(PT)延长。因子Ⅸ减少时还可影响凝血活酶的生成,导致凝血活酶时间(APTT 或 KPTT)延长。

急性非静脉曲张性上消化道出血,因根据病情行个体化分级救治。①液体复苏;②必要时可输血,紧急时输液输血同时进行,包括血浆、红细胞和其他血浆代用品。

输血指征:①收缩压<12.0 kPa(90 mmHg),或较基础收缩压降低幅度>4.0 kPa(30 mmHg);②血红蛋白<50 g/L,Hct<25%;③心率增快(>120 次/分)。

食管胃静脉曲张出血的输血指征:①收缩压<10.7 kPa(80 mmHg),或较基础收缩压降低>4.0 kPa(30 mmHg);②血红蛋白<50 g/L,血细胞压积<25%;③心率增快>120 次/分。一般不宜将血红蛋白浓度升至 90 g/L 以上,以免诱发再出血。大量输血时应补充凝血因子、钙等。血小板<50×10⁹/L者,可输注血小板;凝血酶原时间延长者应补充凝血酶原复合物。

(二)自身免疫性溶血性贫血

输血指征可参考如下。

(1)溶血危象,出现心脏代偿功能失调或嗜睡等中枢神经系统表现者(一般 Hb<40 g/L),必须即刻输血。

(2)Hb<50 g/L,应考虑输血。

(3)Hb 为 50~80 g/L 时,可根据心脑等重要脏器功能的情况,酌情决定是否输血。

(4)Hb>80 g/L 时,原则上不输血。输注成分以洗涤红细胞为主。输注红细胞的量仅需达到维持氧交换和重要脏器功能,输入速度宜慢,如出现血红蛋白尿,应停止输注。

(三)急性贫血时输血的注意事项

急性贫血时确定有无输血指征,除参考血红蛋白(Hb)值外,尚应考虑其他因素。

(1)有无缺氧或血容量不足引起的症状或体征。

(2)有无心血管系统或中枢神经系统疾病。

(3)贫血的种类,可能的病因,自然及预计病程。

(4)有无除输血外其他纠正贫血的治疗。

(5)输血引起的各种远近期利弊。

(欧阳海宁)

第三节 慢性贫血的输血

对于慢性贫血的患者,当血红蛋白在 7 g/dL 以上时不需输血,除非患者是老年人或者有严重心肺疾病的人。珠蛋白生成障碍性贫血及镰状细胞贫血患者需要反复多次输红细胞,然而亚铁血红素的增多限制了输血在血红蛋白病中的使用。珠蛋白生成障碍性贫血患者应控制铁的积累,输血时应尽量输注富含年轻红细胞的新鲜血。

慢性贫血主要包括缺铁性贫血、巨幼细胞贫血、慢性病贫血、再生障碍性贫血、纯红细胞再生障碍性贫血、遗传性再生障碍性贫血、先天性红细胞生成异常性贫血、珠蛋白生成障碍性贫血综合征、遗传性球形红细胞增多症、遗传性椭圆形细胞增多症、遗传性口形红细胞增多症、铁粒幼细胞贫血、葡萄糖-6-磷酸脱氢酶缺乏症(G6PD)、丙酮酸激酶缺乏症(PKD)、阵发性睡眠性血红蛋白尿症(PNH)、自身免疫性溶血性贫血(AIHA)、新生儿免疫性溶血性贫血(NIHA)、微血管病性溶血性贫血(MHA)。其中,慢性病贫血是指炎症、风湿病、慢性肺病、慢性肝病、糖尿病、肿瘤等疾病引起的贫血,相当常见,极易与缺铁性贫血混淆。本节主要阐述较特殊的贫血疾病的诊治。

一、阵发性睡眠性血红蛋白尿症(PNH)

(一)定义

PNH 为后天获得性造血干细胞克隆性突变引起的慢性血管内溶血病,男性多于女性,发生率占溶血性贫血的 1/4～1/2,临床比较常见。

(二)临床表现

(1)溶血性贫血。

(2)血红蛋白尿。

(3)感染、出血。

(4)血栓形成。

(5)胆石症。

(6)肾功能改变。

(7)可向 AA、MDS、白血病转化。

(三)实验室检查

(1)>50% 全血细胞减少。

(2)网织红细胞轻度增高。

(3)酸化血清溶血(Ham)试验阳性。

(4)糖水溶血试验阳性。

(5)蛇毒因子溶血试验阳性。

(6)尿含铁血黄素试验阳性。

(7)红(白)细胞 CD55/CD59 阴性细胞>10%。

(8)骨髓增生活跃,红系为主。

(9)抗人球蛋白试验阴性。

(10)冷凝集素试验阴性。

(四)诊断标准

(1)有 PNH 临床表现。

(2)Ham、糖水、蛇毒因子、Rous 等四项试验中 2 项阳性,或一项连续两次阳性。

(3)Cooms 试验阴性。

(4)有条件直接做红(白)细胞 CD55/CD59 阴性细胞＞10％,尤以 CD59。

凡具备 1、2、3 或 1、3、4 项即可确诊。仅具备 4 提示有 PNH 克隆或可能为早期 PNH 或亚临床型 PNH。

二、自身免疫性溶血性贫血(AIHA)

(一)定义

AIHA 为抗自身红细胞抗体引起红细胞寿命缩短的溶血性贫血,为较常见的后天获得性溶血性贫血。自身免疫性溶血性贫血是由自身温抗体、冷抗体作用于红细胞抗原而引起的溶血,可因疾病、病毒感染或药物触发,打破对自身抗原的免疫耐受,或暴露于外来抗原诱导产生与自身红细胞有交叉反应的抗体,由于产生抗体时抗原表达降低,因此抗体的特异性并不明显。

温抗体主要是 IgG 抗体(IgM 或 IgA 抗体很少),在 37 ℃时反应最好,大部分都针对 Rh 抗原,但也有针对 Wrb、Kell、Kidd 和 U 血型抗原的患者。

冷抗体主要是 IgM 抗体,最佳反应通常低于 25 ℃,但也能在接近 37 ℃时反应,反应能募集并激活补体,引起溶血或使暴露在寒冷的血管闭塞。具有冷集素的患者常有针对体内的红细胞发生反应的 C_{3d},大部分冷抗体也具有抗-I 活性。其他比较少见的特异性抗体包括 I、H、Pr、P 或其他抗体。

阵发性寒冷性血红蛋白尿相关的双相寒冷反应性 IgG 抗体主要与 P 抗原发生反应,寒冷时抗体连接到红细胞膜上并有效地激活补体,并在较高的温度下解离。

(二)分类

按有无基础病。

1.原发性

病因不明。

2.继发性

继发于自身免疫性疾病,淋巴增殖性疾病、肿瘤、感染、药物。

按自身抗体与红细胞反应温度分型。

(1)温抗体型:最佳反应温度＞35 ℃。

(2)冷抗体型:最佳反应温度为 0～5 ℃。①冷凝集素 CA;②温冷双相溶血素(D-L 抗体)。

(3)兼有温冷抗体。

(三)温抗体型 AIHA 特点

(1)溶血性贫血以血管外溶血为主。

(2)网织红细胞增高。

(3)可有球形红细胞增多。

(4)可有肝(脾)大。

(5)骨髓增生活跃,红系为主,可有巨幼变,无病态造血。

(6)可发生危象。

(7)抗人球蛋白试验阳性为诊断金标准。

(8)冷抗体试验阴性。

(9)输血治疗:输去白细胞红细胞。

(四)冷凝集素综合征特点

(1)溶血性贫血以血管内溶血为主。

(2)冷敏感,遇冷手指、鼻尖、耳郭发冷发绀,麻木疼痛,温度升高而缓解。

(3)可有血红蛋白尿。

(4)Ham 试验可阳性。

(5)抗人球蛋白试验阳性常为 C_3 型。

(6)冷凝集素阳性(1:40)为诊断必备。

(7)输血治疗:输血前血液制品应加温。

(五)伴阵发性冷性血红蛋白尿症的特点

(1)冷抗体为温冷双相溶血素(D-L 抗体)。

(2)受冷后立即或数小时后突发。

(3)发热、头痛、腰背痛、恶心、腹泻。

(4)血红蛋白尿多于数小时后消失。

(5)冷敏感现象。

(6)抗人球蛋白试验 C_3 常阳性。

(7)D-L 抗体阳性为确诊必备。

(8)治疗:输血要保温。

三、新生儿免疫性溶血性贫血

(一)定义

新生儿免疫性溶血性贫血(NIHA),是由母婴血型不合,对自己缺乏的胎儿红细胞抗原产生抗体,经胎盘入胎儿体内作用于胎儿红细胞发生的溶血性贫血。胎儿抗原阳性可致敏母亲,产生血型抗体引起的新生儿免疫性溶血,抗体主要是那些能穿过胎盘的抗体(IgG_1 和 IgG_3),在正常体温下与成熟的红细胞抗原结合可导致红细胞破坏。ABO 血型不合最常见,但是 ABO 型导致的 HDN 病情温和,大概是因为胎儿在出生时血型抗原表达不完全的缘故。D 抗体能导致严重的 HDN,当抗-D 效价大于 1:16 时,应仔细监测胎儿的健康状况。其他血型抗体引起的 HDN 很难检测,其严重程度从轻微到严重各有不同,例如,抗-K 不仅可以引起溶血,也可抑制红细胞生成。以 ABO 血型不合最多,Rh 不合次之,二者占新生儿溶血病的 95%。

(二)诊断

(1)母婴血型不合。

(2)产前诊断:①孕妇 O 型或 Rh 阴性,丈夫为 A 或 B 或 Rh 阳性,胎儿有可能发病。②妊娠16 周,28 周孕妇血抗 Rh 抗体低度上升。③穿吸羊水有胆红素增高时,可确定有溶血。

(三)治疗

可采用成分血换血治疗。

四、微血管病性溶血性贫血

(一)定义

微血管病变或血管异常或血管内有纤维蛋白沉着或血管内凝血引起机械性红细胞破碎,发生的溶血性贫血综合征。

(二)诊断

(1)溶血性贫血。

(2)破碎红细胞增多(正常值为1%～2%)。

(3)抗人球蛋白阳性。

(4)重症TMA。

(三)治疗效果

1.痊愈

(1)破碎红细胞正常。

(2)溶血性贫血及临床实验室异常指标恢复正常。

(3)血小板恢复正常。

2.显效

溶血性贫血、破碎红细胞、血小板三项中有两项恢复正常。

3.进步

溶血性贫血、破碎红细胞、血小板三项中有一项恢复正常或各有不同程度好转。

4.无效

无好转或恶化。

五、脾功能亢进

(一)定义

脾功能亢进简称脾亢,是一种以脾大和单系或多系血细胞减少,同时伴有骨髓中相应的前体细胞增多成熟受阻为主要表现的临床状态。多继发于其他疾病,无明确病因者称为原发性脾亢。

(二)发病机制

1.脾脏病变几乎总是继发于其他原发病

肝硬化、门静脉栓塞、淋巴或骨髓增殖性疾病。所有可以引起脾大的疾病均可导致脾亢。

2.脾功能亢进时血细胞减少的主要机制

脾大高度阻留血液,血细胞在脾内破坏或滞留过多。

(三)临床表现

(1)原发病临床表现。

(2)脾大。

(3)血细胞减少所致:感染、苍白、无力、出血。

(4)非特异性症状:如左上腹胀满,栓塞时脾区疼痛等。

(四)血常规

(1)骨髓呈增生性,外周血血细胞减少时有同系的幼稚细胞增生伴有成熟受阻表现。

(2)若是原发于造血系统的疾病,则有相应改变。

（五）注意事项

（1）脾大的程度与外周血细胞减少程度不完全成正比。

（2）脾大不一定有脾功能亢进。

（3）脾亢骨髓细胞学检查并不一定有外周血细胞减少系列的前体细胞的增生和成熟受阻。

（4）脾切除后要注意血常规变化，血细胞可增多，疗效判定最好于手术后一个月左右确定。

（5）切脾应同时切除副脾。

六、血色病（HC）

（一）定义

血色病为慢性体储存铁增加，沉积于脏器以致器官功能损害的一组综合征，分原发和继发两种。前者为常染色体隐性遗传性疾病，后者多继发于反复多次输血的各种贫血、慢性肝病、迟发性皮肤卟啉病等，原发与继发的临床表现相似。

（二）临床表现

（1）经典四联征和五联征：肝病、糖尿病、皮肤色素沉着、性功能减退或消失为四联征，加上心脏病变为五联征。

（2）腹痛、关节病、神经精神异常、骨质疏松。

（三）实验室检查

（1）血清铁明显升高＞32 μmol/L。

（2）血清铁蛋白明显增高＞500 μg/L，多大于 1 000 μg/L。

（3）转铁蛋白饱和度明显升高＞62%。

（4）肝活检显示肝细胞内含铁血黄素沉积为主，纤维组织增生。

（四）治疗

（1）静脉放血，每周放 500 mL，直至储铁耗尽，铁蛋白＜50 μg/L，转铁蛋白饱和度＜30%。

（2）去铁胺。

（3）口服驱铁药：当铁蛋白＞500 μg/L 并有增加趋势行驱铁治疗是合理的。

（五）注意事项

（1）每年接受输血 200～300 mL/kg，易发生 HC。

（2）已有铁负荷过多的疾病如铁粒幼细胞性贫血、地中海性贫血等先天性溶贫，即使不长期输血，也会发生 HC。

（3）组织病理含铁黄素沉积，而无脏器的功能损害，只能确诊为铁黄素沉积症。

（4）长期接受输血的患者应定期检查血清铁蛋白，如＞500 μg/L 应驱铁，多数已＞1 000 μg/L。

七、淋巴瘤及其他疾病的输血治疗

（一）淋巴瘤及其他疾病的介绍

疾病主要包括淋巴瘤、Castleman 病、血管免疫母细胞淋巴结病、淋巴瘤样肉芽肿病、窦性组织细胞增生伴巨大淋巴结病、蕈样真菌病/Sezary 综合征、假性淋巴瘤、多发性骨髓瘤、反应性浆细胞增多症、意义未明的单克隆免疫球蛋白血症、POEMS 综合征、淀粉样变性、重链病、单克隆轻链沉积病、华氏巨球蛋白血症、单克隆 B 淋巴细胞增多症、持续性多克隆 B 淋巴细胞增多症、自身免疫性淋巴增殖综合征、冷球蛋白血症、恶性组织细胞病、噬血组织综合征、朗格汉斯细胞组

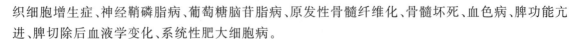

织细胞增生症、神经鞘磷脂病、葡萄糖脑苷脂病、原发性骨髓纤维化、骨髓坏死、血色病、脾功能亢进、脾切除后血液学变化、系统性肥大细胞病。

(二)输血科治疗

(1)针对免疫球蛋白紊乱的患者,药物治疗病情不缓解时,可进行血浆置换治疗。

(2)针对淋巴细胞异常增多患者,药物治疗病情不缓解时,可进行淋巴细胞去除治疗。

八、肾性贫血

(一)肾性贫血的病因

肾性贫血与红细胞的生成密切相关,目前认为肾性贫血的发生是由多种因素所致。常见的原因如下。

(1)促红细胞生成素(EPO)的相对缺乏。

(2)慢性肾功能不全体内蓄积的毒素导致红细胞的寿命缩短。

(3)失血,慢性肾功能不全所致血小板功能障碍,导致出血倾向;同时每次血液透析时的残留血液引起的慢性少量失血;与血液透析相关的可能出现的少量溶血等。

(4)铁缺乏在透析患者和慢性肾功能不全患者很常见。

(5)叶酸和维生素 B_{12} 缺乏。

(6)甲状旁腺功能亢进。

(7)慢性肾功能不全患者体内可能存在红细胞生成抑制因子。

(二)输血原则

慢性肾衰竭贫血在治疗原发病的同时应用重组人红细胞生成素,肾性贫血多可得以纠正,输全血、输红细胞悬液已相对较少使用,应用雄性激素能激发红细胞生成。输血对慢性肾衰竭贫血治疗效果有限,输血指征限制在严重贫血、出血和有相关症状的患者,而成功的肾移植可完全纠正贫血。对贫血耐受力强、症状较轻的患者,必须明确输血后可以逆转患者的症状和体征,否则不应输血。

在以下情况可以考虑输血。

(1)血红蛋白在 60 g/L 以下的严重贫血;出现明显症状。

(2)患者出现出血和严重的感染。

(3)为创造手术条件,对需行手术者,可以输血提高血红蛋白。

血制剂的选择:改善贫血以输新鲜悬浮红细胞为主。红细胞制剂以选择洗涤红细胞为最佳。针对肾衰竭患者,洗涤红细胞的优点在于:容积小、乳酸含量较少,可减少红细胞悬液中其他成分对机体的影响。

九、脓毒血症

(1)脓毒血症可导致贫血、凝血功能下降、感染中毒性休克、血小板减少症。脓毒血症可使红细胞生成减少,破坏增加或失血,由此产生贫血。主张将 Hb<70 g/L 作为重症感染患者输注红细胞的指标,而 Hb 宜维持在 70~90 g/L。

(2)脓毒血症患者可出现凝血功能异常。但在没有出血或需进行有创操作时,不需输注新鲜冰冻血浆进行纠正。

（欧阳海宁）

第六章 妊娠期患者的输血

第一节 概 述

为适合胎儿生长、发育的需要,在胎盘产生的激素参与和神经内分泌的影响下,孕妇体内发生一系列适应性变化,妊娠期母体处于特殊的生理状态,分娩后6～8周的时间内全身各系统(除乳腺外)又逐渐恢复到未孕状态。上述的特殊生理状态如果受到某些病理因素的干扰和影响,往往使其病理生理过程变得更加错综复杂。

一、妊娠期血液循环系统变化

(一)心脏

随着妊娠子宫增大,膈肌升高,心脏向左、向上移位,更贴近胸壁。心脏移位时大血管轻度扭曲,加上血流量增加及血流速度加快,故多数孕妇在心尖区可听到1～2级柔和的吹风样收缩期杂音。至妊娠末期心脏容量约增加10%,心率于休息时增加10～15次。由于孕期血容量增加,新陈代谢加快,心搏出量自妊娠10周逐渐增加,至32周达到高峰,左侧卧位测量心排血量较未孕时约增加30%,每次心排血量平均约为80 mL,持续此水平直至分娩。

(二)血容量

循环血量于妊娠6～8周开始增加,至妊娠32～34周时达高峰,增加40%～50%。平均血容量增加1 500 mL,维持此水平直至分娩。血浆增加多于红细胞增加,血浆平均增加1 000 mL,而细胞平均增加500 mL,导致孕期血液稀释。

心搏出量和血容量的增加使子宫血液供应和肾脏的排泄能力增加,帮助由妊娠期代谢率增加而增加产热量的排出和保护胎儿对抗因妊娠子宫压迫主动脉造成的胎盘灌注不良。

(三)血液成分

1.红细胞

妊娠期骨髓不断产生红细胞,红细胞的量增加18%～25%,低于血浆容量的增加。由于血液稀释,红细胞计数约为3.6×10^{12}/L,血红蛋白值为110 g/L(非孕妇约为130 g/L),红细胞比容从未孕时38%～47%降至31%～34%。

2.白细胞

从妊娠7～8周即开始轻度增加,直至妊娠30周达到高峰,为$(10～15) \times 10^9$/L[非孕妇为

$(5\sim8)\times10^9/L$],以中性粒细胞增加为主,而单核细胞和嗜酸性粒细胞几乎无改变。

3.血小板

在妊娠期间血小板无明显改变,亦有些孕妇随孕期增加而血小板逐渐减少。

4.凝血因子

妊娠期血液处于高凝状态。凝血因子Ⅱ、Ⅴ、Ⅶ、Ⅷ、Ⅸ、Ⅹ增加,仅凝血因子Ⅺ、ⅩⅢ降低。妊娠晚期凝血酶原时间(PT)及活化部分凝血活酶时间(APTT)轻度缩短,凝血时间无明显改变;血浆纤维蛋白原含量比非孕妇女约增加50%,于妊娠末期平均达4.5 g/L(非孕妇女为3 g/L)。

5.纤溶系统

妊娠期纤溶酶原显著增加,优球蛋白溶解时间明显延长,表明妊娠期间纤溶活性下降。分娩时当胎盘娩出后纤溶活力则明显提高,2 h后逐渐降低。这是因为子宫收缩和胎盘剥离使得母循环与胎盘附着处相沟通,胎盘、蜕膜、羊水中含有的组织凝血酶进入母体血液循环,母体肝脏和单核-巨噬细胞很快将其灭活,纤溶活力的增强主要在于防止纤维蛋白在血管床的沉淀。

(四)铁的代谢

孕妇储备铁约0.5 g,在妊娠最后6个月期间,由于胎儿需要和孕妇红细胞增加,孕妇的铁需要量增加。在最后3个月需要量增加达80%。整个妊娠期的总铁需要量约为1 300 mg。虽然在妊娠期小肠对铁的吸收由孕早期的10%增加到孕晚期的30%,但饮食摄取的铁不能满足铁需要的增加。为适应红细胞的增加和胎儿生长及孕妇各器官生理变化的需要,应在妊娠中、晚期开始补充铁剂,以防血红蛋白值过低。

二、输血和妊娠的相互影响

输血或输注血液成分在妇产科临床上已经成为非常重要的治疗手段,挽救了不少危重者。但输血的不良反应,特别是对妊娠、胎儿和新生儿的某些不良影响亦不能忽视。特别应该强调的是由免疫和感染因素所带来的不利影响。另一方面,胎儿是一个同种半异体移植物,本身所造成的生殖免疫现象又为输血和血液成分的输注带来一些复杂的问题。因此应该倍加重视二者之间的相互影响。

(一)免疫反应

1.输血与溶血病

胚胎和胎儿组织的遗传基因有一半来自母体,而另一半则来自父体,在移植免疫学上属于同种异体移植物。为了使这种移植物能在母体子宫内生长发育,母体的免疫系统必须发生某种生理改变,使母体在免疫上出现协调和相容,从而避免母体免疫系统对胎儿及其附属物的排斥。

很早以前人们就认识到在妊娠期间,母体和胎儿血型不合可以造成新生儿黄疸或新生儿出血性疾病。其主要原因和母体输血或母体免疫有关。新生儿溶血病中Rh血型不合很少见于第一胎。初孕妇女中Rh抗体发生率在1‰以下,既往曾有输血史者可在第一胎发病。此外,尚有未意识到的妊娠或患者在宫内发育阶段已被少量经胎盘进入的母血致敏产生抗体,使之产生了初发免疫反应。同样,某些产科疾病如妊娠高血压疾病、输卵管妊娠破裂、自然或人工流产、羊膜腔穿刺以及某些产科手术,均可增加胎血进入母体血液循环的机会,因此妊娠、分娩、流产次数越多,母血中免疫抗体产生的可能性亦相应增加。这样的患者当她第一次妊娠Rh阳性胎儿时,少量胎儿血液进入孕妇体内即可发生次发免疫反应,产生足够数量的IgG抗体而发病。

在我国,由于母胎之间ABO血型不合引起的新生儿溶血较Rh血型不合多见,主要发生于

O 型孕妇。由于 O 型孕妇的天然抗－A 或抗－B 抗体为 IgG,如果妊娠妇女输入了 ABO 不相容的异型血液,特别是不同亚型的血液,亦能产生免疫抗体 IgG,通过胎盘进入胎儿血液循环引起发病。

2.输血与其他免疫性疾病

白细胞抗原除了包括和红细胞相同的抗原,白细胞特有的抗原 NA_1、NB_1 和 NC_1,另外还有 HLA 抗原。妊娠妇女由于母胎白细胞抗原血型不合或输血免疫反应可以产生白细胞凝集素,此凝集素随着妊娠次数的增加而相应增高。妊娠和输血有时可能引起血小板免疫抗体的产生,都能通过胎盘引发胎儿发生同种免疫性中性粒细胞减少症或血小板减少性紫癜。

3.移植物抗宿主反应(GVHR)基于以下 3 个条件

(1)宿主免疫缺陷,主要是细胞免疫,可以是先天的原发性免疫缺陷,免疫系统发育不成熟,也可以是继发于免疫抑制治疗或严重病毒感染。

(2)植入含有免疫活性细胞的组织或输入骨髓、血液、含白细胞的血浆。

(3)宿主与移植物的组织相容抗原不一致。对胎儿发育的影响,目前研究甚少,通常认为妊娠期间母胎通过胎盘的细胞交换,而胎儿本身的免疫系统尚未发育完善,尚没有足够的能力排斥输入的 HLA 不同型的免疫活性淋巴细胞,如果在宫内胎儿输血时,输注了具有免疫活性的淋巴细胞,有可能引发输血相关移植物抗宿主病,导致胎儿发育迟缓、流产甚至死胎。

4.妊娠对输血的影响

胎盘出血刺激母体产生抗体。妊娠高血压疾病、输卵管妊娠破裂、自然或人工流产、羊膜腔穿刺以及某些产科手术均可为胎血进入母体提供机会,因此妊娠、分娩、流产次数越多,母血中免疫抗体产生的可能性亦相应增加。这些抗体能够导致溶血性输血反应或输血前配血试验阳性。

(二)病毒感染

在输血感染的病毒中,对妊娠有明显影响的肝炎病毒(主要是 HBV 及 HCV)、巨细胞病毒(CMV)以及人体免疫缺陷病毒(HIV)。

1.肝炎病毒

输血后肝炎发生概率约为 10%,主要是丙型和乙型肝炎,前者占 70%～90%。研究发现流产胎儿的心脏及肝细胞中能检测到病毒表面抗原(HBsAg),并发现了同肝细胞嵌合的乙型肝炎病毒脱氧核糖核酸(HBV－DNA)片段,证明乙型肝炎病毒宫内先天感染的存在。妊娠感染病毒性肝炎,其流产、死胎及早产发生率增加并可能引起母婴间垂直传播。

一般认为,病毒通过完整的胎盘传播的可能性不大,当胎盘屏障损伤或异常的生理状态导致胎盘通透性增加时可能引起感染。在分娩过程中如新生儿接触、吞咽含有肝炎病毒的母血或阴道分泌物亦可能被感染。由于妊娠早、中期乙肝患者在恢复期能产生乙型肝炎表面抗体,可以通过胎盘使胎儿获得被动免疫,而发生在妊娠晚期和产褥期的胎、婴儿没有获得被动免疫的机会,故急性乙型肝炎垂直传播可使 50%～70% 的婴儿易受感染。

2.巨细胞病毒感染

人 CMV 病毒是普遍存在的病原体,属疱疹病毒类,在献血者中补体结合抗体阳性率约为 60%;6%～12% 的献血者中存在 CMV 感染的白细胞。有学者提出输血是 CMV 感染的一个途径,如果初孕妇 CMV 抗体阴性需要输血时,应使用 CMV 抗体阴性的血液。在临床上如无检测条件,为了尽量减少感染的机会可以输注少白细胞的血液。输血特别是输新鲜血可能使巨细胞病毒在胎儿被感染的细胞中繁殖,造成脏器的损害、畸形、发育迟缓、死胎或流产;初生婴儿可以出现体重下降、肝大、脾大、黄疸、肝炎、脉络膜视神经炎、脑畸形、小头畸形、血小板减少性紫癜等,常可遗留永久性损害。

三、产科输血的注意事项

妊娠期输血易发生输血反应,这可能跟血细胞及血浆蛋白成分的同种免疫抗体有关。同时由于妊娠期具有高血容量、血管反应性增强、高凝机制以及单核-巨噬细胞系统的特殊生理变化,在输血时应全面考虑、慎重输血,以降低同种免疫和感染的可能,避免造成过高循环负荷和催化 DIC 等不良后果。

(一)夫妇双方均应常规进行血型和血型抗体检查

我国汉族中孕妇和胎儿 ABO 血型不合妊娠达 26.9%,Rh 血型不合妊娠为 0.32%,少数民族地区 Rh 阴性者较汉族地区高,Rh 血型不合亦增加。因此,妊娠期夫妇应常规检查血型和血型抗体,根据血型及其抗体的滴度作出相应的处理,这对胎儿和新生儿溶血病的预测和预防具有重要意义。妊娠期的血型鉴定亦为分娩期紧急情况的安全输血治疗做了充分准备。

(二)输注同型的血浆或血小板

输注血浆或血小板时必须选择与受血者 ABO 血型相合的血液进行输注。RhD 阴性妇女应输注 RhD 阴性的血浆,输注血小板亦是如此,虽然血小板无 Rh 抗原,但血小板制剂中混有少量的红细胞,通常每袋内的红细胞>0.4 mL。所以达不到上述要求者,应该输注 Rh 免疫蛋白以避免胎儿产生同种免疫反应。

(三)不完全抗体的检测

妊娠、分娩、流产等均可为胎儿红细胞进入母体血液循环提供机会,因此妊娠、分娩、流产次数越多,母体血型免疫抗体产生的可能性亦相应增加,特别是不完全抗体,所以对有育史孕妇或曾经有输血史的患者,在输血前除了做盐水介质变叉配合实验外,还应做抗球蛋白交叉配合实验,以检测不完全抗体的存在。

(四)宫内输血移植物抗宿主病的预防

宫内胎儿或有先天性免疫缺陷的患者需要输血时,必须移除或应用辐照灭活淋巴细胞,以避免移植物的抗宿主病的发生。

(五)Rh 溶血病的预防

Rh 血型不合溶血病需两次接触抗原致敏才能产生足够数量的抗体,如果在第一次 Rh 阳性的红细胞进入母体后,采取 Rh 抗 D 免疫球蛋白预防注射,即可中和进入母体的抗原,起到预防溶血病发生的作用。

Rh 抗 D 免疫球蛋白预防注射适应证如下。

(1)第一次分娩 Rh 阳性婴儿后,应于 72 h 之内注射 100 μg。

(2)再次分娩 Rh 阳性婴儿应再次注射 300 μg 预防。

(3)自然或人工流产后。

(4)羊膜腔穿刺术后。

(5)产前出血、异位妊娠和妊娠高血压疾病。

(6)输入 Rh 阳性血液之后。

通常输血时抗 D 免疫球蛋白应按 20 μg/mL 计算;输注红细胞则按 35 μg/mL 计算;输注血小板、中性粒细胞或血浆则一般输注 300 μg;人工或自然流产孕龄不满 12 周注射 50 μg,大于

12 周注射增加至 100 μg;孕期预防剂量一般主张 300 μg,当进入母体的胎儿血液量增加时亦应相应增加剂量。

目前产后应用抗 D 免球蛋白已经使抗 D 同种免疫性溶血病的发生概率降低至 2% 以下。有学者建议 Rh 阴性孕妇在妊娠 28 周常规应用抗 D 免疫球蛋白仍能使溶血病发生率进一步下降。一般按妊娠周数决定注射 Rh 抗 D 免疫球蛋白量:妊娠<12 周注射 50 μg;妊娠>12 周注射 100 μg;妊娠 25 周注射 500 μg;妊娠 26 周注射 400 μg;妊娠 27 周注射 300 μg;妊娠 29 周注射 200 μg;妊娠 32 周注射 100 μg。

有重症 Rh 溶血病分娩史的患者,应常规检测抗体的效价;若抗球蛋白法检测抗体的效价高于 1:64,应考虑做治疗性血浆置换术。Rh 血型存在于红细胞上而抗体主要存在于血浆中,置换血浆而保留自身红细胞及其他血液成分,既可换出抗体,预防或减少胎儿溶血的发生,又能利用被置换出的高抗体血浆制备 Rh 系统的标准血清和抗 D 免疫球蛋白。

(欧阳海宁)

第二节　病理妊娠的输血

妇产科输血常见于病理妊娠及并发症、妊娠并发症等。病理妊娠是指自然流产、异位妊娠、前置胎盘、胎盘早剥和妊娠期高血压疾病等。这些病理情况在妊娠、分娩或产褥期可以出现某些严重并发症,如出血、休克、羊水栓塞、DIC、昏迷或器官衰竭等,甚至危及患者生命。

抢救这些危重患者在及时去除病因和对症处理的同时,输血治疗往往必不可少。熟悉这些并发症的病理生理,掌握正确的输血指征,选择适当的输血方法,均是保证抢救成功的重要环节。

一、产科出血

产科出血是指妊娠、分娩或产褥期女性生殖器官的出血,其原因均与妊娠有关,在妊娠的不同阶段病因不同,是病理产科常见的并发症,对大量出血者若抢救不力,可发生失血性休克,脏器衰竭甚至危及患者生命。产后出血是分娩期最严重的并发症,居国内产妇死亡原因首位,其发生率占分娩总数的 2%~3%。

(一)病因

1.妊娠早期出血

流产、异位妊娠、葡萄胎等。

2.妊娠晚期或分娩期出血

前置胎盘、胎盘早剥、子宫破裂子宫翻出和偶发的宫颈或阴道出血等。

3.产后出血

宫缩乏力,软产道损伤,胎盘因素(胎盘滞留、粘连、植入或残留)以及凝血功能障碍等。

(二)临床特点

(1)产科出血的形式多数为大量急骤性的出血,短时间内患者即进入失血性休克状态,亦有少数出血的形式为少量持续性出血或隐性宫腔积血,出血可以由阴道排出,呈外出血,亦可是腹腔内出血。这两种形式如不能及时被发现并及早治疗,亦可在较长的时间内出现休克。

（2）产科出血患者大多数年轻体健，出血、创伤多局限于生殖器官，如能及时去除病因，病情多能迅速好转。

（3）由于孕产妇循环血容量、红细胞数量及血管外体液量显著增高，血液处于高凝状态，胎盘能分泌多量类皮质激素，保护重要脏器，故孕妇对出血的耐受性较强，有利于抢救。

（4）出血性休克的初期母体可以通过即刻自身输血、迟发性自身输液以及血液重新分布等代偿机制来维持机体的稳定，由于胎儿血红蛋白的氧饱和度较成人高，而胎儿器官的血流灌注量又往往超过其对氧的需要量，因此，休克初期引起的缺血缺氧胎儿尚能耐受。

（5）产科出血性休克多为单纯失血引起的全血容量减少性休克，但有时亦可以伴有创伤因素，如子宫破裂、产科手术或子宫翻出等。另外，亦可发生于其他疾病基础上如妊娠期高血压疾病、羊水栓塞、器官衰竭等，使休克的病理生理变化和临床处理更加复杂。

（6）孕产期血液处于高凝和低纤溶状态，大量失血、休克时易并发 DIC。

（7）由于妊娠期肾素-血管紧张素Ⅱ-醛固酮系统活力增强并处于致敏状态，容易发生Ⅰ型变态反应，易于并发急性肾衰竭。

（8）出血、休克时机体抵抗力降低，子宫胎盘剥离面有利于细菌生长繁殖，极易并发感染。

（三）诊断

产科出血的诊断，除应考虑出血原因及时止血外，还应估计出血量的多少、休克的严重程度以及扩容输液量是否充分等，以便采取必要措施积极进行临床抢救工作。

产科出血量的估计通常采用目测法作出估计，这是很不准确的，经常会低估实际失血量。一般来说，目睹的外出血量仅为实际出血量的 20%，合并腹腔内出血者则更少。血容量和有效血容量的测定非常复杂，不适于临床抢救工作。目前简单适行的估计失血量的方法有以下几种。

1.测量法

（1）容量法：用带有刻度的容器收集流出的血液和血块，以计算其容积。

（2）重量法：以预先称量过的敷料、纸垫去收集血液，然后再次称量，以其增加的重量作为失血的重量，血液比重为 1.05 g=1 mL。

（3）面积法：以计算血液污染敷料的面积来换算失血量，即按血湿面积 10 cm×10 cm＝10 mL 来计算失血量。

2.休克指数

休克指数是脉率与收缩压之比，通常当血容量正常时休克指数为 0.5。休克指数为 1.0，血容量丧失为 20%～30%，失血量为 500～1 500 mL；休克指数＝1.5，血容量则丧失 30%～50%，失血量为 2 500～3 500 mL。休克指数每增加 0.5 或平均动脉压每降低 1.3 kPa(10 mmHg)左右，其失血量增加 500～1 000 mL。

3.临床表现

根据患者的症状和体征估计失血量。Lucas 将产后出血引起的可逆性休克分为四度。

（1）第一度出血：血容量降低 15%(相当于 500～750 mL)，患者出现中度心率增快，坐起时出现眩晕和血压下降。

（2）第二度出血：血容量降低 20%～25%(700～1 200 mL)，患者收缩压明显下降。脉压降低<30 mmHg，呼吸和心跳加快，毛细血管充盈速度明显减慢。

（3）第三度出血：血容量降低 30%～35%(1 000～1 500 mL)，患者出现苍白、冷汗、烦躁或淡漠，严重低血压和少尿。

(4)第四度出血:血容量降低 40%～45%(1 400～2 000 mL),患者血压极低或测不到,脉搏触不清,心率明显增快,代谢性酸中毒明显。

Hagashi 提出严重产后出血的指标。①血压降低:收缩压或舒张压下降 4.0 kPa(30 mmHg)或以上;②在未输血患者血红蛋白浓度下降 30 g/L 或以上;③在输血 500 mL 的患者,血红蛋白浓度下降达 20 g/L 或以上;④估计失血量在 1 000 mL 以上。

4.血容量测定

方法烦琐,临床极少应用。

(四)输血治疗

迅速查明原因,及时止血,抗休克治疗,建立输液通道,及时扩容补充有效循环血量,改善微循环,确保组织灌注和供应。

1.输血指征

目前对于产科出血尚无统一的输血标准,通常认为产妇 Hb 水平应维持在 70 g/L 以上,低于此水平应予输血。

美国国立卫生研究院输血标准:Hb<80 g/L,或 Hct<0.24,且产妇有明显失血症状或有活动性出血者,应输红细胞制剂;因宫缩乏力致产后出血者,Hb>100 g/L 或 Hct>0.30,如病情稳定,不宜立即输血;Hb 维持在什么水平,应根据产妇的年龄、出血原因和程度、血流动力学的稳定性以及心肺功能等因素而定。

2.输血选择

(1)红细胞输注:产妇贫血严重,有输血指征,可选用浓缩红细胞或添加剂红细胞(红细胞悬液、悬浮红细胞);如情况紧急,未做交叉配血者,可选用 ABO 和 Rh 血型同型的红细胞输注;血型未知者,可选用 O 型 Rh 阴性红细胞输注,但在我国不容易获得。

(2)新鲜冰冻血浆(FFP)输注:多数产后出血患者年轻体健,肝功能良好,可不断合成凝血因子,一般情况下不需输注 FFP。除非合并凝血功能障碍者,才考虑使用;输注时剂量要足(10～15 mL/kg)。FFP 不宜用于补充血容量,也不宜与红细胞搭配使用(增加输血风险)。

(3)血小板输注:用于大量输血后稀释性血小板减少者;血小板低于(20～50)×10⁹/L,临床有明显出血症状,可选用(注意:由于妊娠的关系,产妇一般具有幼稚、巨大和功效较佳的血小板,故血小板计数仅供参考),是否需要输注血小板应以临床出血症状而定。

(4)冷沉淀输注:较少应用,除非合并有 DIC 者。

3.输注方法

(1)失血量<20%: 一般应输注晶体盐溶液及新鲜冷冻血浆。如果在出现前患者有贫血,可适当加输浓缩红细胞。

(2)失血量等于血容量 20%～40%:应迅速输注晶体盐溶液,新鲜冷冻血浆,然后输注浓缩红细胞或半血浆以补充丧失的红细胞。一般每失血 1 000 mL,可输注 4～6 U 浓缩红细胞。

(3)出血量等于血容量 40%～80%:除输注晶体溶液、新鲜冷冻血浆和浓缩红细胞外,还应补充白蛋白或全血。

(4)出血量>80%:输注上述晶体液、胶体液、全血外还应酌情加输凝血因子,如浓缩血小板、冷沉淀等。

在我国目前的条件下,如确需大量输血,应 1/3 鲜血的原则。大量输注库存血可能导致高钾而缺乏凝血因子和血小板,因此应及时补充钙、凝血因子和血小板,以防止医源性凝血障碍的发生。

二、产科弥散性血管内凝血综合征

产科弥散性血管内凝血(DIC)综合征是由多种疾病引起的血凝亢进、弥散性微血栓形成、循环和脏器功能障碍以及明显出血的一系列病理过程,是一组严重的出血综合征,严重威胁着产妇和胎儿的生命。

(一)病因

(1)胎盘早期剥离、羊水栓塞、死胎滞留综合征、感染性流产、妊娠期高血压疾病、产科出血(包括前置胎盘、子宫破裂、产后出血等)引起的产科休克、葡萄胎、异位妊娠、妊娠脂肪肝和严重肝病合并妊娠等。

(2)妊娠期凝血因子增加,血液处于高凝和低纤溶状态,构成促发 DIC 的基础。

(3)一旦某种病理情况促使凝血物质进入母体血液循环,从而具备启动凝血系统引发 DIC 的条件。

(二)临床特点

(1)产科 DIC 一般病程短,病因常较明确。

(2)去除病因是治疗产科 DIC 的关键。病因消除后,DIC 多能迅速好转。

(3)妊高征和产后出血与 DIC 的关系互为因果,这样使产妇病情变得复杂。

(4)不同发病原因,其 DIC 的病理机制和特点各不相同:妊高征和死胎滞留并发 DIC,部分产妇表现为慢性 DIC;而羊水栓塞并发 DIC,起病突然,病症凶险。在胎盘绒毛间的血池中,血液处于高凝状态,导致局部的纤维蛋白溶解增加,这种变化可认为是胎盘内部的轻度 DIC。

(三)治疗

产科 DIC 患者病程短暂,当原因去除时常会自己恢复,治疗的重点是原因而非其结果,其结果常常是继某些病理演变而起。去除子宫内容物,补充有效循环血量,DIC 一般很快好转或痊愈。单核-巨噬细胞系统能迅速清除活化的凝血因子并补充已消耗的凝血因子。

科学地输注血液成分,在产科 DIC 的治疗中显得十分重要,以往用于补充减少的凝血因子和细胞成分一般都用全血,这是不科学的。而科学的输血原则是缺什么、补什么,输入高浓度、高纯度的血液成分制品,补充在产科 DIC 消耗的血液成分。血液成分也应掌握输入时机,一般情况下,在 DIC 病理过程尚未控制时,成分输血仅限于浓缩红细胞、浓缩血小板和 AT-Ⅲ 浓缩剂。如果 DIC 的病理过程已被控制,补充任何所需要的血液成分都是合适的。

1.治疗病因

积极治疗原发病,阻断内外源性促凝物质的来源,是预防和终止 DIC 的关键。例如,积极有效的控制感染,尽早娩出胎儿、胎盘和清除子宫内容物,抗休克,甚至切除子宫。产科胎盘早剥、胎死宫内、感染性流产、出血性休克等易诱发 DIC,故在积极预防原发病的基础上,须加深对易发病的认识。

2.用血液制品帮助控制出血

对于许多急性失血患者,应用平衡盐溶液维持血容量,可以预防 DIC;如需要保证氧气灌注,给予可得到的最新鲜的红细胞;如出血不能控制和凝血试验显示非常低的血小板和纤维蛋白原;PT 或 APTT 延长,可用凝血因子和血小板作替代治疗,为去除病因赢得宝贵时间。

3.常用血制品

(1)输新鲜血和新鲜冰冻血浆:新鲜冰冻血浆(15 mL/kg)在扩容方面优于全血,这是因为它既无细胞成分又含有大量抗凝血酶Ⅲ,可与肝素协同抗凝阻断凝血因子继续消耗,无加重凝血之虑。

(2)输血小板:如血小板降至 $50×10^9/L$ 以下而出血明显加剧,可输注浓缩血小板,每 500 mL 新鲜血分离出的血小板为 1 单位。血小板输注剂量取决于输血前血小板计数,预期达到的血小板数及临床情况,通常每次输入剂量要足,以维持血小板计数处于止血水平(一般为 $50×10^9/L$)。

(3)冷沉淀物:内含凝血因子Ⅰ、Ⅴ、Ⅷ、ⅩⅢ,每单位可增加纤维蛋白原 100 mg/L,并可提高Ⅷ因子水平。

(4)纤维蛋白原:当纤维蛋白原下降至 $1.00～1.25$ g/L 时,可输注纤维蛋白原,输注纤维蛋白原 2 g 可提高血纤维蛋白原 1 g/L。

4.肝素的应用

肝素是常用而有效的抗凝剂,作用是阻断凝血过程,防止血小板、凝血因子消耗,但对已形成的微血栓无效。

产科 DIC 抗凝治疗中,肝素的使用尚有争论,倾向于不用(DIC 的高凝期及慢性 DIC 例外)。因为产科 DIC 的病因容易去除,一旦病因去除,DIC 就可逆转;临床上所见 DIC 多为消耗性低凝期或继发性纤溶亢进期,初发性高凝期持续时间较短,不易发现;高凝期已消耗了血小板和凝血因子,包括抗凝血酶Ⅲ(AT-Ⅲ);肝素的抗凝血酶作用依赖 AT-Ⅲ,如果血液循环中 AT-Ⅲ 水平较低,肝素的抗凝效果有限;如果要用肝素治疗,则应与 AT-Ⅲ 浓缩剂合用(遗憾的是我国目前尚无该制品供应);近年来报道低分子量肝素对 AT-Ⅲ 依赖性较少,可以试用,剂量为 $75～150$ U/(kg·d),每天给药 1 次,持续静脉滴注,连用 $3～5$ d;为阻止体内凝血因子进一步消耗,防止微血栓形成,可采用其他抗凝措施,如复方丹参注射液、右旋糖酐-40、噻氯匹定等。

但诊断明确的 DIC,病因不能迅速控制时,应立即使用肝素,越早越好。适应证:①血小板下降至 $150×10^9/L$ 以下,皮肤出现出血点或瘀斑;②血液呈高凝状态,静脉取血血液黏滞,血压下降;③顽固性休克,休克与失血不成比例;④血小板、凝血因子和纤维蛋白原迅速下降,持续性血管内凝血;⑤凝血因子消耗引起持续性出血不止,出血不见凝血块。

肝素的用量和用法:一次用量可按每千克体重 $0.5～1.0$ mg 计算(每毫克相当于 125 U)。24 h 用量可在 200 mg 左右,首次用肝素 50 mg 加入葡萄糖溶液 100 mL,静脉快速滴注后即以 $100～200$ mg 加入葡萄糖液或等渗生理盐水 1 000 mL 缓慢滴注维持 24 h 或采用间断静脉滴注。

5.抗血小板凝聚药物

双嘧达莫有解除血小板凝聚的作用,抑制血小板二酯酶的活性,常用剂量为 $200～400$ mg/d,但抗 DIC 血小板凝集使用大剂量 600 mg 滴注为宜。

6.抗纤溶剂的应用

抗纤溶剂适用于 DIC 晚期,继发纤溶期。常用的抗纤溶制剂有以下 4 种:抑肽酶、氨甲环酸、氨基己酸和氨甲苯酸。

三、妊娠期高血压疾病

妊娠期高血压疾病是妊娠期特有的疾病,为血管痉挛性疾病,以全身的动脉压升高及循环减少为特征。重症患者血容量降低,血液浓缩,血细胞比容升高。我国发病率为 9.4%,国外报道为 7%～12%。多数患者在妊娠期出现一过性高血压、蛋白尿等症状,在分娩后即随之消失。该病严重影响母婴健康,是导致孕产妇和围生儿死亡的主要原因。

(一)子痫前期或子痫的扩容疗法

妊娠期高血压疾病的扩容治疗,虽然目前尚有争议,但多数认为低血容量是子痫前期或子痫的主要病理生理变化之一,子痫前期或子痫在出现临床症状前已有低血容量存在,是一种必须纠正的严重病理——慢性休克状态。临床实践证明,采用大剂量硫酸镁合并扩容疗法等综合措施,可以增加血容量,改善全身灌注量;改善微循环淤滞状态,尤其是改善脑组织的血液循环和缺氧状态;增加子宫胎盘的灌注量,改善胎儿胎盘单位的功能,对预防子痫、DIC 和降低围生儿死亡率具有积极的作用。

1.扩容治疗的原则

扩容治疗应遵循在解痉的基础上扩容,在扩容的基础上脱水,胶体液优于晶体液的原则。这样才能既调节血容量,改善组织灌流状况,又避免增加心脏负担,以防止肺水肿的发生。

2.扩容治疗的指征

凡血细胞比容＞35％,全血黏度比值＞3.6 或血浆黏度比值＞1.6 者,均应给予适量的扩容剂。

3.扩容治疗的禁忌证

心血管负担过重,如有心力衰竭或肺水肿表现,或肾功能不全者,均属禁忌。另外,在未了解血细胞比容及尿比重等有关指标之前,亦不可快速扩容治疗。

4.扩容剂的选择

扩容剂的选择应当根据患者是否有低血浆蛋白血症、贫血、电解质紊乱等情况选用。

(1)人白蛋白:最理想的扩容剂。白蛋白及血浆能提高血浆蛋白及胶体渗透压,适用于低血浆蛋白间质性水肿。1 g 白蛋白可将 12 mL 组织间液回收到血液循环中,25～50 g 可回收 300～600 mL 组织间液。

(2)浓缩红细胞:可纠正贫血。

(3)全血或血浆:合并贫血和间质性水肿。

(4)右旋糖酐-40:具有疏通微循环,减少血小板黏附,预防 DIC 和利尿的作用,适用于血浆蛋白和电解质正常,尿比重≥1.020 尿少的患者,作用较中分子者为强,但扩容时间短,仅维持 2 h;羟乙基淀粉或羧甲淀粉效果不及右旋糖酐,适用于血浆蛋白和电解质正常者。

(5)平衡液:为含钠的晶体溶液,用于低钠血症患者。尿比重＜1.008 时细胞间隙以及细胞内的钠含量过高,可交换的钠离子下降,输入后可促进排钠利尿。

(6)碳酸氢钠:适用于子痫前期或子痫期或子痫患者。尤其是子痫患者,80％合并酸中毒,当发生抽搐时,组织均在无氧或缺氧下进行代谢,乳酸堆积致代谢性酸中毒,同时由于肺部气体交换亦受严重影响,二氧化碳积聚,致呼吸性酸中毒,应用 4％碳酸氢钠 250 mL 或 5％碳酸氢钠 100～200 mL,不仅可纠正酸中毒,且能回收 4 倍的组织间液,达到快速扩容,提高中心静脉压,从而增加有效循环血量。

扩容后的疗效观察:最简单的方法为测定血细胞比容、全血黏度和血浆黏度和电解质等指标。另外,患者安静、感觉舒适,症状好转,说明经过扩容治疗后,重要脏器灌流量改善。若扩容 2～3 次未见效,则应考虑决定是否终止妊娠。

(二)HELLP 综合征的血浆疗法

HELLP 综合征是妊娠期高血压疾病先兆子痫或子痫的严重并发症,本病可发生于妊娠中期至产后数天的任何时间,70%以上发生于产前,产后发生 HELLP 综合征伴肾衰竭和肺水肿者危险性更大。临床表现主要为溶血(H)、转氨酶升高(EL)和血小板降低(LP),是子痫前期或子痫的严重并发症,严重危险母儿安全。孕产妇及围生儿的死亡率与早期诊断、早期治疗及适时终止妊娠密切相关。

1.治疗原则

积极治疗妊娠期高血压疾病,控制出血,必要时血浆置换,尽快终止妊娠。

2.输血治疗

根据 HELLP 综合征的临床特点,在治疗上可以采用抗血栓剂、免疫制剂、成分输血、扩容或血浆置换等疗法。

(1)血浆:新鲜冰冻血浆补充凝血因子,解除血小板聚集和扩容作用。

(2)血小板:浓缩血小板能补充血小板防止出血倾向,当血小板计数<20×10⁹/L 或剖宫产血小板计数<50×10⁹/L 时应当输注。

(3)免疫球蛋白:免疫球蛋白具有抑制血栓性血小板减少性紫癜患者血浆中血小板聚集的作用;右旋糖酐-40 可以覆盖血管内皮细胞表面,减少血小板的聚集。

(4)血浆置换疗法:以上血液制剂均可酌情选用,对经保守治疗无效的重症患者可试用血浆置换疗法。采用新鲜冷冻血浆置换,可能是通过清除患者血清内的激活因子,或是补充凝血因子,以减少血小板聚集和扩容作用,并促使血管内皮恢复,以达到病情缓解。

四、习惯性流产

连续自然流产 3 次以上称为习惯性流产,其病因可由多种因素造成,其中免疫因素占有重要位置。有学者在一次流产患者中发现 44.2%有母、胎 ABO 血型不合,Taylor 等认为如夫妇间共有 HLA 抗原,可使胚胎与母体间共有滋养层淋巴细胞交叉反应(TLX)抗原,TLX 相容的胚胎组织不能刺激母体产生保护性或封闭因子,故在胚胎植入后,母体可能产生排异现象造成流产。目前临床上已证明采用输注白细胞及免疫球蛋白治疗是有效的。

(一)输注白细胞、单核细胞或淋巴细胞疗法

输注白细胞、单核细胞或淋巴细胞疗法成功率一般为 70%~90%。

1.适应证

不明原因的习惯性流产,即排除其他原因后诊断为复发性自然流产者(即排除遗传、解剖、感染、内分泌等因素后);夫妇间有两个或以上相同的 HLA 抗原;无抗父系淋巴细胞毒抗体;对男方的单向混合淋巴细胞培养(MLR)无反应,而对无关系的第三者的抗原刺激有反应。

2.治疗原理

通过输入同种异体的细胞或淋巴细胞增加 HLA 或次要组织不相容性,从而刺激母体产生对 HLA 和(或)TLX 抗原的适当免疫反应,产生保护性封闭抗体,维持妊娠的正常进行。

3.输注方法

(1)具体方法:①免疫原有丈夫或无关供体的淋巴细胞、单核细胞或全血:目前以用精制或净化的淋巴细胞或单核细胞特别是以丈夫的淋巴细胞为主。理论上说,从无关供者取材比较理想,可是有很多人赞成以丈夫为免疫原者,原因在于,首先是采血容易,其次为交叉感染的危险度低,第三是与妻子在精神上有一体感。②注射部位:在前臂内侧或臀部作多点皮内注射。③注射时间:有妊娠前、妊娠初期、妊娠前+妊娠初期三种。目前常用的方法是在妊娠前免疫 2~4 次,每

次间隔两周,妊娠后为加强免疫效果,于妊娠初期加强免疫1~3次。

(2)治疗应用的细胞种类:①静脉输入献血者浓缩白细胞。②皮内注射丈夫的单核细胞。③皮内注射丈夫的淋巴细胞:采用丈夫外周血20 mL,用淋巴细胞分离液无菌分离淋巴细胞,调整淋巴细胞浓度为$(2\sim2.5)\times10^7/mL$,于患者前臂内侧行多点注射,为6~9点,每点约0.2 mL,每2~3周1次,共4次。如注射完成后3周内未怀孕,应再追加1次。妊娠初期注射一次。据报道本法妊娠成功率为87.5%。④多途径注射丈夫淋巴细胞:有学者采取丈夫静脉血400 mL,分离淋巴细胞,洗涤3次,加5 mL生理盐水稀释。将3 mL注射于患者肘静脉,其余2 mL分别注入前臂掌侧内和皮下。3~6周随访,65%的患者抗配偶淋巴细胞毒抗体转阳性。对治疗后抗配偶淋巴细胞毒抗体仍呈阴性者,可再次采取丈夫静脉血50 mL,再同样制作和注射1次。该法妊娠成功率为85%。

(二)静脉输注免疫球蛋白疗法

静脉输注免疫球蛋白(IVIg)疗法成功率为86%~88%。静脉输注免疫球蛋白治疗习惯性流产机制尚不十分清楚。可能是被动转移封闭抗体或抗独特型抗体,屏蔽胎儿抗原,封闭巨噬细胞Fc受体或增强抑制T淋巴细胞的功能。

1.输注方法

从妊娠第5周开始静脉注射免疫球蛋白,初次剂量为0.5~0.6 g/kg,每3周重复注射1次,剂量为0.3~0.4 g/kg,直至妊娠22~24周。

2.优点

没有病毒感染的危险;妊娠前不需要治疗;可用于对白细胞治疗"无反应"者;可避免HLA同种异体免疫;不良反应小,仅少数患者有恶心、心动过速和低血压等。

(欧阳海宁)

第三节 妊娠期重症肝病的输血

一、妊娠期急性脂肪肝

妊娠期急性脂肪肝(AFLP)又称特发性脂肪肝,是妊娠妇女特有的肝脏急性疾病,是发生在妊娠晚期的一种严重并发症。起病急骤,病情凶险,如果对本病的早期症状和体征认识不足,延误了诊断,可造成母婴死亡。

(一)临床特点

(1)本病多发生在妊娠28~40周,多见于妊娠35周左右的初产妇,双胎、妊娠高血压疾病和男胎较易发生。

(2)起病急骤,突发不明原因的恶心,持续呕吐,可伴有上腹部疼痛或头痛,个别可有多尿、多饮、烦渴,此外,还可以出现乏力、肌痛、发热和厌油腻等。

(3)常有多脏器损害,皮肤黏膜出血、黄疸及不同程度的意识障碍。

(4)随着病情继续进展,可出现凝血功能障碍、低血糖、意识障碍、精神症状及肝昏迷、尿少、无尿和肾衰竭,常于短期内死亡。随着病情的加重,可以发生死胎、死产、早产和新生儿死亡。

（5）产后病情急剧恶化,出现肝性脑病、肾衰竭、低血糖、休克和DIC。

（6）实验室检查：①血清谷丙转氨酶（ALT）、胆红素、血氨、尿素氮均升高；②凝血酶原时间和部分凝血活酶时间延长,血纤维蛋白原降低；③外周血白细胞总数增高,并出现中毒颗粒。

（二）临床诊断

依据病史、临床表现、辅助检查和活组织检查诊断。

（1）肝功能改变相对较轻,血清谷丙转氨酶中度升高,血胆红素升高而尿胆原阴性。

（2）影像检查可发现肝内多余的脂肪有助于确定诊断。通常肝细胞间脂肪含量超过20%时,影像检查即可发现异常。B超主要表现为肝内弥散的密度增高区呈雪花状,强弱不均。CT可显示肝内实质呈均匀一致的密度减低。

（3）肝穿刺活检为本病的确诊手段。镜下可见肝细胞弥漫性、微滴性脂肪变性,肝细胞肿大,胞浆内散在脂肪空泡,肝小叶结构基本正常。

（三）治疗

1.一般治疗

尽早终止妊娠,给予低脂肪、低蛋白和高碳水化合物饮食,主要纠正低血糖、代谢性酸中毒以及电解质平衡紊乱。应用保肝药、维生素K、维生素C、ATP和辅酶A。纠正休克,改善循环,尽早应用皮质激素保护肾小管上皮。成分输血和血浆置换疗法对改善预后具有重要意义。

2.成分输血

肝几乎能合成全部的凝血因子,包括纤维蛋白原、第Ⅴ因子和依赖维生素K的第Ⅱ、Ⅶ、Ⅸ、Ⅹ因子以及AT-Ⅲ等。妊娠期急性脂肪肝时这些因子合成减少,病程中合并DIC又使消耗增多,因此常出现凝血因子缺乏,凝血功能异常。适当补充含有凝血因子的血液制品,对于防止产后出血、盆腔血肿和重要器官的出血可起到关键的作用。

（1）新鲜血输注：严重肝病患者不宜大量输注10 d以上库存血,因输入的抗凝剂和稳定剂会增加肝脏负担,还会加重高胆红素血症和高钾血症。

（2）FFP输注：输注大量新鲜冰冻血浆可获得血浆置换疗法类似效果。适用于肝衰竭伴出血的患者尤其是低血浆蛋白和低凝血因子患者。由于临床输注FFP量往往较大,应防止循环超负荷。

（3）冷沉淀输注：适用于急性肝损害造成的凝血障碍,特别是纤维蛋白原缺乏的患者。这种制剂含有第Ⅷ、ⅩⅢ因子、vWF、纤维结合蛋白和纤维蛋白原。通常每千克输入0.2~0.4袋,可使血浆纤维蛋白原水平提高1.0 g/L。

（4）白蛋白输注：白蛋白主要生理功能是维持血浆胶体渗透压,结合并转运各种低分子物质,纠正肝损害所致的低蛋白血症,结合并转运胆红素,缓解高胆红素血症。

（5）悬浮红细胞、浓缩血小板和ATⅢ浓缩剂可酌情应用。

（6）血浆置换疗法：治疗妊娠期急性脂肪肝效果好。国外使用3倍于血容量的血换血,配以血液透析,对1例AFLP多脏器衰竭患者治疗获得成功。血浆置换治疗可清除血液内的激活因子,增补体内缺乏的凝血因子,减少血小板聚集,促进血管内皮修复。该治疗方法国外应用较多,并取得较好疗效。

二、妊娠合并重症肝炎

病毒性肝炎是严重危害人类健康的传染病,妊娠期并发病毒性肝炎,新生儿可通过母婴垂直传播而感染,尤以乙肝病毒为甚。妊娠合并肝炎是我国孕产妇死亡的主要原因之一。

妊娠合并病毒性肝炎,可使妊娠反应加重,妊娠高血压疾病及产后出血的发生率增高,直接威胁生命。妊娠早期患肝炎,胎儿畸形约增加2倍。肝炎孕妇发生流产、早产、死胎、死产和新生儿死亡者,均较非肝炎孕妇高。围生儿死亡率明显增高。

(一)临床表现

由于妊娠期肝脏负担加重,病毒性肝炎易发展成为重症肝炎,甚至导致肝功能衰竭,以乙型肝炎常见。

(1)黄疸迅速加重:由肝细胞大量坏死所致。

(2)腹水和中毒性鼓肠:肝受损蛋白合成减少引起低蛋白血症所致。

(3)肝功能衰竭:肝进行性缩小、肝性昏迷并有肝臭气味。

(4)肾衰竭:大量肝细胞坏死,使胆碱酯酶减少,乙酰胆碱积聚可以造成肾血管痉挛,肾血流量减少,导致肝肾综合征,出现少尿或无尿。另外,严重出血、黄疸、感染亦可引起肾小管坏死,而导致肾衰竭。

(5)广泛出血:皮肤、黏膜、生殖道等脏器均可出血,主要是由于凝血因子缺乏和(或)DIC引起。

(6)肝性脑病:病损涉及神经系统,出现不同程度的精神症状或昏迷。

(二)诊断

(1)实验室检查:①ALT和胆红素升高;②凝血因子降低,血纤维蛋白明显下降,凝血酶原时间明显延长;③尿素氮、肌酐和尿酸均升高;④肝昏迷者血氨升高。

(2)肝穿刺活体组织检查:肝细胞广泛坏死,结构破坏仅留网状支架及血窦组织。

(三)治疗

轻症肝炎可采用休息,禁用损害肝功能的药物,保肝和抗病毒治疗;重症肝炎的治疗除迅速终止妊娠,针对肝、脑、肾损害情况采取相应措施外,应采用输血治疗。

输血治疗在控制病理生理过程——三高(高血氨、高血胺和高芳香类氨基酸)、四低(低蛋白血症、低凝血因子、低血糖和低血钾)和防止脑水肿方面,具有无可代替的重要作用。

(1)输注新鲜冰冻血浆和冷沉淀增加凝血因子。

(2)输注白蛋白防治肝细胞坏死,降低脑水肿。

(3)静脉滴注胎肝细胞悬液,每天或隔天1次。

(4)并发DIC者无产兆或分娩24 h后可用肝素抗凝治疗,在已临产或分娩结束24 h内不宜用,以免产后出血。

(5)抗肝昏迷:14-氨基酸-800或6-氨基酸-520均富含支链氨基酸,不含芳香氨基酸,可使支链氨基酸竞争性通过血-脑屏障,以纠正肝昏迷。

(6)肾衰竭的处理:严格限制液体入量,避免使用有肝肾损害的药物,早期应用渗透性利尿剂,应用多巴胺等扩展肾血管增加肾血流量,积极防治高血钾。

(欧阳海宁)

第四节　胎儿宫内输血

一、适应证和指征

(一)适应证

胎儿宫内输血的主要目的是纠正胎儿贫血。宫内输血主要适用于各种严重的免疫性溶血性贫血和一些非免疫性贫血,如母胎血型不合引起的同种免疫性溶血性贫血包括 Rh 溶血、ABO 溶血及一些少见血型如 Kel 血型不合溶血。另外,细小病毒 B19 感染引起的严重贫血也是宫内输血的适应证。严重的母胎间输血也是宫内输血的适应证,因可导致胎儿贫血水肿,通过反复宫内输血可治疗胎儿。2/3 以上的水肿胎儿通过宫内输血可以获救。宫内输血技术还可用于治疗胎儿同种免疫性血小板减少症。当母亲患自身免疫性血小板减少症时,抗血小板抗体可通过胎盘循环,造成胎儿血小板的破坏,导致血小板减少,输血小板可预防颅内出血。

(二)指征

临床指征主要取决于胎儿发病的情况,根据以下指标进行判断。

1.母亲血清抗体效价

Rh 血型不合,母亲血清抗体效价在 1∶32 以上。ABO 血型不合者,抗体效价在 1∶512 以上往往提示胎儿溶血严重。

2.羊水胆红素测定

OD_{450} 值大于 0.3 提示胎儿宫内严重溶血。

3.超声检查

胎儿由于严重贫血,可出现腹水、水肿、心脏扩大,从而使心胸比值增大,胎盘增厚。

4.脐血血细胞比容

脐血血细胞比容小于 30%,被大多数学者作为宫内输血的指征。

虽然胎儿血常规是判断贫血程度最可靠的指标,但是需要脐带穿刺才可获得标本。临床上常常根据病史、抗体效价、超声检查以及羊水检查作出宫内输血决定。在穿刺脐带血管后先抽取少量胎血查血常规而后输血。输血结束后即取血复查血常规,以了解贫血纠正情况,决定输血间隔时间。

二、胎儿宫内输血的方法

(一)血液的选择

根据胎儿宫内输血的目的选择各种适用的血液制剂。血细胞比容以 80% 为宜。采用孕妇自身血液制备洗涤的红细胞或甘油冷贮的红细胞进行宫内输血,母胎间免疫反应小,红细胞在胎儿体内存活时间长,输血次数少,较其他供血来源效果好。同种免疫性血小板减少应输注免疫球蛋白和抗体阴性的浓缩血小板或经洗涤的母体血小板。

(二)输血途径

输血途径主要是经胎儿腹腔输血和经胎儿脐静脉输血两种。

1.经胎儿腹腔输血

胎儿腹腔输血主要依靠膈、腹膜表面的淋巴管吸收,再经胸导管进入血液循环,胎儿的呼吸运动是吸收的基础。对于严重水肿和腹水的胎儿,由于腹水的影响,其应用和疗效均受到限制。

2.经胎儿脐静脉输血

该法有以下优点:输血前能够抽取胎儿血检测血型及贫血程度,并估计需血量;可将血液直接输入胎儿血管,避免了穿刺胎儿腹腔造成的损伤,克服了胎儿腹腔内输血的血液吸收不良的缺点;输血后可抽取胎儿血检查以判断胎儿贫血纠正的程度,监测疗效;可将宫内输血的时间较胎儿腹腔内输血提前 4～6 周,且疗效好。

目前普遍使用脐静脉输血,但有学者提出将两种输血途径相结合,先脐静脉输血,再行吸收较缓慢而量较多的腹腔内输血,可使胎儿血细胞比容稳定地维持更长时间,并减少输血的次数。二者结合时胎儿血红蛋白平均下降率是 0.01%,而单独脐静脉宫内输血时,胎儿血红蛋白下降率为 1.14%。

(三)输血量

宫内胎儿最大的输血量,目前尚无统一标准。有学者主张输血最大量为(妊娠周数-20)×10 mL。也有学者主张输血量在妊娠 20～22 周为 20 mL,23～24 周为 30 mL,25～26 周为35 mL,27～29 周为 40 mL,30～31 周为 50 mL,32～33 周为 60～75 mL。

(四)输血速度

腹腔为 5～10 mL/min,血管为 2～5 mL/min。胎儿有腹水时,进行胎儿腹腔内输血前应先抽出腹水,抽出量应等于将要输入的血量,以免过度增加胎儿腹压,造成胎儿死亡。宫内输血间隔时间说法不一,一般是在第一次宫内输血后需间隔 1～2 周,以后每隔 2～4 周 1 次,直到分娩。

三、胎儿宫内输血的注意事项

(一)胎儿监护

宫内输血应进行胎儿监护,在术前和输血间隔期应每周行 1 次胎儿电子监护。胎心率加快,一般预后较好;胎心率减慢,预后较差。若输血过程中出现胎儿心动过缓,应停止输血。严重胎儿贫血和心力衰竭,可出现正弦型胎心率曲线,宫内输血后可使其逆转。如果正弦型胎心率曲线出现在宫内输血 24 h 以内,并非都是胎儿宫内窘迫的反应。是否进行手术处理,取决于正弦型胎心率曲线持续时间的长短和胎儿孕龄成活的可能性。每 1～2 周应进行超声检查,以评价胎儿生长发育情况、宫内安危程度和有无水肿。

(二)操作重点

腹腔内输血可引起腹压升高,脐静脉输血时可引起脐静脉压升高,压力的迅速升高可危及胎儿生命。当压力变化(压力变化=输血后压力-输血前压力)超过 1.3 kPa 可导致胎儿死亡,当压力变化达 1.3 kPa 应停止输血;若变化超过 1.3 kPa,则抽出部分血并以相应的生理盐水代替。

四、宫内胎儿输血的并发症

宫内输血对母体影响较小,其主要的并发症是感染,严格的无菌操作可使其发生率控制在 1% 以内,其他的并发症有早产、胎膜早破、胎盘早期剥离、肝炎及输血针偏位等。

胎儿的并发症较多,多数是由损伤引起的,常在输血后 48 h 内死亡。损伤部位为血管和心脏,因腹压过高引起脐静脉血流中断也可能导致早产和胎膜早破。其间接并发症为脐疝和腹股沟疝。理论上,宫内输.血可使胎儿发生宿主对移植物的排斥反应,但在 Bowman 大量的患者中未发现这种并发症。

五、宫内输血的预后

影响宫内输血预后的因素有第一次宫内输血的胎龄、胎儿发病的严重程度、手术者的经验,此外还有母体肥胖、胎盘位置、新生儿护理、胎位不正等。通常妊娠 26 周前需宫内输血及有胎儿水肿者预后较差。

宫内输血胎儿成活率的报道各家差异较大,近期文献多为 $86\%\sim92\%$。一般随访结果提示,宫内输血患儿的智力、行为、身高、体重、免疫和肝肾功能均正常,有神经系统疾病者仅占 5%。Sainio 等报道母体静脉滴注免疫球蛋白和泼尼松并进行宫内胎儿输注浓缩血小板产前治疗严重免疫性血小板减少性紫癜的效果,出生新生儿均无颅内出血,情况良好,无死亡患者。Radder 等随访结果亦提示宫内输注血小板不影响患儿全身、神经和免疫系统发育,婴儿免疫系统淋巴细胞的活性和成熟度正常。

六、造血干细胞宫内移植

造血干细胞宫内移植(IUHSCT)是出生后干细胞移植理论的进一步发展,造血干细胞具有增殖为其他造血细胞的能力,且保持自身数目的稳定,移植后可形成造血嵌合体。因此,可以应用于先天性血红蛋白病、免疫缺陷性疾病及一些代谢性疾病。妊娠早期胎儿尚未建立起免疫系统,对外来抗原具耐受性,IUHSCT 不需要 HLA 配型相合和免疫抑制处理;宫内移植免疫重建,能及时阻断病情发展减少器官损害,避免出生后的治疗;子宫的特殊环境降低了病原体感染的可能性。因此,IUHSCT 在宫内治疗学上有着重要的意义。

目前可供 IUHSCT 的细胞如下。①骨髓细胞:可选用母亲或父亲的骨髓细胞;②胎肝细胞:小于妊娠 15 周的胎肝细胞中 T 细胞含量少,引起移植物抗宿主反应少,几乎含有所有的造血细胞,定位和增生能力强;③脐血干细胞:来源丰富,已成功地用于治疗出生后地中海贫血和范可尼贫血。

一般主张移植最好在 14 周前进行,可经脐静脉或经胎儿腹腔内注射。有学者提出胚外体腔穿刺,这将是宫内移植很有希望的途径,其理由有二:①胚外体腔穿刺的时间是在妊娠 7~8 周,比腹腔穿刺(经 12~13 周进行)提前了 5 周左右,胎龄越小,耐受性越强,越容易形成嵌合体;②胎儿的造血器官卵黄囊位于胚外体腔内,注入的造血干细胞可以直接进入卵黄囊。此外,有学者认为,胚外体腔如同一个造血库,如加入适量的细胞因子可促使造血干细胞在体腔内不断增殖,并进入卵黄囊。

近十年来,虽然获得越来越多的实验结果和临床经验,有关 IUHSCT 的研究进展不大。除了在羊的动物模型获得较好的结果,其他动物模型结果均不理想。主要问题为不能形成嵌合型,或嵌合型形成率低,以及移植的细胞逐渐消失。现认为治疗的结果与个体的差异和某些尚未被认识的生物学屏障有关。要提高 IUHSCT 的效果,必须克服这些生物学屏障,增加造血干细胞(HSC)的输入量及提高供体 HSC 与胎儿自身 HSC 的竞争力。

(欧阳海宁)

第七章　红细胞检验

第一节　红细胞形态学检验

不同病因作用于红细胞发育成熟过程不同阶段,可致红细胞发生相应病理变化及形态学改变(大小、形状、染色及结构)。红细胞形态学检查结合 RBC、Hb 和 Hct 及其他参数综合分析,可为贫血等疾病诊断和鉴别诊断提供进一步检查线索。

一、检验原理

外周血涂片经瑞特-吉姆萨染色后,不同形态红细胞可显示各自形态学特点。选择红细胞分布均匀、染色良好、排列紧密但不重叠的区域,在显微镜下观察红细胞形态。

二、操作步骤

(1)采血、制备血涂片与染色。

(2)低倍镜观察:观察血涂片细胞分布和染色情况,找到红细胞分布均匀、染色效果好、排列紧密,但不重叠区域(一般是在血涂片体尾交界处),转油镜观察。

(3)油镜观察:仔细观察红细胞形态(大小、形状、染色及结构)是否异常,同时浏览全片是否存在其他异常细胞或寄生虫。

三、方法评价

显微镜检查可直观识别红细胞形态,发现红细胞形态病理变化,目前仍无仪器可完全取代,也是仪器校准和检测复核方法。

四、质量管理

(1)血涂片制备及染色:应保证血涂片制备和染色效果良好。操作引起的常见红细胞形态异常的人为因素如下。①涂片不当:可形成棘形红细胞、皱缩红细胞、红细胞缗钱状聚集;②玻片有油脂:可见口形红细胞;③EDTA 抗凝剂浓度过高或血液长时间放置:可形成锯齿状红细胞;④涂片干燥过慢或固定液混有少许水分:可形成面包圈形、口形、靶形红细胞;⑤涂片末端附近:可形成与长轴方向一致的假椭圆形红细胞;⑥染色不当:可形成嗜多色性红细胞。

（2）检验人员：必须有能力、有资格能识别血液细胞形态。

（3）油镜观察：应注意浏览全片，尤其是血涂片边缘，观察是否存在其他异常细胞。

五、临床应用

（一）参考范围

正常成熟红细胞形态呈双凹圆盘状，大小均一，平均直径为 7.2 μm（6.7～7.7 μm）；瑞特-吉姆萨染色为淡粉红色，呈正色素性；向心性淡染，中央 1/3 为生理性淡染区；胞质内无异常结构；无核；可见少量变形或破碎红细胞。

（二）临床意义

正常形态红细胞（图 7-1）：除了见于健康人，也可见于急性失血性贫血、部分再生障碍性贫血（aplastic anemia，AA）。

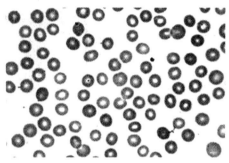

图 7-1　正常红细胞形态（瑞特-吉姆萨染色）

形态异常红细胞：如果发现数量较多、形态异常的红细胞，在排除人为因素后，提示为病理改变。红细胞形态异常可分为大小、形状、染色（血红蛋白）、结构和排列等五大类。

1.红细胞大小异常

（1）小红细胞：指直径＜6 μm 红细胞，出现较多染色浅、淡染区扩大的小红细胞（图 7-2），提示血红蛋白合成障碍。见于缺铁性贫血（iron deficiency anemia，IDA）、珠蛋白生成障碍性贫血。遗传性球形红细胞增多症（hereditary spherocytosis，HS）的小红细胞内血红蛋白充盈度良好，甚至深染，中心淡染区消失。长期慢性感染性贫血为单纯小细胞性，即红细胞体积偏小，无淡染区扩大（小细胞正色素红细胞）。

（2）大红细胞：指直径＞10 μm 红细胞（图 7-3），呈圆形（圆形大红细胞）或卵圆形（卵圆形大红细胞）。见于叶酸、维生素 B_{12} 缺之所致巨幼细胞贫血（megaloblastic anemia，MA），为幼红细胞内 DNA 合成不足，不能按时分裂，脱核后形成大成熟的红细胞。也可见于溶血性贫血（hemolytic anemia，HA）和骨髓增生异常综合征（myelodysplastic syndrome，MDS）等。

（3）巨红细胞：指直径＞15 μm 红细胞（图 7-4）。见于 MA、MDS 血细胞发育不良时，后者甚至可见直径＞20 μm 超巨红细胞。

（4）红细胞大小不均：指同一血涂片上红细胞之间直径相差 1 倍以上，由红细胞体积分布宽度（RDW）反映。见于贫血，MA 时尤为明显，与骨髓造血功能紊乱或造血监控功能减弱有关。

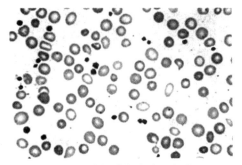

图 7-2　小细胞低色素红细胞

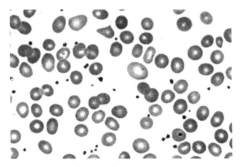

图 7-3　大红细胞和红细胞大小不均

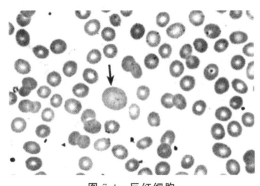

图 7-4　巨红细胞

2.红细胞形状异常

(1)球形红细胞:红细胞直径<6 μm,厚度>2.6 μm,小球形,着色深,无中心淡染区,直径与厚度之比(正常为 3.4:1)可减少至 2.4:1 或更小(图 7-5),与红细胞膜结构异常致膜部分丢失有关,此类红细胞易于破坏或溶解。见于遗传性球形红细胞增多症(常大于 20%)、自身免疫性溶血性贫血和新生儿溶血病等。

(2)椭圆形红细胞:也称卵圆形红细胞,红细胞呈椭圆形、杆形或卵圆形,长度可大于宽度 3 倍,可达 5:1(图 7-6),形成与膜基因异常致细胞膜骨架蛋白异常有关,且只有成熟后才呈椭圆形,因此,仅在外周血见到,正常人外周血约占 1%。见于遗传性椭圆形红细胞增多症(hereditary elliptocytosis,HE)(常大于 25%,甚至达 75%)和巨幼细胞贫血(可达 25%)。

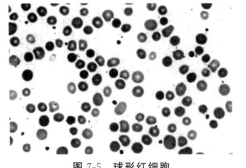

图 7-5　球形红细胞

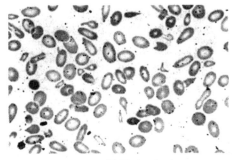

图 7-6　椭圆形红细胞

(3)泪滴形红细胞:红细胞泪滴样或梨状(图 7-7),可能因细胞内含 Heinz 小体或包涵体,或红细胞膜某一点被粘连而拉长,或制片不当所致。正常人偶见。见于骨髓纤维化、溶血性贫血和珠蛋白生成障碍性贫血等。

(4)口形红细胞:红细胞中心苍白区呈张口形(图7-8),因膜异常使 Na^+ 通透性增加,细胞膜变硬,细胞脆性增加,生存时间缩短。正常人偶见(小于4%)。见于遗传性口形红细胞增多症(hereditary stomatocytosis,HST)(常大于10%)、小儿消化系统疾病所致的贫血、急性酒精中毒、某些溶血性贫血和肝病等。也可见于涂片不当,如血涂片干燥缓慢、玻片有油脂等。

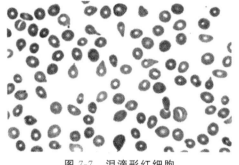
图 7-7　泪滴形红细胞

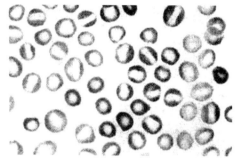
图 7-8　口形红细胞

(5)镰状红细胞:红细胞呈镰刀状、线条状或呈"L""S""V"形等(图7-9),可能为缺氧使红细胞内 HbS 溶解度降低,形成长形或尖形结晶体,使胞膜变形。见于镰状红细胞病。血涂片中出现可能是脾、骨髓或其他脏器毛细血管缺氧所致。在新鲜血液内加入还原剂,如偏亚硫酸钠,然后制作涂片有利于镰状红细胞检查。

(6)靶形红细胞:比正常红细胞稍大且薄,中心染色较深,外围苍白,边缘又深染,呈靶状(图7-10)。有的红细胞边缘深染区向中央延伸或相连成半岛状或柄状,形成不典型靶形红细胞。可能与红细胞内血红蛋白组合、结构变异及含量不足、分布不均有关,其生存时间仅为正常红细胞的1/2或更短。见于珠蛋白生成障碍性贫血(常大于20%)、严重缺铁性贫血、某些血红蛋白病、肝病、阻塞性黄疸和脾切除后,也可见于血涂片制作后未及时干燥固定、EDTA 抗凝过量等。

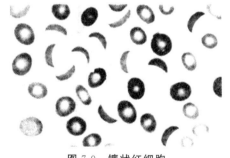
图 7-9　镰状红细胞

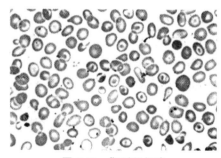
图 7-10　靶形红细胞

(7)棘形红细胞:红细胞表面有多个不规则针状或指状突起,突起长宽不一、外端钝圆、间距不等(图7-11)。见于遗传性或获得性无 β-脂蛋白血症(可达70%~80%)、脾切除后、酒精中毒性肝病、神经性厌食和甲状腺功能减退症等。

(8)刺红细胞:也称锯齿形红细胞,红细胞表面呈钝锯齿状,突起排列均匀、大小一致、外端较尖(图7-12)。见于制片不当、高渗和红细胞内低钾等,也可见于尿毒症、丙酮酸激酶缺乏症、胃癌和出血性溃疡。

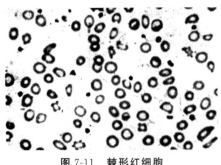

图 7-11　棘形红细胞

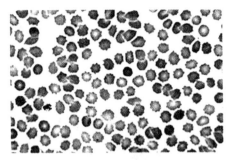

图 7-12　刺红细胞

(9)裂红细胞:也称为红细胞碎片或破碎红细胞,是指红细胞大小不一,外形不规则,可呈盔形、三角形、扭转形(图 7-13),为红细胞通过管腔狭小的微血管所致。正常人血片中小于 2%。见于弥散性血管内凝血、创伤性心源性溶血性贫血、肾功能不全、微血管病性溶血性贫血、血栓性血小板减少性紫癜、严重烧伤和肾移植排斥时。

(10)红细胞形态不整:指红细胞形态发生无规律变化,出现各种不规则的形状,如豆状、梨形、蝌蚪状、麦粒状和棍棒形等(图 7-14),可能与化学因素(如磷脂酰胆碱、胆固醇和丙氨酸)或物理因素有关。见于某些感染、严重贫血,尤其是 MA。

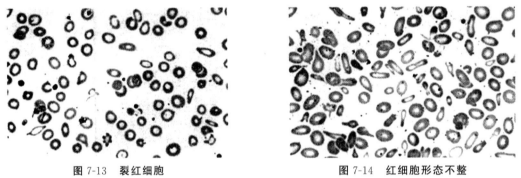

图 7-13　裂红细胞　　　　　　　　　　　　图 7-14　红细胞形态不整

3.红细胞染色异常

(1)低色素性:红细胞生理性中心淡染区扩大,染色淡薄,为正细胞低色素红细胞或小细胞低色素红细胞,甚至仅细胞周边着色为环形红细胞(图 7-15),提示红细胞血红蛋白含量明显减少。见于缺铁性贫血、珠蛋白生成障碍性贫血、铁粒幼细胞性贫血(sideroblastic anemia,SA)和某些血红蛋白病等。

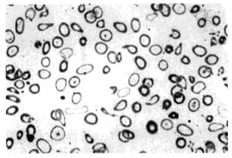

图 7-15　低色素性红细胞

(2)高色素性:红细胞生理性中心淡染区消失,整个细胞染成红色,胞体大(图 7-16),提示红细胞血红蛋白含量增高,故 MCH 增高,见于 MA 和遗传性球形红细胞增多症。球形红细胞因厚度增加,也可呈高色素,其胞体小,故 MCH 不增高。

(3)嗜多色性:红细胞淡灰蓝色或灰红色,胞体偏大,属尚未完全成熟红细胞(图 7-17),因胞质内尚存少量嗜碱性物质 RNA,又有血红蛋白,故嗜多色性。正常人血片中为 0.5%～1.5%。见于骨髓红细胞造血功能活跃时,如溶血性贫血和急性失血。

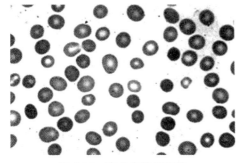

图 7-16 高色素性红细胞

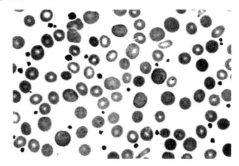

图 7-17 嗜多色性红细胞

(4)双相形红细胞:又称双形性红细胞,是指同一血涂片上红细胞着色不一,出现 2 种或 2 种以上染色不一致红细胞,如同时出现小细胞低色素、正细胞正色素或大细胞高色素红细胞等,为血红蛋白充盈度偏离较大所致。见于铁粒幼细胞性贫血、输血后、营养性贫血、骨髓增生异常综合征。可通过血红蛋白分布宽度(hemoglobin distribution width,HDW)反映出来。

4.红细胞内出现异常结构

(1)嗜碱点彩红细胞:简称点彩红细胞(图 7-18),是指在瑞特-吉姆萨染色条件下,红细胞胞质内出现大小形态不一、数量不等蓝色颗粒(变性核糖核酸)。其形成原因如下:①重金属损伤细胞膜使嗜碱性物质凝集;②嗜碱性物质变性;③某些原因致血红蛋白合成过程中原卟啉与亚铁结合受阻。正常人甚少见(约 1/10 000)。见于铅中毒,为筛检指标;常作为慢性重金属中毒指标;也可见于贫血,表示骨髓造血功能旺盛。

(2)豪焦小体(Howell-Jolly body):又称染色质小体(图 7-19),是指红细胞胞质内含有 1 个或多个直径为 1～2 μm 暗紫红色圆形小体,可能为核碎裂或溶解后残余部分。见于脾切除后、无脾症、脾萎缩、脾功能低下、红白血病和某些贫血,尤其是 MA。

(3)卡伯特环:指红细胞胞质中含紫红色细线圈状结构,环形或"8"字形(图 7-20)。①核膜残余物,表示核分裂异常;②纺锤体残余物;③胞质中脂蛋白变性,多出现在嗜多色性或嗜碱性点彩红细胞中,常伴豪焦小体。见于白血病、MA、铅中毒和脾切除后。

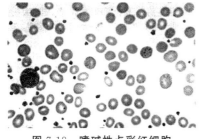

图 7-18 嗜碱性点彩红细胞

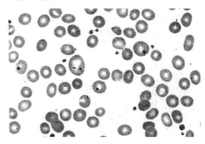

图 7-19 豪焦小体

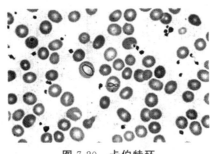

图 7-20 卡伯特环

(4)帕彭海姆小体(Pappenheimer body):指红细胞内铁颗粒,在瑞特-吉姆萨染色下呈蓝黑色颗粒,直径＜1 μm。见于脾切除后和骨髓铁负荷过度等。

(5)寄生虫:感染疟原虫、微丝蚴、巴贝球虫和锥虫时,红细胞胞质内可见相应病原体(图 7-21)。

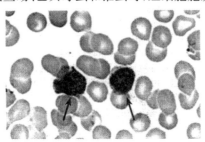

图 7-21 红细胞内疟原虫

5.红细胞排列异常

(1)缗钱状红细胞:当血浆中纤维蛋白原、球蛋白含量增高时,红细胞表面负电荷减低,红细胞间排斥力削弱,红细胞互相连接呈缗钱状(图 7-22)。见于多发性骨髓瘤等。

(2)红细胞凝集:红细胞出现聚集或凝集现象(图 7-23)。见于冷凝集素综合征和自身免疫性溶血性贫血等。

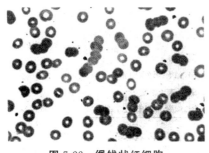

图 7-22 缗钱状红细胞

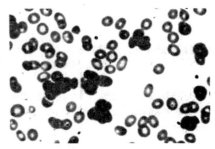

图 7-23 红细胞凝集

6.有核红细胞(nucleated erythrocyte,nucleated red blood cell,NRBC)

有核红细胞是指血涂片中出现有核红细胞(图 7-24)。正常时,出生 1 周内新生儿外周血可见少量有核红细胞。如果成年人出现,则为病理现象,见于溶血性贫血(因骨髓红系代偿性增生和提前释放所致)、造血系统恶性肿瘤(如急、慢性白血病)或骨髓转移癌(因骨髓大量异常细胞排挤释放增多所致)、骨髓纤维化(因髓外造血所致)和脾切除后(因滤血监视功能丧失所致)。血涂片检查有助于发现和诊断疾病(表 7-1)。

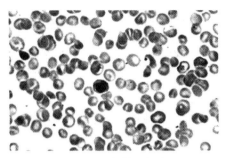

图 7-24　有核红细胞

表 7-1　血涂片检查有助于发现和诊断的疾病

血涂片发现	疾病
球形红细胞、多色素红细胞、红细胞凝集、吞噬红细胞增多	免疫性溶血性贫血
球形红细胞、多色素红细胞	遗传性球形红细胞增多症
椭圆形红细胞	遗传性椭圆形红细胞增多症
卵圆形红细胞	遗传性卵圆形红细胞增多症
靶形红细胞、球形红细胞	血红蛋白 C 病
镰状红细胞	血红蛋白 S 病
靶形红细胞、镰状红细胞	血红蛋白 SC 病
小红细胞、靶形红细胞、泪滴状红细胞、嗜碱点彩红细胞、其他异形红细胞	轻型珠蛋白生成障碍性贫血（地中海贫血）
小红细胞、靶形红细胞、嗜碱点彩红细胞、泪滴状红细胞、其他异形红细胞	重型珠蛋白生成障碍性贫血（地中海贫血）
小红细胞、低色素红细胞、无嗜碱点彩红细胞	缺铁性贫血
嗜碱点彩红细胞	铅中毒
大红细胞、卵圆形大红细胞、中性粒细胞分叶过多	叶酸或维生素 B_{12} 缺乏症

（王宪军）

第二节　红细胞计数检验

红细胞计数是测定单位容积血液中红细胞数量,是血液一般检验基本项目之一。检验方法有显微镜计数法和血液分析仪法。本节介绍显微镜计数法。

一、检测原理

采用红细胞稀释液将血液稀释后,充入改良牛鲍计数板,在高倍镜下计数中间大方格内四角及中央共 5 个中方格内红细胞数,再换算成单位体积血液中红细胞数。

红细胞计数常用稀释液有 3 种,其组成及作用见表 7-2。

表 7-2　红细胞稀释液组成及作用

稀释液	组成	作用	备注
Hayem 液	氯化钠,硫酸钠,氯化汞	维持等渗,提高比密,防止细胞粘连,防腐	高球蛋白血症时,易造成蛋白质沉淀而使红细胞凝集
甲醛枸橼酸钠盐水	氯化钠,枸橼酸钠,甲醛	维持等渗,抗凝,固定红细胞和防腐	
枸橼酸钠盐水	31.3 g/L 枸橼酸钠		遇自身凝集素高者,可使凝集的红细胞分散

二、操作步骤

显微镜计数法操作如下。

(1)准备稀释液:在试管中加入红细胞稀释液。

(2)采血和加血:准确采集末梢血或吸取新鲜静脉抗凝血加至稀释液中,立即混匀。

(3)充池:准备计数板、充分混匀红细胞悬液、充池、室温静置一定时间待细胞下沉。

(4)计数:高倍镜下计数中间大方格内四角及中央中方格内红细胞总数。

(5)计算:换算成单位体积血液中红细胞数。

三、方法评价

显微镜红细胞计数法是传统方法,设备简单、试剂易得、费用低廉,适用于基层医疗单位和分散检测;缺点是,s 操作费时,受器材质量、细胞分布及检验人员水平等因素影响,不易质量控制,精密度低于仪器法,不适用于临床大批量标本筛查。在严格规范操作条件下,显微镜红细胞计数是参考方法,用于血液分析仪的校准、质量控制和异常检测结果复核。

四、质量管理

(一)检验前管理

(1)器材:必须清洁、干燥。真空采血系统、血细胞计数板、专用盖玻片、微量吸管及玻璃刻度吸管等规格应符合要求或经过校正。

(2)生理因素:红细胞计数一天内变化为 4%,同一天上午 7 时最高,日间变化为 5.8%,月间变化为 5.0%。

(3)患者体位及状态:直立体位换成坐位 15 min 后采血,较仰卧位 15 min 后采血高 5%～15%;剧烈运动后立即采血可使红细胞计数值增高 10%。

(4)采血:应规范、顺利、准确,否则应重新采血。毛细血管血采集部位不得有水肿、发绀、冻疮或炎症;采血应迅速,以免血液出现小凝块致细胞减少或分布不均;针刺深度应适当(2～3 mm);不能过度挤压,以免混入组织液。静脉采血时静脉压迫应小于 1 min,超过 2 min 可使细胞计数值平均增高 10%。

(5)抗凝剂:采用 EDTA-K$_2$ 作为抗凝剂,其浓度为 3.7～5.4 μmol/mL 血或 1.5～2.2 mg/mL血,血和抗凝剂量及比例应准确并充分混匀。标本应在采集后 4 h 内检测完毕。

(6)红细胞稀释液:应等渗、新鲜、无杂质微粒(应过滤),吸取量应准确。

(7)世界卫生组织(WHO)规定,如标本储存在冰箱内,检测前必须平衡至室温,并至少用手颠倒混匀 20 次。

(8)为避免稀释溶血和液体挥发浓缩,血液稀释后应在 1 h 内计数完毕。

(二)检验中管理

1.操作因素

(1)计数板使用:WHO 推荐以"推式"法加盖玻片,以保证充液体积高度为 0.10 mm。

(2)充池:充池前应充分混匀细胞悬液,可适当用力振荡,但应防止气泡产生及剧烈振荡破坏红细胞;必须一次性充满计数室(以充满但不超过计数室台面与盖玻片之间的矩形边缘为宜),不能断续充液、满溢、不足或产生气泡,充池后不能移动或触碰盖玻片。

(3)计数域:血细胞在充入计数室后呈随机分布或 Poisson 分布,由此造成计数误差称为计数域误差,是每次充池后血细胞在计数室内分布不可能完全相同所致,属于偶然误差。扩大血细胞计数范围或数量可缩小这种误差。根据下述公式推断,欲将红细胞计数误差(CV)控制在 5% 以内,至少需要计数 400 个红细胞。

(4)计数:应逐格计数,按一定方向进行,对压线细胞应遵循"数上不数下、数左不数右"原则。

(5)红细胞在计数池中如分布不均,每个中方格之间相差超过 20 个,应重新充池计数。在参考范围内,2 次红细胞计数相差不得>5%。

$$CV = \frac{s}{m} \times 100\% = \frac{1}{\sqrt{m}} \times 100\%$$

式中,s 为标准差;m 为红细胞多次计数的均值。

2.标本因素

(1)白细胞数量:WBC 在参考范围时,仅为红细胞的 1/1 000~1/500,对红细胞数量影响可忽略,但 WBC>100×10^9/L 时,应校正计数结果:实际 RBC＝计数 RBC－WBC;或在高倍镜下计数时,不计白细胞(白细胞体积较成熟红细胞大,中央无凹陷,可隐约见到细胞核,无草黄色折光)。

(2)有核红细胞或网织红细胞:增生性贫血时,有核红细胞增多或网织红细胞提前大量释放时,可干扰红细胞计数。

(3)冷凝集素:可使红细胞凝集,造成红细胞计数假性减低。

3.室内质量控制(IQC)及室间质量评价(EQA)

血细胞显微镜计数法尚缺乏公认或成熟质量评价与考核方法,是根据误差理论设计的评价方法。

(1)双份计数标准差评价法:采用至少 10 个标本,每个均作双份计数,由每个标本双份计数之差计算标准差,差值若未超出 2 倍差值标准差范围,则认为结果可靠。

(2)国际通用评价法:可参考美国 1988 年临床实验室改进修正案(CLIA88)能力验证计划的允许总误差进行评价,通过计算靶值偏倚情况进行血细胞计数质量评价:质量标准＝靶值±允许总误差。允许总误差可以是百分数、固定值、组标准差(s)倍数。红细胞计数允许误差标准是计数结果在靶值±6% 以内。

五、临床应用

(一)红细胞增多

(1)严重呕吐、腹泻、大面积烧伤及晚期消化道肿瘤患者。多为脱水血浓缩使血液中的有形成分相对地增多所致。

（2）心肺疾病：先天性心脏病、慢性肺脏疾病及慢性一氧化碳中毒等。因缺氧必须借助大量红细胞来维持供氧需要。

（3）干细胞疾病：真性红细胞增多症。

（二）红细胞减少

（1）急性或慢性失血。

（2）红细胞遭受物理、化学或生物因素破坏。

（3）缺乏造血因素、造血障碍和造血组织损伤。

（4）各种原因的血管内或血管外溶血。

（徐爽爽）

第三节　网织红细胞计数检验

网织红细胞（reticulocyte，Ret，RET）是介于晚幼红细胞和成熟红细胞之间的尚未完全成熟的红细胞，因胞质中残留一定量的嗜碱性物质核糖核酸（RNA），经新亚甲蓝或煌焦油蓝等碱性染料活体染色后，RNA 凝聚呈蓝黑色或蓝紫色颗粒，颗粒多时可连成线状或网状结构（图 7-25）。RET 在骨髓停留一段时间后释放入血，整个成熟时间约为 48 h。RET 较成熟红细胞大，直径为 8.0～9.5 μm。随着红细胞发育成熟，RNA 逐渐减少至消失；RET 网状结构越多，表示细胞越幼稚。国际血液学标准化委员会（ICSH）据此将其分为 Ⅰ～Ⅳ型（表 7-3）。

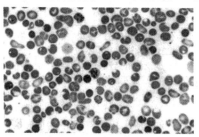

图 7-25　网织红细胞

表 7-3　网织红细胞分型及特征

分型	形态特征	正常存在部位
Ⅰ型（丝球型）	RNA 呈线团样几乎充满红细胞	仅存在骨髓中
Ⅱ型（网型或花冠型）	RNA 呈松散的线团样或网状	大量存在骨髓中，外周血很难见
Ⅲ型（破网型）	网状结构少，呈断线状或不规则枝状连接或排列	主要存在骨髓中，外周血可见少量
Ⅳ型（颗粒型或点粒型）	RNA 呈分散的颗粒状或短丝状	主要存在外周血中

一、检测原理

RET 检测方法有显微镜法、流式细胞术法和血液分析仪法。

（一）显微镜法

活体染料的碱性基团（带正电荷）可与网织红细胞嗜碱性物质 RNA 的磷酸基（带负电荷）结

合,使 RNA 间负电荷减少而发生凝缩,形成蓝色颗粒状、线状甚至网状结构。在油镜下计数一定量红细胞中 RET 数,换算成百分率。如果同时做 RBC 计数,则可计算出 RET 绝对值。

显微镜法 RET 活体染色染料有灿烂煌焦油蓝(brilliant cresyl blue,又称灿烂甲酚蓝)、新亚甲蓝(new methylene blue,又称新次甲基蓝)和中性红等,其评价见表 7-4。

表 7-4　显微镜法 RET 活体染色染料评价

染料	评价
煌焦油蓝	普遍应用,溶解度低,易形成沉渣附着于红细胞表面,影响计数;易受 Heinz 小体和 HbH 包涵体干扰
新亚甲蓝	对 RNA 着色强且稳定,Hb 几乎不着色,利于计数。WHO 推荐使用
中性红	浓度低、背景清晰、网织颗粒鲜明,不受 Heinz 小体和 HbH 包涵体干扰

(二)流式细胞术(flow cytometry,FCM)法

RET 内 RNA 与碱性荧光染料(如派洛宁 Y、吖啶橙、噻唑橙等)结合后,用流式细胞仪或专用自动网织红细胞计数仪进行荧光细胞(RET)计数,同时报告 RET 绝对值。仪器还可根据荧光强度(RNA 含量)将 RET 分为强荧光强度(HFR)、中荧光强度(MFR)和弱荧光强度(LFR),计算出 RET 成熟指数(reticulocyte maturation index,RMI)。

$$RMI\% = \frac{HFR + MFR}{LFR} \times 100$$

二、操作步骤

显微镜法(试管法)。

(1)加染液:在试管内加入染液数滴。

(2)加血染色:加入新鲜全血数滴,立即混匀,室温放置一定时间(CLSI 推荐 3～10 min)。

(3)制备涂片:取混匀染色血滴制成薄片,自然干燥。

(4)观察:低倍镜下观察并选择红细胞分布均匀、染色效果好的部位。

(5)计数:常规法,油镜下计数至少 1 000 红细胞数量中 RET 数;Miller 窥盘法,将 Miller 窥盘置于目镜内,分别计数窥盘小方格(A 区)内成熟红细胞数和大格内(B 区)RET 数。

(6)计算算式如下。

$$常规法:RET\% = \frac{计数 \ 1 \ 000 \ 个成熟红细胞中网织红细胞数}{1 \ 000} \times 100$$

$$Miller \ 窥盘法:RET\% = \frac{大方格内网织红细胞数}{小方格内红细胞数 \times 9} \times 100$$

$$RET \ 绝对值(个/L) = \frac{红细胞数}{L} \times RET(\%)$$

三、方法评价

网织红细胞计数的方法评价见表 7-5。

表 7-5 网织红细胞计数方法评价

方法	优点	缺点
显微镜法	操作简便、成本低、形态直观。试管法重复性较好、易复查,为参考方法。建议淘汰玻片法	影响因素多、重复性差、操作烦琐
流式细胞术法	灵敏度、精密度高,适合批量检测	仪器贵、成本高,成熟红细胞易被污染而影响结果
血液分析仪法	灵敏度、精密度高,易标准化,参数多,适合批量检测	影响因素多,H-J 小体、有核红细胞、镰状红细胞、巨大血小板、寄生虫等可致结果假性增高

四、质量管理

(一)检验前管理

1.染液

煌焦油蓝染液最佳浓度为 1%,在 100 mL 染液中加入 0.4 g 柠檬酸三钠,效果更好。应储存于棕色瓶,临用前过滤。WHO 推荐使用含 1.6% 草酸钾的 0.5% 新亚甲蓝染液。

2.标本因素

因 RET 在体外可继续成熟使数量逐渐减少,因此,标本采集后应及时处理。

3.器材和标本采集等要求

同红细胞计数。

(二)检验中管理

1.操作因素

(1)染色时间:室温低于 25 ℃时应适当延长染色时间或放置 37 ℃温箱内染色 8~10 min。标本染色后应及时检测,避免染料吸附增多致 RET 计数增高。

(2)染液与血液比例以 1:1 为宜,严重贫血者可适当增加血液量。

(3)使用 Miller 窥盘(ICSH 推荐):以缩小分布误差,提高计数精密度、准确度和速度。

(4)计数 RBC 数量:为控制 CV 为 10%,ICSH 建议根据 RET 数量确定所应计数 RBC 数量(表 7-6)。

表 7-6 ICSH:RET 计数 CV=10% 时需镜检计数 RBC 数量

RET(%)	计数 Miller 窥盘小方格内 RBC 数量	相当于缩视野法计数 RBC 数量
1~2	1 000	9 000
3~5	500	4 500
6~10	200	1 800
11~20	100	900

(5)CLSI 规定计数时应遵循"边缘原则",即数上不数下、数左不数右。如忽视此原则对同一样本计数时,常规法计数结果可比窥盘法高 30%。

2.标本因素

(1)ICSH 和 NCCLS 规定:以新亚甲蓝染液染色后,胞质内凡含有 2 个以上网织颗粒的无核红细胞计为 RET。

(2)注意与非特异干扰物鉴别:RET 为点状或网状结构,分布不均;HbH 包涵体为圆形小体,均匀散布在整个红细胞中,一般在孵育经 10～60 min 出现;Howell-Jolly 小体为规则、淡蓝色小体;Heinz 小体为不规则突起状、淡蓝色小体。

3.质控物

目前,多采用富含 RET 抗凝脐带血制备的质控品,通过定期考核检验人员对 RET 辨认水平进行 RET 手工法质量控制,但此法无法考核染色、制片等环节。CLSI 推荐 CPD 抗凝全血用于 RET 自动检测的质量控制物。

五、临床应用

(一)参考范围

参考范围见表 7-7。

表 7-7 网织红细胞参考范围

方法	人群	相对值(%)	绝对值(×10⁹/L)	LFR(%)	MFR(%)	HFR(%)
手工法	成年人、儿童	0.5～1.5	24～84			
	新生儿	3.0～6.0				
FCM	成年人	0.7±0.5	43.6±19.0	78.8±6.6	18.7±5.1	2.3±1.9

(二)临床意义

外周血网织红细胞检测是反映骨髓红系造血功能的重要指标。临床主要应用如下。

1.评价骨髓增生能力与判断贫血类型

(1)增高:表示骨髓红细胞造血功能旺盛,见于各种增生性贫血,尤其是溶血性贫血,RET 可达 6%～8%或以上,急性溶血时可达 20%～50%或以上;红系无效造血时,骨髓红系增生活跃,外周血 RET 则正常或轻度增高。

(2)减低:见于各种再生障碍性贫血、单纯红细胞再生障碍性贫血等。RET<1%或绝对值<15×10⁹/L,为急性再生障碍性贫血的诊断指标。

通常,骨髓释放入外周血 RET 主要为Ⅳ型,在血液中 24 h 后成为成熟红细胞。增生性贫血时,幼稚 RET 提早进入外周血,需过 2～3 d 才成熟,即在血液停留时间延长,使 RET 计数结果高于实际水平,不能客观反映骨髓实际造血能力。因 RET 计数结果与贫血严重程度(Hct 水平)和 RET 成熟时间有关,采用网织红细胞生成指数(reticulocyte production index,RPI)可校正RET 计数结果。

$$RPI = \frac{患者\ Hct}{正常\ Hct(0.45)} \times \frac{患者\ RET(\%)}{RET\ 成熟时间(d)}$$

HcT/RET 成熟时间(d)关系:(0.39～0.45)/1,(0.34～0.38)/1.5,(0.24～0.33)/2.0,(0.15～0.23)/2.5和<0.15/3.0。正常人 RPI 为 1;RPI<1 提示贫血为骨髓增生低下或红系成熟障碍所致;RPI>3 提示贫血为溶血或失血,骨髓代偿能力良好。

2.观察贫血疗效

缺铁性贫血或巨幼细胞贫血分别给予铁剂、维生素 B₁₂ 或叶酸治疗,过 2～3 dRET 开始增高,7～10 d 达最高(10%左右),表明治疗有效,骨髓造血功能良好。反之,表明治疗无效,提示骨髓造血功能障碍。EPO 治疗后 RET 也可增高达 2 倍之多,过 8～10 d 恢复正常。

3.放疗、化疗监测

放疗和化疗后造血恢复时,可见 RET 迅速、短暂增高。检测幼稚 RET 变化是监测骨髓恢复较敏感的指标,出现骨髓抑制时,HFR 和 MFR 首先降低,然后出现 RET 降低。停止放疗、化疗,如骨髓开始恢复造血功能,上述指标依次上升,可同时采用 RMI 监测,以适时调整治疗方案,避免造成骨髓严重抑制。

4.骨髓移植后监测骨髓造血功能恢复

骨髓移植后第 21 d,如 RET>15×10⁹/L,常表示无移植并发症。如 RET<15×10⁹/L 伴中性粒细胞和血小板增高,提示骨髓移植失败可能,此可作为反映骨髓移植功能良好指标,且不受感染影响。

(徐爽爽)

第四节　血红蛋白检验

血红蛋白(hemoglobin,Hb,HGB)为成熟红细胞主要成分,在人体中幼、晚幼红细胞和网织红细胞中合成,由血红素(heme)和珠蛋白(globin)组成结合蛋白质,相对分子质量为 64 458。每个 Hb 分子含有 4 条珠蛋白肽链,每条肽链结合 1 个亚铁血红素,形成具有四级空间结构四聚体。亚铁血红素无种属特异性,由 Fe^{2+} 和原卟啉组成。Fe^{2+} 位于原卟啉中心,有 6 个配位键,其中 4 个分别与原卟啉分子中 4 个吡咯 N 原子结合,第 5 个与珠蛋白肽链的 F 肽段第 8 个氨基酸(组氨酸)的咪唑基结合,第 6 个配位键能可逆地与 O_2 和 CO_2 结合。当某些强氧化剂将血红蛋白 Fe^{2+} 氧化成 Fe^{3+} 时,则失去携氧能力。珠蛋白具有种属特异性,其合成与氨基酸排列受独立的基因编码控制。每个珠蛋白分子由 2 条 α 类链与 2 条非 α 类链组成,非 α 类链包括 β、γ、δ、ε 等。人类不同时期血红蛋白的种类、肽链组成和比例不同(表 7-8)。

表 7-8　不同时期血红蛋白种类、肽链组成和比例

时期	种类	肽链	比例
胚胎时期	血红蛋白 Gower-1(Hb Gower-1)	$\xi_2\epsilon_2$	
	血红蛋白 Gower-2(Hb Gower-2)	$\alpha_2\xi_2$	
	血红蛋白 Portland(Hb Portland)	$\xi_2\gamma_2$	
胎儿时期	胎儿血红蛋白(HbF)	$\alpha_2\gamma_2$	新生儿>70%,1 岁后<2%
成人时期	血红蛋白 A(HbA)	$\alpha_2\beta_2$	90% 以上
	血红蛋白 A2(HbA2)	$\alpha_2\delta_2$	2%～3%
	胎儿血红蛋白(HbF)	$\alpha_2\gamma_2$	<2%

血红蛋白在红细胞中以多种状态存在。生理条件下,99% Hb 铁呈 Fe^{2+} 状态,称为还原血红蛋白(deoxyhemoglobin,reduced hemoglobin,Hbred);Fe^{2+} 状态的 Hb 可与 O_2 结合,称为氧合血红蛋白(oxyhemoglobin,HbO_2);如果 Fe^{2+} 被氧化成 Fe^{3+},称为高铁血红蛋白(methemoglobin,MHb,Hi)。若第 6 个配位键被 CO 占据,则形成碳氧血红蛋白(carboxyhemoglobin,HbCO),其比 O_2 的结合力高240倍;若被硫占据(在含苯肼和硫化氢的环境中),则形成

硫化血红蛋白(sulfhemoglobin,SHb)。这些统称为血红蛋白衍生物。

Hb测定方法有多种,现多采用比色法,常用方法有氰化高铁血红蛋白(hemiglobincvanide,HiCN)测定法、十二烷基硫酸钠血红蛋白(sodium dodecyl sulfate hemoglobin,SDS-Hb)测定法、叠氮高铁血红蛋白(hemiglobin azide,HiN₃)测定法、碱羟高铁血红素(alkaline heamatindetergent,AHD₅₇₅)测定法和溴代十六烷基三甲胺(CTAB)血红蛋白测定法等。HiCN测定法为目前最常用Hb测定方法。本节重点介绍HiCN测定法。

一、检测原理

HiCN法是在HiCN转化液中,红细胞被溶血剂破坏后,高铁氰化钾可将各种血红蛋白(SHb除外)氧化为高铁血红蛋白(Hi),Hi与氰化钾中CN-结合生成棕红色氰化高铁血红蛋白(HiCN)。HiCN最大吸收峰为540 nm。在特定条件下,毫摩尔吸收系数为44 L/(mmol·cm),根据测得吸光度,利用毫摩尔吸收系数计算或根据HiCN参考液制作标准曲线,即可求得待测标本血红蛋白浓度。

HiCN转化液有多种,较为经典的有都氏(Drabkin's)液和文-齐(van Kampen and Zijlstra)液。血红蛋白转化液成分与作用见表7-9。

表7-9 血红蛋白转化液成分与作用

稀释液	试剂成分	作用
都氏液	$K_3Fe(CN)_6$、KCN	形成HiCN
	$NaHCO_3$	碱性,防止高球蛋白致标本混浊
文-齐液	$K_3Fe(CN)_6$、KCN	形成HiCN
	非离子型表面活性剂	溶解红细胞、游离Hb,防止标本混浊
	KH_2PO_4(无水)	维持pH在7.2 ± 0.2,防止高球蛋白致标本混浊

二、操作步骤

(一)直接测定法

(1)加转化液:在试管内加入HiCN转化液。

(2)采血与转化:取全血加入试管底部,与转化液充分混匀,静置一定时间。

(3)测定吸光度:用符合WHO标准的分光光度计,波长为540 nm、光径为1.000 cm,以HiCN试剂调零,测定标本吸光度。

(4)计算:换算成单位体积血液内血红蛋白浓度。

(二)参考液比色测定法

如无符合WHO标准分光光度计,则采用此法。

(1)按直接测定法(1)~(3)步骤测定标本吸光度。

(2)制作HiCN参考液标准曲线:将HiCN参考液倍比稀释成多种浓度的Hb液,按标本测定条件分别测定吸光度,绘制标准曲线。通过标准曲线查出待测标本Hb浓度。

三、方法评价

血红蛋白测定方法评价见表7-10。

表 7-10　血红蛋白测定方法评价

方法	优点	缺点
HiCN	操作简便、快速,除 SHb 外均可被转化,显色稳定;试剂及参考品易保存,便于质量控制;已知吸收系数,为参考方法。测定波长 540 nm	KCN 有剧毒;高白细胞和高球蛋白可致混浊;HbCO 转化慢
SDS-Hb	试剂无公害,操作简便,呈色稳定,准确度和精密度高,为次选方法。测定波长 538 nm	SDS-Hb 消光系数未确定,标准曲线制备或仪器校正依赖 HiCN 法;SDS 质量差异性大;SDS 溶血性强,破坏白细胞,不适于溶血后同时计数 WBC
HiN_3	显色快且稳定,准确度和精密度较高,试剂毒性低(为 HiCN 法的 1/7)。测定波长 542 nm	HbCO 转化慢;试剂有毒
AHD_{575}	试剂简单无毒,显色稳定。准确度和精密度较高。以氯化血红素为标准品,不依赖 HiCN 法。测定波长 575 nm	测定波长 575 nm,不便于自动化分析;采用氯化血红素作标准品纯度达不到标准
CTAB	溶血性强,但不破坏白细胞	精密度和准确度较上法略低

四、质量管理

(一)检验前管理

1.器材

(1)分光光度计校准:分光光度计波长、吸光度、灵敏度、稳定性、线性和准确度均应校正。波长:误差<±1 nm;杂光影响仪器线性、灵敏度和准确性,应采用镨钕滤光片校正;杂光水平控制在1.5%以下;HiCN 参考品法:$A_{\lambda540 nm}/A_{\lambda504 nm}=1.590\sim1.630$。

(2)比色杯光径 1.000 cm,允许误差为≤±0.5%,用 HiCN 试剂作空白,波长为 710~800 nm,吸光度应 HiCN<0.002。

(3)微量吸管及玻璃刻度吸管规格应符合要求或经校正。

(4)制作标准曲线或标定 K 值:每更换 1 次转化液或仪器使用一段时间后应重新制作标准曲线或标定 K 值。

2.试剂

(1)HiCN 转化液:应使用非去离子蒸馏水配制,pH 为 7.0~7.4,滤纸过滤后 $A^{\lambda540nm}_{10 mm}<0.001$;用有塞棕色硼硅玻璃瓶避光储存于 4~10 ℃,储存在塑料瓶可致 CN-丢失,冰冻保存可因结冰致高铁氰化钾还原失效;变绿或混浊不能使用;Hb(除 SHb 和 HbCO 外)应在 5 min 内完全转化;配制试剂应严格按照剧毒品管理程序操作。

(2)HiCN 参考液(标准液):纯度应符合 ICSH 规定的扫描图形,即在 450~750 nm 波长范围,吸收光谱应符合波峰在 540 nm、波谷在 504 nm、$A_{\lambda540 nm}/A_{\lambda504 nm}$ 为 1.590~1.630 和 $A_{\lambda750 nm}\leqslant0.003$;无菌试验(普通和厌氧培养)阴性;精密度 CV≤0.5%;准确度:以 WHO 和 HiCN 参考品为标准,测定值与标示值之差≤±0.5%;稳定性:3 年内不变质、测定值不变;棕色瓶分装,每支不少于 10 mL;在有效期内 $A_{\lambda540 nm}/A_{\lambda504 nm}$ 为 1.590~1.630。

(3)HiCN 工作参考液:测定值与标定值之差≤±1%。其他要求同参考液。

(4)溶血液:以参考液为标准,随机抽取 10 支测定,其精密度(CV)小于 1%;准确度测定值与标示值误差≤±1%;稳定1年以上,每支不少于0.5 mL,包装密封好;其纯度标准达到HiCN工作参考液。

3.其他

标本采集等要求同红细胞计数。临床实验室标准委员会(CLSI)推荐采用EDTA抗凝静脉血。

(二)检验中管理

1.标本因素

(1)血浆中脂质或蛋白质(异常球蛋白)含量增高、WBC>20×10^9/L、PLT>700×10^9/L、HbCO增高,因浊度增加引起血红蛋白假性增高。因白细胞过多引起的混浊,可离心后取上清液比色;如为球蛋白异常增高所致,可向转化液中加入少许固体NaCl(约为0.25 g)或K_2CO_3(约为0.1 g),混匀后可使溶液澄清。

(2)HbCO转化为HiCN的速度较慢,可达数小时,加大试剂中$K_3Fe(CN)_6$的用量($\times5$),转化时间可为5 min,且不影响检测结果。

2.其他

(1)转化液稀释倍数应准确。

(2)红细胞应充分溶解。

(3)应定期检查标准曲线和换算常数K。

3.IQC及EQA

(1)国际通用评价方法:血红蛋白允许总误差是靶值±7%。

(2)质量控制物:枸橼酸-枸橼酸钠-葡萄糖(acid citrate dextrose,ACD)抗凝全血质控物可用于多项血细胞参数的质量控制;醛化半固定红细胞可用于红细胞和血红蛋白质量控制;溶血液、冻干全血可用于单项血红蛋白质量控制。其中,定值溶血液适用于手工法血红蛋白质量控制。

(三)检验后管理

1.标本因素

某些因素可影响检测结果,如大量失血早期,主要是全身血容量减少,而血液浓度改变很少,红细胞和血红蛋白检测结果很难反映贫血存在。如各种原因所致脱水或水潴留,影响血浆容量,造成血液浓缩或稀释,红细胞和血红蛋白检测结果增加或减少,影响临床判断。

2.废液处理

检测完毕后,将废液集中于广口瓶中,以水1:1稀释废液,再向每升稀释废液中加入35 mL次氯酸钠溶液(或40 mL"84"消毒液),混匀后敞开容器口放置15 h以上才能进一步处理。HiCN废液不能与酸性溶液混合,因氰化钾遇酸可产生剧毒的氢氰酸气体。

五、临床应用

(一)参考范围

红细胞及血红蛋白参考范围见表7-11。

表 7-11　红细胞及血红蛋白参考范围

人群	RBC($\times 10^{12}$/L)	Hb(g/L)
成年男性	4.09～5.74	131～172
成年女性	3.68～5.13	113～151
新生儿	5.2～6.4	180～190
婴儿	4.0～4.3	110～12
儿童	4.0～4.5	120～140
老年男性(>70 岁)		94～122
老年女性(>70 岁)		87～112

(二)临床意义

血红蛋白测定与红细胞计数临床意义相似,但某些贫血两者减少程度可不一致;红细胞计数可判断红细胞减少症和红细胞增多症,判断贫血程度时血红蛋白测定优于红细胞计数。因此,二者同时测定更具临床应用价值。

1.生理变化

(1)生理性增高:见于机体缺氧状态,如高原生活、剧烈体力活动等;肾上腺素增高,如冲动、兴奋和恐惧等情绪波动;长期重度吸烟;雄激素增高(如成年男性高于女性);日内上午 7 时最高;静脉压迫时间>2 min 增高 10%;毛细血管血比静脉血高 10%～15%;应用毛果芸香碱、钴、肾上腺素、糖皮质激素药物等,红细胞一过性增高。

(2)生理性减低:见于生理性贫血,如 6 个月到 2 岁婴幼儿为造血原料相对不足所致,老年人为造血功能减退所致,孕妇为血容量增加、血液稀释所致;长期饮酒约减少 5%。生理因素影响与同年龄、性别人群的参考范围相比,一般波动在±20%以内。

2.病理性变化

(1)病理性增高:成年男性 RBC>6.0×10^{12}/L,Hb>170 g/L;成年女性 RBC>6.5×10^{12}/L,Hb>160 g/L 为红细胞和血红蛋白增高。①相对增高:见于呕吐、高热、腹泻、多尿、多汗、水摄入严重不足和大面积烧伤等因素造成暂时性血液浓缩。②继发性增高:见于缺氧所致 EPO 代偿性增高疾病,如慢性心肺疾病、异常血红蛋白病和肾上腺皮质功能亢进等;病理性 EPO 增高疾病,如肾癌、肝细胞癌、卵巢癌、子宫肌瘤和肾积水等。③原发性增高:见于真性红细胞增多症和良性家族性红细胞增多症等。

(2)病理性减低:各种病理因素所致红细胞、血红蛋白、血细胞比容低于参考范围下限,称为贫血。贫血诊断标准见表 7-12。根据病因和发病机制贫血可分为三大类(表 7-13)。此外,某些药物可致红细胞数量减少引起药物性贫血。

表 7-12　贫血诊断标准(海平面条件)

	Hb(g/L)	Hct	RBC($\times 10^{12}$/L)
成年男性	120	0.40	4.0
成年女性	110(孕妇低于 100)	0.35	3.5
出生 10 d 以内新生儿	145		
1 个月以上婴儿	90		

续表

	Hb(g/L)	Hct	RBC($\times 10^{12}$/L)
4 个月以上婴儿	100		
6 个月至 6 岁儿童	110		
6～14 岁儿童	120		

表 7-13 贫血分类

病因及发病机制	常见疾病
红细胞生成减少	
骨髓造血功能障碍	
干细胞增殖分化障碍	再生障碍性贫血,单纯红细胞再生障碍性贫血,急性造血功能停滞,骨髓增生异常综合征等
骨髓被异常组织侵害	骨髓病性贫血,如白血病、多发性骨髓瘤、骨髓纤维化、骨髓转移癌等
骨髓造血功能低下	继发性贫血,如肾病、肝病、慢性感染性疾病、内分泌疾病等
造血物质缺乏或利用障碍	
铁缺乏或铁利用障碍	缺铁性贫血,铁粒幼细胞性贫血等
维生素 B_{12} 或叶酸缺乏	巨幼细胞贫血等
红细胞破坏过多	
红细胞内在缺陷	
红细胞膜异常	遗传性球形、椭圆形、口形红细胞增多症,PNH
红细胞酶异常	葡萄糖-6-磷酸脱氢酶缺乏症,丙酮酸激酶缺乏症等
血红蛋白异常	珠蛋白生成障碍性贫血,异常血红蛋白病,不稳定血红蛋白病
红细胞外在异常	
免疫溶血因素	自身免疫性,新生儿同种免疫性,药物诱发,血型不合输血等
理化感染等因素	微血管病性溶斑性贫血,化学物质、药物、物理、生物因素所致溶血
其他	脾功能亢进
红细胞丢失增加	
急性失血	大手术,严重外伤,脾破裂,异位妊娠破裂等
慢性失血	月经量多,寄生虫感染(钩虫病),痔疮等

　　红细胞计数和血红蛋白测定的医学决定水平:当 RBC＞6.8×10^{12},应采取治疗措施;RBC＜3.5×10^{12}/L,为诊断贫血界限。临床上,常以血红蛋白量判断贫血程度,Hb＜120 g/L(女性 Hb＜110 g/L),为轻度贫血;Hb＜90 g/L,为中度贫血;Hb＜60 g/L,为重度贫血;Hb＜30 g/L,为极重度贫血;当 RBC＜1.5×10^{12}/L,Hb＜45 g/L 时,应考虑输血。

（徐爽爽）

第五节 血细胞比容检验

血细胞比容(hematocrit,HCT)又称红细胞压积(packed cell volume,PCV),是在规定条件下离心沉淀压紧红细胞在全血中所占体积比值。

一、原理

(一)微量法
一定量抗凝血液,经一定速度和时间离心沉淀后,计算压紧红细胞体积占全血容积的比例,即为血细胞比容。

(二)温氏法(Wintrobe法)
温氏法与微量法同属离心沉淀法,微量法用高速离心,温氏法则为常量、中速离心。

(三)电阻抗法
电阻抗法为专用微量血细胞比容测定仪。根据血细胞相对于血浆为不良导体的特性,先用仪器测定标准红细胞含量的全血电阻抗值,再以参考方法测定其HCT,计算出HCT与电阻抗值之间的数量关系(校正值),然后利用待测标本测定电阻抗值间接算出标本HCT。

(四)其他方法
如放射性核素法、比重计法、折射仪法和黏度计法等。

二、操作步骤

微量法。

(1)采血:常规采集静脉EDTA-K$_2$抗凝血。

(2)吸血:用虹吸法将血液吸入专用毛细管。

(3)封口:将毛细管吸血端垂直插入密封胶封口。

(4)离心:毛细管置于离心机,以一定相对离心力(relative centrifugal force,RCF)离心数分钟。

(5)读数:取出毛细管,置于专用读数板中读数,或用刻度尺测量红细胞柱(以还原红细胞层表层的红细胞高度为准)、全血柱长度,计算两者比值即为血细胞比容。若HCT>0.5时,则须再离心5 min。

三、方法评价

临床常用Hct检测方法评价见表7-14。

表7-14 常用Hct检测方法评价

方法	优点	缺点
微量法	快速(5 min)、标本用量小、结果准确、重复性好,可批量检测。WHO推荐参考方法	血浆残留少,需微量血液离心机

方法	优点	缺点
微量法(计算法)	ICSH 推荐为候选参考方法,可常规用于 Hct 测定校准,HCT=(离心 Hct-1.011 9)/0.973 6	需用参考方法测定全血 Hb 和压积红细胞 Hb 浓度。HCT=全血 Hb/压积红细胞 Hb
温氏法	操作简单,无须特殊仪器,广泛应用	不能完全排除残留血浆,需单独采血,用血量大
血液分析仪法	简便、快速、精密度高,无须单独采血	需定期校正仪器
放射性核素法	准确性最高,曾被 ICSH 推荐为参考方法	操作烦琐,不适用于临床批量标本常规检测

四、质量管理

(一)检验前管理

(1)器材:应清洁干燥。CLSI 规定专用毛细管规格应符合要求(长为 75 mm±0.5 mm,内径为1.155 mm±0.085 mm,管壁厚度为 0.20 mm,允许误差为 0.18~0.23 mm,刻度清晰)。密封端口底必须平滑、整齐。离心机离心半径应>8.0 cm,能在 30 s 内加速到最大转速,在转动圆周边 RCF 为 10 000~15 000 g 时,转动 5 min,转盘温度不超过 45 ℃。

(2)采血:空腹采血,以肝素或 EDTA-K$_2$ 干粉抗凝,以免影响红细胞形态和改变血容量。采血应顺利,静脉压迫时间超过 2 min 可致血液淤积和浓缩,最好不使用压脉带。应防止组织液渗入、溶血或血液凝固。

(3)CLSI 规定标本应储存在(22±4)℃,并在 6 h 内检测。

(二)检验中管理

1.操作因素

(1)注血:抗凝血在注入离心管前应反复轻微振荡,使 Hb 与氧充分接触;注入时应防止气泡产生。吸入血量在管长 2/3 处为宜;用优质橡皮泥封固(烧融封固法会破坏红细胞),确保密封。

(2)离心速度和时间:CLSI 和 WHO 建议微量法 RCF 为 10 000~15 000 g,RCF(g)=1.118×有效离心半径(cm)×(r/min)^2。

(3)放置毛细管的沟槽应平坦,胶垫应富有弹性。一旦发生血液漏出,应清洁离心盘后重新测定。

(4)结果读取与分析:应将毛细管底部红细胞基底层与标准读数板基线(0 刻度线)重合,读取自还原红细胞层以下红细胞高度。同一标本 2 次测定结果之差不可>0.015。

2.标本因素

(1)红细胞增多(症)、红细胞形态异常时(如小红细胞、椭圆形红细胞或镰状红细胞)可致血浆残留量增加,HCT 假性增高,WHO 建议这类标本离心时间应至少延长 3 min。

(2)溶血和红细胞自身凝集可使 HCT 假性降低。

(三)检验后管理

如离心后上层血浆有黄疸或溶血现象应予以报告,以便临床分析。必要时可参考 RBC、Hb测定结果,以核对 HCT 测定值的可靠性。

五、临床应用

(一)参考范围

微量法:成年男性为 0.380~0.508,成年女性为 0.335~0.450。

(二)临床意义

1.HCT 增高或降低

其临床意义见表 7-15。HCT 与 RBC、MCV 和血浆量有关。红细胞数量增多、血浆量降低或两者兼有可致 HCT 增高;反之,HCT 降低。

表 7-15　Hct 测定临床意义

Hct	原因
增高	血浆量减少:液体摄入不足、大量出汗、严重腹泻或呕吐、多尿、大面积烧伤
	红细胞增多:真性红细胞增多症、缺氧、肿瘤、EPO 增多
降低	血浆量增多:竞技运动员、妊娠、原发性醛固酮增多症、补液过多
	红细胞减少:各种原因的贫血、出血

2.作为临床补液量参考

各种原因致机体脱水,HCT 均增高,补液时应监测 HCT,当 HCT 恢复正常时表示血容量得到纠正。

3.用于贫血的形态学分类

计算红细胞平均体积和红细胞平均血红蛋白浓度。

4.作为真性红细胞增多症的诊断指标

当 HCT>0.7,RBC 为(7~10)×10^{12}/L 和 Hb >180 g/L 时,即可诊断。

5.作为血液流变学指标

增高表明红细胞数量偏高,全血黏度增加。严重者表现为高黏滞综合征,易致微循环障碍、组织缺氧,故可辅助监测血栓前状态。

RBC、Hb、HCT 每个参数,均可作为贫血或红细胞增多的初筛指标,由于临床产生贫血的原因不同,其红细胞数量、大小和形态改变各有特征,因此,必须联合检测和综合分析,才可获得更有价值的临床信息。

（徐爽爽）

第六节　红细胞平均指数检验

红细胞平均指数(值)包括平均红细胞体积、平均红细胞血红蛋白含量、平均红细胞血红蛋白浓度三项指标,是依据 RBC、Hb、HCT 三个参数间接计算出来的,能较深入地反映红细胞内在特征,为贫血鉴别诊断提供更多线索。

一、检测原理

对同一抗凝血标本同时进行 RBC、Hb 和 HCT 测定,再按下列公式计算三种红细胞平均指数。

(一)平均红细胞体积

平均红细胞体积(mean corpuscular volume,MCV)是指红细胞群体中单个红细胞体积的平均值。单位:飞升(fL,1 fL$=10^{-15}$ L)。

$$MCV = \frac{HCT}{RBC} \times 10^{15} \, (fL)$$

(二)平均红细胞血红蛋白含量

平均红细胞血红蛋白含量(mean corpuscular hemoglobin,MCH)是指红细胞群体中单个红细胞血红蛋白含量的平均值。单位:皮克(pg,1 pg$=10^{-12}$ g)。

$$MCH = \frac{Hb}{RBC} \times 10^{12} \, (pg)$$

(三)平均红细胞血红蛋白浓度

平均红细胞血红蛋白浓度(mean corpuscular hemoglobin concentration,MCHC)是指红细胞群体中单个(全部)红细胞血红蛋白含量的平均值。单位:g/L。

$$MCHC = \frac{Hb}{HCT} \, (g/L)$$

二、操作步骤

红细胞计数、血红蛋白和血细胞比容测定参见本章相关内容。

三、方法评价

手工法红细胞平均指数测定不需特殊仪器,但计算既费时,又易出错。

四、质量管理

红细胞平均指数是根据 RBC、Hb、HCT 结果演算而来,其准确性受此三个参数的影响,因此,必须采用同一抗凝血标本同时测定 RBC、Hb 和 HCT。此外,红细胞平均值只表示红细胞总体平均值,"正常"并不意味着红细胞无改变,如溶血性贫血、白血病性贫血属正常细胞性贫血,但红细胞可有明显大小不均和异形,须观察血涂片才能得出较为准确的诊断。

五、临床应用

(一)参考范围

MCV、MCH、MCHC 参考范围见表 7-16。

表 7-16　MCV、MCH、MCHC 参考范围

人群	MCV(fL)	MCH(pg)	MCHC(g/L)
成年人	80～100	26～34	320～360
1～3 岁	79～104	25～32	280～350
新生儿	86～120	27～36	250～370

(二)临床意义

依据 MCV、MCH、MCHC 三项指标有助于贫血观察,对贫血的形态学分类有鉴别作用

（表 7-17）。如缺铁性贫血和珠蛋白生成障碍性贫血，都表现为小细胞低色素性贫血，但前者在血涂片上可见红细胞明显大小不均。如缺铁性贫血合并巨幼细胞贫血表现为小红细胞和大红细胞明显增多，但 MCV、MCH 正常。

表 7-17　MCV、MCH、MCHC 在贫血分类中的意义

指数	临床应用		
	正常	增高	减低
MCV	大部分贫血：如慢性炎症、慢性肝肾疾病、内分泌疾病、消化不良、吸收不良、恶性肿瘤所致贫血、急性失血和溶血性贫血、部分再生障碍性贫血	巨幼细胞贫血、吸烟、肝硬化、酒精中毒；同时出现小红细胞和大红细胞疾病，如缺铁性贫血合并巨幼细胞贫血，免疫性溶血性贫血、微血管病性溶血性贫血	铁、铜、维生素 B_6 缺乏性贫血，铁缺乏最常见
MCH	同上	叶酸、维生素 B_{12} 缺乏等所致大细胞性贫血	铁、铜、维生素 B_6 缺乏性贫血
MCHC	同上，大多数都正常	遗传性球形红细胞增多症、高滴度冷凝集素	铁、铜、维生素 B_6 缺乏性贫血，Hb 假性降低或 HCT 假性增高

（徐爽爽）

第七节　红细胞沉降率检验

红细胞沉降率（erythrocyte sedimentation rate，ESR）简称血沉，是指在一定条件下，离体抗凝血在静置过程中，红细胞自然下沉的速率。红细胞膜表面唾液酸带负电荷，可在红细胞表面形成 zeta 电位，彼此相互排斥，形成 25 nm 间距，因此，具有一定悬浮流动性，下沉缓慢。红细胞下沉过程分为三个时段。①红细胞缗钱状聚集期：约需 10 min；②红细胞快速沉降期：约 40 min；③红细胞堆积期：约需 10 min。此期红细胞下降缓慢，逐渐紧密堆积于容器底部。

一、检测原理

（一）魏氏（Westergren）法

将枸橼酸钠抗凝血置于特制刻度血沉管内，垂直立于室温中，因红细胞比重大于血浆，在离体抗凝血中能克服血浆阻力下沉。1 h 可读取红细胞上层血浆的高度值（mm/h），即代表红细胞沉降率。

（二）自动血沉仪法

根据红细胞下沉过程中血浆浊度的改变，采用光电比浊、红外线扫描或摄影法动态检测红细胞下沉各个时段红细胞与血浆界面处血浆的透光度。微电脑显示并自动打印血沉结果以及红细胞下沉高度（H）与对应时间（t）的 H-t 曲线。

二、操作步骤

(一)魏氏法

1.采血

采集1∶4枸橼酸钠抗凝静脉血。

2.吸血

用魏氏血沉管吸取充分混匀的抗凝血。

3.直立血沉管

将血沉管垂直立于血沉架,室温静置。

4.读数

1 h可准确读取红细胞下沉后上层血浆的高度值(mm/h),即为ESR。

(二)自动血沉仪法

目前临床广泛应用的自动血沉仪主要有以下两种类型。

1.温氏法血沉仪

采用温氏法塑料血沉管测定1∶4枸橼酸钠抗凝静脉血。仪器每45 s扫描1次,30 min后报告温氏法和换算后的魏氏法两种结果;并打印H-t曲线。

2.魏氏法血沉仪

1∶4枸橼酸钠抗凝静脉血放入测定室后,仪器自动定时摄像或用红外线扫描。将红细胞下沉过程中血浆浊度变化进行数字转换,1 h后根据成像情况及数字改变计算血浆段高度,经数据处理报告魏氏法血沉结果(mm/h)。

三、方法评价

(一)魏氏法

魏氏法为传统手工法,也是ICSH推荐的参考方法。ICSH、CLSI以及WHO均有血沉检测标准化文件。ICSH和CLSI H2-A4方法,均以魏氏法为基础,对血沉测定参考方法或标准化方法制定操作规程,对血沉管规格、抗凝剂使用、血液标本制备和检测方法等重新做了严格规定。魏氏法操作简便,只反映血沉终点变化,耗时、易造成污染、缺乏特异性,一次性血沉测定器材成本高、质量难以保证。温氏法则按HCT测定方法要求采血,通过血沉方程K值计算,克服了贫血对结果影响,多用于血液流变学检查。

(二)自动血沉仪法

操作简单,可动态检测血沉全过程,且自动、微量、快速、重复性好、不受环境温度影响,适于急诊患者。温氏法血沉仪测试时将血沉管倾斜,势必造成人为误差。CLSI建议血沉仪法可采用EDTA抗凝血,即可与血液分析仪共用1份抗凝血标本,并采用密闭式采血系统,但尚未广泛应用。

四、质量管理

(一)检验前

1.生理因素

患者检查前应控制饮食,避免一过性高脂血症使ESR加快。

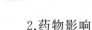

2.药物影响

输注葡萄糖、白明胶和聚乙烯吡咯烷酮等,2 d内不宜做 ESR 检验。

3.标本因素

静脉采血应在 30 s 内完成,不得有凝血、溶血、气泡,不能混入消毒液;枸橼酸钠(0.109 mmol/L,AR 级)应新鲜配制(4 ℃保存 1 周),与血液之比为 1∶4,混匀充分;标本室温下放置小于 4 h,4 ℃保存小于12 h,测定前应置室温平衡至少 15 min(CLSI 建议)。

4.器材

应清洁干燥。魏氏血沉管应符合 ICSH 规定标准,即:管长(300.0±1.5) mm;两端相通,端口平滑;表面自上而下刻有规范的 0~200 mm 刻度,最小分度值为 1 mm(误差≤0.02 mm);管内径为(2.55±0.15) mm,内径均匀误差≤0.05 mm。

(二)检验中

1.操作因素

(1)吸血:吸血量应准确,避免产生气泡。

(2)血沉管装置:严格垂直(CLSI 规定倾斜不能超过 2°)、平稳放置,并防止血液外漏。如血沉管倾斜,血浆沿一侧管壁上升,红细胞则沿另一侧管壁下沉,受到血浆逆阻力减小,下沉加快(倾斜 3°,ESR 可增加 30%)。

(3)测定温度:要求为 18~25 ℃,室温过高应查血沉温度表校正结果,室温低于 18 ℃应放置20 ℃恒温箱内测定。

(4)测定环境:血沉架应避免直接光照、移动和振动。

(5)测定时间:严格控制在(60±1)分钟读数。

(6)质控方法:ICSH 规定 ESR 测定参考方法的质控标本为 EDTA 抗凝静脉血,HCT≤0.35,血沉值在 15~105 mm/h,测定前至少颠倒混匀 12 次(CLSI 推荐),按"常规工作方法"同时进行测定。用参考方法测定其 95% 置信区间应控制在误差小于±0.5 mm/h。

2.标本因素

(1)血浆因素:与血浆蛋白质成分及比例有关,使血沉加快的主要因素是带正电荷大分子蛋白质,其削弱红细胞表面所带负电荷,使红细胞发生缗钱状聚集,红细胞总表面积减少,受到血浆逆阻力减小,且成团红细胞质量超过了血浆阻力,因而下沉。带负电荷小分子蛋白质作用则相反。

(2)红细胞因素:包括红细胞数量、大小、厚度和形态等。总之,血浆因素对血沉影响较大,红细胞因素影响较小。影响血沉的因素见表 7-18。

表 7-18　影响血沉测定结果血浆和红细胞因素

内在因素	影响因素
血浆	
ESR 增快	①纤维蛋白原(作用最强),异常克隆性免疫球蛋白,γ、α、β 球蛋白和急性时相反应蛋白(α1-AT、α2-M、Fg)等;②胆固醇和甘油三酯等;③某些病毒、细菌、代谢产物、药物(输注葡萄糖、白明胶、聚乙烯吡咯烷酮等)和抗原抗体复合物
ESR 减慢	白蛋白、磷脂酰胆碱和糖蛋白等
红细胞	
数量减少	表面积减少,血浆阻力减小,ESR 增快

内在因素	影响因素
数量增多	表面积增多,血浆阻力增大,ESR 减慢
形态异常	球形、镰状红细胞增多或大小不均,不易形成缗钱状,表面积增大,ESR 减慢;靶形红细胞增多,红细胞直径大、薄,易形成缗钱状,表面积减小,ESR 增快

(三)检验后

因血沉变化大多数由血浆蛋白质变化所致,这种变化对血沉影响持续。因此,复查血沉的时间至少应间隔 1 周。

五、临床应用

(一)参考范围

魏氏法:成年男性<15 mm/h,成年女性<20 mm/h。

(二)临床意义

ESR 用于疾病诊断缺乏特异性,也不能作为健康人群筛检指标,但用于某些疾病活动情况监测、疗效判断和鉴别诊断具有一定参考价值。

1.生理性加快

(1)年龄与性别:新生儿因纤维蛋白原含量低而红细胞数量较高,血沉较慢(≤2 mm/h)。12 岁以下儿童因生理性贫血血沉稍快,但无性别差异。成年人、尤其是 50 岁后,纤维蛋白原含量逐渐升高,血沉增快,且女性高于男性(女性平均 5 年递增 2.8 mm/h,男性递增0.85 mm/h)。

(2)女性月经期:子宫内膜损伤及出血,纤维蛋白原增加,血沉较平时略快。

(3)妊娠与分娩:妊娠期 3 个月直至分娩 3 周后,因贫血、纤维蛋白原增加、胎盘剥离和产伤等影响,血沉加快。

2.病理性加快

病理性血沉加快临床意义见表 7-19。因白细胞直接受细菌毒素、组织分解产物等影响,其变化出现早,对急性炎症诊断及疗效观察更有临床价值。血沉加快多受急性时相反应蛋白增多的影响,出现相对较晚,故 ESR 用于慢性炎症观察,如结核病、风湿病活动性动态观察或疗效判断更有价值。

表 7-19 病理性血沉加快临床意义

疾病	临床意义
感染及炎症	急性炎症,血液中急性时相反应蛋白(α_1-AT、α_2-M、CRP、Tf、Fg 等)增高所致,为最常见原因。慢性炎症(结核病、风湿病、结缔组织炎症等)活动期增高,病情好转时减慢,非活动期正常,ESR 监测可动态观察病情
组织损伤	严重创伤和大手术、心肌梗死(为发病早期特征之一),与组织损伤所产生蛋白质分解产物增多和心肌梗死后3~4 d急性时相反应蛋白增多有关
恶性肿瘤	与 α_2-巨球蛋白、纤维蛋白原、肿瘤组织坏死、感染和贫血有关
自身免疫性疾病	与热休克蛋白增多有关。ESR 与 CRP、RF 和 ANA 测定具有相似灵敏度
高球蛋白血症	与免疫球蛋白增多有关,如多发性骨髓瘤、肝硬化、巨球蛋白血症、系统性红斑狼疮、慢性肾炎等

疾病	临床意义
高脂血症	与甘油三酯、胆固醇增多有关,如动脉粥样硬化、糖尿病和黏液水肿等
贫血	与红细胞减少受血浆阻力减小有关

3.血沉减慢

血沉减慢一般无临床意义。见于低纤维蛋白原血症、充血性心力衰竭、真性红细胞增多症和红细胞形态异常(如红细胞球形、镰状和异形)。

(徐爽爽)

第八章 白细胞检验

第一节 白细胞形态学检验

一、检测原理

血涂片经染色后,在普通光学显微镜下做白细胞形态学观察和分析。常用的染色方法有瑞氏染色法、吉姆萨染色法、May-Grünwald 法、Jenner 法、Leishman 染色法等。

二、方法学评价

(一)显微镜分析法
对血液细胞形态的识别,特别是异常形态,推荐采用人工方法。

(二)血液分析仪法
不能直接提供血细胞质量(形态)改变的确切信息,需进一步用显微镜分析法进行核实。

三、临床意义

(一)正常白细胞形态
瑞氏染色正常白细胞的细胞大小、核和质的特征见表 8-1。

表 8-1 外周血 5 种白细胞形态特征

细胞类型	大小(μm)	外形	细胞核		细胞质	
			核形	染色质	着色	颗粒
中性杆状核粒细胞	10~15	圆形	弯曲呈腊肠样,两端钝圆	深紫红色,粗糙	淡橘红色	量多,细小,均匀布满胞质,浅紫红色
中性分叶核粒细胞	10~15	圆形	分为2~5叶,以3叶为多	深紫红色,粗糙	淡橘红色	量多,细小,均匀布满胞质,浅紫红色
嗜酸性粒细胞	11~16	圆形	分为2叶,呈眼镜样	深紫红色,粗糙	淡橘红色	量多粗大,圆而均匀,充满胞质,鲜橘红色

细胞类型	大小(μm)	外形	细胞核			细胞质
			核形	染色质	着色	颗粒
嗜碱性粒细胞	10～12	圆形	核结构不清,分叶不明显	粗而不均	淡橘红色	量少,大小和分布不均,常覆盖核上,蓝黑色
淋巴细胞	6～15	圆形或椭圆形	圆形或椭圆形,着边	深紫红色,粗块状	透明淡蓝色	小淋巴细胞一般无颗粒,大淋巴细胞可有少量粗大不均匀、深紫红色颗粒
单核细胞	10～20	圆形或不规则形	不规则形,肾形,马蹄形,或扭曲折叠	淡紫红色,细致疏松呈网状	淡灰蓝色	量多,细小,灰尘样紫红色颗粒弥散分布于胞质中

(二)异常白细胞形态

1.中性粒细胞

(1)毒性变化:在严重传染病、化脓性感染、中毒、恶性肿瘤、大面积烧伤等情况下,中性粒细胞有下列形态改变:大小不均(中性粒细胞大小相差悬殊)、中毒颗粒(比正常中性颗粒粗大、大小不等、分布不均匀、染色较深、呈黑色或紫黑色)、空泡(单个或多个,大小不等)、Döhle体(是中性粒细胞胞质因毒性变而保留的嗜碱性区域,呈圆形、梨形或云雾状,界限不清,染成灰蓝色,直径为1～2 μm,亦可见于单核细胞)、退行性变(胞体肿大、结构模糊、边缘不清晰、核固缩、核肿胀、核溶解等)。上述变化反映细胞损伤的程度,可以单独出现,也可同时出现。

毒性指数:计算中毒颗粒所占中性粒细胞(100个或200个)的百分率。1为极度,0.75为重度,0.5为中度,<0.25为轻度。

(2)巨多分叶核中性粒细胞:细胞体积较大,直径为16～25 μm,核分叶常在5叶以上,甚至在10叶以上,核染色质疏松。见于巨幼细胞贫血、抗代谢药物治疗后。

(3)棒状小体(Auer小体):细胞质中出现呈紫红色细杆状物质,长为1～6 μm,一条或数条,见于急性白血病,尤其是颗粒增多型早幼粒细胞白血病(M3型),可见数条到数十条呈束棒状小体。急性单核细胞白血病可见一条细长的棒状小体,而急性淋巴细胞白血病则不出现棒状小体。

(4)Pelger-Hüet畸形:细胞核为杆状或分2叶,呈肾形或哑铃形,染色质聚集成块或条索网状。为常染色体显性遗传性异常,也可继发于某些严重感染、白血病、骨髓增生异常综合征、肿瘤转移、某些药物(如秋水仙胺、磺基二甲基异噁唑)治疗后。

(5)Chediak-Higashi畸形:细胞质内含有数个至数十个包涵体,直径为2～5 μm,呈紫蓝、紫红色。见于Chediak-Higashi综合征,为常染色体隐性遗传。

(6)Alder-Reilly畸形:细胞质内含有巨大的、深染的、嗜天青颗粒,染深紫色。见于脂肪软骨营养不良、遗传性黏多糖代谢障碍。为常染色体隐性遗传。

(7)May-Hegglin畸形:细胞质内含有淡蓝色包涵体。为常染色体显性遗传。

2.淋巴细胞

(1)异型淋巴细胞:在淋巴细胞性白血病、病毒感染(如传染性单核细胞增多症、病毒性肺炎、病毒性肝炎、传染性淋巴细胞增多症、流行性腮腺炎、水痘、巨细胞病毒感染)、百日咳、布鲁菌病、梅毒、弓形虫感染、药物反应等情况下,淋巴细胞增生,出现某些形态学变化,称为异型淋巴细胞。分为以下3型:

Ⅰ型(空泡型,浆细胞型):胞体比正常淋巴细胞稍大,多为圆形、椭圆形、不规则形。核圆形、肾形、分叶状,常偏位。染色质粗糙,呈粗网状或小块状,排列不规则。胞质丰富,染深蓝色,含空泡或呈泡沫状。

Ⅱ型(不规则型,单核细胞型):胞体较大,外形常不规则,可有多个伪足。核形状及结构与Ⅰ型相同或更不规则,染色质较粗糙致密。胞质丰富,染淡蓝或灰蓝色,有透明感,边缘处着色较深,一般无空泡,可有少数嗜天青颗粒。

Ⅲ型(幼稚型):胞体较大,核圆形、卵圆形。染色质细致呈网状排列,可见1～2个核仁。胞质深蓝色,可有少数空泡。

(2)放射线损伤后淋巴细胞形态变化:淋巴细胞受电离辐射后出现形态学改变:核固缩、核破碎、双核、卫星核淋巴细胞(胞质中主核旁出现小核)。

(3)淋巴细胞性白血病时形态学变化:在急、慢性淋巴细胞白血病,出现各阶段原幼细胞,并有形态学变化。

3.浆细胞

正常浆细胞直径为 8～9 μm,胞核圆、偏位,染色质粗块状,呈车轮状或龟背状排列;胞质灰蓝色、紫浆色,有泡沫状空泡,无颗粒。如外周血出现浆细胞,见于传染性单核细胞增多症、流行性出血热、弓形体病、梅毒、结核病等。异常形态浆细胞有以下 3 种。

(1)Mott 细胞:浆细胞内充满大小不等、直径为 2～3 μm 蓝紫色球体,呈桑葚样。见于反应性浆细胞增多症、疟疾、黑热病、多发性骨髓瘤。

(2)火焰状浆细胞:浆细胞体积大,胞质红染,边缘呈火焰状。见于 IgA 型骨髓瘤。

(3)Russell 小体:浆细胞内有数目不等、大小不一、直径为 2～3 μm 红色小圆球。见于多发性骨髓瘤、伤寒、疟疾、黑热病等。

(王宪军)

第二节　白细胞计数检验

白细胞计数包括白细胞目视计数法和白细胞分类计数的质量控制。

一、白细胞目视计数法

(一)原理
用冰醋酸溶液将血液稀释后,红细胞被溶解破坏,白细胞却保留完整的形态,混匀后充入计数池,在显微镜下计数一定体积中的白细胞,经换算得出每升血液中的白细胞数。

(二)试剂
1.2%冰醋酸

冰醋酸 2 mL,蒸馏水 98 mL;10 g/L 亚甲蓝溶液 3 滴。2%冰醋酸稀释液为低渗溶液,可溶解红细胞,醋酸可加速其溶解,并能固定核蛋白,使白细胞核显现,便于辨认。

2.21%盐酸

浓盐酸 1 mL 加蒸馏水 99 mL。

（三）器材

与红细胞计数相同。

（四）方法

取小试管 1 支，加白细胞稀释液 0.38 mL。用血红蛋白吸管准确吸取末梢血 20 μL。擦去管尖外部余血，将吸管插入盛 0.38 mL 稀释液的试管底部，轻轻吹出血液，并吸取上清液洗涮 3 次，注意每次不能冲混稀释液，最后用手振摇试管混匀。充液，将计数池和盖玻片擦净，盖玻片盖在计数池上，再用微量吸管迅速吸取混匀悬液充入计数池中，静置 2～3 min 镜检。用低倍镜计数四角的 4 个大方格内的白细胞总数。对于压线的白细胞，应采取数上不数下、数左不数右的原则，保证计数区域的计数结果的一致性和准确性。

（五）计算

每升白细胞数＝4 个大方格内白细胞总数$/4 \times 10 \times 20 \times 10^6 = 4$ 个大方格内白细胞数$\times 50 \times 10^6$。式中：$\div 4$ 得每个大格内白细胞数；$\times 10$ 由 0.1 μL 换算为 1 μL；$\times 20$ 乘稀释倍数，得 1 μL 血液中白细胞数；$\times 10^6$ 由 1 μL 换算为 1 L。

（六）正常参考值

成人，$(4～10) \times 10^9/L$（4 000～10 000/μL）；新生儿，$(15～20) \times 10^9/L$（15 000～20 000/μL）；6 个月～2 岁，$(11～12) \times 10^9/L$（11 000～12 000/μL）。

（七）目视计数的质量控制

稀释液和取血量必须准确。向计数池冲液前应先轻轻摇动血样 2 min 再冲池，但不可产生气泡，否则应重新冲池。白细胞太低者（白细胞$<5 \times 10^9/L$），可计数 9 个大方格中的白细胞数或计数 8 个大方格内的白细胞，然后在上面的计算公式中除以 9（或除以 8）。或取血 40 μL，将所得结果除以 2，白细胞太高者，可增加稀释倍数或适当缩小计数范围，计算方法则视实际稀释倍数和计数范围而定。计数池中的细胞分布要均匀。判定白细胞在计数池的分布是否均匀，可以采用常规考核标准（RCS）来衡量。

$RCS = (max - min)/\sqrt{x} \times 100\%$，max 为 4 个大方格计数值中的最高值，min 为其中的最低值，$\bar{x}$ 为 4 个大方格计数值中的平均值[即$=\bar{x}(X_1 + X_2 X_3 + X_4)/4$]，由于计数的白细胞总数不同，对 RCS 的要求也不一样，见表 8-2。

表 8-2　白细胞计数（WBC）的常规考核标准（RCS）

WBC（$\times 10^9/L$）	RCS（%）
$\leqslant 4$	30～20
4.1～14.9	20～15
$\geqslant 15$	<15

当 RCS 大于上述标准时，说明白细胞在计数池中明显大小不均，应重新冲池计数。

当有核红细胞增多时，应校正后再计数，校正方法如下：核准值＝$100A/(100 + B)$。

A 为校准前白细胞值，B 为白细胞分类计数时 100 个白细胞所能见到的有核红细胞数，当 B$\geqslant$10 时，白细胞计数结果必须校正。

质量考核与质量要求：根据变异百分数（V）法可以对检验人员进行质量（准确度）考核。$V = |X - T|/T \times 100\%$，T 为靶值，X 为测定值。质量得分＝$100 - 2V$。V 值越大，说明试验结果的准确度越低。质量评级：优 90～100 分，良 80～89 分，中 70～79 分，差 60～69 分，不及格

＜60分。根据两差比值(r)法(见红细胞计数的质量控制)可以对个人技术进行(精密度)考核,若r≥2,说明两次检查结果的差异显著。

白细胞分类计数法和质量控制。白细胞分类计数法:先用低倍镜观察全片的染色质量和细胞分布情况,注意血片的边缘和尾部是否有巨大异常细胞和微丝蚴等,然后选择血涂片体尾交界处染色良好的区域,用油镜自血膜的体尾交界处向头部方向迂回检查,线路呈"弓"字形,但不要检查血膜的边缘(大细胞偏多,没有代表性),将所见白细胞分别记录,共计数100或者200个白细胞,最后求出各种细胞所占的比值。

正常参考值:中性杆状核粒细胞0.01～0.05;中性分叶核粒细胞0.50～0.70;嗜酸性粒细胞0.005～0.050;嗜碱性粒细胞0～0.01;淋巴细胞0.20～0.40;单核细胞0.03～0.08。

二、白细胞分类计数的质量控制

一般先选血膜体尾交界处或中末1/3邻界处用油镜计数,移动线路呈"弓"字形,避免重复计数。

分类计数时应同时注意白细胞、红细胞、血小板的形态是否异常,以及是否有血液寄生虫。

(一)白细胞

白细胞总数超过$20×10^9/L$,应分类计数200个白细胞,白细胞数明显减少时($<3×10^9/L$)可检查多张血片。

白细胞分类计数的可信限:在白细胞分类中,中性粒细胞和淋巴细胞所占的比例较大,它们呈正态分布。白细胞分类的可信限可采用分类值±2s的方式。

$$s=[Q(1-Q)/n]^{1/2}=Q(1-Q)/n$$

Q:白细胞分类百分比(％);n:分类所计数的细胞数(一般为100)。

例如,中性粒细胞分类结果为70％,如果计数100个白细胞,代入上式得$s=0.045$,95％的可信限为70％±4.5％,如果计数,200个白细胞,那么$sD=0.032$,则95％可信限为70％±3.2％。

以上说明,计数的白细胞越多,精密度越高。

白细胞分类计数的质量评价如下。

1.PD可靠性试验

将同一张血片做两次分类计数,种种白细胞计数的百分数(或小数)之差总数即为PD值。根据陈士竹等对2080个标本的调查PD＝24％(0.24)为及格,质量得分＝100－182 PD(182为失分系数,即40÷22％＝182)PD。评分法分级标准见表8-3。

表8-3　PD评价法分级标准

级别	分值	PD(％)	意义
A	85～100	0～8	优
B	70～82	10～16	良
C	60～67	18～22	及格
D	＜60	≥24	不及格

2.准确性试验

由中心实验室将同一血液标本制成多张血片并固定,一部分由中心实验室有经验的技师分类计数 20 次,求其均值作为靶值,另一部分发至考评者或考评单位,随常规标本一起检查,并将考核者的分类结果与靶值进行比较,计算出被考核者分类计数结果与靶值之差总和。质量评级方法同 PD 可靠性试验。质量要求:PD 可靠性和准确性试验均应在 60 分(C 级)以上。白细胞计数和白细胞分类计数的临床意义:通常白细胞总数高于 $10×10^9/L$(10 000/mm³)称白细胞增多,低于 $4×10^9/L$(4 000/mm³)称白细胞减少。由于外周血中白细胞的组成主要是中性粒细胞和淋巴细胞,并以中性粒细胞为主。故在大多数情况下,白细胞增多或减少与中性粒细胞的增多或减少有着密切关系。现将各种类型的白细胞增多或减少的临床意义分述如下。

(二)中性粒细胞

1.中性粒细胞增多

(1)生理性中性粒细胞增多:在生理情况下,下午较早晨为高。饱餐、情绪激动、剧烈运动、高温或严寒等均能使中性粒细胞暂时性升高。新生儿、月经期、妊娠 5 个月以上以及分娩时白细胞均可增高。生理性增多都是一过性的,通常不伴有白细胞质量的变化。

(2)病理性中性粒细胞增多:大致上可归纳为反应性增多和异常增生性增多两大类。反应性增多是机体对各种病因刺激的应激反应,是因为骨髓贮存池中的粒细胞释放或边缘池粒细胞进入血液循环所致。因此,反应性增多的粒细胞大多为成熟的分叶核粒细胞或较成熟的杆状核粒细胞。

(3)反应性增多可见于:①急性感染或炎症是引起中性粒细胞增多最常见的原因。尤其是化脓性球菌引起的局部或全身性感染。此外,某些杆菌、病毒、真菌、立克次体、螺旋体、梅毒、寄生虫等,都可使白细胞总数和中性粒细胞增高。白细胞增高程度与病原体种类、感染部位、感染程度以及机体的反应性等因素有关。如局限性的轻度感染,白细胞总数可在正常范围或稍高于正常,仅可见中性粒细胞百分数增高,并伴有核左移,严重的全身性感染如发生菌血症、败血症或脓毒血症时,白细胞可明显增高,甚至可达(20~30)$×10^9/L$,中性粒细胞百分数也明显增高,并伴有明显核左移和中毒性改变。②广泛组织损伤或坏死:严重外伤、手术、大面积烧伤以及血管栓塞(如心肌梗死、肺梗死)所致局部缺血性坏死等使组织严重损伤者,白细胞显著增高,以中性分叶核粒细胞增多为主。③急性溶血:因红细胞大量破坏引起组织缺氧以及红细胞的分解产物刺激骨髓贮存池中的粒细胞释放,致使白细胞增高,以中性分叶核粒细胞升高为主。④急性失血:急性大出血时,白细胞总数常在1~2 h间迅速增高,可达(10~20)$×10^9/L$,其中主要是中性分叶核粒细胞。内出血者如消化道大量出血、脾破裂或输卵管妊娠破裂等,白细胞增高常较外部出血显著。同时伴有血小板增高。这可能是大出血引起缺氧和机体的应激反应,动员骨髓贮存池中的白细胞释放所致。但此时患者的红细胞数和血红蛋白量仍暂时保持正常范围,待组织液吸收回血液或经过输液补充循环血容量后,才出现红细胞和血红蛋白降低。因此,白细胞增高可作为早期诊断内出血的参考指标。⑤急性中毒:如化学药物中毒、生物毒素中毒、尿毒症、糖尿病酸中毒、内分泌疾病危象等常见白细胞增高,均以中性分叶核粒细胞增高为主。⑥恶性肿瘤:非造血系统恶性肿瘤有时可出现持续性白细胞增高,以中性分叶核粒细胞增多为主。这可能是肿瘤组织坏死的分解产物刺激骨髓中的粒细胞释放造成的;某些肿瘤如肝癌、胃癌等肿瘤细胞还可产生促粒细胞生成因子;当恶性肿瘤发生骨髓转移时,可破坏骨髓对粒细胞释放的调控作用。

(4)异常增生性中性粒细胞增多:由造血组织中原始或幼稚细胞大量增生并释放至外周血中所致,是一种病理性的粒细胞,多见于以下疾病。①粒细胞性白血病:急性髓细胞性白血病(AML)的亚型中,急性粒细胞性白血病(M₁、M₂型)、急性早幼粒细胞性白血病(M₃型)、急性粒-单核细胞性白血病(M4 型)和急性红白血病(M6 型),均可有病理性原始粒细胞在骨髓中大量增生,而外周血中白细胞数一般增至$(10\sim50)\times10^9/L$,超过 $100\times10^9/L$ 者较少,其余病例白细胞数在正常范围或低于正常,甚至显著减少。慢性粒细胞性白血病中,多数病例的白细胞总数显著增高,甚至可达$(100\sim600)\times10^9/L$,早期无症状病例在 $50\times10^9/L$ 以下,各发育阶段的粒细胞都可见到。粒细胞占白细胞总数的 90% 以上,以中幼和晚幼粒细胞增多为主,原粒及早幼粒细胞不超过 10%。②骨髓增殖性疾病:包括真性红细胞增多症、原发性血小板增多症和骨髓纤维化症。慢性粒细胞性白血病也可包括在此类疾病的范畴中。本组疾病是多能干细胞的病变引起,具有潜在演变为急性白血病的趋势。其特点是除了一种细胞成分明显增多外,还伴有一种或两种其他细胞的增生,白细胞总数为$(10\sim30)\times10^9/L$。

2.中性粒细胞减少

白细胞总数低于 $4\times10^9/L$ 称为白细胞减少。当中性粒细胞绝对值低于 $1.5\times10^9/L$,称为粒细胞减少症;低于 $0.5\times10^9/L$ 时称为粒细胞缺乏症。引起中性粒细胞减少的病因很多,大致可归纳为以下几个方面。

(1)感染性疾病:病毒感染是引起粒细胞减少的常见原因,如流感、麻疹、病毒性肝炎、水痘、风疹、巨细胞病毒等。某些细菌性感染如伤寒杆菌感染也是引起粒细胞减少的常见原因,甚至可以发生粒细胞缺乏症。

(2)血液系统疾病:如再生障碍性贫血、粒细胞减少症、粒细胞缺乏症、部分急性白血病、恶性贫血、严重缺铁性贫血等。

(3)物理化学因素损伤:如放射线、放射性核素、某些化学物品及化学药物等,均可引起粒细胞减少,常见的引起粒细胞减少的化学药物有退热镇痛药、抗生素(如氯霉素)、磺胺类药、抗肿瘤药、抗甲状腺药、抗糖尿病药等,必须慎用。

(4)单核-巨噬细胞系统功能亢进:如脾功能亢进、某些恶性肿瘤、类脂质沉积病等。

(5)其他:系统性红斑狼疮、某些自身免疫性疾病、过敏性休克等。

(三)嗜酸性粒细胞

1.嗜酸性粒细胞增多

(1)变态反应性疾病:如支气管哮喘、药物变态反应、荨麻疹、血管神经性水肿、血清病、异体蛋白过敏等疾病时,嗜酸性粒细胞轻度或中度增高。

(2)寄生虫病:如血吸虫、中华分支睾吸虫、肺吸虫、丝虫、包囊虫,钩虫等感染时,嗜酸性粒细胞增高,有时甚至可达 0.10 或更多。呈现嗜酸性粒细胞型类白血病反应。

(3)皮肤病:如湿疹、剥脱性皮炎、天疱疮、银屑病等疾病时,嗜酸性粒细胞可轻度或中度增高。

(4)血液病:如慢性粒细胞性白血病、多发性骨髓瘤、恶性淋巴瘤。真性红细胞增多症等疾病时嗜酸性粒细胞可明显增多。嗜酸性粒细胞白血病时,嗜酸性粒细胞极度增多,但此病在临床上少见。

(5)其他:风湿性疾病、脑垂体前叶功能减退症、肾上腺皮质功能减退、某些恶性肿瘤、某些传染疾病的恢复期等嗜酸性粒细胞增多。

2.嗜酸性粒细胞减少

见于长期应用肾上腺皮质激素或肾上腺皮质激素分泌增加,某些急性传染病(如伤寒)的急性期,但传染病的恢复期嗜酸性粒细胞应重新出现。如果嗜酸性粒细胞持续下降,甚至完全消失,则表明病情严重。

(四)嗜碱性粒细胞

嗜碱性粒细胞增多见于慢性粒细胞白血病、骨髓纤维化症、慢性溶血及脾切除后。嗜碱性粒细胞白血病则为极罕见的白血病类型。

(五)淋巴细胞

1.淋巴细胞增多

(1)生理性增多:新生儿初生期在外周血中大量出现中性粒细胞,到第6～9 d中性粒细胞逐步下降至与淋巴细胞大致相等,以后淋巴细胞又渐增加。整个婴儿期淋巴细胞较高,可达70%。过2～3岁,淋巴细胞渐下降,中性粒细胞渐上升,至4～5岁二者相等,形成变化曲线上的两次交叉,至青春期,中性粒细胞与成人相同。

(2)病理性淋巴细胞增多:见于感染性疾病,主要为病毒感染,如麻疹、风疹、水痘、流行性腮腺炎、传染性单核细胞增多症、传染性淋巴细胞增多症、病毒性肝炎、流行性出血热等。也可见于百日咳杆菌、结核分枝杆菌、布氏杆菌、梅毒螺旋体等的感染。

(3)相对增高:再生障碍性贫血、粒细胞减少症和粒细胞缺乏时因中性粒细胞减少,故淋巴细胞比例相对增高,但淋巴细胞的绝对值并不增高。其他,如淋巴细胞性白血病、淋巴瘤、急性传染病的恢复期、组织移植后的排斥反应或移植物抗宿主病(GVHD)。

2.淋巴细胞减少

主要见于应用肾上腺皮质激素、烷化剂、抗淋巴细胞球蛋白,以及接触放射线、免疫缺陷性疾病、丙种球蛋白缺乏症等。

3.异形淋巴细胞

在外周血中有时可见到一种形态变异的不典型的淋巴细胞,称为异形淋巴细胞。Downey根据细胞形态特点将其分为3型。

Ⅰ型(泡沫型):胞体较淋巴细胞稍大,呈圆形或椭圆形,部分为不规则形。核偏位,呈圆形、肾形或不规则形,核染质呈粗网状或小块状,无核仁。胞质丰富,呈深蓝色,含有大小不等的空泡。胞质呈泡沫状,无颗粒或有少数颗粒。通常此型最为多见。

Ⅱ型(不规则型):胞体较Ⅰ型大,细胞外形常不规则,似单核细胞,故也有称为单核细胞型。胞质丰富,呈淡蓝色或淡蓝灰色,可有少量嗜天青颗粒,一般无空泡。核形与Ⅰ型相似,但核染质较Ⅰ型细致,亦呈网状,核仁不明显。

Ⅲ型(幼稚型):胞体大,直径15～18 μm。呈圆形或椭圆形。胞质量多,蓝色或深蓝色,一般无颗粒,有时有少许小空泡。核圆或椭圆形,核染质呈纤细网状,可见1～2个核仁。

除上述3型外,有时还可见到少数呈浆细胞样或组织细胞样的异形淋巴细胞。外周血中的异形淋巴细胞大多数具有T细胞的特点(占83%～96%),故认为异形淋巴细胞主要是由T细胞受抗原刺激转化而来,少数为B细胞。这种细胞在正常人外周血中偶可见到,一般不超过2%。异形淋巴细胞增多可见于病毒感染性疾病、某些细菌性感染、螺旋体病、立克次体病、原虫感染(如疟疾)、药物过敏、输血、血液透析或体外循环术后、免疫性疾病、粒细胞缺乏症、放疗等。

4.单核细胞

正常儿童单核细胞较成人稍高,平均为0.09。2周内婴儿可达0.15或更多。均为生理性增多。病理性增多见于:某些感染,如疟疾、黑热病、结核病、亚急性细菌感染性心内膜炎等;血液病,如单核细胞性白血病、粒细胞缺乏症恢复期;恶性组织细胞病、淋巴瘤、骨髓增生异常综合征等;急性传染病或急性感染的恢复期。

(王宪军)

第三节 单核细胞计数检测

单核细胞占白细胞总数的 3%～8%,骨髓多能造血干细胞分化为髓系干细胞和粒-单系祖细胞之后进而发育为原单核细胞、幼单核细胞及单核细胞,后者逐渐可释放至外周血中。循环血内的单核细胞并非终末细胞,它在血中的停留只是暂时的,经 3～6 d 进入组织或体腔内,可转变为幼噬细胞,再成熟为巨细胞。因此,单核细胞与组织中的巨噬细胞构成单核巨噬细胞系统,而发挥防御功能。

一、原理

单核细胞具有强烈的非特异性酯酶活性,在酸性条件下,可将稀释液中 α-醋酸萘酯水解,产生 α-萘酚,并与六偶氮副品红结合成稳定的红色化合物,沉积于单核细胞内,可与其他白细胞区别。因此,将血液稀释一定倍数,然后滴入计数盘,计数一定范围内单核细胞数,即可直接求得每升血液中单核细胞数。

二、参考值

参考值为 $(0.196\pm0.129)\times10^9/L$。

三、临床意义

(一)单核细胞增多

1.生理性增多

正常儿童外周血中的单核细胞较成人稍多,平均为 9%,出生后 2 周的婴儿可呈生理性单核细胞增多,可达 15% 或更多。

2.病理性增多

单核-巨噬细胞系统的防御作用是通过以下 3 个环节来完成的。

(1)对某些病原体如 EB 病毒、结核分枝杆菌、麻风杆菌、沙门菌、布鲁斯菌、疟原虫和弓形体等,均有吞噬和杀灭的作用。

(2)能清除损伤或已死亡的细胞,在炎症组织中迅速出现多数中性粒细胞与单核细胞,前三天中性粒细胞占优势,以后或更晚则以单核细胞为主,由于单核细胞和巨噬吞噬残余的细菌和已凋亡的粒细胞,使炎症得以净化。

(3)处理抗原,在免疫反应的某些阶段协助淋巴细胞发挥其免疫作用等。

临床上单核细胞增多常见于:①某些感染,如亚急生感染性心内膜炎、疟疾、黑热病等;急性感染的恢复期可见单核细胞增多;在活动性肺结核如严重的浸润性的粒性结核时,可致血中单核细胞明显增多,甚至呈单核细胞类白血病反应,白细胞数常达 $20\times10^9/L$ 以上,分类时单核细胞可达 30% 以上,以成熟型为主,但亦可见少数连续剧单核细胞。②某些血液病,粒细胞缺乏症的恢复期,常见单核细胞一过性增多,恶性组织细胞病、淋巴瘤时可见幼单核细胞增多,成熟型亦见增多。骨髓增生异常综合征时除贫血、白细胞数减少之外,白细胞分类时常见核细胞数增多。

(二)单核细胞减少

单核细胞减少的意义不大。

(王宪军)

第四节　淋巴细胞计数检测

成人淋巴细胞约占白细胞的 1/4，为人体主要免疫活性细胞。淋巴细胞来源于多能干细胞，在骨髓、脾、淋巴结和其他淋巴组织生成中发育成熟者称为 B 淋巴细胞，在血液中占淋巴细胞的 20%～30%。B 细胞寿命较短，一般仅 3～5 d，经抗原激素活后分化为浆细胞，产生特异性抗体，参与体液免疫。在胸腺、脾、淋巴结和其他组织，依赖胸腺素发育成熟者称为 T 淋巴细胞，在血液中占淋巴细胞的 60%～70%。寿命较长，可达数月，甚至数年。T 细胞经抗原体致敏后，可产生多种免疫活性物质，参与细胞免疫。此外，还有少数 NK 细胞、(杀伤细胞)、N 细胞(裸细胞)、D 细胞双标志细胞。但在普通光学显微镜下，淋巴细胞各亚群形态相同，不能区别。观察淋巴细胞的数量变化，有助于了解机体的免疫功能状态。直接半数比间接推算的结果更为可靠。

一、原理

用淋巴细胞稀释液血液稀释一定倍数，同时破坏红细胞并将白细胞胞质染淡红色，使核与胞质清晰可辨。结合淋巴细胞形态特点，在中倍和低倍镜下容易识别。稀释后滴入计数盘中，计数一定范围内淋巴细胞数，即可直接求得每升血液中淋巴细胞数。

二、参考值

(1)成人：$(1.684\pm0.404)\times10^9$/L。

(2)学龄前儿童：$(3.527\pm0.727)\times10^9$/L。

三、临床意义

(一)淋巴细胞增多

(1)某些病毒或细菌所致的急性传染病，如风疹、流行性腮腺炎、传染性淋巴细胞增多症、传染性单核细胞增多症等。百日咳时淋巴细胞有数常明显增多。

(2)某些慢性感染：如结核病时淋巴细胞常增多，但白细胞总数一般仍可在正常值范围内。

(3)器官移植术后如发生排异反应时，特别是于排异前期，淋巴细胞数常出现增高。

(4)淋巴细胞性白血病、白血性淋巴肉瘤时。

(5)再生障碍性贫血、粒细胞缺乏症时，由于中性粒细胞显著减少，导致淋巴细胞百分比相对增高，此时称为淋巴细胞相对增多。

(二)淋巴细胞减少

主要见于接触放射线及应用肾上腺皮质激素或促肾上腺皮质激素时。另外霍奇金淋巴瘤、肾上腺功能亢进、脊髓灰质炎、糖尿病酸中毒、急性阑尾炎、肺炎及先天性儿童淋巴细胞缺乏症等,均可出现淋巴细胞减少。

(王宪军)

第五节 嗜酸性粒细胞计数检测

嗜酸性粒细胞起源于骨髓内 CFU-S。经过单向嗜酸性祖细胞(CFU-EO)阶段,在有关生成素诱导下逐步分化,成熟为嗜酸性粒细胞,在正常人外周血中少见,仅为 0.5%～5.0%。

嗜酸性粒细胞有微弱的吞噬作用,但基本上无杀菌力,它的主要作用是抑制嗜碱性粒细胞和肥大细胞合成与释放其活性物质,吞噬其释出颗粒,并分泌组胺酶破坏组胺,从而起到限制变态反应的作用。此外,实验证明它还参加与对蠕虫的免疫反应。嗜酸性粒细胞的趋化因子至少有六大来源:①从肥大细胞或嗜碱性粒细胞而来的组胺;②由补体而来的 C3a、C5a、C567,其中以 C5a 最为重要;③从致敏淋巴细胞而来的嗜酸性粒细胞趋化因子;④从寄生虫而来的嗜酸性粒细胞趋化因子;⑤从某些细菌而的嗜酸性粒细胞趋化因子(如乙型溶血性链球菌等);⑥从肿瘤细胞而来的嗜酸性粒细胞趋化因子。以上因素均可引起嗜酸性粒细胞增多。由于嗜酸性粒细胞在外周血中百分率很低,故经白细胞总数和嗜酸性粒细胞百分率换算而来的绝对值误差较大,因此,在临床上需在了解嗜酸性粒细胞的变化时,应采用直接计数法。

一、原理

用嗜酸性粒细胞稀释液将血液稀释一定倍数,同时破坏红细胞和大部分其他白细胞,并将嗜酸性粒细胞着色,然后滴入细胞计数盘中,计数一定范围内嗜酸性粒细胞数,即可求得每升血液中的嗜酸性粒细胞数。嗜酸性粒细胞稀释液种类繁多,但作用大同小异。分为保护嗜酸性粒细胞而破坏其他细胞的物质和着染嗜酸性粒细胞的物质(如溴甲酚紫、伊红、石楠红等),可根据本实验室的条件选择配制。

二、参考值

嗜酸性粒细胞参考值为 $(0.05～0.50)×10^9/L$。

三、临床意义

(一)生理变化

在劳动、寒冷、饥饿、精神刺激等情况下,交感神经兴奋,通过下丘脑刺激垂体前叶,产生促肾上腺皮质激素(ACTH)使肾上腺皮质产生肾上腺皮质激素。肾上腺皮质激素可阻止骨髓释放嗜酸性粒细胞,并促使血中嗜酸性粒细胞向组织浸润,从而导致外周血中嗜酸性粒细胞减少。因此正常人嗜酸性粒细胞白天较低,夜间较高。上午波动较大,下午比较恒定。

(二)嗜酸性粒细胞增多

嗜酸性粒细胞增多可见于以下疾病。

1.过敏性疾病

如在支气管哮喘、血管神经性水肿、食物过敏、血清病时均可见血中嗜酸性粒细胞增多。肠寄生虫抗原与肠壁内结合 IgE 的肥大细胞接触时,使后者脱颗粒而稀放组胺,导致嗜酸性粒细胞增多。在某些钩虫病患者,在某些钩虫病患者,其血中嗜酸性粒细胞明显增多,白细胞总数高达数万,分类中 90% 以上为嗜酸性粒细胞,而呈嗜酸性粒细胞型类白血病反应,但其嗜酸性粒细胞均属成熟型,随驱虫及感染消除而血常规逐渐恢复正常。

2.某些传染病

一般急性传染病时,血中嗜酸性粒细胞均减少,唯猩红热时反而增高,现已知这可能因该病病原菌(乙型溶血性链球菌)所产生的酶能活化补体成分,继而引起嗜酸性粒细胞增多所致。

3.慢性粒细胞性白血病

此时嗜酸性粒细胞常可高达 10%,并可见有幼稚型。罕见的嗜酸性粒细胞性白血病时其白血病性嗜酸粒细胞可达 90% 以上,以幼稚型居多,且其嗜酸性颗粒大小不均,着色不一,分布紊乱,并见空泡等形态学改变。某些恶性肿瘤,特别是淋巴系统恶性疾病,如霍奇金病及某些上皮系肿瘤如肺癌时,均可见嗜酸性粒细胞增多,一般在 10% 左右。

(三)嗜酸性粒细胞减少

嗜酸性粒细胞减少常见于伤寒、副伤寒、手术后严重组织损伤以及应用肾上腺皮质激素或促肾上腺皮质激素后。

(四)嗜酸性粒细胞计数的其他应用

1.观察急性传染病的预后

肾上腺皮质有促进抗感染的能力,因此当急性感染(如伤寒)时,肾上腺皮质激素分泌增加,嗜酸性粒细胞随之减少,恢复期嗜酸性粒细胞又逐渐增多。若临床症状严重,而嗜酸性粒细胞不减少,说明肾上腺皮质功能衰竭;如嗜酸性粒细胞持续下降,甚至完全消失,说明病情严惩反之,嗜酸性粒细胞重新出现,甚至暂时增多,则为恢复的表现。

2.观察手术和烧伤患者的预后

手术后 4 h 嗜酸性粒细胞显著减少,甚至消失,经 24～48 h 逐渐增多,增多速度与病情变化基本一致。大面积烧伤患者,数小时后嗜酸性粒细胞完全消失,且持续时间较长,若大手术或面积烧伤后,患者嗜酸性粒细胞不下降或下降很少,均表明预后不良。

3.测定肾上腺皮同功能

ACTH 可使肾上腺皮质产生肾上腺皮质激素,造成嗜酸性粒细胞减少。嗜酸性粒细胞直接计数后,随即肌内注射或静脉滴注 ACTH 25 mg,直接刺激肾上腺皮质,或注射 0.1% 肾上腺素 0.5 mL,刺激垂体前叶分泌 ACTH,间接刺激肾上腺皮质。肌内注射后 4 h 或静脉滴注开始后 8 小时,再用嗜酸性粒细胞计数。结果判断:①在正常情况下,注射 ACTH 或肾上腺素后,嗜酸性粒细胞比注射前应减少 50% 以上;②肾上腺皮质功能正常,而垂体前叶功能不良者,则直接刺激时下降 50% 以上,间接刺激时不下降或下降很少;③垂体功能亢进时,直接、间接刺激均可下降 80%～100%;④垂体前叶功能正常,而肾上腺皮质功能不良者则直接、间接刺激下降均不到 50%。艾迪生病,一般下降不到 20%,平均仅下降 4%。

(王宪军)

第六节 嗜碱性粒细胞计数检测

嗜碱性粒细胞胞质中含有大小不等的嗜碱性颗粒,这些颗粒中含有丰富的组胺、肝素,后者可以抗血凝和使血脂分散,而组胺则可改变毛细血管的通透性,它反应快而作用时间短,故又称快反应物质。颗粒中还含有缓慢作用物质,它可以改变血管和通透性,并使平滑肌收缩,特别是使支气管的平滑肌收缩而引起的哮喘。近年来已证实嗜碱性粒细胞参与特殊的免疫反应,即第三者型变态反应。

一、方法学评价

嗜碱性粒细胞数量很少,通常仅占白细胞的 1/300～1/200。在一般白细胞分类计数中很难见到。自 1953 年 Moore 首次报告直接计数法以后对嗜碱性粒细胞在外周血变化的临床意义才逐渐了解。目前常用方法有两种,即甲苯胺蓝和中性红法。

这两种方法操作步骤完全相同,即分别用甲苯胺蓝稀释液或中性红稀释液将血液稀释一定倍数,同时破坏红细胞并使嗜碱性粒细胞分别染成紫红色或红色。然后滴入细胞计数盘,计数一定范围内嗜碱性粒细胞数,即可直接求得每升血液中嗜碱性粒细胞数。

二、参考值

嗜碱性粒细胞参考值为 $(0.02～0.05)×10^9/L$。

三、临床意义

(一)增多

嗜碱性粒细胞增多常见于慢性粒细胞性白血病、真性红细胞增多症、黏液性水肿、溃疡性结肠炎、变态反应、甲状腺功能减退等。

(二)减少

嗜碱性粒细胞减少常见于速发型变态反应(荨麻疹、过敏性休克等)、促肾上腺皮质激素及糖皮质激素过量、应激反应(心肌梗死、严重感染、出血等)、甲状腺功能亢进症、库欣综合征等。

在临床上嗜碱性粒细胞计数,常用于慢性粒细胞白血病与类白血病反应的鉴别和观察变态反应。

（王宪军）

第九章 血脂检验

第一节 胆固醇检验

一、概述

(一)生化特性及病理生理

胆固醇(CHO)是人体的主要固醇,是非饱和固醇,基本结构为环戊烷多氢体(甾体)。正常人体含胆固醇量约为 2 g/kg 体质量,外源性 CHO(约占 1/3)来自食物经小肠吸收,内源性 CHO(约占 2/3)由自体细胞合成。人体胆固醇除来自食物以外,90% 的内源性胆固醇在肝内由乙酰辅酶 A 合成,且受食物中胆固醇多少的制约。CHO 是身体组织细胞的基本成分,除特殊情况外(如先天性 β 脂蛋白缺乏症等),人体不会缺乏 CHO。除脑组织外,所有组织都能合成 CHO。在正常情况下,机体的 CHO 几乎全部由肝脏和远端小肠合成,因此临床和预防医学较少重视研究低胆固醇血症。一般情况下,血清 CHO 降低临床表现常不明显,但长期低 CHO 也是不正常的,能影响生理功能,如记忆力和反应能力降低等。

胆固醇的生理功能:主要用于合成细胞膜、类固醇激素和胆汁酸。

血浆胆固醇主要存在于低密度脂蛋白(LDL)中,其次存在于高密度脂蛋白(HDL)和极低密度脂蛋白(VLDL)中,而乳糜微粒(CM)中含量最少。胆固醇主要是以两种脂蛋白形式(LDL 和 HDL)进行转运的,它们在脂类疾病发病机制中作用相反。

个体内胆固醇平均变异系数(CV)为 8%。总胆固醇浓度提供一个基值,它提示是否应该进一步进行脂蛋白代谢的实验室检查。一般认为在胆固醇水平<4.1 mmol/L(160 mg/dL)时冠心病不太常见;同时将 5.2 mmol/L(200 mg/dL)作为阈值,超过该值时冠心病发生的危险性首先适度地增加,当胆固醇水平高于 5.4 mmol/L(250 mg/dL)时其危险性将大大增加。Framingham 的研究结果表明,与冠心病危险性相关的总胆固醇浓度其个体预期值则较低。总胆固醇浓度只有在极值范围内才有预测意义,即<4.1 mmol/L(160 mg/dL)和>8.3 mmol/L(320 mg/dL)。临床对高胆固醇血症极为重视,将其视为发生动脉粥样硬化最重要的原因和危险因素之一。

（二）总胆固醇检测

1.测定方法

采用胆固醇氧化酶——过氧化物酶耦联的 CHOD-PAP 法。

（1）检测原理：胆固醇酯被胆固醇酯酶分解成游离胆固醇和脂肪酸。游离胆固醇在胆固醇氧化酶的辅助下消耗氧，然后被氧化，导致 H_2O_2 增加。应用 Trinder 反应，即由酚和 4-氨基安替比林形成的过氧化物酶的催化剂形式的红色染料，通过比色反应检验胆固醇浓度。

（2）稳定性：血浆或血清样本在 4 ℃时可保存 4 d。长期保存应置于－20 ℃环境。

2.参考范围

我国"血脂异常防治对策专题组"提出的《血脂异常防治建议》规定：①理想范围＜5.2 mmol/L；②边缘性增高 5.23～5.69 mmol/L；③增高＞5.72 mmol/L。

美国胆固醇教育计划（NCEP）成人治疗组（ATP）于 1994 年提出的医学决定水平：①理想范围＜5.1 mmol/L；②边缘性增高：5.2～6.2 mmol/L；③增高：＞6.21 mmol/L。

据欧洲动脉粥样硬化协会的建议，血浆 CHO＞5.2 mmol/L 时与冠心病发生的危险性增高具有相关性。CHO 越高，这种危险增加的越大，它还可因其他危险因素如抽烟、高血压等而增强。

3.检查指征

以下疾病应检测血清胆固醇：①动脉粥样硬化危险性的早期确诊；②使用降脂药治疗后的监测反应；③高脂蛋白血症的分型和诊断。

二、血清胆固醇异常常见原因

胆固醇增高与减低的常见原因见表 9-1。

表 9-1 胆固醇增高与减低的常见原因

增高	减低
原发性	原发性
家族性高胆固醇血症［低密度脂蛋	无 β 脂蛋白血症
白受体（LDL-R）缺陷］	低 β 脂蛋白血症
混合性高脂蛋白血症	α 脂蛋白缺乏症
家族性Ⅲ型高脂蛋白血症	家族性卵磷脂-胆固醇酰基转移酶（LCAT）缺乏病
继发性	继发性
内分泌疾病	严重肝脏疾病
甲状腺功能减退	急性重型肝炎
糖尿病（尤其昏迷时）	肝硬化
皮质醇增多症	内分泌疾病
肝脏疾病	甲状腺功能亢进
阻塞性黄疸	艾迪生病
肝癌	严重营养不良
肾脏疾病	吸收不良综合征
肾病综合征	严重贫血

续表

增高	减低
慢性肾炎肾病期	白血病
类脂性肾病	癌症晚期
药物性	
应用固醇类制剂	

三、临床思路

血清胆固醇分析临床思路见图 9-1。

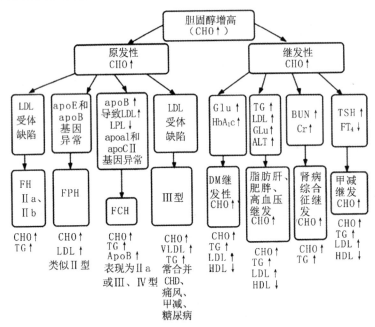

图 9-1　血清胆固醇分析临床思路

(一)除外非疾病因素

血清 CHO 水平受年龄、家族、民族、性别、遗传、饮食、工作性质、劳动方式、精神因素、饮酒、吸烟和职业的影响。

1.性别和年龄

血浆胆固醇水平,男性较女性高,两性的 CHO 水平都随年龄增加而上升,但 70 岁后下降,中青年女性低于男性。女性在绝经后 CHO 可升高,这与妇女绝经后雌激素减少有关。美国妇女绝经后,血浆 CHO 可增高大约 0.52 mmol/L(20 mg/dL)。

2.妊娠

女性妊娠中、后期可见生理性升高,产后恢复原有水平。

3.体质量

有研究提示:血浆 CHO 增高可因体质量增加所致,并且证明肥胖是血浆 CHO 升高的一个重要因素。一般认为体质量增加,可使人体血浆 CHO 升高 0.65 mmol/L(25 mg/dL)。

4.运动

体力劳动较脑力劳动为低。血浆 CHO 高的人可通过体力劳动使其下降。

5.种族

白种人较黄种人高。正常水平较高的人群往往有家族倾向。

6.饮食

临界 CHO 升高的一个主要原因是较高的饱和脂肪酸的饮食摄入。一般认为,饱和脂肪酸摄入量占总热量的 14%,可使血浆 CHO 增高大约 0.52 mmol/L(20 mg/dL),其中多数为 LDL-C。但是,CHO 含量不像 TG 易受短期食物中脂肪含量的影响而上升。一般来讲,短期食用高胆固醇食物对血中 CHO 水平影响不大,但长期高 CHO、高饱和脂肪酸和高热量饮食习惯可使血浆 CHO 上升。素食者低于非素食者。

7.药物

应用某些药物可使血清胆固醇水平升高,如环孢霉素、糖皮质激素、苯妥英钠、阿司匹林、某些口服避孕药、β 受体阻滞剂等。

8.血液的采集

静脉压迫 3 min 可以使胆固醇值升高 10%。在受试者站立体位测得的值相对于卧位也出现了相似的增加。在进行血浆检测时推荐使用肝素或 EDTA 作为抗凝剂。

9.干扰因素

血红素＞2 g/L 和胆红素 70%mol/L(42 mg/dL)时,会干扰全酶终点法测定。抗坏血酸和 α-甲基多巴等类还原剂会引起胆固醇值假性降低,因为它们能和过氧化氢反应,阻断显色反应(即阻断偶联终点比色反应过程)。

(二)血清胆固醇病理性增高

临界高胆固醇血症的原因:除了其基础值偏高外,主要是饮食因素即高胆固醇和高饱和脂肪酸摄入以及热量过多引起的超重,其次包括年龄效应和女性的围绝经期影响。

轻度高胆固醇血症原因:轻度高胆固醇血症是指血浆胆固醇浓度为 6.21～7.49 mmol/L(240～289 mg/dL),大多数轻度高胆固醇血症,可能是由于上述临界高胆固醇血症的原因所致,同时合并有基因的异常。已知有几种异常原因能引起轻度高胆固醇血症:①LDL-C 清除低下和 LDL-C 输出增高;②LDL-C 颗粒富含胆固醇酯,这种情况会伴有 LDL-C 与 apoB 比值(LDL-C/apoB)增高。

重度高胆固醇血症原因:重度高胆固醇血症原因是指 CHO＞7.51 mmol/L(290 mg/dL)。许多重度高胆固醇血症是由于基因异常所致,绝大多数情况下,重度高胆固醇血症是下列多种因素共同所致:①LDL-C 分解代谢减低,LDL-C 产生增加;②LDL-apoB 代谢缺陷,LDL-C 颗粒富含胆固醇酯;③上述引起临界高胆固醇血症的原因。大多数重度高胆固醇血症很可能是多基因缺陷与环境因素相互作用所致。

1.成人胆固醇增高与冠心病

血清胆固醇的水平和发生心血管疾病危险性间的关系,在年轻男性和老年女性有相关性,女性出现冠心病的临床表现和由冠心病导致死亡的年龄一般比男性晚 15 年。因此,区分未绝经和已绝经的妇女尤为重要。对成人高脂血症的筛选是针对心血管危险因素的常规检查程序的一部分。

2.儿童期胆固醇增高与冠心病

成人血清胆固醇水平升高和冠心病死亡率增加间的密切关系已经明确,儿童时期还不确定,因为儿童期胆固醇增高不会维持到成人期,相反,儿童期的低水平到成人期以后可能变为较高的水平。

儿童期的研究有助于识别和治疗那些很有可能发展成为高脂血症和冠心病高危因素的人群。欧洲动脉粥样硬化协会提出了以下建议来识别儿童的脂质紊乱。

以下情况需测定血清胆固醇水平:①父母或近亲中有人 60 岁以前就患有心血管疾病的儿童和青少年;②父母中的一方有高胆固醇血症,胆固醇水平>7.8 mmol/L(300 mg/dL)的家族史的儿童,胆固醇水平>5.2 mmol/L(200 mg/dL),年龄在 2 岁和 19 岁的儿童和青少年则考虑为高水平且将来需要复查。

3.高胆固醇血症病理状态

高胆固醇血症有原发性与继发性两类。原发性见于家族性高胆固醇血症、多基因家族性高胆固醇血症、家族性 apoB 缺陷症、混合性高脂蛋白血症等基因遗传性疾病。继发性见于如动脉粥样硬化、冠心病、糖尿病、肾病综合征、甲状腺功能减退和阻塞性黄疸等疾病在病理改变过程中引发脂质代谢紊乱时所形成的异常脂蛋白血症。

(1)家族性高胆固醇血症:原发性高胆固醇血症主要见于家族性高胆固醇血症(FH)。家族性高胆固醇血症是单基因常染色体显性遗传性疾病,由于 LDL-C 受体先天缺陷造成体内 LDL-C 清除延缓而引起血浆胆固醇水平升高,患者常有肌腱黄色瘤。在心肌梗死存活的患者中占 5%。家族性高胆固醇血症患者发生动脉粥样硬化的危险性与其血浆胆固醇水平升高的程度和时间有着密切关系。

家族性高胆固醇血症的临床特征可分为四方面:高胆固醇血症、黄色瘤及角膜环、早发的动脉粥样硬化和阳性家族史。①高胆固醇血症:高胆固醇血症是该病最突出的血液表现,即在婴幼儿时期即已明显。杂合子患者血浆胆固醇水平为正常人的 2~3 倍,多超过 7.76 mmol/L(300 mg/dL);纯合子患者为正常人的 4~6 倍,多超过 15.5 mmol/L(600 mg/dL)。血浆 TG 多正常,少数可有轻度升高。因此患者多属Ⅱa 型高脂蛋白血症,少数可为Ⅱb 型高脂蛋白血症。②黄色瘤和角膜环:黄色瘤是家族性高胆固醇血症常见而又重要的体征。依其好发部位、形态特征可分为腱黄瘤、扁平黄瘤和结节性黄瘤。其中以腱黄瘤对本病的诊断意义最大。杂合子型患者黄色瘤多在 30 岁以后出现,纯合子型患者常在出生后前 4 年出现,有的出生时就有黄色瘤。角膜环合并黄色瘤常明显提示本病的存在。③早发的动脉粥样硬化:由于血浆胆固醇异常升高,患者易早发动脉粥样硬化。杂合子型患者冠心病平均发病年龄提前 10 岁以上,纯合子型患者多在 30 岁前死于冠心病,文献报告曾有年仅 18 个月幼儿患心肌梗死的报告。④阳性家族史:家族性高胆固醇血症是单基因常染色体显性遗传性疾病。因此杂合子患者的父母至少有一个是该病的患者,而家族性高胆固醇血症仅占高胆固醇血症的大约 1/20,并且不是所有的病例均有特征性的黄色瘤,故家系分析对该病的诊断是十分重要和必不可少的,对年轻的杂合子患者的诊断尤其是如此。

(2)多基因家族性高胆固醇血症:在临床上这类高胆固醇血症相对来说较为常见,其患病率可能是家族性高胆固醇血症的 3 倍。

该病是由多种基因异常所致,研究提示可能相关的异常基因包括 apoE 和 apoB。更为重要的是这些异常基因与环境因素相互作用,引起血浆胆固醇(CHO)升高。环境因素中以饮食的影响最明显,经常进食高饱和脂肪酸、高 CHO 和高热量饮食者是血浆 CHO 升高的主要原因。由于是多基因缺陷所致,其遗传方式也较为复杂,有关的基因缺陷尚不清楚。这类患者的 apoE 基因型多为 E4 杂合子或 E4 纯合子。其主要的代谢缺陷是 LDL-C 过度产生或 LDL-C 降解障碍。多基因家族性高胆固醇血症的临床表现类似于Ⅱ型高脂蛋白血症,主要表现为血浆胆固醇水平轻度升高,偶可中度升高。患者常无黄色瘤。

诊断:在家族调查中,发现有两名或两名以上的成员血浆胆固醇水平升高,而家庭成员中均无黄色瘤。

(3)家族性混合型高脂蛋白血症(FCH):为常染色体遗传,在 60 岁以下患有冠心病者中,这种类型的血脂异常最常见(占 11.3%),在一般人群中 FCH 的发生率为 1%~2%。另有研究表明,在 40 岁以上原因不明的缺血性脑卒中患者中,FCH 为最多见的血脂异常类型。

有关 FCH 的发病机制尚不十分清楚,目前认为可能与以下几方面有关:①apoB 产生过多,因而 VLDL 的合成是增加的,这可能是 FCH 的主要发病机制之一;②小而密颗粒的 LDL-C 增加,LDL-C 颗粒中含 apoB 相对较多,因而产生小颗粒致密的 LDL-C,这种 LDL-C 颗粒的大小是与空腹血浆 TG 浓度呈负相关,而与 HDL-C 水平呈正相关;③酯酶活性异常和脂质交换障碍,脂蛋白酯酶(LPL)是脂蛋白代谢过程中一个关键酶,LPL 活性下降引起血浆 VLDL 清除延迟,导致餐后高脂血症;④apoAⅠ和 apoCⅢ基因异常;⑤脂肪细胞脂解障碍。

临床表现与诊断:FCH 的血脂异常特点是血浆 CHO 和 TG 均有升高,其生化异常类似于Ⅱb 型高脂蛋白血症,临床上 FCH 患者很少见到各种类型的黄色瘤,但合并有早发性冠心病者却相当常见。FCH 的临床和生化特征及提示诊断要点如下:①第一代亲属中有多种类型高脂蛋白血症的患者;②早发性冠心病的阳性家族史;③血浆 TG、CHO 和 apoB 水平升高;④第一代亲属中无黄色瘤检出;⑤家族成员中 20 岁以下者无高脂血症患者;⑥表现为Ⅱa、Ⅱb、Ⅳ或 V 型高脂蛋白血症;⑦LDL-C/apoB 比例降低。一般认为,只要存在第①②和③点就足以诊断 FCH。

4.继发性高胆固醇血症

(1)血浆胆固醇增高与动脉粥样硬化:CHO 高者发生动脉硬化、冠心病的频率高,但冠心病患者并非都有 CHO 增高。高血压与动脉粥样硬化是两种不同、又可互为因果、相互促进的疾病,高血压病时,血浆 CHO 不一定升高,升高可能伴有动脉粥样硬化。因此,高胆固醇作为诊断指标来说,它不够特异,也不够敏感,只能作为一种危险因素。因此,血浆 CHO 测定最常用做动脉粥样硬化的预防、发病估计、疗效观察的参考指标。

(2)血浆胆固醇增高与糖尿病:胰岛素的生理功能是多方面的,它可以促进脂蛋白酯酶(LPL)的活性,抑制激素敏感脂肪酶的活性。此外,它还能促进肝脏极低密度脂蛋白胆固醇(VLDL)的合成与分泌,促进 LDL-C 受体介导的 LDL-C 降解等。由于胰岛素可通过多种方式和途径影响和调节脂质和脂蛋白代谢,据统计,约 40% 的糖尿病患者并发有异常脂蛋白血症,其中 80% 左右表现为高甘油三酯血症即Ⅳ型高脂蛋白血症。患者血脂的主要改变是 TG、CHO 和 LDL-C 的升高及 HDL-C 的降低,WHO 分型多为Ⅳ型,也可为Ⅱb 型,少数还可表现为Ⅰ或 V型。流行病学调查研究发现,糖尿病伴有继发性异常脂蛋白血症的患者比不并发的患者冠心病的发病率高三倍,因此有效地防治糖尿病并发异常脂蛋白血症是降低糖尿病并发冠心病的关键之一。值得注意的是,并非发生于糖尿病患者的异常脂蛋白血症均是继发性的,其中一部分可能是糖尿病并发原发性异常脂蛋白血症。单纯的血脂化验很难完成对两者的鉴别,主要的鉴别还是观察对糖尿病治疗的反应。

(3)血浆胆固醇增高与甲状腺功能减退:甲状腺素对脂类代谢的影响是多方面的,它既能促进脂类的合成,又能促进脂质的降解,但综合效果是对分解的作用强于对合成的作用。该病患者的血脂改变主要表现为 TG、CHO 和 LDL-C 水平的提高。血脂变化的严重程度主要与甲状腺素的缺乏程度平行,而不依赖于这种缺乏的病理原因。甲状腺素能激活胆固醇合成的限速酶——HMG-CoA 还原酶,也可促进 LDL 受体介导的 LDL-C 的降解,还能促进肝脏胆固醇向胆汁酸的转化。这些作用的综合是降解和转化强于合成,故甲亢患者多表现为 CHO 和 LDL-C 降低,而甲状腺功能减退者表现为二者升高。

(4)血浆胆固醇增高与肾病综合征:肾病综合征患者血脂的主要改变为胆固醇和甘油三酯(TG)显著升高。血浆胆固醇与血浆白蛋白的浓度呈负相关。如果蛋白尿被纠正,肾病的高脂蛋白血症是可逆的。肾病综合征并发脂蛋白异常的机制尚不完全清楚,多数学者认为是由于肝脏在增加白蛋白合成的同时,也刺激了脂蛋白尤其是 VLDL 的合成。VLDL 是富含 TG 的脂蛋白,它又是 LDL-C 的前体,另一可能原因是 VLDL 和 LDL-C 降解减慢。由于 VLDL 和 LDL-C 合成增加,降解减慢,故表现为 CHO 和 TG 的明显升高。

(5)血浆胆固醇增高与肝脏疾病:肝脏是机体 LDL-C 受体最丰富的器官,也是机体合成胆固醇最主要的场所,它还能将胆固醇转化为胆汁酸。由于肝脏在脂质和脂蛋白的代谢中发挥有多方面的重要作用,因此许多肝病并发有异常脂蛋白血症。

(三)血浆胆固醇病理性降低

低胆固醇血症较高胆固醇血症为少,低胆固醇血症也有原发与继发,前者如家族性 α 和 β 蛋白缺乏症,后者如消耗性疾病、恶性肿瘤的晚期、甲状腺功能亢进、消化和吸收不良、严重肝损伤、巨幼红细胞性贫血等。低胆固醇血症易发生脑出血,可能易患癌症(未证实)。雌激素、甲状腺激素、钙通道阻滞剂等药物使血浆胆固醇降低。此外,女性月经期可降低。

(于　莉)

第二节　甘油三酯检验

一、概述

(一)生化特征及病理生理

和胆固醇一样,由于甘油三酯(TG)低溶解度,它们和载脂蛋白结合在血浆中运送。富含甘油三酯的脂蛋白是乳糜微粒(来源于饮食的外源性甘油三酯)和极低密度脂蛋白(内源性甘油三酯)。

血浆 TG 来源有二:一为外源性 TG,来自食物;二是内源性 TG,是在肝脏和脂肪等组织中合成。主要途径:①摄入的高热量食物中的葡萄糖代谢提供多余的甘油和脂肪酸,身体将其以脂肪形式贮存;②外源性 TG 超过机体能量需要,过剩的甘油和脂肪酸在组织(主要是脂肪组织)中再酯化为甘油三酯。肝脏合成 TG 的能力最强,但不能贮存脂肪,合成的 TG 与 apoB-100、apoC 等以及磷脂、胆固醇结合为 VLDL,由细胞分泌入血而至其他组织。如有营养不良、中毒、缺乏必需脂肪酸、胆碱与蛋白时,肝脏合成的 TG 不能组成 VLDL,而聚集在胞质,形成脂肪肝。

甘油三酯是一种冠心病危险因素,当 TG 升高时,应该给予饮食控制或药物治疗。另外,TG 具有促血栓形成作用和抑制纤维蛋白溶解系统,TG 的促凝作用使体内血液凝固性增加与冠心病(CHD)的发生有一定的关系,TG可能通过影响血液凝固性而成为CHD的危险因素。

血浆TG升高一般没有CHO升高那么重要,对于TG是不是CHD的危险因子还有不同意见,TG浓度和HDL-C浓度关系呈负相关。其显著增加(11.3 mmol/L)时易发生间歇性腹痛,皮肤脂质沉积和胰腺炎。大多数TG增高由饮食引起。许多器官的疾病如肝病、肾脏病变、甲状腺功能减退、胰腺炎可并发继发性高甘油三酯血症。

(二)甘油三酯的检测

1.测定方法

TG测定方法主要分化学法和酶法两大类,目前酶法测定为推荐方法。

TG酶法的测定原理:TG的测定首先用酯酶将TG水解为脂肪酸和甘油,再用甘油激酶催化甘油磷酸化为甘油-3-磷酸,后者可耦联甘油磷酸氧化酶-过氧化物酶的GPO-PAP比色法或丙酮酸激酶-乳酸脱氢酶的动力学紫外测定法检测。

稳定性:血清置密闭瓶内4~8 ℃可贮存1周,如果加入抗生素和叠氮钠混合物保存,可存放1~2周,-20 ℃可稳定数月。脂血症血清混浊时可用生理盐水稀释后测定。

2.参考范围

正常人TG水平受生活条件的影响,个体间TG水平差异比CHO大,呈明显正偏态分布。我国关于《血脂异常防治建议》中提出:理想范围≤1.7 mmol/L(150 mg/dL);边缘增高1.7~2.25 mmol/L(150~200 mg/dL);增高 2.26 ~ 5.64 mmol/L(200 ~ 499 mg/dL);很高≥5.65 mmol/L(500 mg/dL)。

3.检查指征

(1)早期识别动脉粥样硬化的危险性和高脂蛋白血症的分类。

(2)对使用降脂药物治疗的监测。

二、引起TG病理性异常的常见疾病

(一)引起TG病理性增高的常见疾病

(1)饮食性:高脂肪高热量饮食、低脂肪高糖饮食、饮酒等。

(2)代谢异常:糖尿病、肥胖症、动脉粥样硬化、痛风等。

(3)家族性高甘油三酯血症。

(4)内分泌疾病:甲状腺功能减退症、库欣综合征、肢端肥大症等。

(5)肝胆道疾病:梗阻性黄疸、脂肪肝、Zieve综合征。

(6)胰腺疾病:急性、慢性胰腺炎。

(7)肾疾病:肾病综合征。

(8)药物影响:ACTH、可的松、睾酮、利尿剂等。

(二)引起TG病理性降低的常见疾病

(1)内分泌疾病:甲状腺功能亢进症、艾迪生病、垂体功能减退症。

(2)肝胆道疾病:重症肝实质性损害(肝硬化等)。

(3)肠疾病:吸收不良综合征。

(4)恶病质:晚期肿瘤、晚期肝硬化、慢性心功能不全终末期。

(5)先天性β-脂蛋白缺乏症。

三、临床思路

见图 9-2。

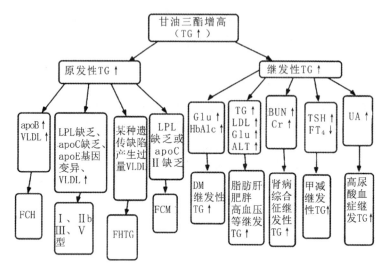

图 9-2　血清甘油三酯分析临床思路图

(一)非疾病因素

健康人群 TG 水平受生活习惯、饮食条件、年龄等影响,TG 水平在个体内和个体间的波动均较大。

1.营养因素

许多营养因素均可引起血浆甘油三酯水平升高,大量摄入单糖亦可引起血浆甘油三酯水平升高,这可能与伴发的胰岛素抵抗有关,也可能是由于单糖可改变 VLDL 的结构,从而影响其清除速度。因我国人群的饮食脂肪量较西方国家国家为低,所以血清 TG 水平较欧美国家为低,与日本较接近。饭后血浆 TG 升高,并以 CM 的形式存在,可使血浆混浊,甚至呈乳糜样,称为饮食性脂血。因此,TG 测定标本必须在空腹过12~16 h静脉采集。进食高脂肪后,外源性 TG 可明显上升,一般在餐后 2~4 h 达高峰,8 h 后基本恢复至空腹水平,有的甚至在经 2~3 d 仍有影响;进高糖和高热量饮食,因其可转化为 TG,也可使 TG 升高,故在检查时要排除饮食的干扰,一定要空腹采集标本。较久不进食者也可因体脂被动员而使内源性 TG 上升。

2.年龄与性别

儿童 TG 水平低于成人。30 岁以后,TG 可随年龄增长稍有上升。成年男性稍高于女性,60 岁以后可有下降,围绝经期后女性高于男性。

3.血液的采集

静脉压迫时间过长和将带有血凝块的血清保存时间太长都会造成 TG 升高。

4.干扰因素

血红蛋白>120 g/L 时会刺激甘油三酯增高。抗坏血酸>30 mg/L 和胆红素>342 μmol/L(20 mg/dL)时会引起甘油三酯假性降低,因为它们能和过氧化氢反应,阻断显色反应。

5.药物

某些药物会导致某些个体的异常脂蛋白血症。如果怀疑有这些影响,应考虑暂时停止使用相关药物并且要监测它对脂类的作用。常见有 β 受体阻滞剂、利尿药、糖皮质激素及口服避孕药等可对异常脂蛋白血症形成影响。

6.酒精

过度饮酒是造成高甘油三酯血症的最常见的原因之一,常伴酒精性脂肪肝,均呈现Ⅳ型和Ⅴ型高脂蛋白血症,有时还并发胰腺炎和暴发性黄色瘤。在少数病例发生高脂血症的同时还伴发黄疸和溶血性贫血。即使是适度持续饮酒也会导致甘油三酯有明显升高,高甘油三酯血症的影响在Ⅳ型出现前最明显,且由于同时摄入了饮食中脂肪而进一步加重。肝脏中的乙醇代谢抑制了脂肪酸的氧化,还导致了甘油三酯合成中游离脂肪酸的有效利用。特异的病征是脂质和 GGT 同时升高。戒酒会造成甘油三酯快速下降。

7.生活方式

习惯于静坐的人血浆甘油三酯浓度比坚持体育锻炼者要高。无论是长期还是短期体育锻炼,均可降低血浆甘油三酯水平。锻炼尚可增高脂蛋白酯酶活性,升高 HDL 水平特别是 HDL2 的水平,并降低肝酯酶活性。长期坚持锻炼,还可使外源性甘油三酯从血浆中清除增加。

8.吸烟

吸烟可增加血浆甘油三酯水平。流行病学研究证实,与正常平均值相比较,吸烟可使血浆甘油三酯水平升高 9.1%。然而戒烟后多数人有暂时性体质量增加,这可能与脂肪组织中脂蛋白酯酶活性短暂上升有关,此时应注意控制体质量,以防体质量增加而造成甘油三酯浓度的升高。

(二)血清 TG 病理性增高

血浆中乳糜微粒(CM)的甘油三酯含量在 90%～95%,极低密度脂蛋白(VLDL)中甘油三酯含量也在 60%～65%,因而这两类脂蛋白统称为富含甘油三酯的脂蛋白。血浆甘油三酯浓度升高实际上是反映了 CM 和(或)VLDL 浓度升高。凡引起血浆中 CM 和(或)VLDL 升高的原因均可导致高甘油三酯血症。病理性因素所致的 TG 升高称为病理性高脂血症。通常将血脂 TG 高于2.2 mmol/L(200 mg/dL)称为高脂血症,我国关于《血脂异常防治建议》中提出,TG 升高是指 TG 大于 1.65 mmol/L。研究证实:富含 TG 的脂蛋白是 CHD 独立的危险因素,TG 增高表明患者存在代谢综合征,需进行治疗。

高甘油三酯血症有原发性和继发性两类,前者多有遗传因素,包括家族性高甘油三酯血症与家族性混合型高脂蛋白血症等。继发性见于肾病综合征、甲状腺功能减退、失控的糖尿病。但往往不易分辨原发或继发。高血压、脑血管病、冠心病、糖尿病、肥胖与高脂蛋白血症等往往有家族性积聚现象。例如糖尿病患者胰岛素抵抗和糖代谢异常,可继发 TG(或同时有胆固醇)升高,但也可能同时有糖尿病和高 TG 两种遗传因素。

1.原发性高甘油三酯血症

通常将高脂蛋白血症分为Ⅰ、Ⅱa、Ⅱb、Ⅲ、Ⅳ、Ⅴ六型,除Ⅱa 型外,都有高 TG 血症。原发性高脂蛋白血症Ⅰ和Ⅲ型,TG 明显升高;原发性高脂蛋白血症Ⅳ和Ⅴ型,TG 中度升高。这些患者多有遗传因素。

(1)Ⅰ型高脂蛋白血症:极为罕见的高乳糜微粒(CM)血症,为常染色体隐性遗传。正常人禁食12 h 后,血浆中已几乎检测不到 CM。但是,当有脂蛋白酯酶和(或)apoCⅡ缺陷时,将引起富含甘油三酯的脂蛋白分解代谢障碍,且主要以 CM 代谢为主,造成空腹血浆中出现 CM。

病因:①脂蛋白酯酶(LPL)缺乏,影响了外源性 TG 的分解代谢,血浆 TG 水平通常在11.3 mmol/L(1 000 mg/dL)以上;由于绝大多数的 TG 都存在于 CM 中,因而血浆 VLDL 水平可正常或稍有增高,但是 LDL-C 和 HDL-C 水平是低下的;CM 中所含 CHO 很少,所以血浆 CHO 并不升高或偏低。②apoCⅡ缺乏,apoCⅡ是 LPL 的激活剂,LPL 在 TG 的分解代谢中起重要作用,需要 apoCⅡ的同时存在。

临床特征:外源性脂蛋白代谢障碍,血浆中 CM 浓度显著升高。乳糜微粒(CM)血症患者常诉有腹痛发作,多在进食高脂或饱餐后发生。严重的高乳糜微粒(CM)血症时常伴有急性胰腺炎的反复发作。

(2)Ⅱb 型高脂蛋白血症:此型同时有 CHO 和 TG 增高,即混合型高脂蛋白血症。

(3)Ⅲ型高脂蛋白血症:亦称为家族性异常 β 脂蛋白血症,是由于 apoE 的基因变异,apoE 分型多为 E2/E2 纯合子,造成含 apoE 的脂蛋白如 CM、VLDL 和 LDL-C 与受体结合障碍,因而引起这些脂蛋白在血浆中聚积,使血浆 TG 和 CHO 水平明显升高,但无乳糜微粒血症。

(4)Ⅳ型高脂蛋白血症:此型只有 TG 增高,反映 VLDL 增高。但是 VLDL 很高时也会有 CHO 轻度升高,所以Ⅳ型与Ⅱb 型有时难以区分,主要是根据 LDL-C 水平做出判断。家族性高 TG 血症属于Ⅳ型。

(5)Ⅴ型高脂蛋白血症:与Ⅰ型高脂蛋白血症相比较,TG 和 CHO 均升高,但以 TG 增高为主,Ⅰ型高脂蛋白血症患者的空腹血浆中乳糜微粒升高的同时伴有 VLDL 浓度升高。鉴别Ⅰ型和Ⅴ型高脂蛋白血症很困难,最大的区别是Ⅴ型高脂蛋白血症发生年龄较晚,且伴有糖耐量异常。此型可发生在原有的家族性高 TG 血症或混合型高脂血症的基础上,继发因素有糖尿病、妊娠、肾病综合征、巨球蛋白血症等,易于引发胰腺炎。

(6)家族性高甘油三酯血症(FHTG):该病是常染色体显性遗传。原发性高甘油三酯血症是因过量产生 VLDL 引起。

病因:由于某种独特遗传缺陷,干扰体内 TG 的代谢。

临床表现:①FHTG 易发生出血性胰腺炎,这与血浆中乳糜微粒浓度有直接的关系,推测是由于乳糜微粒栓子急性阻塞了胰腺的微血管的血流所致。②FHTG 患者常同时合并有肥胖、高尿酸血症和糖耐量异常。③高 TG,若血浆甘油三酯浓度达到 11.3 mmol/L(1 000 mg/dL)或更高时,常可发现脾大,伴有巨噬细胞和肝细胞中脂肪堆积。④严重的高甘油三酯血症患者,空腹血浆中亦可存在乳糜微粒血症,而血浆 TG 浓度可高达 56 mmol/L(5 000 mg/dL);中度高甘油三酯血症患者合并糖尿病时,常引起血浆中 VLDL 明显增加,并会出现空腹乳糜微粒血症;轻到中度高甘油三酯血症患者常无特别的症状和体征。⑤在躯干和四肢近端的皮肤可出现疹状黄色瘤。

(7)家族性混合型高脂血症:一种最常见的高脂血症类型,主要表现为血浆胆固醇和甘油三酯浓度同时升高,其家族成员中常有多种不同的高脂蛋白血症表型存在。该症的主要生化特征是血浆 apoB 水平异常升高。

(8)HDL 缺乏综合征:见于一组疾病,如鱼眼病、apoAⅠ缺乏或 Tangier 病。大多数受累患者中,血浆甘油三酯仅轻度升高[2.26~4.52 mmol/L(200~400 mg/dL)],而血浆 HDL-C 浓度则显著降低。患者都有不同程度的角膜混浊,其他临床表现包括黄色瘤(apoAⅠ缺乏症)、肾功能不全、贫血、肝脾大、神经病变。

(9)家族性脂质异常性高血压:近年来提出的一个新的综合征,主要表现为过早发生家族性高血压、高血压伴富含甘油三酯的脂蛋白代谢异常。

(10)家族性脂蛋白酯酶缺乏病:家族性 LPL 缺乏病是一种较罕见的常染色体隐性遗传性疾

病。儿童期间发病,显著的特征为空腹血存在明显的乳糜微粒,TG 极度升高,表现为Ⅰ型高脂蛋白血症。临床特点为经常的腹痛和反复的胰腺炎发作,皮疹性黄色瘤及肝脾大等。特异性检查显示肝素后血 LPL 活性极度降低,不足正常人的 10％,而 apoCⅡ正常。

2.基因异常所致血浆 TG 水平升高

(1)CM 和 VLDL 装配的基因异常:人类血浆 apoB 包括两种,即 $apoB_{48}$ 和 $apoB_{100}$,这两种 apoB 异构蛋白是通过 apoB mRNA 的单一剪接机制合成。$apoB_{100}$ 通过肝脏以 VLDL 形式分泌,而$apoB_{48}$则在肠道中合成,并以 CM 的形式分泌。由于 apoB 在剪接过程中有基因缺陷,造成 CM 和 VLDL 的装配异常,由此而引起这两种脂蛋白的代谢异常,引起高 TG 血症。

(2)脂蛋白酯酶和 apoCⅡ基因异常:血浆 CM 和 VLDL 中的甘油三酯有效地水解需要脂蛋白酯酶(LPL)和它的复合因子 apoCⅡ参与。脂蛋白酯酶和 apoCⅡ的基因缺陷将导致甘油三酯水解障碍,因而引起严重的高甘油三酯血症。部分 apoCⅡ缺陷的患者可通过分析肝素化后脂蛋白酯酶活性来证实。

(3)apoE 基因异常:apoE 基因异常,可使含有 apoE 的脂蛋白代谢障碍,这主要是指 CM 和 VLDL。CM 的残粒是通过 apoE 与 LDL 受体相关蛋白结合而进行分解代谢,而 VLDL 则是通过 apoE 与 LDL 受体结合而进行代谢。apoE 基因有三个常见的等位基因即 E2、E3 和 E4。apoE2 是一种少见的变异,由于 E2 与上述两种受体的结合力都差,因而造成 CM 和 VLDL 残粒的分解代谢障碍。所以 apoE2 等位基因携带者血浆中 CM 和 VLDL 残粒浓度增加,因而常有高甘油三酯血症。

3.继发性高甘油三酯血症

许多代谢性疾病,某些疾病状态、激素和药物等都可引起高甘油三酯血症,这种情况一般称为继发性高甘油三酯血症。继发性高 TG 血症见于肾病综合征、甲状腺功能减退、失控的糖尿病、饥饿等。

(1)高甘油三酯血症与糖尿病:糖尿病患者胰岛素抵抗和糖代谢异常,可继发 TG(或同时有胆固醇)升高,这主要决定于血糖控制情况。由于病程及胰岛素缺乏程度不同,有较多的研究观察到高 TG 血症与胰岛素抵抗(IR)综合征之间存在非常密切的关系。青少年的 1 型糖尿病、重度胰岛素缺乏常伴有显著的高 TG 血症,这是由于胰岛素不足和来自脂肪组织的脂肪酸增加引起脂蛋白酯酶(LPL)缺乏,使 CM 在血浆中聚积的结果。这促进了 TG 的合成。HDL-C 通常降低,LDL-C 升高。胰岛素治疗后很快恢复到正常水平。在 2 型糖尿病患者(T_2DM)的高胰岛素血症常引起内源性胰岛素过度分泌以补偿原有的胰岛素抵抗,大多数胰岛素抵抗综合征患者合并 TG 水平升高。同样部分高 TG 血症患者同时有肥胖及血浆胰岛素水平升高,更重要的是,胰岛素抵抗综合征也可引起 LDL-C 结构异常,若与高 TG 血症同时存在时,具有很强的致动脉粥样硬化作用。2 型糖尿病时 TG 和 VLDL(50％～100％)会出现中度增高,特别在肥胖患者尤为明显,可能是由于 VLDL 和 $apoB_{100}$ 合成的多,血浆 LDL-C 水平通常正常,但 LDL-C 富含甘油三酯。HDL-C 通常会减少且富含甘油三酯。

(2)高甘油三酯血症与冠心病:冠心病患者血浆 TG 偏高者比一般人群多见,但这种患者 LDL-C 偏高与 HDL-C 偏低也多见,一般认为单独的高甘油三酯血症不是冠心病的独立危险因素,只有伴以高胆固醇、高 LDL-C、低 HDL-C 等情况时,才有意义。

(3)高甘油三酯血症与肥胖:在肥胖患者中,由于肝脏过量合成 apoB,因而使 VLDL 的产生明显增加。此外,肥胖常与其他代谢性疾病共存,如肥胖常伴有高甘油三酯血症,葡萄糖耐量受损,胰岛素抵抗和血管疾病,这些和 2 型糖尿病类似。腹部肥胖者比臀部肥胖者 TG 升高更为明显。

(4)高甘油三酯血症与肾脏疾病:高脂血症是肾病综合征主要临床特征之一。肾脏疾病时的血脂异常发生机制,主要是因 VLDL 和 LDL-C 合成增加,但也有人认为可能与这些脂蛋白分解代谢减慢有关。低白蛋白血症的其他原因也会产生相同的结果。中度病例通常会出现低水平的高胆固醇血症(Ⅱa 型),严重病例会出现高甘油三酯血症(Ⅱb 型)。如果蛋白尿被纠正,肾病的高脂蛋白血症是可逆的。

高脂蛋白血症在慢性肾衰包括血液透析中常见,但和肾病综合征不同的是,它以高甘油三酯血症为主。其原因是脂肪分解障碍,推测可能是由于尿毒症患者血浆中的脂蛋白酯酶被一种仍然未知的因子所抑制,血液透析后患者会表现出 CM 浓度升高和 HDL-C 水平下降。接受过慢性流动腹膜透析(CAPD)治疗的患者也常出现高脂蛋白血症。肾移植以后接受血液透析更容易出现 LDL-C 和 VLDL 的升高。此时免疫抑制药物起主要作用。

(5)高甘油三酯血症与甲状腺功能减退症:此症常合并有血浆 TG 浓度升高,这主要是因为肝脏甘油三酯酶减少而使 VLDL 清除延缓所致。

(6)高甘油三酯血症与高尿酸血症:大约有 80% 的痛风患者有高 TG 血症,反之,高 TG 血症患者也有高尿酸血症。这种关系也受环境因素影响,如过量摄入单糖、大量饮酒和使用噻嗪类药物。

(7)异型蛋白血症:这种情况可见于系统性红斑狼疮或多发性骨髓瘤的患者,由于异型蛋白抑制血浆中 CM 和 VLDL 的清除,因而引起高甘油三酯血症。

4.TG 的病理性降低

低 TG 血症是指 TG 低于 0.55 mmol/L(50 mg/dL)。见于遗传性原发性无或低 β 脂蛋白血症;继发性 TG 降低常见于代谢异常、吸收不良综合征、慢性消耗、严重肝病、甲状腺功能亢进、恶性肿瘤晚期和肝素应用等。

(于　莉)

第三节　高密度脂蛋白检验

一、概述

(一)生化特征和病理生理

高密度脂蛋白胆固醇(HDL-C)是血清中颗粒最小、密度最大的一组脂蛋白。HDL-C 的主要蛋白质是 apoAⅠ。血清总胆固醇中约有 25% 是以 HDL-C 的形式运送的。

HDL-C 的合成有三条途径:①直接由肝和小肠合成,由小肠合成分泌的 HDL-C 颗粒中主要含 apoAⅠ,而肝脏合成分泌的 HDL-C 颗粒则主要含 apoE;②由富含甘油三酯脂蛋白、乳糜微粒和 VLDL 发生脂溶分解时衍生而来;③周围淋巴中亦存在磷脂双层结构,可能是细胞膜分解衍生而来。

HDL-C 生理功能:HDL-C 是把外周组织过剩的胆固醇重新运回肝脏,或者将其转移到其他脂蛋白,如乳糜微粒、VLDL 残粒上,然后这些物质又被肝摄取,进行代谢,因此称为胆固醇的逆向转运。在肝内,胆固醇或者是直接分泌入胆汁,变成胆汁酸,或者在合成脂蛋白时又被利用。HDL-C 可以促进和加速胆固醇从细胞和血管壁的清除以及将它们运送到肝脏。因此,它们的功能在很多方面和 LDL-C 相反。一般认为,HDL-C 有抗动脉粥样硬化(AS)形成作用。除上述功能外,HDL-C 的重要功能还包括作为 apoC 和 apoE 的储存库。它们的 apoC 和 apoE 不断地穿梭于 CM、VLDL 和 HDL-C 之间。如前所述,这不仅对 CM 和 VLDL 的甘油三酯水解,而且对这些脂蛋白的代谢,特别是为肝细胞结合和摄取都发挥重要作用。

(二)HDL-C 的检测

近年来关于 HDL-C 测定的方法进展很快,从各种沉淀法已发展到化学修饰、酶修饰、抗体封闭、化学清除等多种方法,目前主要测定方法为:匀相测定法。使测定胆固醇的酶只和 HDL-C 反应。使 HDL-C 测定更加方便准确。

1.测定方法——匀相测定法

(1)HDL-C 测定反应原理:①PEG 修饰酶法(PEG 法);②选择性抑制法(SPD 法);③抗体法(AB 法);④过氧化氢酶法(CAT 法)。

基本原理:首先向标本中加入表面活性剂将非 HDL-C 的脂蛋白结构破坏,使其中所含CHO 与相应的酶反应而消耗,其后加入第二试剂,试剂中的表面活性剂破坏留下的 HDL-C 结构,使其中 CHO 得以和酶及显色剂反应而测得 HDL-C。

(2)稳定性:在存储过程中,由于脂蛋白间的相互作用,血清和血浆中的 HDL-C 会发生改变。因此,血清标本在 2~8 ℃可稳定 3 d,−20 ℃可稳定数周,长期保存样本应放在−70 ℃贮存。

2.参考范围

我国《血脂异常防治建议》提出的判断标准:理想范围＞1.04 mmol/L(＞40 mg/dL);降低≤0.91 mmol/L(≤35 mg/dL)。

美国胆固醇教育计划(NCEP),成人治疗组(ATP)提出的医学决定水平:HDL-C＜1.03 mmol/L(40 mg/dL)为降低,CHD 危险增高;HDL-C≥1.55 mmol/L(≥60 mg/dL)为负危险因素。

NCEP、ATPⅢ将 HDL-C 从原来的≤0.91 mmol/L(≤35 mg/dL),提高到＜1.03 mmol/L(40 mg/dL),是为了让更多的人得到预防性治疗。

3.检查指征

(1)早期识别动脉粥样硬化的危险性(非致动脉粥样硬化胆固醇成分的检测)。

(2)使用降脂药治疗反应的监测(在使用降脂药治疗的过程中应避免 HDL-C 的下降)。

二、HDL-C 异常常见原因

HDL-C 异常常见原因见表 9-2。

三、临床思路

临床思路见图 9-3。

总胆固醇浓度超过 5.2 mmol/L(200 mg/dL)的边缘性增高值时,就必须同时进行 HDL-C的浓度测定。冠心病的发病和 HDL-C 之间存在负相关。HDL-C≤0.91 mmol/L(≤35 mg/dL)

是 CHD 的危险因素,HDL-C≥1.55 mmol/L(≥60 mg/dL)被认为是负危险因素。HDL-C 降低多见于心、脑血管病、肝炎和肝硬化等患者。因此低 HDL-C 值便构成了一个独立的危险因素。

表 9-2 HDL-C 减低和增高常见原因

HDL-C 减低	HDL-C 增高
遗传性	原发性
α-蛋白血症	CETP 缺乏症
LCAT 缺陷症	肝脂酶(HTGL)活性低下(角膜混浊)
apoAⅠ异常	apoAⅠ合成亢进
家族性高胆固醇血症	HDL-C-R 异常
家族性混合型高脂血症	继发性
急性疾病	长期大量饮酒
急性心肌梗死	慢性肝炎
手术	原发性胆汁性肝硬化
烧伤	CETP 活性增加
急性炎症	HTGL 活性降低
低脂肪高糖饮食	药物
吸烟	肾上腺皮质激素
雌激素减少	胰岛素
药物	烟酸及其诱导剂
β受体阻滞剂	雌激素
肥胖	还原酶阻断剂
运动不足	β羟β甲戊二酰辅酶 A(HMG-CoA)

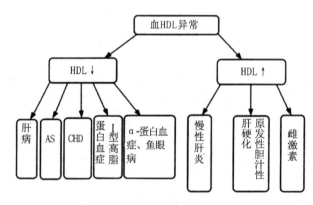

图 9-3 血清 HDL 分析临床思路

(一)非疾病因素

影响 HDL-C 水平的因素很多,主要有以下几个。

1.年龄

儿童时期,男、女性 HDL-C 水平相同,青春期男性开始下降,18~20 岁达最低点。

2.性别

冠心病发病率有性别差异,妇女在绝经期前冠心病的发病率明显低于同年龄组男性,绝经期后这种差别趋于消失。这是由于在雌激素的作用下,妇女比同年龄组男性有较高 HDL-C 的结果。随着雌激素水平的不断降低,男、女性 HDL-C 水平趋向一致,冠心病发病率的差异也就不复存在。

3.种族

黑种人比白种人高,中国人比美国人高。

4.饮食

高脂饮食可刺激肠道 apoAⅠ的合成,引起血浆 HDL-C 水平升高,尤其是饱和脂肪酸的摄入增加,可使 HDL-C 和 LDL-C 水平均升高,多不饱和脂肪酸(如油酸)并不降低 HDL-C 水平,却能使血浆 LDL-C 水平降低,故有益于减少 CHD 的危险。

5.肥胖

肥胖者,常有 HDL-C 降低,同时伴 TG 升高。体质量每增加 1 kg/m²,血浆 HDL-C 水平即可减少 0.02 mmol/L(0.8 mg/dL)。

6.饮酒与吸烟

多数资料表明:吸烟者比不吸烟者的血浆 HDL-C 浓度低 0.08～0.13 mmol/L(3～5 mg/dL),即吸烟使 HDL-C 减低。适度饮酒使 HDL-C 和 apoAⅠ升高,与血浆 HDL-C 水平呈正相关,但取决于正常肝脏合成功能,长期饮酒损害肝脏功能,反而引起 HDL-C 水平下降。而少量长期饮酒因其血浆 HDL-C 和 apoAⅠ水平相对较高,所以患 CHD 的危险性低于不饮酒者。

7.运动

长期足够量的运动使 HDL-C 升高。

8.药物

降脂药中的普罗布考、β受体阻滞剂(普萘洛尔)、噻嗪类利尿药等,使 HDL-C 降低。

9.外源性雌激素

有文献报道,接受雌激素替代疗法的妇女患 CHD 的危险性明显降低,这部分与雌激素能改善血脂代谢紊乱有关。雌激素可刺激体内 apoAⅠ合成,使其合成增加 25%,分解代谢无变化。孕激素可部分抵消雌激素升高血浆 HDL-C 水平的作用。然而,长期单用雌激素却有可能增加子宫内膜癌和乳腺癌的危险性,因此绝经后雌/孕激素干预试验需权衡到最佳的雌/孕激素配方,以发挥最大保护作用。

(二)血清 HDL-C 病理性降低

1.HDL-C 与动脉粥样硬化

血浆 HDL-C 浓度每降低 1%,可使冠心病(CHD)发生的危险升高 2%～3%,血浆 HDL-C 水平每升高 0.03 mmol/L(1 mg/dL),患 CHD 的危险性即降低 2%～3%,这种关系尤以女性为明显。绝经前女性 HDL-C 水平较高,与男性及绝经后女性相比 CHD 患病率低。

2.HDL-C 与高脂蛋白血症

高脂蛋白血症时,HDL-C 有病理性降低。Ⅰ型高脂蛋白血症,血脂测定 LDL-C、HDL-C 均降低,CHO 多正常,TG 极度升高,可达 11.3～45.2 mmol/L(1 000～4 000 mg/dL)。

3.家族遗传性低 HDL-C

即家族性低 α-脂蛋白血症,临床很常见,系常染色体显性遗传,其主要特征为血浆 HDL-C 水平低下,通常还合并血浆 TG 升高。

4.肝脏疾病

近年来特别值得注意的是肝脏疾病中 HDL-C 的改变。连续监测急性肝炎患者血浆中 HDL-C 胆固醇的水平,发现 HDL-C 水平与病程有关:在发病的第一周末,HDL-C 水平极度降低,脂蛋白电泳几乎检不出 α 脂蛋白带,此后随着病程的发展 HDL-C 逐渐升高直至正常。在病毒性肝炎和肝硬化患者,HDL-C 的降低主要表现为 HDL$_3$ 的降低,HDL-C 的变化较少,而且 HDL$_3$ 越低,预后越差,因此 HDL$_3$ 水平可作为一个评估某些肝脏疾病患者功能状态及转归预后的一项参考指标。

5.其他

HDL-C 降低还可见于急性感染、糖尿病、慢性肾衰竭、肾病综合征等。β 受体阻滞剂、孕酮等药物也可导致 HDL-C 降低。

(三)血清 HDL-C 病理性增高

HDL-C 增加可见于慢性肝炎、原发性胆汁性肝硬化。有些药物如雌性激素、苯妥英钠、HMG-CoA 还原酶抑制剂、烟酸等可以使 HDL-C 升高。绝经的妇女常用雌激素做替代疗法有升高 HDL-C,降低 CHD 危险性的作用。

（于　莉）

第四节　低密度脂蛋白检验

一、概述

(一)生化特性和病理生理

低密度脂蛋白(LDL)是富含胆固醇(CHO)的脂蛋白,其组成中 45％ 为 CHO,其蛋白成分为 apoB-100。血浆中 LDL 来源有两个途径:一是由 VLDL 异化代谢转变;二是由肝脏合成、直接分泌入血。LDL 是在血液中由 VLDL 经过中间密度胆固醇(IDL)转化而来的。

LDL 的主要生理功能:将内源性 CHO 从肝脏运向周围组织细胞。在动脉内膜下沉积脂质,促进动脉粥样硬化形成。由于血浆中胆固醇大约 75％ 以 LDL 的形式存在,所以可代表血浆胆固醇水平。

LDL 组成发生变化,形成小而密的 LDL(SLDL),易发生氧化修饰,形成氧化型 LDL(ox LDLc)或称变性 LDL。清道夫受体对 ox LDL 的摄取和降解速度比 LDL 快 3～10 倍,与 ox LDL的结合不受细胞内 CHO 浓度的影响,只有使胆固醇浓度升高的单向调节,而没有下调作用,且随着 ox LDL 氧化修饰程度的升高,动脉内膜和内皮细胞对 LDL 的摄取和降解也升高,从而形成了大量的泡沫细胞,促进了动脉粥样硬化的发生。LDL 经化学修饰(氧化或乙酰化)后,其中 apo B-100 变性,通过清道夫受体被巨噬细胞摄取,形成泡沫细胞停留在血管壁内,导致大量的胆固醇沉积,促使动脉壁形成粥样硬化斑块。

(二)LDL-C 的检测

1.测定方法

匀相测定法:①增溶法(SOL);②表面活性剂法(SUR 法);③保护法(PRO);④过氧化氢酶法(CAT 法);⑤紫外法(CAL 法)。

基本原理:首先向标本中加入表面活性剂将非 LDL-C 的脂蛋白结构破坏,使其中所含 CHO 与相应的酶反应而消耗,其后加入第二试剂,试剂中的表面活性剂破坏留下 LDL-C 结构,使其中 CHO 得以和酶及显色剂反应而测得 LDL-C。

过去常通过弗里德瓦德公式计算法间接推算 LDL-C 的量。

$$LDL\text{-}C(mg/dL)=CHO-(HDL\text{-}C+TG/5)$$
$$LDL\text{-}C(mmol/L)=CHO-(HDL\text{-}C+TG/2.2)$$

按此公式计算求得 LDL-C 含量时,要求 CHO、HDL-C 和 TG 测定值必须准确,方法必须标准化,才能得到 LDL-C 的近似值;也有人在应用上述公式后再减去 Lp(a) 中胆固醇值予以校正。弗里德瓦德公式只适用于 TG<4.52 mmol/L 时。

稳定性:血清样本必须放在密闭容器中,在 2~4 ℃条件下可稳定 7 d。−70 ℃可稳定 30 d。

2.参考范围

LDL-C 水平随年龄增高而上升,青年与中年男性高于女性,围绝经期女性高于男性。中老年为 2.73~3.25 mmol/L(105~125 mg/dL)。

(1)我国《血脂异常防治建议》提出的判断标准:理想范围<3.12 mmol/L(120 mg/dL);边缘升高 3.15~3.61 mmol/L(121~139 mg/dL);增高>3.64 mmol/L(140 mg/dL)。

(2)美国胆固醇教育计划(NCEP)提出的医学决定水平:理想水平<2.58 mmol/L(100 mg/dL);接近理想 2.58~3.33 mmol/L(100~129 mg/dL);边缘增高 3.64~4.11 mmol/L(130~159 mg/dL);增高 4.13~4.88 mmol/L(160~189 mg/dL);很高≥4.91 mmol/L(≥190 mg/dL)。

3.检查指征

早期识别动脉粥样硬化的危险性,使用降脂药治疗过程中的监测反应。

二、LDL-C 升高常见原因

LDL-C 升高常见原因见表 9-3。

表 9-3 LDL-C 增高与降低常见原因

LDL-C 增高	LDL-C 降低
动脉粥样硬化	急性病(可下降 40%)
冠心病	无 β 脂蛋白血症
高脂蛋白血症	甲状腺功能亢进
甲状腺功能低下	消化吸收不良
肾病综合征	营养不良
梗阻性黄疸	肝硬化
慢性肾衰竭	急性肿瘤

三、临床思路

临床思路见图 9-4。

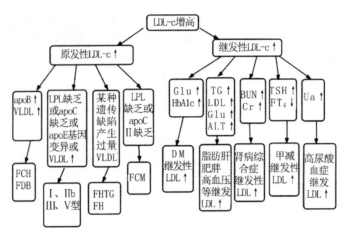

图 9-4　血清 LDL-C 测定临床思路图

(一)非疾病因素

1.饮食

高脂肪饮食会使血浆 LDL-C 增高,低脂肪饮食和运动可使其降低。

2.肥胖

肥胖者 LDL-C 常增高。

3.妊娠

妊娠早期开始缓慢升高,至妊娠后 3 个月时可高于基线的 50%,产后可恢复至原水平。

4.年龄与性别

成年人 LDL-C 逐渐升高,女性围绝经期后高于男性。

5.药物

如雄激素、β受体阻滞剂、环孢霉素、糖皮质激素都可使 LDL-C 升高,而使用雌激素和甲状腺素可使 LDL-C 下降。

(二)血浆 LDL-C 病理性增高

LDL-C 是所有血浆脂蛋白中首要的致动脉粥样硬化(AS)脂蛋白。已经证明,粥样硬化斑块中的 CHO 来自血液循环中的 LDL-C。LDL-C 致 AS 作用与其本身的一些特点有关,即 LDL-C 相对较小,能很快穿过动脉内膜层,经过氧化或其他化学修饰后的 LDL-C,具有更强的致 AS 作用。由于小颗粒 LDL-C 易被氧化,所以比大颗粒 LDL-C 更具致 AS 作用。

血浆 LDL-C 升高的原因是来源增多或分解减少,血中 LDL-C 是 CHO 的主要携带者,升高主要反映 CHO 增加,血中 LDL-C 上升已成为动脉粥样硬化重要的危险因素,故称为致动脉粥样硬化因子。

(三)血浆 LDL-C 病理性降低

Ⅲ型高脂蛋白血症特征性血浆脂蛋白谱改变:①VLDL 水平显著升高,包括大颗粒的 VLDL1 和小颗粒 VLDL2 均升高;②IDL 也明显升高;③LDL 水平降低,但 LDL 的结构却有某种异常,主要表现为 LDL 中 TG 含量相对较多,其颗粒较小。LDL 这种结构改变与高甘油三酯血症时 LDL 结构变化类似,所以,有人认为Ⅲ型高脂蛋白血症的 LDL 结构改变,可能与其同时存在的高甘油三酯血症有关,而 HDL 水平降低或无明显变化。

(林欣乾)

第十章 糖类及其代谢产物检验

第一节 血 糖 测 定

一、概念

血糖是指血清（或血浆）中的葡萄糖含量，通常以 mmol/L（mg/dL）计。血糖测定是诊断糖尿病（diabetes mellitus，DM）的主要方法和依据，空腹血糖浓度反映胰岛 β 细胞分泌胰岛素的能力。部分患者尤其是疑有 T_2DM 患者，如果空腹血糖不高，应测定餐后 2 h 血糖或行口服葡萄糖耐量试验（OGTT）。

二、方法

血糖测定分为空腹血糖与餐后血糖，空腹血糖测定要求隔夜空腹（至少 8 h 未进食任何糖类，饮水除外），餐后血糖指从第一口进餐开始计算到 2 h 准时抽血测定血糖值。

三、正常参考值

（一）空腹血糖

（1）葡萄糖氧化酶法：3.9～6.1 mmol/L。

（2）邻甲苯胺法：3.9～6.4 mmol/L。

（二）餐后血糖

餐后血糖＜7.8 mmol/L。

四、注意事项

（一）取样时间及取样部位

测静脉血糖一般从肘静脉取血，止血带压迫时间不宜过长，应在几秒内抽出血液，以免血糖数值不准。若用血浆或全血，将血样品放入含有枸橼酸钠及氟化钠混合物的试管中，以防止血液凝固及红细胞内葡萄糖的分解。血标本最好立即测定，若要过夜，需将血浆样品冰冻。毛细血管血糖测定一般从耳垂、手指或足趾由针刺取血。毛细血管血的成分与动脉血相近，其血糖含量在清晨空腹时与静脉血基本相符；而在进食碳水化合物后的 2 h 内比静脉血高，这是因为此时的组

179

织正在利用餐后升高的血糖。正常人口服葡萄糖 100 g 后,毛细血管血和静脉血的葡萄糖含量差值为 0.4～3.4 mmol/L(8～61 mg/dL),平均为 1.33 mmol/L(24 mg/dL)。在口服葡萄糖 3 h 后一般两者差别很小,但也有报道称空腹时两者的差别也很大[范围为 0～1.1 mmol/L(0～20 mg/dL)]。

(二)全血血糖与血浆血糖、血清血糖

因葡萄糖只能溶于水,红细胞含水量比血浆少,因此红细胞内的葡萄糖含量比血浆要低。而且红细胞又占据一定的容积,故全血血糖含量受血细胞比容的影响。血细胞比容下降 10%,全血血糖值增加 0.17～0.22 mmol/L(3～4 mg/dL);相反,如血细胞比容增高,测得的结果相反。若采用血浆,则没有这种影响。用全血血糖折算成血浆血糖时,可将全血血糖数值增加 15%(注意不是15 mg/dL)。血浆与血清血糖数值相等,但血浆比血清稳定。若用枸橼酸钠及氟化钠抗凝,则离心后血浆含有除血细胞以外的全部物质。当血浆通过自动分析仪时,纤维蛋白容易沉淀使管道阻塞。若用血清,则不会出现此种现象。在收集血清时,全血的凝固和血凝块收缩需 2～3 h,在此期间有 1.7～2.2 mmol/L(30～40 mg/dL)的血糖降解而损失。为避免这种损失,取血后应迅速冰冻。最好在 30 分钟内(最多不超过 1 h)离心取出血清。若用肝素或 EDTA 抗凝,血浆也要迅速离心,以减少糖的自然降解所产生的误差。

(三)引起血糖变化的药物

引起血糖升高的药物主要有 TRH、ACTH、GH、甲状腺激素、糖皮质激素、儿茶酚胺、可乐定、咖啡因、氯噻酮、二氯甲嗪、呋塞米、依他尼酸、噻嗪类利尿剂、吲哚美辛、胰高血糖素、生长抑素、异烟肼、口服避孕药、酚妥拉明、三环抗抑郁药、苯妥英钠等。引起血糖下降的药物主要有胰岛素、双胍类、促泌剂、格列酮类、α-葡萄糖苷酶抑制剂、乙醇、单胺氧化酶抑制剂、甲巯咪唑、保泰松、对氨基水杨酸类、丙磺舒、普萘洛尔、磺胺类等。

五、临床评估

空腹时血糖高于 6.1 mmol/L,称为高血糖,餐后 2 h 血糖高于 7.8 mmol/L,也可以称为高血糖。高血糖不是一种疾病的诊断,只是一种血糖监测结果的判定,血糖监测是一过性的结果,高血糖不完全等于糖尿病。

(一)血糖升高的原因

(1)肝炎、肝硬化等各种肝脏疾病引起肝糖原储备减少时,可出现餐后血糖一过性升高。如积极治疗肝脏疾病,血糖便可恢复正常。

(2)应激状态下的急性感染、创伤、脑血管意外、烧伤、心肌梗死、剧烈疼痛等,均会使血糖升高。当应激状态消除后血糖会降至正常。

(3)饥饿时和慢性病患者体力下降时,可引起糖耐量减低,使血糖升高。积极治疗慢性病,改善体质可使血糖恢复正常。

(4)一些内分泌性疾病,如肢端肥大症、皮质醇增多症、甲状腺功能亢进症等,可引起继发性血糖升高。原发病得到有效控制后,血糖可逐渐降至正常。

(5)服用某些药物,如泼尼松、地塞米松等会引起高血糖。

(6)当空腹血糖≥7.0 mmol/L 和(或)餐后 2 h 血糖≥11.1 mmol/L,并排除上述原因导致的血糖升高,即可考虑糖尿病的诊断。

(二)血糖降低

1.生理性或暂时性低血糖

运动后和饥饿时、妊娠期、哺乳期、注射胰岛素后和服降糖药后,血糖会降低。

2.病理性低血糖

(1)胰岛素分泌过多,如胰岛 β 细胞瘤。

(2)升高血糖激素分泌减少,如垂体功能减退、肾上腺功能减退和甲状腺功能减退。

(3)血糖来源减少,肝糖原贮存不足,如长期营养不良、肝炎、肝坏死、肝癌等。

(丁玲先)

第二节　口服葡萄糖耐量测定

口服葡萄糖耐量测定即口服葡萄糖耐量试验(oral glucose tolerance test,OGTT),是在口服一定量葡萄糖后 2 h 内做的系列血糖测定,可用于评价个体的血糖调节能力,判断有无糖代谢异常,是诊断糖尿病的指标之一,有助于早期发现空腹血糖轻度增高、但未达到糖尿病诊断标准的糖耐量异常患者。

一、原理

正常人在服用一定量的葡萄糖后,血液葡萄糖浓度升高(一般不超过 8.9 mmol/L 或 160 mg/dL),刺激胰岛素分泌增多,使血液葡萄糖浓度短时间内恢复至空腹水平,此现象称为耐糖现象。若因内分泌失调等因素引起糖代谢异常时,口服一定量葡萄糖后,血液葡萄糖浓度可急剧升高或升高不明显,而且短时间内不能恢复至空腹血葡萄糖浓度水平,称为糖耐量异常。

二、操作

世界卫生组织推荐的标准化 OGTT 如下。

(1)试验前 3 d,受试者每天食物中含糖量不低于 150 g,且维持正常活动,停用影响试验的药物(如胰岛素)。

(2)空腹 10～16 h,坐位抽取静脉血,测定血葡萄糖浓度(称为空腹血浆葡萄糖,FPG)。

(3)将 75 g 无水葡萄糖(或 82.5 g 含 1 分子水的葡萄糖)溶于 250～300 mL 水中,5 min 之内饮完。妊娠妇女用量为 100 g;儿童按 1.75 g/kg 体质量计算口服葡萄糖用量,总量不超过 75 g。

(4)服糖后,每隔 30 min 取 1 次血,测定血浆葡萄糖浓度共 4 次,历时 2 h(必要时可延长血标本的收集时间,可长达服糖后 6 h)。其中,2 h 血浆葡萄糖浓度是临床诊断的关键。

(5)根据各次测得的血葡萄糖浓度与对应时间作图,绘制糖耐量曲线。

三、参考区间

成人(酶法):FPG<6.1 mmol/L;服糖后 0.5～1 h 血糖升高达峰值,但<11.1 mmol/L;2 h 血浆葡萄糖浓度<7.8 mmol/L。

四、结果计算

(一)正常糖耐量

FPG<6.1 mmol/L,且2 h血浆葡萄糖浓度<7.8 mmol/L。

(二)空腹血糖受损(IFG)

FPG≥6.1 mmol/L,但<7.0 mmol/L,2 h血浆葡萄糖浓度<7.8 mmol/L。

(三)糖耐量减低(IGT)

FPG<7.0 mmol/L,同时2 h血浆葡萄糖浓度≥7.8 mmol/L,但<11.1 mmol/L。

(四)糖尿病(DM)

FPG≥7.0 mmol/L,且2 h血浆葡萄糖浓度≥11.1 mmol/L。

五、注意事项

(一)试验前准备

整个试验过程中不可吸烟、喝咖啡、喝茶或进食。

(二)影响因素

对于糖尿病的诊断,OGTT比空腹血糖测定更灵敏,但易受样本采集时间、身高、体质量、年龄、妊娠和精神紧张等多因素影响,重复性较差,除第一次OGTT结果明显异常外,一般需多次测定。

(三)临床应用

临床上大多数糖尿病患者会出现空腹血糖增高,且血糖测定步骤简单,准确性较高,因此首先推荐空腹血糖测定用于糖尿病的诊断。但我国流行病学研究结果提示,仅查空腹血糖,糖尿病的漏诊率较高(40%),所以建议只要是已达到糖调节受损(IGR)的人群,即空腹血糖受损(IFG)或糖耐量受损(IGT)的患者均应行OGTT检查,以降低糖尿病的漏诊率。但OGTT检查不能用于监测血糖控制的效果。

(四)静脉葡萄糖耐量试验

对于不能承受大剂量口服葡萄糖、胃切除后及其他可致口服葡萄糖吸收不良的患者,为排除葡萄糖吸收因素的影响,可按世界卫生组织的方法进行静脉葡萄糖耐量试验。

六、临床意义

(1)OGTT是诊断糖尿病的指标之一,其中FPG和2 h血浆葡萄糖浓度是诊断的主要依据。糖尿病患者FPG浓度往往超过正常,服糖后血糖更高,恢复至空腹血糖水平的时间延长。

(2)有无法解释的肾病、神经病变或视网膜病变,其随机血糖浓度<7.8 mmol/L,可用OGTT了解糖代谢状况。

(3)其他内分泌疾病,如垂体功能亢进症、甲状腺功能亢进、肾上腺皮质功能亢进等,均可导致糖耐量异常,且各有不同的特征性OGTT试验曲线。

(4)急性肝炎患者服用葡萄糖后在0.5~1.5 h血糖会急剧增高,可超过正常。

（丁玲先）

第三节 血糖调节激素测定

调节血糖的激素主要有胰岛素、胰高血糖素、肾上腺皮质激素、生长激素、甲状腺激素等,本节仅介绍胰岛素、胰高血糖素和胰岛素抵抗的检测及临床意义。

一、胰岛素原、胰岛素和C-肽测定

(一)生理和生物化学

胰岛素是第一个被纯化的蛋白类激素,是放射免疫法检测到的第一种物质,是重组DNA技术应用的第一个实践案例。人胰岛素分子量为5 808 Da,包含51个氨基酸。人胰岛素由A、B两条链组成,两条链之间以两个二硫键连接,A链本身含有第三个二硫键。人胰岛素与很多哺乳动物胰岛素具有相似的免疫学和生物学特性,在人重组胰岛素广泛应用以前,长期在临床治疗中使用牛和猪源胰岛素。

胰岛β细胞粗面内质网的核糖体首先合成100个氨基酸组成的前胰岛素,很快被酶切去信号肽,生成86个氨基酸的胰岛素原,其生物活性只有胰岛素生物活性的1/10,储存于高尔基体的分泌颗粒中,最后在蛋白水解酶的作用下水解成51个氨基酸的胰岛素和无生物活性的31个氨基酸的C-肽(C-peptide)。正常人的胰岛素释放呈脉冲式,基础分泌量约1 U/h,每天总量约40 U。健康人摄入葡萄糖后,胰岛素呈双时相脉冲式分泌,葡萄糖入血后的1~2 min是第一时相,储存胰岛素快速释放,在10 min内结束,第二时相可持续60~100 min,直到血糖水平回到正常,为胰岛素合成和持续释放时相。胰岛素主要在肝脏摄取并降解,半衰期5~10 min。

正常情况下,在外周循环中无法检测到前胰岛素。仅有少量胰岛素原(胰岛素的3%)和中间剪切体入血,因肝脏清除胰岛素原率仅是清除胰岛素的1/4,胰岛素原的半衰期是胰岛素的2~3倍,空腹时循环胰岛素原是胰岛素浓度的10%~15%。C-肽对于维持胰岛素正常结构必需,半衰期长(35 min),空腹时循环C-肽是胰岛素浓度的5~10倍。肝脏不代谢C-肽,C-肽在肾脏中降解并从循环中清除,具有较稳定的尿液清除率。

(二)胰岛素原测定

1.测定方法

胰岛素原准确检测存在一些困难,包括在血中浓度低,不易获得抗体,很多抗血清与胰岛素、C-肽有交叉反应,同时胰岛素原转化中间体也会干扰检测结果,目前还不具备纯胰岛素原检测的方法。目前已经将生物合成的胰岛素原用于制备单克隆抗体,将能提供可靠的胰岛素原标准品和检测方法。

2.临床意义

高浓度胰岛素原见于良性或恶性胰岛β细胞瘤,同时胰岛素、C-肽血清水平升高或不升高,伴低血糖症。也有少见疾病,如胰岛素转换障碍引起的家族性高胰岛素原。测量胰岛素原有助于判断胰岛素原类似物对胰岛素检测的干扰程度。在部分2型糖尿病患者血清中检测到高胰岛素原及其类似物水平,并且与心血管危险因子关联。在慢性肾功能不全、肝硬化、甲状腺功能亢进患者的血清中也可能检测到高胰岛素原及其类似物的水平。

(三)胰岛素测定

1.标本采集与保存

所有测定方法均可采用血清标本,血清标本(EDTA和肝素抗凝)可用于一些免疫分析法。由于红细胞中存在胰岛素降解酶,故可致胰岛素含量降低,使用夹心免疫技术可观察到异嗜性抗体或类风湿因子可引起胰岛素假性升高。胰岛素测定的血清标本应在取血后5 h内分离,分离血清中的胰岛素在室温下可稳定12 h,在4 ℃可稳定1周,在−10 ℃可稳定1个月。

2.检测方法

虽然胰岛素测定历史已经有几十年,但目前仍然没有高度精确、准确和可靠的方法。目前有很多胰岛素检测商业试剂盒,包括RIA、ELISA、化学发光免疫法等,其基本原理是免疫分析法,检测免疫反应性胰岛素。除了胰岛素,与胰岛素有共同抗原表位的物质如胰岛素原、胰岛素原转换中间产物、糖基化及二聚体化的胰岛素衍生物等都可能被检测到。胰岛素抗血清与胰岛素原有交叉反应,但不与C-肽反应。对于健康人体来说,胰岛素检测的特异性不是问题,因健康人血清中低浓度的胰岛素原不会影响胰岛素测量结果。但在某些情况,如糖尿病、胰岛细胞瘤患者,胰岛素原以较高浓度存在,会使胰岛素检测结果偏高,而胰岛素原的活性很低,会得到不准确的具有活性的胰岛素检测结果。

3.胰岛素检测的标准化

ADA曾经评估9个生产商的12种不同试剂,结果显示方法内变异为3.7%～39%,方法间变异为12%～66%,平均变异为24%。一般的胰岛素参考测量程序不能够达到优化方法间变异、使检测结果一致的目的。最近,ADA胰岛素测量标准工作组与美国糖尿病、消化病、肾病研究所、美国疾病控制与预防中心、欧洲糖尿病研究协会联合,建立以同位素稀释液相色谱-串联质谱法为参考方法的溯源链,以标准化胰岛素检测。标准化、同质化胰岛素检测对于临床诊疗具有实际意义。

4.参考区间

因方法的批间差异大,所以实验室应建立各自的参考区间,以SI单位(pmol/L)报告结果。过夜空腹后,正常健康无肥胖人群的胰岛素范围是12～150 pmol/L(3～25 μU/mL)。部分特异性较好、减少胰岛素原干扰的方法得到的空腹胰岛素水平是小于60 pmol/L(9 μU/mL)。在肥胖人群,胰岛素水平偏高,非糖尿病患者群及运动员胰岛素水平偏低。

5.临床意义

胰岛素是降低血糖的主要激素,胰岛素测定可用于空腹低血糖症患者的评估,也是2型糖尿病患者治疗方案选择的参考指标,如果胰岛素水平低,选择胰岛素治疗的可能性增加。另外,胰岛素测定是多囊卵巢综合征的评估指标,因为这种疾病的患者常伴有胰岛素抵抗及碳水化合物代谢异常。虽然有研究者建议在OGTT检测的同时测定胰岛素,作为糖尿病的早期诊断指标之一,目前ADA所建议的糖尿病诊断指标并不包括胰岛素测定。

(1)胰岛素增高:常见于非胰岛素依赖型糖尿病(2型糖尿病),此类患者常较肥胖,其早期与中期均有高胰岛素血症;胰岛β细胞瘤、胰岛素自身免疫综合征、脑垂体功能减退、甲状腺功能减退、Addison病也有异常增高。此外,怀孕妇女、应激状态下(如外伤、电击与烧伤等)患者胰岛素的水平也较高。

(2)胰岛素降低:常见于1型糖尿病及晚期2型糖尿病的患者;胰腺炎、胰腺外伤、β细胞功能遗传性缺陷病的患者及服用噻嗪类药、β受体阻滞剂的患者。

(四)C-肽测定

1.标本采集与保存

采用血清标本。如果血清标本不能立即测定,须保存于−20 ℃,并避免反复冻融。标本溶血可影响胰岛素,而不影响C-肽(C-P)的测定。标本贮存的时间越短越好。测定C-肽的血清加入抑肽酶,−20 ℃贮存3个月对测定结果无明显影响。

C-肽抗体不能识别胰岛素原,但当血中存在大量胰岛素原时(如胰岛细胞瘤或血浆胰岛素抗体结合大量胰岛素原)也会影响C-肽的测定,使结果偏高。这时测定C-肽须将血清样品先经25%~30%的聚乙二醇(PEG)或葡萄珠结合胰岛素抗体处理,除去胰岛素原后再行测定。

2.测定方法

C-肽检测的基本原理是免疫分析法,包括放射免疫分析(RIA)、酶免疫测定(ELISA)、化学发光免疫分析(CLIA)和电化学发光免疫分析(ECLIA)等。不同方法间变异较大,其原因包括不同的抗血清、与胰岛素原的交叉反应不同、不同的C-肽校准品等。比较15个实验室9种不同的C-肽常规检测方法,批内、批间变异分别高达10%及18%,美国疾病控制与预防中心成立了C-肽检测标准化工作组。

3.参考区间

健康人群空腹血清C-肽水平为0.25~0.6 nmol/L(0.78~1.89 ng/mL),葡萄糖或胰高血糖素刺激后,血清C-肽水平为0.9~1.87 nmol/L(2.73~5.64 ng/mL),是刺激前的3~5倍。尿C-肽的参考范围为(25±8.8)pmol/L[(74±26) μg/L]。

4.临床意义

C-肽测定比胰岛素测定有更多优点,因其肝脏代谢可以忽略,外周血C-肽浓度与胰岛素相比是更好的β细胞功能指示项目,C-肽测定不受外源性胰岛素的干扰,与胰岛素抗体无交叉反应,而这些都会影响胰岛素测定结果。

(1)评估空腹低血糖:对于某些β细胞瘤患者,特别是胰岛素间歇分泌过多时,胰岛素水平可以正常,但C-肽水平升高。当注射外源性胰岛素导致低血糖时,胰岛素浓度升高,C-肽水平降低,因C-肽测定方法不识别外源性胰岛素,且外源性胰岛素可抑制β细胞功能。

(2)评估胰岛素分泌能力和速率:检测基础C-肽浓度或刺激后的C-肽浓度,但在常规糖尿病检测中作用不大。

(3)用于检测胰腺手术效果:在胰腺切除后应该检测不到C-肽,在胰腺或胰岛细胞成功移植后,C-肽浓度应该升高。

(五)胰岛素和C-肽释放试验

1.胰岛素释放试验

主要用于了解胰岛β细胞的功能状态,协助判断糖尿病类型并决定治疗方案。

(1)方法:口服葡萄糖75 g分别在空腹及服葡萄糖开始后30 min、60 min、120 min、180 min采血测定血糖和胰岛素水平。可与OGTT同时进行。

(2)参考区间:通常为空腹3~25 mU/L,服糖后分泌高峰在30~60 min,峰值比空腹升高4~6倍,峰值应<130 mU/L,120 min<100 mU/L,180 min后基本恢复到空腹水平。

(3)临床意义:①空腹胰岛素>25 mU/L,服糖后2~3 h仍持续高水平(往往>100 mU/L),提示可能存在胰岛素抵抗。②糖尿病患者的胰岛素释放高峰往往后延,1型糖尿病患者的胰岛素分泌能力降低,分泌曲线呈低平;空腹血浆胰岛素浓度很低,一般<3 μU/mL(正常为3~

25 μU/mL),甚至测不出;血及 24 h 尿中 C-肽均很低,常不能测出。③2 型糖尿病患者会因胰岛素缺乏或抵抗的类型不同,患者空腹胰岛素水平正常或高于正常,刺激后曲线上升迟缓,高峰在 2 h 或 3 h,多数在 2 h 达到高峰,其峰值明显高于正常值,提示胰岛素分泌相对不足。

2.C-肽释放试验

C-肽释放试验是反映自身胰岛素分泌能力的一个良好指标,有助于鉴别 1 型和 2 型糖尿病患者。

(1)实验方法:同胰岛素释放试验。可与 OGTT 同时进行。

(2)参考区间:正常人空腹血浆 C-肽值为 0.8~4.0 μg/L,餐后 1~2 h 增加 4~5 倍,3 h 后基本恢复到空腹水平。

(3)临床意义:C-肽释放试验与胰岛素释放试验的临床意义相同。

C-肽测定常用于糖尿病的分型,它与胰岛素测定的意义是一样的。1 型糖尿病由于胰岛 β 细胞大量破坏,C-肽水平低,对血糖刺激基本无反应,整个曲线低平;2 型糖尿病 C-肽水平正常或高于正常;服糖后高峰延迟或呈高反应。

C-肽测定还用于指导胰岛素用药的治疗,可协助确定患者是否继续使用胰岛素还是只需口服降糖药或饮食治疗。糖尿病患者胰岛素水平相对或绝对不足的原因比较复杂,所以胰岛素水平既可表现为高,也可表现为低。前者用胰岛素治疗无效,后者不用胰岛素则加速糖尿病并发症的出现。若患者接受过胰岛素治疗 6 周后,则可产生胰岛素抗体,这时测定胰岛素常不能反映患者体内胰岛素的真实水平。

C-肽可用于低血糖的诊断与鉴别诊断,特别是医源性胰岛素引起的低血糖。

由于胰岛 β 细胞在分泌胰岛素的同时也等分子地释放 C-肽,C-肽与外源性胰岛素无抗原交叉,且生成量不受外源性胰岛素影响,很少被肝脏代谢,因此 C-肽测定可以更好地反映 β 细胞生成和分泌胰岛素的能力。

二、胰高血糖素测定

常采用竞争 RIA 法测定胰高血糖素,校正值由厂商提供,其根据是世界卫生组织胰高血糖素国际标准(69/194)。空腹时血浆胰高血糖素浓度范围为 20~52 pmol/L(70~80 ng/L)。胰腺 α 细胞瘤患者外周血中的胰高血糖素极度升高,浓度最高可达正常参考值上限的 500 倍,并常伴有体质量减轻、(表皮)松解坏死型游走性红斑、糖尿病、口腔炎、腹泻等症状。低胰高血糖素血症见于慢性胰腺炎。

三、胰岛素抵抗的检测

(一)生理与生物化学

胰岛素抵抗(insulin resistance,IR)又称胰岛素不敏感,是胰岛素对外周组织,主要是肝脏、肌肉、脂肪的作用减弱。

(二)测定方法

1.血胰岛素浓度测定

当存在 IR 时,组织利用血糖减低致高血糖趋向,高血糖又刺激胰岛 β 细胞分泌更多的胰岛素以使血糖恢复正常或不能使血糖恢复正常,表现为高胰岛素血症伴正常血糖或高血糖。可空腹采血或常规口服糖耐量试验,同时查血糖和胰岛素,当空腹或餐后胰岛素峰值大于正常人均值+2 *SD* 时可诊断为高胰岛素血症。由于个体间基础及餐后胰岛素存在较大差异,不同胰岛素检测方法也存在较大差异,因此各实验室应设置各自的参考区间,应选择中年、非肥胖的健康人,也可做不同年龄组的参考区间,例数在 30～50 人。未检出高胰岛素水平,也不能排除 IR 的存在,高胰岛素血症是 IR 的参考指标。

2.胰岛素作用指数

由于血糖与胰岛素相互作用,有研究者提出以空腹血糖与空腹胰岛素之间的关系作为判断 IR 的参数。

3.葡萄糖耐量加胰岛素释放试验

用 OGTT 加胰岛素释放试验的 G 曲线下面积与 I 曲线下面积之比作为 IR 的比较参数,又称为闭环模型。

4.胰岛素抑制试验

胰岛素抑制试验是开环模型方法的一种,其原理是用药物抑制受试者葡萄糖刺激的 β 细胞分泌胰岛素(β 细胞致盲),然后给受试者输注葡萄糖及胰岛素,调整输速,达到血糖稳态及血胰岛素稳态,达到稳态时的血糖浓度和血胰岛素浓度的比值,可作为胰岛素敏感度的参考指标。

5.葡萄糖钳夹试验(GCT)

开环模型方法的一种,是目前测定胰岛素抵抗的金标准。空腹时,血糖浓度相对稳定,机体葡萄糖的生成主要来自肝葡萄糖输出,与葡萄糖的利用是相等的。此时如果输注一定量的胰岛素,造成高胰岛素血症,会增加葡萄糖利用,同时抑制肝糖输出,血糖将降低;但如果同时输注葡萄糖可以使血糖得到补充,使肝糖输出与葡萄糖利用达到平衡,并可调节葡萄糖输速使血糖达到预先设计的靶水平。在输注的胰岛素达到稳态的情况下,此时葡萄糖的输注速度应等于其清除率,这个清除率可以作为胰岛素敏感性的参考指标。

6.最小模型法测定胰岛素敏感度

静脉注射一个剂量的葡萄糖,接下来频繁地检查血糖和血胰岛素约 30 个样本,根据葡萄糖与胰岛素浓度的动力学关系求得胰岛素敏感度指数,又称为频繁采血的静脉葡萄糖耐量试验。

(丁玲先)

第四节　胰岛自身抗体测定

大多数 1 型糖尿病患者的胰岛 β 细胞因自身免疫攻击而损伤和缺失,被称为免疫介导糖尿病,不同胰岛自身抗体不断被发现,给 1 型糖尿病的诊断及预期提供更多检测指标。目前可以常规检测的胰岛自身抗体包括抗胰岛细胞抗体(autoantibody to islet cell cytoplasm,ICA)、抗胰岛素抗体(insulin autoantibodies,IAA)、谷氨酸脱羧酶抗体(autoantibody to the 65-kDa isoform of glutamic acid decarboxylase,GAD65A)、胰岛素瘤抗原 2 蛋白抗体(autoantibody to 2 insulinoma antigen 2 proteins,IA-2A/IA-2βA)、抗锌运载体 8 变异体 3 抗体(autoantibody to 3 variants of zinc transporter 8,ZnT8A)。

一、检测原理及方法

(一)抗胰岛素抗体测定

IAA 目前可以使用放射性核素法检测,加入过量的放射标记胰岛素,计算胰岛素放射性配体结合率的变化。当特异性抗体结合大于 99 百分位数或超过健康人平均值 3SD 时,结果报告为阳性。每个实验室需检测 100～200 个健康个体得到胰岛素自身抗体结合率。对于 IAA 检测需注意的是,在胰岛素治疗后人体会产生胰岛素抗体,即便使用人源性胰岛素治疗。从美国糖尿病自身抗体检测标准化计划(Diabetes Autoantibody Standardization Program,DASP)得到的数据显示,IAA 检测的实验室间精密度较差。

(二)谷氨酸脱羧酶抗体测定

GAD65A、IA-2A 可通过标准放射结合试验检测,使用 35S 标记的重组人源 GAD65 或 IA-2(体外转录产生,掺入 ^{35}S 或 ^{3}H 标记氨基酸)。商业化的 GAD65A、IA-2A 试剂盒为放射免疫法,分别使用 ^{125}I 标记 GAD65 及 IA-2。另外,目前也有商业化的非放射标记 GAD65A、IA-2A 检测试剂盒。世界卫生组织建立了 GAD65A、IA-2A 检测标准,要求使用国际单位报告结果。Cutoff 值应该从检测 100～200 个健康人样本得到,其结果超过 99 百分位数者报为阳性。DASP 进行了全球多家实验室间的对比,在美国糖尿病免疫协会的支持下,美国疾病控制与预防中心组织了能力验证计划。GAD65A、IA-2A 商业检测试剂盒也参加 DASP 计划,说明 GAD65A、IA-2A 可能趋向于标准化。

(三)抗胰岛细胞抗体测定

ICAs 可以使用人胰腺冷冻切片间接免疫荧光法,检测免疫球蛋白与胰岛结合的程度,其结果可与美国生物标准及质量控制研究所提供的世界卫生组织标准血清检测结果比较,结果以 JDF 单位表示。两次检测≥10 JDF 或一次检测≥20 JDF 患 1 型糖尿病风险显著增加。这种方法使用不便且很难标准化,检测 ICA 的实验室数量明显减少,且不再纳入 DASP 计划。

二、临床意义

(一)在糖尿病筛查与诊断中的意义

85%～90% 的 1 型糖尿病患者在检测到空腹高血糖症时已经检测到胰岛细胞自身抗体。自身免疫在高血糖症及糖尿病继发症状出现数月到数年以前就已经存在。1 型糖尿病发病数年后,一些自身抗体浓度降低到最低检测限以下,但 GAD65A 常保持增高。1 型糖尿病患者患其他自身免疫性疾病的风险性也明显高于正常人,如乳糜泻、毒性弥漫性甲状腺肿病、甲状腺炎、原发性慢性肾上腺皮质功能减退症、恶性贫血,仅少数 1 型糖尿病患者没有发现明显病因及自身免疫证据。

新诊断 1 型糖尿病患者中 15% 有一级亲属具有 1 型糖尿病病史。1 型糖尿病患者亲属的发病为 5%,是正常人群的 15 倍。对于 1 型糖尿病患者的亲属进行胰岛自身抗体筛查有助于找到高风险者。但是,约 1% 的健康个体也具有胰岛自身抗体,对于 1 型糖尿病为低风险。1 型糖尿病的患病率为 0.3%,单一种胰岛自身抗体的阳性预测值将很低。多种胰岛自身抗体的存在伴随大于 90% 的 1 型糖尿病患病风险率,但是没有任何治疗干预措施能够阻止糖尿病的发生,所以,虽然 1 型糖尿病患者体内检测到了数种胰岛自身抗体,但它们多于临床研究,并未能够用于糖尿病患者的诊疗管理。在建立针对儿童的高性价比筛查策略及有效预防及干预治疗措施以延缓糖尿病发生之前,胰岛自身抗体的检测不能被推荐在研究以外的范围广泛使用。

对于确定具有 HLA-DR 和(或)HLADQB1 链的儿童,一般不会患 1 型糖尿病,但仍可能有胰岛自身抗体升高,这时胰岛自身抗体已经失去了预期作用,不能再作为预防试验。少数具有 2 型糖尿病症状的成人同样可检测到胰岛自身抗体,特别是 GAD65A,预示着胰岛素依赖性,这种情况被称为潜在成人自身免疫糖尿病(latent autoimmune diabetes of adulthood,LADA)或 1.5 型糖尿病,或慢性进展性 1 型糖尿病(slowly progressive IDDM)。虽然 GAD65A 阳性糖尿病患者比阴性患者更快进展到胰岛素依赖状态,很多抗体阴性的 2 型糖尿病患者纵然较慢,也随病程延长进展到胰岛素依赖状态,部分患者表现出胰岛成分的 T 细胞反应性。胰岛自身抗体检测对于 2 型糖尿病患者用途有限,临床医师一般根据血糖控制水平制订胰岛素治疗方案。

(二)在糖尿病监测中的意义

对于胰岛自身抗体阳性的个体,目前并没有可接受的有效治疗措施能在糖尿病确诊后延长胰岛细胞存活及避免糖尿病发生。因此,目前重复检测胰岛自身抗体以监测胰岛细胞自身免疫情况并没有临床意义。对于胰岛或胰腺移植的个体,存在或缺乏胰岛自身抗体可以澄清移植失败是由于自身免疫性疾病复发还是由于排斥反应。如果部分胰腺从同卵双生个体或其他 HLA 相同的同胞中移植,胰岛自身抗体检测可能有助于免疫抑制剂治疗措施的制订,从而阻止糖尿病复发,但目前只停留于理论上,尚无具体治疗措施确定下来。

总之,胰岛细胞自身抗体检测可能对于以下情况有利:定义糖尿病亚型,这类患者的初始诊断是 2 型糖尿病,但有 1 型糖尿病的胰岛细胞自身抗体标志,且进展到胰岛素依赖;筛查拟捐献部分肾脏或胰腺的非糖尿病家族成员;筛查妊娠糖尿病患者是否具有进展至 1 型糖尿病的风险;糖尿病确诊后,鉴别 1 型、2 型糖尿病患儿,以制订胰岛素治疗措施,若是 2 型糖尿病的患儿,则给予口服降糖药,若是胰岛细胞自身抗体阳性的患儿,立即给予胰岛素治疗。目前,检测胰岛细胞自身抗体对监测病情仍无临床实际意义,多在研究方案中出现。

三、临床检测建议

美国临床生物化学学会(National Academy of Clinical Biochemistry,NACB)建议:①胰岛细胞自身抗体检测可用于筛选希望捐献部分胰腺给 1 型糖尿病终末期患者的非糖尿病家庭成员;②胰岛自身抗体检测不可用于糖尿病诊断,标准化的胰岛细胞自身抗体试验可用于成人糖尿病患者分类、出生后 HLA 分型 1 型糖尿病遗传高风险儿童预后研究;③目前不推荐在 2 型糖尿病患者中进行胰岛自身抗体筛查,但标准化的胰岛自身抗体检测技术可用于研究 2 型糖尿病患者再次治疗失败的可能机制;④目前不推荐在 1 型糖尿病患者的亲属及正常人群中筛查胰岛自身抗体,标准化的胰岛自身抗体检测技术仅用于预后临床研究;⑤在具有质量控制系统的、经认证的实验室检测胰岛细胞自身抗体,并且参加能力验证活动。

(丁玲先)

第五节　糖化血红蛋白测定

成人的血红蛋白(Hb)通常由 HbA(97%)、HbA2(2.5%)和 HbF(0.5%)组成。HbA 又可分为非糖化血红蛋白,即天然血红蛋白 HbA0(94%)和糖化血红蛋白 HbA1(6%)。根据糖化位点和反应参与物的不同,HbA1可进一步分为HbA1a、HbA1b和HbA1c等亚组分。其中血红蛋白A1c(hemoglobinA1c,HbA1c)占HbA1的80%,化学结构为具有特定六肽结构的血红蛋白分子。其形成过程是血红蛋白β链N末端缬氨酸与葡萄糖的醛基首先发生快速加成反应形成不稳定的中间产物醛亚胺(西佛氏碱),继而经过Amadori转位,分子重排缓慢形成稳定不可逆的酮胺化合物,即HbA1c。HbA1c浓度相对恒定,故临床常用HbA1c代表总的糖化血红蛋白水平,能直接反映机体血糖水平,是临床监控糖尿病患者血糖水平的指标。

糖化血红蛋白(glycated hemoglobin,GHb)测定方法多达60种,主要分为两大类:①基于电荷差异的检测方法,包括离子交换层析、高效液相色谱分析(HPLC)和电泳法等;②基于结构差异的检测方法,包括亲和层析法和免疫法等。21世纪后,新酶法问世,果糖基缬氨酸氧化酶可作用于糖化的缬氨酸,产生过氧化氢与色原反应,从而测定HbA1c。临床上多采用免疫比浊法和HPLC法。其中HPLC法是国际临床化学联合会(IFCC)推荐的测定糖化血红蛋白的参考方法。

一、检测方法

(一)HPLC法

用偏酸性的缓冲液处理Bio-Rex70阳离子交换树脂,使之带负电荷,与带正电荷的Hb有亲和力。HbA与HbA1均带正电荷,但HbA1的两个β链的N末端正电荷被糖基清除,正电荷较HbA少,造成二者对树脂的附着力不同。用pH 6.7的磷酸盐缓冲液可先将带正电荷较少、吸附力较弱的HbA1洗脱下来,再用紫外可见分光光度计测定洗脱液中的HbA1占总Hb的百分数。

HPLC法是基于高效液相层析法原理,使用阳离子交换柱通过与不同带电离子作用来将血红蛋白组分分离。利用3种不同盐浓度所形成的梯度洗脱液使得包括HbA1c在内的血红蛋白中的多种成分很快被分离成6个部分,并用检测器对分离后的各种血红蛋白组分的吸光度进行测定。分析结束后,以百分率表示各种血红蛋白的组分结果。

1.手工检测

(1)试剂:①0.2 mol/L磷酸氢二钠溶液,称取无水Na_2HPO_4 28.396 g,溶于蒸馏水并加至1 L(即试剂1)。②0.2 mol/L磷酸二氢钠溶液,称取$NaH_2PO_4 \cdot 2H_2O$ 31.206 g,溶于蒸馏水并加至1 L(即试剂2)。③溶血试剂,pH 4.62,取25 mL试剂2,加0.2 mL Triton X-100,加蒸馏水至100 mL。④洗脱剂Ⅰ(磷酸盐缓冲液,pH 6.7),取100 mL试剂1,150 mL试剂2,于1 000 mL容量瓶内,加蒸馏水至1 L。⑤洗脱剂Ⅱ(磷酸盐缓冲液,pH 6.4),取300 mL试剂1,700 mL试剂2,加蒸馏水300 mL,混匀即成。⑥Bio-Rex70阳离子交换树脂,200～400目,钠型,分析纯级。

(2)操作步骤:①树脂处理,称取Bio-Rex70阳离子交换树脂10 g,加0.1 mol/L NaOH溶液30 mL,搅匀,置室温30 min,其间搅拌2～3次。然后,加浓盐酸数滴,调至pH 6.7,弃去上清液,用约50 mL蒸馏水洗1次,用洗脱剂Ⅱ洗2次,再用洗脱剂Ⅰ洗4次即可。②装柱,将上述处理过的树脂加洗脱剂Ⅰ,搅匀,用毛细滴管吸取树脂,加入塑料微柱内,使树脂床高度为30～40 mm即可,树脂床填充应均匀,无气泡和无断层即可。③溶血液的制备,将EDTA抗凝血或毛细管血20 µL,加于2 mL生理盐水中,摇匀,离心,吸弃上清液,仅留下红细胞,加溶血试剂0.3 mL,摇匀,置37 ℃水浴中15 min,以除去不稳定的HbA1。④柱的准备,将微柱颠倒摇动,使树脂混悬,然后去掉上下盖,将柱插入 15 mm×150 mm 的大试管中,让柱内缓冲液完全流出。⑤上样,用微量加样器取 100 μL 溶血液,加于微柱内树脂床上,待溶血液完全进入树脂床后,将柱移入另一支 15 mm×150 mm 的空试管中。⑥层析洗脱,取 3 mL 洗脱剂Ⅰ,缓缓加于树脂床上,注意勿冲动树脂,收集流出物,此即为 HbA1(测定管)。⑦对照管,取上述溶血液 50 μL,加蒸馏水7.5 mL,摇匀,此即为总 Hb 管。⑧比色,用紫外可见分光光度计,波长为 415 nm,比色杯光径10 mm,以蒸馏水做空白,测定各管吸光度。⑨微柱的清洗和保存,用过的柱先加洗脱剂Ⅱ3 mL,使 Hb 全部洗下,再用洗脱剂Ⅰ洗 3 次,每次 3 mL,最后加洗脱剂Ⅰ 3 mL,加上下盖,保存备用。

2.自动化分析仪检测

(1)试剂:试剂主要成分参阅手工试剂。各商品试剂组分及浓度存在一定差异。

(2)操作:不同实验室具体反应条件会因所使用的仪器和试剂而异,在保证方法可靠的前提下,应按仪器和实际说明书设定测定条件,进行定标品、质控品和样品分析。

(3)参考区间:成人糖化血红蛋白 HbA1(%)5.0%～8.0%,HbA1c(%)3.6%～6.0%。

3.注意事项

(1)环境要求:层析时环境温度对结果有较大影响,规定的标准温度为 22 ℃,需要严格控制温度。

(2)标本类型及稳定性:抗凝剂 EDTA 和氟化物不影响测定结果,肝素可使结果增高。标本置于室温超过 24 h,可使结果增高,于 4 ℃冰箱可稳定 5 d。

(3)干扰因素:溶血性贫血患者由于红细胞寿命短,HbA1c 可降低。HbF、HbH 及 HbBart's 可与 HbA1 一起洗脱下来,使结果假阳性;有 HbC 和 HbS 的患者,结果可偏低。

(二)亲和层析法

用于分离糖化和非糖化 Hb 的亲和层析凝胶柱是交联间-氨基苯硼酸的琼脂糖珠。硼酸与结合在 Hb 分子上葡萄糖的顺位二醇基反应,形成可逆的五环化合物,使样本中的糖化 Hb 选择性地结合于柱上,而非糖化的 Hb 则被洗脱。再用山梨醇解离五环化合物以洗脱糖化 Hb,在波长 415 nm 处分别测定解析液的吸光度,计算糖化血红蛋白的百分率。

1.试剂

(1)洗涤缓冲剂(wash buffer,WB)含 250 mmol/L 醋酸铵,50 mmol/L 氯化镁,200 mg/L叠氮钠,调节至 pH 8.0,储于室温。

(2)洗脱缓冲剂(elution buffer,EB)含 200 mmol/L 山梨醇,100 mmol/L Tris,200 mg/L 叠氮钠,调节至 pH 8.5,储于室温。

(3)0.1 mol/L 及 1 mol/L 盐酸溶液。

(4)HbA1c 测定试剂:①R1 试剂,0.025 mol/L MES(2-morpholino ethanesulfonic acid,2-吗啉乙基磺酸)缓冲液;0.015 mol/L Tris 缓冲液(pH 6.2);HbA1c 抗体(绵羊血清,≥0.5 mg/mL)和稳定剂。②R2 试剂,0.025 mol/L MES 缓冲液;0.015 mol/L Tris 缓冲液(pH 6.2);HbA1c多聚半抗原(≥8 μg/mL)和稳定剂。③标准液,人血和绵羊血制备的溶血液,9 g/L TTAB 和稳定剂。

(5)Hb 测定试剂:0.02 mol/L 磷酸盐缓冲液(pH 7.4)和稳定剂。

(6)溶血试剂:9 g/L TTAB 溶液。

(7)质控物:正常值或异常值两种。

(8)0.9% NaCl。

2.操作

(1)标本:静脉采血,EDTA 或肝素抗凝,充分混匀,置 4 ℃可保存 1 周。

(2)溶血液制备:将抗凝全血离心,吸去血浆、白细胞及血小板层。吸 100 μL 红细胞至小试管中,加 2 mL 蒸馏水充分混匀,静置 5 min 后,重新混匀,离心,上清液应清亮。

(3)层析柱准备:层析柱装 0.5 mL 固相凝胶(glyco-gel B),保存于 4 ℃,防止直射阳光。如凝胶变为紫红色应弃去。测定前取出置于室温,拔去顶塞,倾去柱中液体,再除去底帽,将层析柱插入试管中,加 2 mL 洗涤缓冲剂(WB),让洗涤液自然流出并弃去。当液体水平面在凝胶面上变成盘状时即停止。

(4)非结合部分(NB)的洗脱:将上述经平衡洗涤过的层析柱插入 15 mm×150 mm 标为"NB"的试管中。加 50 μL 清亮的溶血液至盘状液面的顶部,让其流出。加 0.5 mL WB 液,让其流出。此步应确保样品完全进入凝胶。加 5 mL WB 液,让其流出。以上洗脱液总体积为 5.55 mL,混合。

(5)结合或糖化部分(B)的洗脱:将上述层析柱转入标为"B"的试管中。加 3 mL EB 液,让其流出,混匀。

(6)比色:波长 415 nm 的紫外可见分光光度计以蒸馏水调零点,分别测定 NB 及 B 管的吸光度。

(7)层析柱的再生:用过的层析柱应尽快再生。加 0.1 mol/L HCl 5 mL,让其流出并弃去;再加 1 mol/L HCl 3 mL,让其流出并弃去;最后加 1 mol/L HCl 3 mL,塞上顶塞,并盖上层析柱尖端的底帽。在层析柱上标注用过的次数,放置在 4 ℃的冰箱暗处。一般用 5 次后即弃去。

3.参考区间

成人糖化血红蛋白 5.0%～8.0%。

4.注意事项

(1)方法学特点:环境温度对本法影响很小。不受异常血红蛋白的影响。不稳定的 HbA1 的干扰可以忽略不计。

(2)标本类型及稳定性:抗凝剂选择 EDTA 和肝素均可,置于 4 ℃冰箱中可保存一周。

(三)免疫比浊法

利用 TTAB(tetradecyltrimethylammonium bromide,四癸基三甲铵溴化物)作为溶血试剂,用来消除白细胞物质的干扰(TTAB 不溶解白细胞)。血液样本不需要去除不稳定 HbA1 的预处理,用浊度抑制免疫学方法测定。先加入抗体缓冲液,样本中的糖化血红蛋白(HbA1c)和其抗体反应形成可溶性的抗原-抗体复合物,因为在 HbA1c 分子上只有一个特异性的 HbA1c 抗体结合位点,不能形成凝集反应。然后,加入多聚半抗原缓冲液,多聚半抗原和反应液中过剩的抗 HbA1c 抗体结合,生成不溶性的抗体-多聚半抗原复合物,再用比浊法测定。同时在另一通道测定 Hb 浓度,溶血液中的血红蛋白转变成具有特征性吸收光谱的血红蛋白衍生物,用重铬酸盐做标准参照物,进行比色测定 Hb 浓度。根据 Hb 含量和 HbA1c 含量,计算出 HbA1c 的百分比。

1.试剂与操作

(1)于小试管中,加溶血试剂 1 mL 及人 EDTA 或肝素抗凝血 10 μL,轻轻旋涡混匀,避免形成气泡,待溶血液的颜色由红色变为棕绿色后(1～2 min)即可使用。该溶血液于 15～25 ℃可稳定 4 h,2～8 ℃可稳定 24 h。

（2）根据不同型号生化分析仪及配套试剂设定参数，测定 HbA1c 浓度和 Hb 浓度。详细操作程序，必须根据仪器和配套试剂盒的说明书。

2.参考区间

（1）IFCC 计算方案：2.8%～3.8%。

（2）国家糖尿病标准化防控中心计算方案：4.8%～6.0%。

3.注意事项

（1）定标：当更换试剂批号、更换比色杯和质控结果失控时需要重新定标。

（2）不需用溶血试剂预处理。

（3）干扰因素：胆红素浓度<855 μmol/L，甘油三酯<9.12 mmol/L，类风湿因子<750 U/L，抗坏血酸<2.84 mmol/L 时对本法无干扰。

（四）酶法

用直接酶法测定样本中 HbA1c 的百分比，而不需要另外检测总血红蛋白，处理后的样本与氧化还原剂反应，去除小分子和高分子干扰物质，变性后的全血样本在蛋白酶作用下分解出氨基酸，其中包括糖化血红蛋白 β 链上的缬氨酸，糖化的缬氨酸作为果糖缬氨酸氧化酶（FVO）的底物，被特异地清除 N-末端缬氨酸，并且产生 H_2O_2，在过氧化物酶的作用下氧化色原底物而呈色，进行比色法测定。

1.试剂

试剂主要成分包括 CHES 缓冲剂、还原剂、蛋白酶、FVO 酶、辣根过氧化物酶、底物等。

2.操作

（1）EDTA 抗凝全血在 2～8 ℃保存可稳定 24～36 h，使用前混匀；将 20 μL 全血与 250 μL 溶血试剂混合，避免产生泡沫，室温孵育 15～20 min，其间轻轻混匀几次，当其变为澄清的深红色液体时，证明全血已完全溶解，处理后的样本要于当天检测，室温可稳定 4 h。

（2）参数如下：温度为 37 ℃，主波长为 700 nm，反应模式为二点终点法。

不同实验室具体的反应条件会因所使用的仪器和试剂而异，在保证方法可靠的前提下，应按仪器和试剂说明书设定测定条件，进行定标品、质控样品和样品分析。

3.参考区间

成人 HbA1c 3.6%～6.0%。

4.注意事项

甘油三酯＜7.6 mmol/L，总胆红素＜450 μmol/L，血红蛋白<200 g/L，葡萄糖<75.2 mol/L时，对本法无显著干扰，高 HbF（>10%）可能致测定结果不准确。

二、临床意义

（1）HbA1c 与红细胞寿命和平均血糖水平相关，是评价糖尿病患者长期血糖控制较理想的指标，可反映过去 2～3 个月的平均血糖水平，不受每天血糖波动的影响。

（2）与微血管和大血管并发症的发生关系密切。HbA1c 水平升高时，糖尿病视网膜病变、肾脏病变、神经病变、心血管事件发生风险均相应增加。

（3）HbA1c 对于糖尿病发生有较好的预测能力。

美国糖尿病协会（ADA）发布的糖尿病诊治指南中正式采纳以 HbA1c≥6.5% 作为糖尿病的诊断标准之一。HbA1c 水平在 5.7%～6.4% 为糖尿病高危人群，预示进展至糖尿病前期阶段，患糖尿病和心血管疾病风险均升高。世界卫生组织(WHO)也推荐 HbA1c≥6.5%作为糖尿病诊断切点。

(丁玲先)

第六节　糖化血白蛋白测定

血液中的葡萄糖可与血白蛋白的 N 末端发生非酶促的糖基化反应,形成高分子酮胺化合物,其结构类似果糖胺,总称为糖化血白蛋白。由于 70%以上的糖化血白蛋白是糖化白蛋白(其中也包含糖化球蛋白和微量糖化脂蛋白等混合物),因此测定糖化白蛋白更能准确反映血糖控制的水平。临床上,可以采用酶联免疫吸附法、高效液相色谱法、果糖胺法、酮胺氧化酶法来测定糖化血白蛋白或糖化白蛋白,其中用果糖胺法测定糖化血白蛋白和采用酮胺氧化酶法测定糖化白蛋白最为常用。

一、检测方法

(一)果糖胺法

血清中的葡萄糖与白蛋白及其他血白蛋白分子 N 末端的氨基酸可形成高分子酮胺结构,该酮胺结构能在碱性环境中与硝基四氮唑蓝(NBT)发生还原反应,生成有色物质甲䐶,以 1-脱氧-1-吗啉果糖(DMF)为标准参照物,进行比色测定。

1.试剂

(1)0.1 mol/L 碳酸盐缓冲液(pH 10.8):无水碳酸钠 9.54 g,碳酸氢钠 0.84 g;溶于蒸馏水并稀释至 1 000 mL。

(2)0.11 mol/L NBT 试剂:称取氯化硝基四氮唑蓝 100 mg,用上述缓冲液溶解并稀释至 1 000 mL,置 4 ℃冰箱中保存,至少可稳定 3 个月。

(3)4 mmol/L DMF 标准液:称取 DMF 99.6 mg,溶于 40 g/L 牛血清白蛋白溶液100 mL中。

2.操作

测定管加待检血清(血浆)0.1 mL,空白管加蒸馏水 0.1 mL,各管加 37 ℃预温的 NBT 试剂 4 mL,混匀,置 37 ℃水浴 15 min,立即取出,流水冷却(低于 25 ℃)。冷却后 15 min 内,用可见紫外分光光度计的波长为 550 nm,比色杯光径 1.0 cm,以空白管调零,读取测定管吸光度。从标准曲线查得测定结果。以果糖胺"mmol/L"报告。

3.结果计算

取 4 mmol/L DMF 标准液,用牛血清白蛋白溶液(40 g/L)稀释成 1 mmol/L、2 mmol/L、3 mmol/L、4 mmol/L,并以牛血清白蛋白溶液(40 g/L)为空白,与测定管同样操作,读各浓度 DMF 相应的吸光度。以 DMF 浓度为横坐标,吸光度为纵坐标,制成标准曲线。浓度在 4 mmol/L 以内与吸光度呈线性关系,从标准曲线查得测定结果。

4.参考区间

成人果糖胺 1.65～2.15 mmol/L。

5.注意事项

(1)方法学特点:该法经济、快速,适用于自动生化分析仪,但 pH、反应温度、反应时间对本实验影响较大,必须严格予以控制。

(2)干扰因素:当血白蛋白<30 g/L 或尿蛋白>1 g/L 时,该法结果不可靠。血液中的胆红素、乳糜和低分子物质会对测定造成干扰。因此该法不适用于肾病综合征、肝硬化、异常蛋白血症或急性时相反应后的患者。

(二)酮胺氧化酶法

糖化白蛋白的酮胺键能与酮胺氧化酶发生特异性的酶促反应,释放过氧化氢,在过氧化物酶作用下使色原底物基质发生呈色反应,用紫外可见分光光度计测定吸光度的变化,计算出糖化白蛋白的浓度。再测定出血清中白蛋白的浓度,将糖化白蛋白浓度除以血清白蛋白浓度算出糖化白蛋白的百分比值(%)。

1.试剂

自动生化分析仪试剂成分及其终浓度如下。

(1)糖化白蛋白试剂:①R1 前处理液,酮胺氧化酶 30 U/L。②TODB:2.0 mmol/L。③R2酶液,过氧化物酶 40 KU/L。④4-AA:5.0 mmol/L。

(2)白蛋白试剂:①R1 前处理液,琥珀酸 120 mmol/L。②R2 发色液,BCP 0.13 g/L。

目前各商品试剂与上述试剂相似,试剂组成及各成分浓度存在一定差异。

2.操作

测定过程为血清样品与 R1 混合,温育,加入 R2,在添加 R2 前和添加后的 5 min,以蒸馏水为对照,在主波长为 546 nm,副波长为 700 nm 时测定吸光度,计算出吸光度的变化。与定标品的值进行对照,计算出样本中糖化白蛋白的浓度。主要反应条件如下。①样品-试剂最终比例:1∶40。②反应温度:37.0 ℃。③温育时间:10 min。④主波长:546 nm。⑤吸光度监测时间:10 min。

不同实验室具体的反应条件会因所使用的仪器和试剂而异,在保证方法可靠的前提下,应按仪器和试剂说明书设定测定条件,进行定标品、质控样品和血清样品分析。

3.参考区间

成人糖化白蛋白 10.8%～17.1%。

4.注意事项

该法可用于自动化生化分析仪,精密度高、准确性好,胆红素对其干扰较小。

二、临床意义

测定糖化血白蛋白水平可以反映患者 2～3 周前的血糖控制情况。白蛋白的半衰期为 20 d左右,不受临时血糖浓度波动的影响,是判断糖尿病患者在一定时间内血糖得以控制的一个较好指标。同一患者前后连续检测结果的比较更有临床价值。一些特殊情况下,如透析性贫血、肝病、糖尿病合并妊娠、降糖药物调整期等,结合糖化白蛋白能更准确地反映短期内的平均血糖变化,特别是当患者体内有血红蛋白变异体(如 HbS 或 HbC)存在时,会使红细胞寿命缩短,此时糖化白蛋白检测结果则更有价值。

(丁玲先)

第十一章 肝功能检验

第一节 血清总胆红素和结合胆红素检验

正常人血液中的胆红素,绝大部分是衰老的红细胞在单核-巨噬细胞系统中受到破坏,产生出来的血红蛋白逐步衍化而成;另外,还有 $10\% \sim 20\%$ 的胆红素是由血红蛋白以外的肌红蛋白、游离血红蛋白等在肝中生成,这种胆红素称为分路胆红素。胆红素每天生成 $250 \sim 300$ mg,这是一种非极性的游离胆红素(非结合胆红素),在血液中与白蛋白相结合而转运。到达肝脏后,在肝细胞膜上与白蛋白分离后,胆红素被肝细胞摄取又和肝细胞中的 Y、Z 受体蛋白相结合,移至内质网,借助于核糖体中胆红素二磷酸尿苷葡萄糖酸转移酶,使胆红素与葡糖醛酸结合,成为水溶性的结合胆红素,排至胆汁中,结合胆红素在小肠下部和结肠中,经肠道菌的作用而脱结合,胆红素经过几个阶段的还原作用成为尿胆原,然后随尿胆原自肠道被吸收进入门静脉,其中大部分被肝细胞摄取再排至肠道中(肝肠循环),一部分从门静脉进入体循环,经肾自尿中排出。

因此,当胆红素生成过多或肝细胞摄取、结合、转运、排泄等过程中发生障碍,均可引起血中结合或非结合胆红素增高,从而发生黄疸。临床中通常将黄疸分为溶血性、肝细胞性和阻塞性黄疸三大类。通过胆红素测定有助于判断黄疸的程度与类型。

一、咖啡因法(改良 Jendrassik-Grof 法)

(一)原理

血清中结合胆红素可直接与重氮试剂反应,产生偶氮胆红素。在同样条件下,游离胆红素须有加速剂使胆红素氢键破坏后与重氮试剂反应。咖啡因、苯甲酸钠为加速剂,醋酸钠维持 pH 同时兼有加速作用。抗坏血酸(或叠氮钠)破坏剩余重氮试剂,中止结合胆红素测定管的偶氮反应。加入碱性酒石酸钠使最大吸光度由 530 nm 转移到 598 nm,非胆红素的黄色色素及其他红色与棕色色素产生的吸光度降至可忽略而不计,使灵敏度和特异性增加。最后形成的绿色是由蓝色的碱性偶氮胆红素和咖啡因与对氨基苯磺酸之间形成的黄色色素混合而成。

(二)正常参考值

血清总胆红素:$5.1 \sim 19$ μmol/L($0.3 \sim 1.1$ mg/dL)。

血清结合胆红素:$1.7 \sim 6.8$ μmol/L($0.1 \sim 0.4$ mg/dL)。

二、胆红素氧化酶法测定

应用胆红素氧化酶(BOD)测定血清胆红素是 20 世纪 80 年代中期发展起来的新方法,操作简单,特异性高,又能应用于自动分析仪,国内已有胆红素氧化酶试剂盒供应。

(一)原理

胆红素氧化酶(BOD)催化胆红素氧化,生成胆绿素;后者进一步氧化,生成性质尚未清楚的无色或淡紫色的化合物。胆红素$+1/2O_2$ BOD 胆绿素$+H_2O$ 胆绿素$+O_2$ 淡紫色化合物测定 460 nm 下吸光度的下降值反应血清中胆红素含量。

(二)临床应用

1.判断有无黄疸及黄疸的程度

血清总胆红素(seru m total bilirubin,STB)17～34 $\mu mol/L$ 为隐性黄疸;4～170 $\mu mol/L$ 为轻度黄疸;170～340 $\mu mol/L$ 为中度黄疸;>340 $\mu mol/L$ 为重度黄疸。

2.判断黄疸的类型

STB 在 340～510 $\mu rhol/L$ 者为阻塞性(完全梗阻)黄疸;不完全性梗阻为 170～265 $\mu mol/L$。肝细胞性黄疸为 17～200 $\mu mol/L$;溶血性黄疸很少超过 85 $\mu mol/L$。

3.结合血清胆红素分类判断黄疸类型

STB 和非结合胆红素增高为溶血性黄疸;STB 和结合胆红素增高为阻塞性黄疸;STB、结合胆红素及非结合胆红素皆增高为肝细胞性黄疸。

(林欣乾)

第二节　血浆氨检验

一、原理

NH_4^+ 与过量 α-酮戊二酸、NADPH 在谷氨酸脱氢酶作用下,生成谷氨酸和 $NADP^+$,NADPH(在340 nm波长处有最大吸收峰)转变成 $NADP^+$,使 340 nm 吸光度的下降率与反应体系中氨的浓度成正比关系。通过与同样处理的标准液比较即可计算出样品中氨的浓度。

二、患者准备与标本处理

(1)空腹采血,饭后血氨结果增高。

(2)因红细胞中氨浓度为血浆的 2.8 倍。溶血标本结果增高,故应防止溶血。

(3)血浆氨测定的准确性在很大程度上取决于标本收集是否符合要求。用 EDTA・Na_2 抗凝,静脉采血与抗凝剂充分混匀后立即置冰水中,尽快分离血浆,加塞置 2～4 ℃保存,在 2～3 h 内分析。以防血中脱氨作用而使结果偏高,炎热季节需加冰降温以减慢脱氨作用。

(4)试验用水、玻璃器材必须作无氨处理,并防止环境中氨污染。

(5)氨易逸出,故标本和实验全过程应注意密闭。

(林欣乾)

第三节　血清总胆汁酸检验

胆汁酸是胆汁中存在的一类胆烷酸的总称。胆汁酸按其在体内来源的不同分为初级胆汁酸和次级胆汁酸。在肝细胞内以胆固醇为原料经羟化、还原、侧链氧化合成初级胆汁酸(包括胆酸及鹅脱氧胆酸),而后在肠管内经肠菌中酶作用形成次级胆汁酸(包括脱氧胆酸、石胆酸及熊去氧胆酸等)。胆汁酸主要以结合型形式从肝分泌入胆汁。结合型即胆汁酸与甘氨酸或牛磺酸结合而成的结合胆汁酸。较大量存在的结合胆汁酸有甘氨胆酸,甘氨鹅脱氧胆酸、甘氨脱氧胆酸、牛磺胆酸、牛磺鹅脱氧胆酸及牛磺脱氧胆酸等。无论是游离型还是结合型胆汁酸,其分子内部都是既含有亲水基团(羟基、羧基、磺酰基),又含有疏水基团(甲基及烃核),故胆汁酸的立体构型具有亲水和疏水两个侧面,因而使胆汁酸表现出很强的界面活性,它能降低脂水两相之间的表面张力,促进脂类形成混合微团,这对脂类物质的消化吸收以维持胆汁中胆固醇的溶解都起重要作用。由于胆汁酸在肝内合成、分泌、摄取、加工转化,所以当肝细胞损伤或胆道阻塞时都会引起胆汁酸代谢障碍,首先表现出的是患者血清胆汁酸增高。测定总胆汁酸方法有气-液色谱法;高效液相色谱法;放免法;酶法。酶法不需特殊仪器,比较简单,易于推广。

一、原理

在 3α-羟类固醇脱氢酶(3α-HSD)作用下,各种胆汁酸 C3 上 α 位的羟基(3α-OH)脱氢形成羰基(3α-O),同时氧化型 MAD+还原成 NADH。随后,NADH 上的氢由黄递酶催化转移给硝基四氮唑蓝(NBT),产生甲月替。用磷酸中止反应。甲月替的产量与总胆汁酸成正比,在 540 nm 波长比色。

二、临床应用

(1)测定血清中胆汁酸可提供肝胆系统是否正常,肝、胆疾病时周围血液循环中的胆汁酸水平明显升高。急性肝炎早期和肝外阻塞性黄疸时可增至正常值的 100 倍以上。对肝胆系统疾病的诊断具有特异性。

(2)可敏感地反映肝胆系统疾病的病变过程。肝胆疾病时血清胆汁酸浓度的升高与其他肝功能试验及肝组织学变化极为吻合,在肝细胞仅有轻微坏死时,血清胆汁酸的升高,常比其他检查更为灵敏。据报道,急性肝炎、肝硬化、原发性肝癌、急性肝内胆汁郁滞、原发性胆汁性肝硬化以及肝外阻塞性黄疸,其血清胆汁酸均 100% 出现异常。上述疾病时均有血清胆汁酸含量的增高。

(3)应用熊去氧胆酸(UDCA)负荷试验,即口服 UDCA 后测定负荷前后患者血清总胆汁酸含量,结果发现慢性活动性肝炎、肝硬化及脂肪肝患者在负荷后血清总胆汁酸显著增高,表明此类患者清除胆汁酸的能力显著下降。

(林欣乾)

第四节　单胺氧化酶检验

一、苄醛偶氮萘酚法

(一)原理

本法以苄胺偶氮-β-萘酚作为基质,在 O_2 和 H_2O 参与下,经单胺氧化酶(MAO)作用生成氨、过氧化氢及对苄醛偶氮-β-萘酚,后者用环己烷抽提后直接比色测定,提取物与 MAO 活性成正比,与标准液比较求出 MAO 活力单位。

(二)患者准备与标本处理

无特殊要求。

二、醛苯腙法

(一)原理

底物苄胺在 MAO 作用下氧化生成苄醛,苄醛与二硝基苯肼反应生成醛苯腙,在碱性溶液中呈红棕色,在 470 nm 比色测定。

正常参考值:<36 U/mL。

(二)单位定义

在 37 ℃,1 mL 血清中 MAO1 h 催化底物产生 1 nmol 苄醛为 1 单位。

(林欣乾)

第五节　血清胆碱酯酶检验

人的胆碱酯酶分两类。一类是分布于红细胞及脑灰质中,专一作用于乙酰胆碱,称为真性乙酰胆碱酯酶(AchE);另一类存在于肝、脑白质及血清等中,除可作用于乙酰胆碱外,还可作用于其他胆碱酯类,对乙酰胆碱水解的特异性要比 AchE 差,称假性或拟胆碱酯酶(PchE)。

一、比色法(参考值130~310 U)

(一)原理

血清中胆碱酯酶(ChE)催化乙酰胆碱水解成胆碱和乙酸。未被水解的剩余乙酰胆碱与碱性羟胺作用,生成乙酰羟胺。乙酰羟胺在酸性溶液中与高铁离子作用,形成棕色复合物。用比色法测定,计算剩余乙酰胆碱含量,从而推算出胆碱酯酶活力。

(二)患者的准备与标本处理

采血时避免溶血,以免红细胞内的 ChE 逸出影响结果。

（三）试验说明

（1）加入碱性羟胺后需待 1 min 以上再加盐酸以保证与乙酰胆碱充分作用。

（2）某些患者滤液混浊不清，比色困难，此类现象见于肝脓肿、败血症，可能是由于患者血清黏蛋白含量高，蛋白沉淀不完全所致，在有些方法中加磷酸可克服此缺点。

（3）此法显色不稳定，室温 20 ℃ 以上时影响明显，比色应在 5～10 min 内完成。

二、速率法（参考值 5 000～12 000 U/L）

（一）原理

血浆胆碱酯酶又称拟胆碱酯酶（PChE）催化丙酰硫代胆碱水解，生成丙酸与硫代胆碱，后者与无色的 5,5'-二硫代双（2-硝基苯甲酸）反应，形成黄色的 5-硫基-2-硝基苯甲酸（5-MNBA）。在 410 nm 处测吸光度，410 nm/min 与 PChE 活力成正比。

（二）患者的准备与标本处理

采血时避免溶血，以免红细胞内的 ChE 逸出影响结果。

（林欣乾）

第六节　血清Ⅳ型胶原检验

胶原是一种纤维状糖蛋白，它是由三股螺旋体形成的 α-肽链网状结构。目前已发现胶原达 10 种之多，存在于不同组织。Ⅳ型胶原是构成基底膜的重要成分。正常肝内基底膜主要存在于血管、淋巴管、胆管周围，肝窦壁处缺乏。在肝病时随炎症发展，纤维组织增生活跃，纤维组织生成过程中有大量胶原沉积，各种胶原均有所增加，但其中最为重要的就是构成基底膜的Ⅳ型胶原的增加。目前认为，Ⅳ型胶原的测定可作为检查肝纤维化的近代指标。

一、原理

采用竞争性放射免疫分析方法，固相第二抗体做分离剂，测定血清，体液及组织中的Ⅳ含量。参考值：＜140 ng/mL。

二、临床应用

Ⅳ型胶原是主要用于观察肝硬化的指标，其浓度与肝纤维化程度相关，可由血清Ⅳ型胶原浓度推测肝硬化的程度。

（1）急性肝炎时，虽然有大量肝细胞破坏，但因无明显结缔组织增生，故血清Ⅳ型胶原浓度与健康人无显著差异。

（2）慢性肝炎、肝硬化、肝癌患者，血清Ⅳ型胶原均明显增高，其增高程度依此为原发性肝癌、肝硬化、慢性活动性肝炎、慢性迁延肝炎、急性病毒性肝炎。

（林欣乾）

第七节 血清Ⅲ型前胶原肽检验

Ⅲ型胶原报道最早,至今被临床广泛应用的Ⅲ型前胶原肽(PⅢP)。它是Ⅲ型前胶原经氨基端内切肽酶作用切下来的多肽。

一、原理

以人 PCⅢ(hpcⅢ)为抗原,免疫家兔得到高特异性、高效价抗体。用 ^{125}I 标记 hpcⅢ;采用双抗体加 PEG 非平衡 RIA 法测定人血清中的 PCⅢ含量。

参考值:0.6 μg/mL。

二、临床应用

国外已建立测定血清 PⅢP 的放射免疫法(RIA),并证实肝纤维化时血清 PⅢP 含量与肝炎症,坏死和肝纤维化有关,但以肝纤维化相关为主,因此血清 PⅢP 仍然是肝纤维化的重要标志物。PⅢP 对于诊断儿童肝疾病没有意义,它随儿童年龄的增长有所升高。许多学者报道,血清PⅢP 是反应成人肝纤维化活动的良好指标,可弥补肝活检不能动态观察等不足。肝硬化患者明显升高,但在肝硬化晚期,因Ⅲ型前胶原肽合成率降低,血清中 PⅢP 反而低于早期。PⅢP 在区别慢性活动性肝炎与慢性迁延性肝炎有良好的帮助,慢性肝 PⅢP 水平明显升高,而在慢性迁延性肝炎肝其含量与正常人无明显差别。

(林欣乾)

第八节 血清层粘连蛋白检验

血清层粘连蛋白又称板层素,其分子量为 805 kD,由一个 400 kD 的 α 链和两条 200 kD 左右的 β 链组成。它是构成细胞间质的一种非胶原糖,在肝内主要由内皮细胞及贮脂细胞合成,与胶原一起构成基底膜的成分。其生物功能是细胞粘着于基质的介质,并与多种基底膜成分结合,调节细胞生长和分化。

一、原理

采用放射免疫分析法、第二抗体做分离剂,测定血清、体液及组织中的 LN 含量。

参考值:<(115.7±17.3)ng/mL。

二、临床应用

血清 LN 水平常与 Ⅳ 型胶原、HA 等相平行,在肝纤维化尤其门静脉高压诊断方面有重要价值。另外,还发现 LN 与肿瘤浸润转移、糖尿病等有关。慢性肝炎(中度)＞140 ng/mL,肝硬化＞160 ng/mL。

(林欣乾)

第九节 透明质酸检验

透明质酸(HA)是肝脏细胞外基质中蛋白多糖的一个组成成分,它由肝内间质细胞合成,内皮细胞摄取降解少量小分子亦由肾小球滤过,其血清中的含量对判断肝病的严重程度,鉴别有无肝硬化及预测肝病预后均有一定意义。

一、原理

同 LN 测定。

参考值如下。①青年:(47.6±22.5)ng/mL(放免法)。②中年:(76.1±51.8)ng/mL。③老年:(108.5±74.6)ng/mL。

二、临床应用

(1)肝炎患者随着急性肝炎向慢性迁延性肝炎、慢性活动性肝炎及肝硬化发展时,血清 HA 可逐步升高。其机制可能与肝损害时累及内皮细胞功能,使摄取与分解 HA 的能力下降有关。

(2)早期肝硬化时血清 PⅢP 显著增高,HA 不一定高。其机制可能在早期肝硬化时常伴有活动性纤维化,但肝损害尚不严重。

(3)晚期肝硒化时多属陈旧性肝纤维化,血清 PⅢP 可不高,但肝损害严重,血清 HA 可显著增高。

(林欣乾)

第十二章　肾功能检验

第一节　血清尿素检验

血清尿素是人体蛋白质代谢的终末产物。体内氨基酸经脱氨基作用分解成 α-酮酸和 NH_3，NH_3 在肝细胞内进入尿素循环与 CO_2 生成尿素。尿素的生成量取决于饮食蛋白质的摄入量、组织蛋白质的分解代谢和肝功能状况。生成的尿素经血液循环主要由肾脏排出，小部分经皮肤由汗液排出。经唾液、胃液、胆汁及肠液排至消化道内的尿素，绝大部分分解成 NH_3 吸收后又经肝脏合成尿素仍从肾脏排泄。

尿素的分子量小(60)。血浆中的尿素可全部从肾小球滤过，正常情况下 $30\%\sim40\%$ 被肾小管重吸收，肾小管亦可少量排泌尿素。血浆尿素浓度在一定程度上可反映肾小球的滤过功能，但只有当肾小球滤过功能下降到正常的 1/2 以上时，血浆尿素浓度才会升高，故血浆尿素测定不是反映肾小球功能损伤的灵敏指标。此外，肾外因素如组织分解代谢加快、消化道出血、摄食过多蛋白质等，都可引起血浆尿素浓度升高，因而血浆尿素测定亦不是肾功能损伤的特异指标。尽管如此，因为尿素是由肾脏排泄的低分子含氮废物的主要成分，血浆尿素浓度对慢性肾脏疾病的病程、病情观察及预后判断均有意义，且血浆尿素测定方法比较成熟、简便，所以血浆尿素测定仍是目前肾脏疾病的主要检查项目之一。

尿素的测定方法主要分为两大类：一类是利用尿素酶(亦称脲酶)水解尿素生成氨和 CO_2 而测定，被认为是间接测定法；另一类是尿素与某些试剂如二乙酰一肟、二苯吡喃醇、邻苯二甲醛等直接反应，测定其产物。

一、二乙酰一肟法

(一)原理

在酸性反应环境中加热，尿素与二乙酰缩合成色素原二嗪化合物，称为 Fearon 反应。因为二乙酰不稳定，故通常由反应系统中二乙酰一肟与强酸作用，产生二乙酰。二乙酰和尿素反应，缩合成红色的二嗪。试剂主要有以下几种。

1.酸性试剂

在三角烧瓶中加蒸馏水约 100 mL，然后加入浓硫酸 44 mL 及 85% 磷酸 66 mL。冷至室温，加入氨基硫脲 50 mg 及硫酸镉($CdSO_4 \cdot 8H_2O$)2 g，溶解后用蒸馏水稀释至 1 L，置棕色瓶中冰箱保存,可稳定半年。

2.二乙酰一肟溶液

称取二乙酰一肟 20 g,加蒸馏水约 900 mL,溶解后,再用蒸馏水稀释至 1 L,置棕色瓶中,贮放冰箱内可保存半年不变。

3.尿素标准贮存液(100 mm/L)

称取干燥纯尿素(MW=60.06)0.6 g,溶解于蒸馏水中,并稀释至 100 mL,加 0.1 g 叠氮钠防腐,置冰箱内可稳定 6 个月。

4.尿素标准应用液(5 mmol/L)

取 5.0 mL 贮存液用无氨蒸馏水稀释至 100 mL。

(二)操作

测定尿素操作步骤见按表 12-1 进行。

表 12-1　测定尿素操作步骤

单位:mL

加入物	测定管	标准管	空白管
血清	0.02	—	—
尿素标准应用液	—	0.02	—
蒸馏水	—	—	0.02
二乙酰一肟溶液	0.5	0.5	0.5
酸性试剂	5	5	5

混匀后,置沸水浴中加热 12 min,置冷水中冷却 5 min 后,用分光光度计波长为 540 nm,以空白管调零,比色读取标准管及测定管的吸光度。

(三)计算

$$血清尿素(mmol/L)=\frac{测定管吸光度}{标准管吸光度}\times 5$$

$$血清尿素氮(mg/L)=尿素(mmol/L)\times 28$$

(四)附注

(1)本法线性范围达 14 mmol/L 尿素,如遇高于此浓度的标本,必须用生理盐水做适当的稀释后重测,然后乘以稀释倍数报告之。

(2)试剂中加入硫胺脲和镉离子,增进显色强度和色泽稳定性,但仍有轻度褪色现象(每小时<5%)。加热显色冷却后应及时比色。

(3)吸管必须校正,使用时务必注意清洁干净,加量务必准确。

(4)尿液尿素也可用此法进行测定,由于尿液中尿素含量高,标本需要用蒸馏水做 1∶50 稀释,如果显色后吸光度仍超过本法的线性范围,还需要将尿再稀释,重新测定,结果乘以稀释倍数。

二、酶偶联速率法

(一)原理

尿素在脲酶催化下,水解生成氨和二氧化碳,氨在 α-酮戊二酸和还原型辅酶Ⅰ存在下,经谷氨酸脱氢酶(GLDH)催化生成谷氨酸,同时,还原辅酶Ⅰ被氧化成氧化型辅酶Ⅰ。还原型辅酶Ⅰ在340 nm波长处有吸收峰其吸光度下降的速度与待测样品中尿素的含量成正比。其反应如下:

$$尿素 + 2H_2O \xrightarrow{\text{尿素酶}} 2NH_4^+ + CO_3^{2-}\ NH_4^+\ \alpha\text{-酮戊二酸} + NDAH + H^+ \xrightarrow{\text{GLDH}} 谷氨酸 + NAD^+ + H_2O$$

(二)试剂

pH 8.0。尿素酶8 000 U/L。还原型辅酶Ⅰ(NADH)0.3 mmol/L。ADP 1.5 mmol/L。Tris-琥珀酸缓冲液150 mmol/L。谷氨酸脱氢酶(GLDH)700 U/L。α-酮戊二酸15 mmol/L。

以上酶试剂可以自配或购买试剂盒。液体酶试剂在冰箱存放可稳定10 d,室温(15~25 ℃)只能存放3 d。

尿素标准应用液同二乙酰一肟法。

(三)操作

1.自动生化分析仪

二点法,温度37 ℃,波长为340 nm,延迟时间30 s,读数时间60 s。详细操作程序按照仪器和试剂盒说明书。

2.手工法

取4支试管标明测定、标准、空白、质控,按表12-2操作。

表12-2　酶法测定尿素

加入物	测定管	质控管	标准管	空白管
血清(μL)	15	—	—	—
质控血清(μL)	—	15	—	—
尿素标准液(μL)	—	—	15	—
无氨蒸馏水(μL)	—	—	—	15
酶试剂(mL)	1.5	1.5	1.5	1.5

以上各管依次逐管加入酶试剂,混匀后立即在分光光度计上监测其吸光度的变化(△A/min)。

(四)计算

$$尿素(mmol/L) = \frac{测定△A/min - 空白△A/min}{标准△A/min - 空白△A/min} \times 5$$

本法适用于各种类型的自动生化分析仪,其测定程序及其参数可参照原仪器所附的说明。

(五)附注

(1)在测定过程中,各种器材和蒸馏水应无氨离子污染,否则结果偏高。

(2)标本最好用血清。

(3)血氨升高可使尿素测定结果偏高,标本溶血对测定有干扰。

(六)参考值

3.57~14.28 mmol/L。

三、脲酶-波氏比色法

(一)原理

测定分两个步骤,首先用尿素酶水解尿素,产生 2 分子氨和 1 分子二氧化碳。然后,氨在碱性介质中与苯酚及次氯酸反应,生成蓝色的吲哚酚,此过程需用硝普钠催化反应。蓝色吲哚酚的生成量与尿素含量成正比,在 630 nm 波长比色测定。

(二)试剂

1.显色剂

苯酚 10 g,硝普钠(含 2 分子水)0.05 g,溶于 1 000 mL 去氨蒸馏水中,存放冰箱中,可保存 60 d。

2.碱性次氯酸钠溶液

NaOH 5 g 溶于去氨蒸馏水中,加"安替福民"8 mL(相当于次氯酸钠 0.42 g),再加蒸馏水至 1 000 mL,置棕色瓶内冰箱存放,稳定 2 个月。

3.尿素酶贮存液

尿素酶(比活性 3 000~4 000 U/g)0.2 g,悬浮于 20 mL 50%(V/V)甘油中,置冰箱内可保存 6 个月。

4.尿素酶应用液

尿素酶贮存液 1 mL 加 10 g/L EDTA • 2Na 溶液(pH6.5)至 100 mL,置冰箱保存可稳定 1 个月。

5.尿素标准应用液

同二乙酰一肟法。

(三)操作

取 16 mm×150 mm 试管,标记测定管、标准管和空白管,按表 12-3 操作混匀,37 ℃水溶 15 分钟,向各管迅速加入酚显色剂 5 mL,混匀,再加入碱性次氯酸钠溶液 5 mL,混匀。各管置 37 ℃水溶 20 min,使呈色反应完全。

表 12-3　尿素测定操作步骤

加入物	测定管	标准管	空白管
尿素酶应用液(mL)	1.0	1.0	1.0
血清(μL)	10	—	—
尿素标准应用液(μL)	—	10	—
蒸馏水(μL)	—	—	10

分光光度计波长 560 nm,比色杯光径为 1.0 cm,用空白管调零,读取各管吸光度。

(四)计算

$$尿素(mmol/L) = \frac{测定管吸光度}{标准管吸光度} \times 5$$

(五)参考值

2.9~8.2 mmol/L(以尿素计)。

(六)附注

(1)本法亦能测定尿液中的尿素。方法如下:1 mL 尿标本,加入人造沸石(需预处理)0.5 g,

加去氨蒸馏水至 25 mL,反复振摇数次,吸附尿中的游离氨盐,静置后吸取稀释尿液 1.0 mL。按上述操作方法进行测定,所测结果乘以稀释倍数 25。

（2）误差原因:空气中氨气对试剂或玻璃器皿的污染或使用铵盐抗凝剂可使结果偏高。高浓度氟化物可抑制尿素酶,引起结果假性偏低。

四、临床意义

(一)血浆尿素浓度的生理变化

男性血浆尿素浓度略高于女性;新生儿稍高于成人,出生 60 d 后与成人无明显差异,60 岁以后多略增高;在剧烈运动和高蛋白饮食后,血浆尿素浓度可增高;妊娠妇女由于血容量增加,尿素浓度可降低。

(二)血浆尿素浓度的病理变化

1.肾脏疾病

如慢性肾炎、肾动脉硬化症、严重肾盂肾炎、肾结核和肾肿瘤的晚期等,肾功能轻度受损时,尿素可无变化。当其高于正常时,说明有效肾单位的 60%～70% 已受到损害。因此血浆尿素测定不能作为肾脏疾病的早期功能测定的指标,但对肾衰竭,尤其是尿毒症的诊断有特殊价值。其增高的程度与病情严重性成正比,故对病情判断和预后的估价有重要意义。如慢性肾衰竭可根据尿素等的测定来决定其程度,可分为:①肾衰竭代偿期,内生肌酐清除率下降。血肌酐不升高（在 179.8 μmol/L 以下）,血尿素氮正常或轻度升高（在 9 mmol/L 以下）。②肾衰竭失代偿期,又称氮质血症期（或尿毒症前期）。此时内生肌酐清除率下降明显,为 50 mL/min 以下,血肌酐超过 176.8 μmol/L,血尿素氮超过 9 mmol/L。③尿毒症期,此时内生肌酐清除率下降至 20 mL/min以下,血肌酐超过 445 mmol/L,血尿素氮超过 20 mmol/L。

2.肾前或肾后因素引起尿量显著减少或尿闭

如脱水、水肿、腹水、循环功能衰竭、尿路结石或前列腺肿大引起的尿路梗阻等。

3.体内蛋白质分解过多

如急性传染病、上消化道出血、大面积烧伤、大手术后和甲状腺功能亢进等。虽然血尿素氮增高,此时其他肾功能试验结果一般均正常。

（林欣乾）

第二节　血清肌酐检验

血清肌酐(Cr)是一种低分子量含氮化合物,分子量为 116。它是肌酸脱水或磷酸肌酸脱磷酸的产物,肌酸是由精氨酸、甘氨酸和蛋氨酸在肝脏和肾脏中合成,经由血液循环,在肌肉组织中以肌酸及肌酸磷酸的形式存在。肌酐是小分子物质,可以顺利通过肾小球滤过。在原尿中肾小管基本上不重吸收,近曲小管尚能分泌,尤其当血浆肌酐浓度升高时,肾小管对肌酐的分泌作用明显增强。因此,血浆肌酐浓度及尿液肌酐排泄量是肾小球滤过功能的有用指标。

肌酐的测定方法有两大类,即化学方法和酶学方法。大多数化学方法是根据 1886 年 Jaffe 建立的碱性苦味酸反应,肌酐与苦味酸反应生成橘红色的化合物。由于许多化合物如蛋白质、葡萄糖、维生素 C、丙酮、乙酰乙酸等也可生成 Jaffe 样色原,故 Jaffe 反应并非仅对肌酐特异,但根据肌酐与非肌酐物质的 Jaffe 反应动力学特点,利用"窗口期"肌酐动力学反应,可有效地提高测定特异性,操作简便,适用于各种自动分析仪。肌酐的酶学测定方法,主要有 3 种类型:①肌酐氨基水解酶法(也叫肌酐酶法)。②肌氨酸氧化酶法。③肌酐亚氨基水解酶法(即肌酐脱氨酶)法。酶学方法特异性高,结果准确,适用于各种自动分析仪。

一、肌氨酸氧化酶法

(一)原理

样品中的肌酐在肌酐酶的催化下水解生成肌酸。在肌酸酶的催化下肌酸水解产生肌氨酸和尿素。肌氨酸在肌氨酸氧化酶的催化下氧化成甘氨酸、甲醛和 H_2O_2,最后偶联 Trinder 反应,比色法测定。

(二)试剂

1.试剂 1

TAPS 缓冲液(pH8.1):30 mmol/L。

肌酸酶(微生物):≥333 μKat/L。

肌氨酸氧化酶(微生物):≥133 μKat/L。

维生素 C 氧化酶(微生物):≥33 μKat/L。

HTIB:5.9 mmol/L。

2.试剂 2

TAPS 缓冲液(pH8.0):50 mmol/L。

肌酐酶(微生物):≥500 μKat/L。

过氧化物酶(辣根):≥16.7 μKat/L。

4-氨基安替比林:2.0 mmol/L。

亚铁氰化钾:163 μmol/L。

(三)操作

按照表 12-4 所示进行操作。

表 12-4　血清肌酐酶法测定操作步骤

单位:μL

加入物	测定管(U)	校准管(s)
样品	6	—
校准液	—	6
试剂 1	250	250
混匀,37 ℃恒温 5 min,主波长 546 nm,次波长 700 nm,测定各管吸光度 A1		
试剂 2	125	125

表 12-4 中各管混匀,37 ℃孵育 5 min,主波长为 546 nm,次波长为 700 nm,再测定各管吸光度 A_2。

(四)计算

$$血清肌酐(μmol/L) = \frac{A_{U2} - A_{U1}}{A_{S2} - A_{S1}} \times 校准物浓度(μmol/L)$$

（五）参考值

1.男性

59～104 μmol/L。

2.女性

45～84 μmol/L。

（六）附注

（1）肌酐酶法因特异性好，其参考值略低于苦味速率法。建议各实验室最好建立本地区的参考值。

（2）肌酐的酶法分析是解决肌酐测定中非特异性干扰的根本途径。肌酐酶法分析中以肌酐酶偶联肌氨酸氧化酶法较为常用。

（3）肌酐酶偶联肌氨酸氧化酶法为了消除样品中肌酸的干扰，利用自动分析中双试剂法的特点，在第一试剂中加入了肌酸酶，二步反应可以消除内源性肌酸的干扰。

（4）肌酐酶偶联肌氨酸氧化酶法，以 Trinder 反应为指示系统。不同的色原物质其灵敏度差异很大，各试剂厂商都竞相研究并使用新型灵敏的色原物质。目前常用的色原物质有 3,5-二氯-2-羟基苯磺酸（DHBA）；N-乙基-(2-羟-3-磺丙基)-3,5-二甲氧基-4-氟苯胺（F-DAOS）；N-(2-羟-3-磺丙基)-3,5二甲氧基苯胺（HDAOS）等。

（5）Trinder 反应受胆红素和维生素 C 的干扰，可在试剂 1 中加入亚铁氰化钾（或者亚硝基铁氰化钾）和维生素 C 氧化酶消除之。

（6）肝素、枸橼酸、EDTA、氟化钠等在常规用量下对本测定无干扰。

（七）临床意义

（1）急性、慢性肾小球肾炎等肾小球滤过功能减退时，由于肾的储备力和代偿力很强，故肾小球受损的早期或轻度损害时，血中浓度可正常，只有当肾小球滤过功能下降到正常人的 1/3 时，血中肌酐才明显上升。因此血中肌酐测定既不能代表内生肌酐清除率测定，也不能反映肾早期受损的程度。

（2）肾源性或非肾源性血肌酐增高程度有所不同，如肾衰竭患者是由于肾源性所致，血肌酐常超过 200 μmol/L。心力衰竭时血流经肾减少属非肾源性的，血肌酐浓度上升不超过 200 μmol/L。

（3）血肌酐和尿素氮同时测定更有意义，如二者同时增高，表示肾功能已严重受损。若肌酐浓度超过 200 μmol/L，病情继续恶化，则有发展成尿毒症的危险，超过 400 μmol/L，预后较差，如果仅有尿素升高，而血肌酐在正常范围内，则可能为肾外因素引起，如消化道出血或尿路梗阻等。

二、去蛋白终点法

（一）原理

血清（浆）中的肌酐与碱性苦味酸盐反应，生成黄色的苦味酸肌酐复合物，在 510 nm 波长比色测定。

（二）试剂

1.0.04 mol/L 苦味酸溶液

苦味酸（AR）9.3 g,溶于 500 mL 80 ℃蒸馏水中,冷却至室温。加蒸馏水至 1 L,用 0.1 mol/L 氢

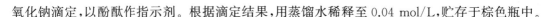

氧化钠滴定,以酚酞作指示剂。根据滴定结果,用蒸馏水稀释至 0.04 mol/L,贮存于棕色瓶中。

2.0.75 mol/L 氢氧化钠

氢氧化钠(AR)30 g,加蒸馏水使其溶解,冷却后用蒸馏水稀释至 1 L。

3.35 mmol/L 钨酸溶液

(1)取聚乙烯醇 1 g 溶解于 100 mL 蒸馏水中,加热助溶(不要煮沸),冷却。

(2)取钨酸钠 11.1 g 溶解于 300 mL 蒸馏水中,使完全溶解。

(3)取 300 mL 蒸馏水慢慢加入 2.1 mL 浓硫酸,冷却。将(1)液加入(2)液中于 1 L 容量瓶中,再与(3)液混匀,再加蒸馏水至刻度,置室温中保存,至少稳定一年。

4.10 mmol/L 肌酐标准贮存液

肌酐(MW113.12)113 g 用 0.1 mol/L 盐酸溶解,并移入 100 mL 容量瓶中,再以 0.1 mol/L 盐酸稀释至刻度,保存于冰箱内,稳定 1 年。

5.10 μmol/L 肌酐标准应用液

准确吸取 10 mmol/L 肌酐标准贮存液 1.0 mL,加入 1 000 mL 容量瓶内,以 0.1 mol/L 盐酸稀释至刻度,贮存于冰箱内。

(三)操作

于 16 mm×100 mm 试管中,置血清(或血浆)0.5 mL 加入 35 mmol/L 钨酸溶液 4.5 mL,充分混匀,3 000 r/min,离心 10 min,取上清液,按表 12-5 测定(尿液标本用蒸馏水做1∶200稀释)。

表 12-5　肌酐终点法测定操作步骤

单位:mL

加入物	测定管	标准管	空白管
血清无蛋白滤液或稀释尿液	3.0	—	—
肌酐标准应用液	—	3.0	—
蒸馏水	—	—	3.0
0.04 mol/L 苦味酸溶液	1.0	1.0	1.0
0.75 mol/L NaOH	1.0	10.0	1.0

混匀后,室温放置 15 min,分光光度计 510 nm 波长,比色杯光径 1.0 cm,以空白管调零比色,读取各管吸光度。

(四)计算

$$血清(浆)肌酐(mmol/L) = \frac{标准管吸光度}{测定管吸光的} \times 100$$

$$尿液肌酐(mmol/L) = \frac{标准管吸光度}{测定管吸光的} \times 100 \times 200 \times 24 \text{ h} 尿量(L)$$

(五)参考值

1.男性

44～133 μmol/L(0.5～1.5 mg/dL)。

2.女性

70～106 μmol/L(0.8～1.2 mg/dL)。

(六)附注

(1)温度升高时,可使碱性苦味酸溶液显色增深,但标准管与测定管的加深程度不成比例。因此,测定时各管温度均须到室温。

(2)血清(血浆)标本如当天不测定,可于冰箱保存 3 d,若要保持较长时间,宜-20 ℃保存,轻微溶血标本对肌酐无影响,但可使肌酸结果偏高。

(3)肌酐测定的回收率受无蛋白滤液的 pH 影响,滤液 pH 在 3～4.5 时,回收率为85%～90%;pH 在 2 以下时,回收率为 100%。

(七)临床意义

同肌氨酸氧化酶法。

三、速率法

(一)原理

肌酐的化学速率法测定是根据肌酐与苦味酸反应,生成橘红色的苦味酸肌酐复合物的反应速率。该反应拟一级反应动力学。在碱性反应环境中,样品中的肌酐或干扰物质和苦味酸的反应速度不同,选择适宜的速率监测时间,可以提高肌酐测定的特异性。

(二)试剂

(1)0.04 mol/L 苦味酸溶液。

(2)0.32 mol/L 氢氧化钠溶液。

(3)碱性苦味酸溶液:根据工作用量,将 0.04 mol/L 苦味酸和 0.32 mol/L 氢氧化钠等体积混合,可加适量的表面活性剂(如 Triton-X-100),放置 20 min 以后即可应用。

(4)100 μmol/L 肌酐标准应用液。

(三)操作

按表 12-6 所示进行操作。

表 12-6　肌酐速率法测定操作步骤

加入物	标准管	测定管
肌酐标准应用液(μL)	100	—
样品(μL)	—	100
碱性苦味酸溶液(mL)	1.0	1.0

分析仪波长 510 nm,比色杯光径 1.0cm,反应温度(37 ℃),样品体积 100 μL,试剂体权 1 000 μL。在试剂与样品(或标准液)混合后准确反应 20 s,读取吸光度 $A_{1测定}$ 和 $A_{1标定}$,待反应进行至准确 60 s,读取吸光度 $A_{2测定}$ 和 $A_{2标定}$。

(四)计算

$$肌酐(\mu mol/L) = \frac{A_{2测定} - A_{1测定}}{A_{2测定} - A_{1测定}} \times 100$$

(五)参考值

1.男性

62～115 μmol/L(0.7～1.3 mg/dL)。

2.女性

53～97 μmol/L(0.6～1.1 mg/dL)。

(六)附注

(1)干扰速率法测定的非肌酐色原性物质有二类:一类为快速反应假肌酐物质,在样品与碱性苦味酸混合后 20 s 内迅速出现反应,产生非肌酐的有色化合物。测定时设置 20 s 延迟期,可以排除此类干扰。另一类为慢速反应假肌酐物质,一般在样品和碱性苦味酸混合后 80～100 s 才开始反应。这样在 20～80 s,出现"窗口期",此时肌酐与苦味酸的呈色反应占主导地位。有研究者发现,"窗口期"的上限为 60 s。为了提高速率法测定的特异性,速率测定时间选择在 25～60 s 期间。有学者对速率法进行严格评价后指出,速率法仍受到 α-酮酸的正干扰和胆红素的负干扰。

(2)速率法线性范围可达 2 000 μmol/L。血清样本值过高可用盐水稀释;尿液标本用蒸馏水做 20～50 倍稀释。测定结果乘以稀释倍数。

(3)温度对呈色反应速度影响较大,标准管与测定管的温度必须保持一致。

(七)临床意义

同肌氨酸氧化酶法。

四、内生肌酐清除率测定

(一)原理

通过测定血液和尿液中肌酐的含量来计算 24 h 或每分钟血液中肌酐被肾脏清除之量(清除值),与正常人内生肌酐清除值相比较,求得内生肌酐清除率。

(二)操作

(1)受检者应禁食肉类 3 d,不饮咖啡和茶,停用利尿剂,试验前避免剧烈运动。饮足量的水,使尿量不少于 1 mL/min。

(2)准确收集 24 h 尿液,测定尿液肌酐含量(测定方法见血清肌酐测定)。

(3)于收集尿样的同时,抽静脉血 3 mL,测定血清肌酐含量。

(三)计算

$$内生肌酐清除值(L/24\ h)=\frac{尿液肌酐(\mu mol/L)}{血清肌酐(\mu mol/L)}\times 24\ h\ 尿量(L)$$

$$校正的内生肌酐清除值(L/24\ h)=内生肌酐清除值\times\frac{1.73}{体表面积(m^2)}$$

以正常人 24 h 内生肌酐清除值 128 L(即 24 h 内有 128 L 血液中的肌酐通过肾脏清除)作为 100%,则内生肌酐清除率(%)=校正的内生肌酐清除值×100/200(或 0.78)。

(四)参考值

男(105±20) mL/min,女(95±20) mL/min。

(五)附注

(1)体表面积计算方法是根据患者的身高(cm)和体重(kg)按图 12-1 和图 12-2 查找。公式中 1.73 是一个标准身高体重人的体表面积(m²)。

(2)体表面积计算图用法:在图两边纵线中找到患者的身高(左)和体重(右)所在的两点,并将此两点连成直线,与中间纵线相交处的数值即为患者体表面积(m²)。

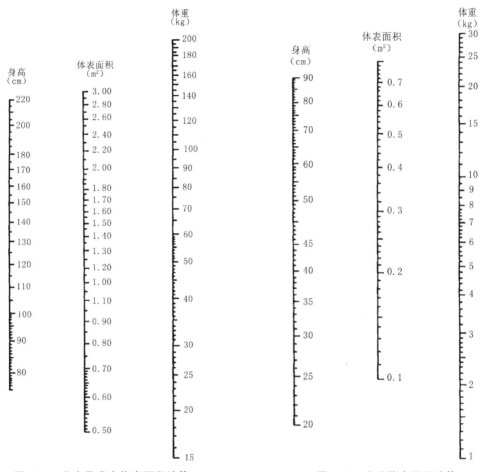

图 12-1　儿童及成人体表面积计算　　　　　图 12-2　小儿体表面积计算

(3)肌酐清除率随着年龄的增长而下降(表 12-7)。

表 12-7　不同年龄组的肌酐清除值

单位:mL(min・1.73 m²)

年龄(岁)	男(均值)	女(均值)
20～30	117	107
30～40	110	102
40～50	104	96
50～60	97	90
60～70	90	84
70～80	84	78

(六)临床意义

同肌氨酸氧化酶法。

(林欣乾)

第三节　血清尿酸检验

血清尿酸(UA)是核酸(RNA与DNA)的分解代谢产物,嘌呤碱经水解、脱氨、氧化等作用生成的最终产物,经肾脏排出。当嘌呤代谢紊乱时,血中尿酸浓度增高,并以钠盐的形式沉着于关节、耳垂、皮肤,可引起结节和关节痛,临床上称为痛风病。

尿酸的测定方法有磷钨酸还原法、尿酸氧化酶法和HPLC法。干化学方法也是应用尿酸氧化酶的方法。尿酸氧化酶法分为一步法和偶联法。目前最流行的方法是尿酸氧化酶-过氧化物酶反应体系。该法灵敏且不需要去蛋白,主要干扰物质是维生素C和胆红素。在反应体系中加入维生素C氧化酶和胆红素氧化酶,可以消除这两种物质的干扰。HPLC方法利用离子交换树脂柱将尿酸纯化,在293 nm检测柱流出液的吸光度,计算尿酸浓度。

一、尿酸氧化酶-过氧化物酶偶联法

(一)原理

尿酸在尿酸氧化酶催化下,氧化生成尿囊素和过氧化氢。过氧化氢与4-氨基安替比林(4-AAP)和3,5-二氯2-羟苯磺酸(DHBS)在过氧化物酶的作用下,生成有色物质(醌亚胺化合物),其色泽与样品中尿酸浓度成正比。反应式如下:

$$尿酸 + O_2 + H_2O \xrightarrow{尿酸氧化酶} 尿囊素 + CO_2 + H_2O_2$$

$$2H_2O_2 + 4\text{-}AAP + DHBS \xrightarrow{过氧化物酶} 有色物质 + H_2O$$

(二)试剂

(1)酶混合试剂(见表12-8)。

表12-8　酶混合试剂成分

试剂成分	在反应液中的参考浓度
尿酸氧化酶	160 U/L
过氧化物酶	1 500 U/L
4-AAP	0.4 mmol/L
DHBS	2 mmol/L
磷酸盐缓冲液(pH7.7)	100 mmol/L

以上各试剂为混合干粉试剂,在应用前用蒸馏水复溶,加水量根据干粉的分量而决定,复溶后的试剂在室温可稳定48 h,在2～6 ℃可稳定2周。若发现干粉受潮结块或有颜色出现以及复溶后与定值质控血清测定值不符,说明试剂已变质,应弃去不用。

(2)300 μmol/L尿酸标准应用液。

(三)操作

(1)试剂准备:将干粉试剂按规定加入一定量蒸馏水复溶,在实验前半小时准备好。

(2)取12 mm×100 mm试管4支,标明测定、质控、标准和空白管,然后操作。混合,室温放置 10 min,分光光度计波长 520 nm,比色杯光径 1.0 cm,以空白管调零,读取各管的吸光度。

(四)计算

血清尿酸(μmol/L)=测定管吸光度/标准管吸光度×300。

(五)参考值

1.男性

208～428 μmol/L。

2.女性

155～357 μmol/L。

(六)附注

(1)本试剂适用于各种类型生化自动分析仪,测定程序和参数应参阅仪器说明所附的说明书。

(2)酶法测定尿酸特异性高,可分为紫外分光光度法和酶偶联法。二者共同特点是均应用尿酸氧化酶,氧化尿酸生成尿囊素和过氧化氢。然后可用 3 类方法进行测定。①紫外分光光度法测定:尿酸在波长 293 nm 有吸收峰,而尿囊素则没有,因此在 293 nm 波长的吸光度下降值与样品中尿酸含量呈正比。②尿酸氧化酶、过氧化物酶偶联反应法测定。③尿酸氧化酶、过氧化物酶和乙醛脱氢酶三联反应法测定:过氧化氢和乙醇在过氧化氢酶催化下,氧化生成乙醛;乙醛和 NAD^+ 在醛脱氢酶催化下生成乙酸和 NADH;在 340 nm 波长监测样品管和标准管吸光度升高值,计算样品中尿酸的含量。

(3)偶高浓度维生素 C 的标本,可使测定结果偏低,故不少试剂盒中加入维生素 C 氧化酶,防止维生素 C 的干扰。

(七)临床意义

(1)血清尿酸测定对痛风诊断最有帮助,痛风患者血清中尿酸增高,但有时亦会出现正常尿酸值。

(2)在核酸代谢增加时,如白血病、多发性骨髓瘤、真性红细胞增多症等血清尿酸值亦常见增高。

(3)在肾功能减退时,常伴有血清尿酸增高。

(4)在氯仿中毒,四氯化碳中毒及铅中毒、子痫、妊娠反应及食用富含核酸的食物等,均可引起血中尿酸含量增高。

二、磷钨酸还原法

(一)原理

无蛋白血滤液中的尿酸在碱性溶液中被磷钨酸氧化成尿囊素及二氧化碳,磷钨酸在此反应中则被还原成钨蓝。钨蓝的生成量与反应液中尿酸含量成正比,可进行比色测定。

(二)试剂

1.磷钨酸贮存液

称取钨酸钠 50 g,溶于约 400 mL 蒸馏水中,加浓磷酸 40 mL 及玻璃珠数粒,煮沸回流 2 h,冷却至室温,用蒸馏水稀释至 1 L,贮存在棕色试剂瓶中。

2.磷钨酸应用液

取 10 mL 磷钨酸贮存液,以蒸馏水稀释至 100 mL。

3.0.3 mol/L 钨酸钠溶液

称取钨酸钠($Na_2WO_4 \cdot 2H_2O$,MW329.86)100 g,用蒸馏水溶解后并稀释到 1 L。

4.0.33 mol/L 硫酸

取 18.5 mL 浓硫酸加入 500 mL 蒸馏水中,然后用蒸馏水稀释至 1 L。

5.钨酸试剂

在 800 mL 蒸馏水中,加入 50 mL 0.3 mol/L 钨酸钠溶液、0.05 mL 浓磷酸和 50 mL 0.33 mol/L硫酸,混匀,在室温中可稳定数月。

6.1 mol/L 碳酸钠溶液

称取 106 g 无水碳酸钠,溶解在蒸馏水中,并稀释至 1 L,置塑料试剂瓶内,如有混浊,可过滤后使用。

7.6.0 mmol/L 尿酸标准贮存液

取 60 mg 碳酸锂(AR)溶解在 40 mL 蒸馏水中,加热至 60 ℃,使其完全溶解,精确称取尿酸(MW168.11)100.9 mg,溶解于热碳酸锂溶液中,冷却至室温,移入 100 mL 容量瓶中,用蒸馏水稀释至刻度,贮存在棕色瓶中。

8.300 μmol/L 尿酸标准应用液

在 100 mL 容量瓶中,加尿酸标准贮存液 5 mL,加乙二醇 33 mL,然后以蒸馏水稀释至刻度。

(三)操作

于 3 支 16 mm×100 mm 试管(测定、标准和空白)中各加 4.5 mL 钨酸试剂,分别加入 0.5 mL血清、0.5 mL 标准应用液和 0.5 mL 蒸馏水,混匀后静止数分钟,测定管离心沉淀后按表 12-9 操作。

表 12-9　尿酸测定操作步骤

单位:mL

加入物	测定管	标准管	空白管
测定管上清液	2.5	—	—
标准管上清液	—	2.5	—
空白管上清液	—	—	2.5
碳酸钠溶液	0.5	0.5	0.5
混匀后放置 10 min			
磷钨酸应用液	0.5	0.5	0.5

混匀,室温放置 20 min 后,用分光光度计在波长 660 nm,比色杯光径 1.0 cm,以空白管调零,读取各管吸光度。

(四)计算

血清尿酸(μmol/L)=测定管吸光度/标准管吸光度×300。

(五)参考值

1.男性

262～452 μmol/L(4.4～7.6 mg/dL)。

2.女性

137～393 μmol/L(2.3～6.6 mg/dL)。

(六)附注

(1)红细胞内存在多种非特异性还原物质,因此,用血清或血浆测定比用全血好。

(2)因草酸钾与磷钨酸容易形成不溶性磷钨酸钾,造成显色液混浊。因此不能用草酸钾做抗凝剂。

(3)血清与尿液标本中的尿酸在室温可稳定 3 d;尿液标本冷藏后,可引起尿酸盐沉淀,此时可调节 pH 至 7.5～8.0,并将标本加热到 50 ℃,待沉淀溶解后再进行测定。

(4)尿酸在水中溶解度极低,但易溶于碱性碳酸盐溶液中,配制标准液时,加碳酸锂并加热助溶。如无碳酸锂,可用碳酸钾或碳酸钠代替。

(5)用钨酸沉淀蛋白时,会引起尿酸与蛋白共沉淀,而且随滤液 pH 不同而变化。如果滤液 pH 在 3 以下,尿酸回收明显减低。用 1/2 浓度的沉淀剂,滤液 pH 为 3.0～4.3,回收率为 93%～103%;用全量沉淀剂时,滤液 pH 在 2.4～2.7,回收率为 74%～97%。此外,不能用氢氧化锌做蛋白沉淀剂,锌能与尿酸形成不溶性的尿酸锌。

(6)以甲醛为防腐剂的商品尿酸标准液,仅可用于磷钨酸还原法,不能用于尿酸氧化酶法。

(七)临床意义

在肾功能减退时,常伴有血清尿酸的增高。另外,血清尿酸测定对痛风的诊断最有帮助。痛风患者血清中尿酸增高,但有时亦会呈现正常尿酸值。核酸代谢增高时,如白血病、多发性骨髓瘤、真性红细胞增多症等血清尿酸值,亦常见增高。氯仿中毒、四氯化碳中毒及铅中毒、妊娠反应及食用富含核酸的食物等,均可引起血中尿酸含量增高。

（林欣乾）

第四节　肾小球滤过功能检验

肾小球的主要功能为滤过作用,反映其滤过功能的客观指标主要是肾小球滤过率(GFR)。正常成人每分钟流经肾的血液量为 1 200～1 400 mL,其中血浆量为 600～800 mL,有 20% 的血浆经肾小球滤过后,产生的滤过液为 120～160 mL/min。在单位时间内(分钟)经肾小球滤出的血浆液体量,称肾小球滤过率,为测定肾小球滤过率,临床上设计了各种物质的血浆清除率试验。

肾清除率是指肾在单位时间(分钟)内,能将若干毫升血浆中所含的某物质全部加以清除而言,结果以 mL/min 表示,计算公式如下。

$$清除率 = \frac{某物质每分钟在尿中排出的总量}{某物质在血浆的浓度} \quad 或 \quad C = \frac{U \times V}{P}$$

式中:C 为清除率(mL/min),U 为尿中某物质的浓度(g/L),V 为每分钟尿量(mL/min),P 为血浆中某物质的浓度(g/L)。利用清除率可分别测定肾小球滤过率、肾血流量、肾小管对各种物质的重吸收和分泌作用。

各种物质经肾排出的方式大致分 4 种:①全部由肾小球滤出,肾小管不吸收、不分泌,如菊粉,可作为肾小球滤过率测定的理想试剂,能完全反映肾小球滤过率。②全部由肾小球滤过并被肾小管排泄,如尿素、肌酐等,不如菊粉清除率能准确反映肾小球滤过率。③全部由肾小球滤过后又被肾小管全部吸收,如葡萄糖,可作为肾小管最大吸收率测定。④除肾小球滤出外,大部分通过肾小管周围毛细血管向肾小管分泌后排出,如对氨马尿酸、碘锐特可作为肾血流量测定试剂。

一、内生肌酐清除率测定

(一)原理

肌酐是肌酸的代谢产物,在成人体内含肌酐约 100 g,其中 98% 存在于肌肉,每天约更新 2%,肌酸在磷酸肌酸激酶作用下,形成带有高能键的磷酸肌酸,为肌肉收缩时的能量来源和储备形式,磷酸肌酸放出能量经脱水而变为肌酐,由肾排出,人体血液中肌酐的生成可有内、外源性两种,如在严格控制饮食条件和肌肉活动相对稳定的情况,血浆肌酐的生成量和尿的排出量较恒定,其含量的变化主要受内源肌酐的影响,而且肌酐大部分是从肾小球滤过,不被肾小管重吸收,排泌量很少,故肾单位时间内,把若干毫升血浆中的内生肌酐全部清除出去,称为内生肌酐清除率(Ccr)。

(二)方法

(1)患者连续进食低蛋白饮食 3 d,每天蛋白质应少于 40 g,并禁食肉类(无肌酐饮食),试验当日不要饮茶或咖啡,停止用药,避免剧烈运动。

(2)于第 4 d 早晨 8:00 时将尿液排净,然后收集 24 h 尿液,并加入甲苯 4~5 mL 以防腐。在 4 d 内(任何时候均可),采取抗凝血 2~3 mL,与 24 h 尿同时送检。

(3)测定尿及血浆中肌酐浓度,并测定 24 h 尿量。

(三)计算

应用下列公式计算 24 h 的内生肌酐清除率。

$$24\ h\ 内生肌酐清除率(\%) = \frac{尿肌酐浓度(\mu mol/L) \times 24\ h\ 尿量(L)}{血浆肌酐浓度(\mu mol/L)} \times 100\%$$

因在严格控制条件下,24 h 内血浆和尿液肌酐含量较恒定。为了临床应用方便,用 4 h 尿及空腹一次性取血进行肌酐测定,先计算每分钟尿量(mL),再按下列公式计算清除率。

$$每分钟肌酐清除率(\%) = \frac{尿肌酐浓度(\mu mol/L) \times 每分钟尿量(mL)}{血浆肌酐浓度(\mu mol/L)} \times 100\%$$

由于每人肾的大小不尽相同,每分钟排尿能力也有所差异,为排除这种个体差异可进行体表面积的校正,因每人的肾大小与其体表面积成正比,可代入以下公式酌情参考应用。

$$矫正清除率(\%) = \frac{实际清除率 \times 标准体表面积(1.73\ m^2)}{受试者的体表面积} \times 100\%$$

(四)体表面积计算

$$A = H^{0.725} \times W^{0.425} \times 71.84$$

式中:A 为体表面积(cm²),H 为身高(cm),W 为体重(kg)。

例如,某人身高 150 cm,体重 60 kg,体表面积计算:①$A = 150^{0.725} \times 60^{0.425} \times 71.84$;②两边取常用对数求 LogA 的数值后,再求反对数得 A = 1 547 cm²。

(五)参考值

男性清除率(105±20)mL/min;女性是(95±20)mL/min。清除率随年龄而降低(表 12-10)。

表 12-10 肌酐清除率

单位:mL/(min·1.73 m²)

年龄(岁)	男	$\overline{X}$	女	$\overline{X}$
20～30	88～146	117	81～134	107
30～40	82～140	110	75～128	102
40～50	75～133	104	69～122	96
00～60	68～126	97	64～116	90
60～70	61～120	90	58～110	84
70～80	55～113	84	52～105	78

(六)误差分析

(1)最常见误差来源是尿液收集时间记录不准,或部分尿液丢失。

(2)收集尿样期间做剧烈运动。

(3)尿液有膀胱内潴留造成负误差。

(七)临床意义

1.判断肾小球滤过功能的敏感指标

多数急性肾小球肾炎内生肌酐清除率低到正常值的80%以下,但血清尿素氮、肌酐测定仍在正常范围,故是较早的反映肾小球滤过功能。

2.初步估价肾功能的损害程度

轻度损害 Ccr 在 70～51 mL/min;中度损害在 50～31 mL/min;<3 mL/min 为重度损害,慢性肾衰竭患者若清除率 20～11 mL/min 为早期肾衰竭;10～61 mL/min 为晚期肾衰竭;<5 mL/min为终末期肾衰竭。

3.指导治疗

内生肌酐清除率<30～40 mL/min,应限制蛋白质摄入;<30 mL/min 噻嗪类利尿剂治疗常无效;<10 mL/min 应结合临床进行透析治疗,对利尿剂(如呋塞米、依他尼酸)的反应已极差。此外,肾衰竭时凡由肾代谢或以肾排出的药物也可根据 Ccr 降低的程度来调节用药和决定用药的时间。

4.慢性肾炎临床分型的参考

如慢性肾炎普通型 Ccr 常降低。而肾病型由于肾小管基底膜通透性增加,内生肌酐可从肾小管排泌,其 Ccr 结果相应的偏高。

二、菊粉清除率测定

(一)原理

菊粉是由果糖构成一种多糖体,静脉注射后,不被机体分解、结合、利用和破坏。因其分子量小为 5 000,它可自由地通过肾小球,既不被肾小管排泌,也不被其重吸收,故能准确反映肾小球滤过率。

(二)方法

(1)试验时患者保持空腹和静卧状态。

(2)晨 7:00 时饮 500 mL 温开水,放入留置导尿管,使尿液不断流出。

（3）7：30 取 10 mL 尿液和 4 mL 静脉血作为空白试验用，接着静脉输入溶于 150 mL 生理盐水的菊粉 5 g。溶液需加温到 37 ℃，在 15 min 内输完，然后再以菊粉 5 g 溶于 400 mL 温生理盐水中进行维持输液，以每分钟 4 mL 的速度输注。

（4）8：30 将导尿管夹住，8：50 取静脉血 4 mL，随后放空膀胱，测定尿量。用 20 mL 温生理盐水冲洗膀胱，并注入 20 mL 空气，使膀胱内的流体排尽，将排出的液体加入尿液标本内。充分混匀后取出 10 mL 进行菊粉含量测定。

（5）9：10 第 1 次重复取血和尿标本，9：30 第 2 次重复取血和尿标本，其操作同（4）。

（6）将 4 次血与尿标本测定其菊粉含量。按下列公式进行计算：

$$\frac{尿的菊粉含量}{血浆菊粉含量×稀释倍数×尿量（mL）}×100\%$$

$$稀释倍数=\frac{实际尿量＋冲洗液量}{实际尿量}$$

（三）参考值

2.0～2.3 mL/s。

（四）临床意义

急性肾小球肾炎、慢性肾衰竭、心力衰竭时，其菊粉清除率显著降低；慢性肾炎、肾动脉硬化、高血压晚期等，可有不同程度的降低。由于本法操作步骤较繁杂，既需持续静脉滴注（口服会水解为单糖而被吸收，肌内注射又很难吸收）和多次抽血，又需置导尿管，因而不够方便；菊粉有时可引起发热反应故目前临床上尚不能常规使用，多用于临床实验研究工作。

三、尿素清除试验

（一）原理

尿素是蛋白质代谢产生的氨在肝脏经鸟氨酸循环生成的最终产物，由肾脏排出体外。血液中的尿素通过肾小球滤过而进入肾小管。经过肾小管的尿素大部分被排出，还有一部分被肾小管重吸收而返回血流。所以尿素通过肾小球滤过并未完全被清除，尿素清除率较内生肌酐清除率要小，但仍是临床上简单而实用的肾功能试验之一。

尿素清除率随尿量多少而变。尿量越少，肾小管对尿素回收越多。尿量超过 2 mL/min 时，尿素排泄量和尿素清除率达最大值。

（二）操作

1.标本收集

进行试验前受试患者可正常饮食，但不做剧烈运动，不饮茶或咖啡。采样前嘱患者饮水 300 mL，半小时后令其排空尿液，弃去，记录时间。1 h 后收集第 1 次尿液，令患者务必排尽尿液，记录时间。随即采血数毫升，置抗凝管内。同时嘱患者再饮水 300 mL。在记时起的准 2 小时，再收集第 2 次尿液。

2.测定

准确计量两次尿量，计算每分钟尿量（mL/min）V_1 和 V_2。对两次尿样及血浆做尿素测定（测定方法见尿素测定），分别为 U_1、U_2 和 P。

（三）计算

（1）若 V_1 和 $V_2 \geqslant 2$ mL/min，则尿素 U 和 P 之比较稳定。且与尿量成比例。

尿素最大清除率：

$$C_m = \frac{U}{P} \times V \times \frac{1.73}{A} (mL/1.73\ m^2)(其中\ A\ 为体表面积)$$

健康人最大清除率均数为 75 mL/(min·1.73 m²)，折算为健康人清除百分率：

$$C_m = \frac{U}{P} \times V \times \frac{1.73}{A} \times \frac{100}{75}(\%)$$

(2)若尿量＜2 mL/min，则尿素标准清除率(Cs)：

$$C_s = \frac{U}{P}\sqrt{V \times \frac{1.73}{A}}\ [mL/(min·1.73\ m^2)]$$

健康人标准清除率均为 54 mL/(min·1.73 m²)，折算为健康人清除百分率：

$$C_s = \frac{U}{P}\sqrt{V \times \frac{1.73}{A}} \times \frac{100}{54}(\%)$$

(四)参考值

尿素最大清除率(Cm)为 0.58～0.91 mL/(S·m²)[60～95 mL/(min·1.73 m²)]；尿素标准清除率(Cs)为 0.36～0.63 m²/(S·m²)[40～65 mL/(min·1.73 m²)]。尿素清除率为 60%～125%。

(五)附注

(1)若患者之体表面积接近 1.73 m²，可以不做校正，误差不大。

(2)收集尿液标本时，每次都必须要求患者尽力排空尿液，而且计时准确。

(3)将前后两次收集尿液计算的清除率取均数报告结果。若每小时排尿量＜25 mL；两次清除率相差在 30%以上，说明试验未做好，应重做。

(六)临床意义

(1)病理变化的清除率 60%～40%，肾轻度损害；40%～20%，肾中度损害；20%～5%，肾重度损害；5%以下，见于尿毒症昏迷时。

(2)其他临床意义参见"内生肌酐清除试验"。

（林欣乾）

第十三章　病毒学检验

第一节　疱疹病毒科检验

疱疹病毒科是一组中等大小、有包膜的 DNA 病毒,广泛分布于哺乳动物和鸟类等中,现有 114 个成员,根据其生物学特点可分为 α、β、γ 三个亚科。

疱疹病毒的共同特点如下。①形态特点:病毒体呈球形,核衣壳是由 162 个壳粒组成的二十面体立体对称结构,基因组为线性双链 DNA,存在末端重复序列和内部重复序列。核衣壳周围有一层厚薄不等的非对称性披膜。最外层是包膜,有糖蛋白刺突。有包膜的成熟病毒直径为 120～300 nm。②培养特点:人疱疹病毒(EB 病毒除外)均能在二倍体细胞核内复制,产生明显的 CPE,核内出现嗜酸性包涵体。病毒可通过细胞间桥直接扩散。感染细胞同邻近未感染的细胞融合成多核巨细胞。③感染特点:病毒可表现为增殖性感染和潜伏性感染。后者病毒不增殖,其基因的表达受到抑制,稳定地存在于细胞核内,刺激因素作用后可转为增殖性感染。有部分病毒还具有整合感染作用,与细胞转化和肿瘤的发生相关。

一、单纯疱疹病毒

(一)生物学特性

单纯疱疹病毒(HSV)呈球形,直径为 120～150 nm,由核心、衣壳、被膜及包膜组成,核心含双股 DNA,包括两个互相连接的长片段(L)和短片段(S),L 和 S 的两端有反向重复序列。衣壳呈二十面体对称,衣壳外一层被膜覆盖,厚薄不匀,最外层为典型的脂质双层包膜上有突起。包膜表面含 gB、gC、gD、gE、gG、gH 糖蛋白,参与病毒对细胞吸附/穿入(gB、gC、gD、gE)、控制病毒从细胞核膜出芽释放(gH)及诱导细胞融合(gB、gC、gD、gH),并有诱生中和抗体(gD 最强)和细胞毒作用(HSV 糖蛋白均可)。

HSV 有 HSV-1 和 HSV-2 两个血清型,可用型特异性单克隆抗体作 ELISA、DNA 限制性酶切图谱分析及 DNA 杂交试验等方法区分型别。HSV 的抵抗力较弱,易被脂溶剂灭活。

(二)致病性

HSV 感染在人群中非常普遍,人类是其唯一的宿主。患者和健康携带者是传染源,主要通过直接密切接触和性接触传播。病毒可经口腔、呼吸道、生殖道黏膜和破损皮肤等多种途径侵入机体。常见的临床表现是黏膜或皮肤局部集聚的疱疹,也可累及机体其他器官出现严重感染,如疱疹性角膜炎、疱疹性脑炎。

1.原发感染

HSV-1 原发感染多发生在婴幼儿或儿童,常为隐性感染。感染部位主要在口咽部,还可引起唇疱疹、湿疹样疱疹、疱疹性角膜炎、疱疹性脑炎等疾病。青少年原发性 HSV-1 感染常表现为咽炎或扁桃体炎。原发感染后,HSV-1 常在三叉神经节内终身潜伏,并随时可被激活而引起复发性唇疱疹。

HSV-2 原发感染为生殖器疱疹,大多发生在青少年以后,伴有发热、全身不适及淋巴结炎。原发感染后,HSV-2 在骶神经节或脊髓中潜伏,随时可被激活而引起复发性生殖器疱疹。

2.潜伏感染和复发

HSV 原发感染后,少部分病毒可沿神经髓鞘到达三叉神经节(HSV-1)和骶神经节(HSV-2)细胞或周围星形神经胶质细胞内,以潜伏状态持续存在。当机体抵抗力下降后,潜伏的病毒即被激活而增殖,沿神经纤维索下行至感觉神经末梢,到达附近表皮细胞内继续增殖,引起复发性局部疱疹。

3.先天性感染

HSV-2 通过胎盘感染,易发生流产、胎儿畸形、智力低下等先天性疾病。新生儿疱疹是在母体分娩时接触 HSV-2 感染的产道所致(大约占 75%),或者出生后获得 HSV 感染,患儿病死亡率高达 50%。

4.HSV-2 感染与肿瘤

HSV-2 与子宫颈癌发生关系密切,在子宫颈癌患者组织细胞内可以检查出 HSV-2 抗原和核酸,并且患者体内存在高效价的 HSV-2 抗体。

HSV 原发感染后 1 周左右血中可出现中和抗体,3～4 周达高峰,可持续多年。这些抗体可中和游离病毒,阻止病毒在体内扩散,但不能消灭潜伏感染的病毒和阻止复发。机体抗 HSV 感染免疫以细胞免疫为主,NK 细胞可杀死 HSV 感染的靶细胞;CTL 和各种细胞因子(如干扰素等),在抗 HSV 感染中也有重要作用。

(三)微生物学检验

1.标本采集和处理

采取皮肤、角膜、生殖器等病变处标本;如疑为疱疹性脑膜炎患者,可取脑脊液;播散性 HSV 感染者的淋巴细胞能直接分离病毒。肝素能干扰病毒的分离培养,故不能用作抗凝剂。以上标本经常规抗菌处理后,应尽快用特殊的病毒运输液送达实验室检查。

2.形态学检查

将宫颈黏膜、皮肤、口腔、角膜等组织细胞涂片后,Wright-Giemsa 染色镜检,如发现核内包涵体及多核巨细胞,可考虑 HSV 感染;将疱疹液进行电镜负染后观察结果。

3.病毒分离培养

病毒分离培养是确诊 HSV 感染的"金"标准。标本接种人胚肾、人羊膜或兔肾等易感细胞,也可接种于鸡胚绒毛尿囊膜、乳鼠或小白鼠脑内,均可获得较高的分离率。HSV 引起的 CPE 常在过 2～3 d 出现,细胞出现肿胀、变圆、折光性增强和形成融合细胞等病变特征。HSV-1 和 HSV-2 的单克隆抗体、HSV 型特异性核酸探针等可用于鉴定和分型。

4.免疫学检测

对临床诊断意义不大。主要原因如下。①HSV 特异性抗体出现较迟。②HSV 感染很普遍,大多数正常人血清中都有 HSV 抗体。③HSV 复发性感染不能导致特异性抗体效价上升。因此,血清学检查仅作为流行病学调查,常用检测方法为 ELISA。可将宫颈黏膜、皮肤、口腔、角膜等组织细胞涂片后,用特异性抗体作间接 IFA 或免疫组化染色检测病毒抗原作为快速诊断之一。

5.分子生物学检测

应用 PCR 或原位杂交技术检测标本中的 HSV-DNA,方法快速、敏感而特异,尤其是脑脊液 PCR 扩增被认为是诊断疱疹性脑炎的最佳手段。

二、水痘-带状疱疹病毒

(一)生物学特性

水痘-带状疱疹病毒(VZV)的生物学特性类似于 HSV,其基因组为 125 kb 的双链 DNA,具有 30 多种结构与非结构蛋白,部分与 HSV 有交叉,其中病毒糖蛋白在病毒吸附、穿入过程中发挥重要作用。VZV 能够在人胚组织细胞中缓慢增殖,出现 CPE 较 HSV 局限,可形成细胞核内嗜酸性包涵体。该病毒只有一个血清型。

(二)致病性

水痘-带状疱疹病毒可由同一种病毒引起两种不同的病症。在儿童,初次感染引起水痘,而潜伏体内的病毒受到某些刺激后复发引起带状疱疹,多见于成年人和老年人。

水痘是 VZV 的一种原发性感染,也是儿童的一种常见传染病,传染性强,2～6 岁为好发年龄,患者是主要传染源。病毒经呼吸道、口咽黏膜、结膜、皮肤等处侵入机体后,在局部黏膜组织短暂复制,经血液和淋巴液播散至单核-吞噬细胞系统,经增殖后再次进入血液(第二次病毒血症)而播散至全身各器官,特别是皮肤、黏膜组织,导致水痘。水痘的潜伏期为 14～15 d,水痘的出疹突发,红色皮疹或斑疹首先表现在躯干,然后离心性播散到头部和肢体,随后发展为成串水疱、脓疱,最后结痂。病情一般较轻,但偶可并发间质性肺炎和感染后脑炎。在免疫功能不足或无免疫力的新生儿、细胞免疫缺陷、白血病、肾脏疾病及使用皮质激素、抗代谢药物的儿童,水痘是一种严重的、涉及多器官的严重感染。儿童时期患过水痘,病毒可潜伏在脊髓后根神经节或颅神经的感觉神经节等部位,当机体受到某些刺激,如外伤、传染病、发热、受冷、机械压迫、使用免疫抑制剂、X 光照射、白血病及肿瘤等细胞免疫功能损害或低下等,均可诱发带状疱疹。复发感染时,活化的病毒经感觉神经纤维轴索下行至皮肤,在其支配皮区繁殖而引起带状疱疹。一般是在躯干,呈单侧性,疱疹水疱集中在单一感觉神经支配区,串联成带状,疱液含大量病毒颗粒。患水痘后机体产生特异性体液免疫和细胞免疫,但不能清除潜伏于神经节中的病毒,故不能阻止病毒激活而发生的带状疱疹。

(三)微生物学检验

根据临床症状和皮疹特点即可对水痘和带状疱疹作出诊断,但症状不典型或者特殊患者则需辅以实验诊断。临床标本主要有疱疹病损部位的涂片、皮肤刮取物、水疱液、活检组织和血清。可通过病毒分离、免疫荧光、原位杂交或 PCR 方法,检测患者组织或体液中 VZV 或其成分。

三、巨细胞病毒

(一)生物学特性

巨细胞病毒(CMV)具有典型的疱疹病毒形态,完整的病毒颗粒直径为120～200 nm。本病毒对宿主或培养细胞有高度的种属特异性,人巨细胞病毒(HCMV)只能感染人,在人纤维细胞中增殖。病毒在细胞培养中增殖缓慢,初次分离培养需 30~40 d 才出现 CPE,其特点是细胞肿大变圆,核变大,核内出现周围绕有一轮"空晕"的大型包涵体,形似"猫头鹰眼"状。

(二)致病性

人类 CMV 感染非常普遍,可感染任何年龄的人群,且人是 HCMV 的唯一宿主。多数人感染 CMV 后为潜伏感染,潜伏部位主要是在唾液腺、乳腺、肾脏、白细胞和其他腺体,可长期或间隙地排出病毒。通过口腔、生殖道、胎盘、输血或器官移植等多途径传播。随着艾滋病、放射损伤、器官移植和恶性肿瘤等的增多,CMV 感染及其引发的严重疾病日益增加,其临床表现差异很大,可从无症状感染到致命性感染。

1.先天性感染

在先天性病毒感染中最常见,感染母体可通过胎盘传染胎儿,患儿可发生黄疸,肝大、脾大,血小板减少性紫癜及溶血性贫血,脉络膜视网膜炎和肝炎等,少数严重者造成早产、流产、死产或生后死亡。存活儿童常智力低下,神经肌肉运动障碍,耳聋和脉络视网膜炎等。

2.产期感染

在分娩时胎儿经产道感染,多数症状轻微或无临床症状,偶尔有轻微呼吸障碍或肝功能损伤。

3.儿童及成人感染

通过吸乳、接吻、性接触、输血等感染,常为亚临床型,有的也能导致嗜异性抗体阴性单核细胞增多症。由于妊娠、接受免疫抑制治疗、器官移植、肿瘤等因素激活潜伏在单核细胞、淋巴细胞中的 CMV 病毒,引起单核细胞增多症、肝炎、间质性肺炎、视网膜炎、脑炎等。

4.细胞转化以及与肿瘤的关系

CMV 和其他疱疹病毒一样,能使细胞转化,具有潜在的致癌作用。CMV 的隐性感染率较高,CMV DNA 很可能整合于宿主细胞 DNA,因而被认为在某种程度上与恶性肿瘤的发生有关。在某些肿瘤如宫颈癌、结肠癌、前列腺癌、Kaposis 肉瘤中 CMV DNA 检出率高,CMV 抗体滴度亦高于正常人。

机体的细胞免疫功能对 CMV 感染的发生和发展起重要作用,细胞免疫缺陷者,可导致严重、长期的 CMV 感染,并使机体的细胞免疫进一步受到抑制。

(三)微生物学检验

1.标本采集

收集鼻咽拭子、咽喉洗液、中段尿、外周血、脑脊液、羊膜腔液、急性期和恢复期双份血清等。

2.形态学检查

标本经离心后取沉渣涂片,Giemsa 染色镜检,观察巨大细胞及包涵体,可用于辅助诊断,但阳性率不高。

3.病毒分离培养

病毒分离培养是诊断 CMV 感染的有效方法,人胚肺成纤维细胞最常用于 CMV 培养,在培养细胞中病毒生长很慢,需 1~2 周出现 CPE,一般需观察 4 周,如有病变,即可诊断。也可采用离心培养法。

4.免疫学检测

(1)抗原检测:采用特异性免疫荧光抗体,直接检测白细胞、活检组织、组织切片、支气管肺泡洗液等临床标本中的 CMV 抗原。在外周血白细胞中测出 CMV 抗原表明有病毒血症,该法敏感、快速、特异。

(2)抗体检测:采用 EIA、IFA 等方法检测 CMV 抗体,以确定急性或活动性 CMV 感染、了解机体的免疫状况及筛选献血员和器官移植供体。IgM 抗体只需检测单份血清,用于活动性 CMV 感染的诊断。特异性 IgG 抗体需测双份血清以作临床诊断,同时了解人群感染状况。

5.分子生物学检测

(1)核酸杂交原位杂交能检测甲醛固定和石蜡包埋组织切片中的 CMV 核酸,可直接在感染组织中发现包涵体,并可作为 CMV 感染活动性诊断。

(2)PCR:在一些特殊的 CMV 感染中有着重要的价值,如 CMV 脑炎的 CFS 标本。先天性 CMV 感染患儿的尿液、羊水、脐血标本等。但 PCR 阳性很难区分感染状态,其检出也不一定与病毒血症和临床症状一致。为了减少由潜伏感染而导致的 PCR 假阳性结果,可用定量 PCR 弥补其不足,在分子水平监测 CMV 感染、区分活动性与潜伏感染。

四、EB 病毒

(一)生物学特性

EB 病毒(EBV)是疱疹病毒科嗜淋巴病毒属。EBV 抗原分为 2 类。①病毒潜伏感染时表达的抗原,包括 EBV 核抗原(EBNA)和潜伏感染膜蛋白(LMP)。这类抗原的存在表明有 EBV 基因组。②病毒增殖性感染相关的抗原,包括 EBV 早期抗原(EA)和晚期抗原,如 EBV 衣壳抗原(VCA)和 EBV 膜抗原(MA)。EA 是病毒增殖早期诱导的非结构蛋白,EA 标志着病毒增殖活跃和感染细胞进入溶解性周期;VCA 是病毒增殖后期合成的结构蛋白,与病毒 DNA 组成核衣壳,最后出芽获得宿主的质膜装配成完整病毒体;MA 是病毒的中和性抗原,能诱导产生中和抗体。EB 病毒具有感染人和某些灵长类动物 B 细胞的专一性,并能使受感染细胞转化,无限传代达到"永生"。

(二)致病性

EB 病毒在人群中广泛感染,95% 以上的成人存在该病毒的抗体。幼儿感染后多数无明显症状,或引起轻症咽炎和上呼吸道感染。青春期发生原发感染,约有 50% 出现传染性单核细胞增多症。主要通过唾液传播,也可经输血传染。EB 病毒在口咽部上皮细胞内增殖,然后感染 B 淋巴细胞,这些细胞大量进入血液循环而造成全身性感染,并可长期潜伏在人体淋巴组织中,当机体免疫功能低下时,潜伏的病毒活化形成复发感染。由 EBV 感染引起或与 EBV 感染有关疾病主要有以下三种。

1.传染性单核细胞增多症

传染性单核细胞增多症是一种急性淋巴组织增生性疾病。多系青春期初次感染 EBV 后发病。典型症状为发热、咽炎和颈淋巴结肿大。随着疾病的发展,病毒可播散至其他淋巴结。肝大、脾大,肝功能异常,外周血单核细胞增多,并出现异型淋巴细胞。偶尔累及中枢神经系统(如脑炎)。某些先天性免疫缺陷的患儿可呈现致死性传染性单核白细胞增多症。

2.Burldtt 淋巴瘤

Burldtt 淋巴瘤多见于 5~12 岁儿童,在中非新几内亚和美洲温热带地区呈地方性流行。好发部位为颜面、腭部。所有患者血清含 EBV 抗体,其中 80% 以上滴度高于正常人。在肿瘤组织中发现 EBV 基因组,故认为 EBV 与此病关系密切。

3.鼻咽癌

我国南方及东南亚是鼻咽癌高发区,多发生于40岁以上中老年人。HBV与鼻咽癌关系密切,表现在:①所有患者的癌组织中有EBV基因组存在和表达。②患者血清中有高效价EBV抗原(主要HCV和EA)的IgG和IgA抗体。③患者中仅有单一病毒株,提示病毒在肿瘤起始阶段已进入癌细胞。

人体感染EBV后能诱生EBNA抗体、EA抗体、VCA抗体及MA抗体。现已证明MA抗体能中和EBV。体液免疫能阻止外源性病毒感染,却不能消灭病毒的潜伏感染。一般认为,细胞免疫对病毒活化的"监视"和清除转化的B淋巴细胞起关键作用。

(三)微生物学检验

1.标本采集

采集唾液、咽漱液、外周血细胞和肿瘤组织等标本。

2.病毒分离培养

上述标本接种人脐带血淋巴细胞,根据转化淋巴细胞的效率确定病毒的量。

3.免疫学检测

(1)抗原检测:采用免疫荧光法检测病毒特异性蛋白质抗原(如病毒核蛋白EBNA等)。

(2)抗体检测:用免疫荧光法或免疫酶法,检测病毒VCA-IgA抗体或EA-IgA抗体,滴度≥1∶10或滴度持续上升者,对鼻咽癌有辅助诊断意义。传染性单核细胞增多症患者血清中VCA IgM抗体阳性率较高,抗体效价>1∶224有诊断意义。

4.分子生物学检测

利用核酸杂交和PCR或RT-PCR,可在病变组织内检测病毒核酸和病毒基因转录产物。但核酸杂交法的敏感性低于PCR法。

五、其他疱疹病毒

(一)人类疱疹病毒6型

人类疱疹病毒6型(HHV-6)在人群中的感染十分普遍,60%～90%的儿童及成人血清中可查到HHV-6抗体,健康带毒者是主要的传染源,经唾液传播。HHV-6的原发感染多见于6个月至2岁的婴儿,感染后多无症状,少数可引起幼儿丘疹或婴儿玫瑰疹。常急性发病,先有高热和上呼吸道感染症状,退热后颈部和躯干出现淡红色斑丘疹。

在脊髓移植等免疫功能低下的患者,体内潜伏的HHV-6常可被激活而发展为持续的急性感染,并证实与淋巴增殖性疾病、自身免疫病和免疫缺陷患者感染等有关。随着器官移植的发展和艾滋病患者的增多,HHV-6感染变得日益重要。

病原体检查可采集早期原发感染患儿的唾液和外周血淋巴细胞标本,接种经PHA激活的人脐血或外周血淋巴细胞作HHV-6病毒分离;也可用原位杂交和PCR技术检测受感染细胞中的病毒DNA。间接免疫荧光法常用于测定病毒IgM和IgG类抗体,以确定是近期感染还是既往感染。

(二)人疱疹病毒7型

人类疱疹病毒7型(HHV-7)与HHV-6的同源性很小。HHV-7是一种普遍存在的人类疱疹病毒,75%健康人唾液可检出此病毒。从婴儿急性、慢性疲劳综合征和肾移植患者的外周血单核细胞中均分离出HHV-7。绝大多数人都曾隐性感染过HHV-7,2岁以上的婴儿HHV-7抗体阳性率达 92%。HHV-7 主要潜伏在外周血单个核细胞和唾液腺中,唾液传播是其主要的传播途径。

该病毒的分离培养条件与 HHV-6 相似,特异性 PCR、DNA 分析等试验可用于病毒鉴定。因 CD4 分子是 HHV-7 的受体,抗 CIM 单克隆抗体可抑制 HHV-7 在 CD4$^+$ T 细胞中增殖。由于 HHV-7 与 HIV 的受体皆为 CD4 分子,两者之间的互相拮抗作用,将为 HIV 的研究开辟新的途径。

(三)人类疱疹病毒 8 型

人类疱疹病毒 8 型(HHV-8)在艾滋病患者伴发的卡波西肉瘤(KS)组织中被发现。该病毒为双链 DNA(165 kb),主要存在于艾滋病卡波西肉瘤组织和艾滋病患者淋巴瘤组织。HHV-8 与卡波西肉瘤的发生、血管淋巴细胞增生性疾病及一些增生性皮肤疾病的发病有关。

(刘 伟)

第二节 副黏病毒科检验

副黏病毒科的许多生物学性状与正黏病毒科相似,如均为负链 RNA 病毒、有包膜、核衣壳呈螺旋对称等,但也有不同之处。常见的副黏病毒科的病毒包括副流感病毒、呼吸道合胞病毒、腮腺炎病毒、麻疹病毒等。

一、麻疹病毒

麻疹病毒(MV)属于副黏病毒科麻疹病毒属,只有 1 个血清型,是麻疹的病原体。麻疹是一种常见的儿童急性传染病,自应用疫苗接种后其发病率大幅度降低,但仍是发展中国家儿童死亡的主要原因之一。

(一)生物学特性

病毒呈球形或丝状,直径为 120~250 nm,螺旋对称,有包膜。病毒核心为不分节段的单股负链 RNA,有 6 个结构基因,依次编码核蛋白(NP)、磷酸化蛋白(P)、基质蛋白(MP)、融合蛋白(F)、血凝素(HA)和 RNA 依赖 RNA 聚合酶,其中 HA 和 F 蛋白是包膜表面的刺突。HA 只凝集猴红细胞,并能与细胞表面的 CD46 受体结合诱导病毒吸附;F 蛋白又称血溶素(HL),具有溶血活性,可使细胞发生融合形成多核巨细胞。麻疹病毒 SSPE 突变株的 M 蛋白和 F 蛋白基因发生突变,影响了病毒的装配、出芽和释放,故极少产生游离的病毒,也称"缺陷型麻疹病毒",但与细胞结合能力增强。

麻疹病毒可在 HeLa、Vero 等多种原代细胞或传代细胞中增殖,引起细胞融合形成多核巨细胞,胞浆和胞内出现嗜酸性包涵体等细胞病变。病毒抵抗力弱,56 ℃ 30 min 可被灭活,对脂溶剂、一般消毒剂、日光及紫外线等敏感。

(二)致病性

人是麻疹病毒的唯一自然宿主。麻疹好发于冬春季节,人群对麻疹普遍易感,我国 6 个月至 5 岁的儿童发病率最高。病毒主要通过飞沫直接传播,也可经接触污染的玩具、用具等传播。麻疹传染性极强,与患者接触后几乎全部发病。病毒侵入后潜伏期为 10~14 d。黏附分子 CD 46

是麻疹病毒识别的受体,凡表面有该分子的组织细胞(人体内除红细胞以外的大多数组织细胞)均可被麻疹病毒感染。病毒首先在呼吸道上皮细胞和淋巴组织内增殖,然后进入血液形成第一次病毒血症,扩散至全身淋巴组织和单核吞噬细胞系统,大量增殖后再次入血,形成第二次病毒血症,扩散到眼结膜、口腔和呼吸道黏膜、小血管、皮肤等部位并引起病变,临床表现为发热、畏光、流涕、咳嗽等结膜炎、鼻炎和上呼吸道卡他症状,此时患者的传染性最强。发病 2 d 后口腔两颊内出现中央灰白色、周围有红晕的柯氏斑,有助于临床早期诊断。之后 1～3 d,按颈部、躯干、四肢的顺序皮肤先后出现特征性的红色斑丘疹,此即出疹期,病情最为严重;一般 24 h 内皮疹出齐,4 d 后开始消退,有色素沉着,同时体温开始下降,症状减退。年幼体弱的患儿易继发细菌性肺炎,是导致死亡的主要原因。

除典型的麻疹症状外,免疫功能正常、未接种疫苗的少数患儿会出现急性麻疹后脑炎,导致死亡或存活后有轻重不等的后遗症;而细胞免疫功能缺陷的患儿多见麻疹包涵体脑炎。此外,大约百万分之一的麻疹患儿在恢复后会发生慢发病毒感染,经过 2～14 年潜伏期后出现中枢神经系统的并发症,即亚急性硬化性全脑炎(SSPE),表现为大脑功能渐进性衰退,1～2 年内死亡。麻疹病后人体可获得牢固的免疫力。

(三)微生物学检验

根据典型的麻疹临床症状即可确诊,对于轻型及其他不典型麻疹需进行实验室检验。

1.形态学检查

取患者发病初期的分泌物、脱落细胞等制成涂片,HE 染色观察有无细胞融合、多核巨细胞,细胞核或胞质内有无嗜酸性包涵体。

2.病毒分离培养

采集患者发病早期的咽漱液、咽拭子或血液标本,接种 HeLa、Vero 等细胞,经过 7～10 d 后观察有无典型的 CPE,采用免疫荧光、ELISA、核酸杂交等方法鉴定。

3.免疫学检查

用 ELISA、免疫荧光、中和试验、补体结合试验等检测患者血清中的特异性 IgM 或双份血清中的 IgG;也可用荧光标记的抗体染色检查病毒的抗原。

4.分子生物学检测

提取标本中的病毒 RNA 后 RT-PCR 或核酸杂交检测可进行辅助诊断。

二、呼吸道合胞病毒

呼吸道合胞病毒(RSV)简称合胞病毒,属副黏病毒科肺病毒属,因其在组织细胞培养中能导致细胞融合病变而得名。RSV 在世界各地均有流行,是引起婴幼儿下呼吸道感染的重要病原体。

(一)生物学特性

病毒呈球形,较流感病毒大,直径为 120～200 nm。RSV 核酸为不分节段的单股负链 RNA;包膜上有 F 蛋白和 G 蛋白 2 种糖蛋白刺突,F 蛋白能引起病毒包膜与宿主及培养细胞之间的细胞膜的融合,G 蛋白具有对宿主细胞的吸附作用。二者均为保护性免疫应答的作用位点,但都无 NA 和 HA 的活性,也无溶血素活性。RSV 可在 HeLa、Hep-2 等多种原代细胞或传代细胞中缓慢增殖并引起明显 CPE,其特点是形成含有多个胞核的融合细胞及胞内嗜酸性包涵体。猩猩、狒狒、大鼠、小鼠、雪貂等多种动物对 RSV 敏感,但感染后多无症状。RSV 抵抗力弱,不耐酸、热和胆汁,在 pH 3 的环境中或 55 ℃ 5 min 可被灭活。

（二）致病性

RSV 主要通过飞沫传播,也可通过接触污染物传播;病毒传染性强,主要流行期在冬季和早春。RSV 感染的潜伏期一般为 4～5 d,感染后先在鼻咽上皮细胞内增殖,然后扩散至下呼吸道,很少引起病毒血症。其致病可能是通过Ⅰ型超敏反应引起的免疫损伤所致。各年龄段人群对 RSV 都易感,但症状各不相同。婴幼儿(尤其是 2～6 个月的婴儿)对 RSV 非常敏感,常引起较为严重的呼吸道疾病,如细支气管炎、肺炎等,患儿常出现呼吸暂停,气管或细支气管坏死物与黏液、纤维蛋白等结集在一起,极易阻塞患儿的呼吸道,严重者造成死亡;成人多表现为普通感冒;老年人则可导致慢性支气管炎急性发作。

（三）微生物学检验

由于多种呼吸道病毒感染后引起的临床症状很相似,因此 RSV 的感染需依靠微生物学实验室检验才能确诊。最可靠的方法是在发病早期采集呼吸道分泌物进行病毒的分离培养,如观察到多核巨细胞或融合细胞可作出初步诊断。由于副流感病毒也可引起细胞融合,故应与进行区别:RSV 增殖慢,无红细胞吸附现象,副流感病毒增殖快,有红细胞吸附现象;但最后鉴定依靠免疫荧光试验、中和试验或补体结合试验等。其他快速方法有免疫荧光试验、ELISA、放射免疫技术等直接检测病毒抗原,RT-PCR 检测病毒核酸,以及检测血清中的 IgM、IgA 等。

三、腮腺炎病毒

腮腺炎病毒属副黏病毒科副黏病毒亚科的德国麻疹病毒属,是流行性腮腺炎的病原体。该病毒在世界范围内分布,只有一个血清型。

（一）生物学特性

病毒呈球形,直径为 100～200 nm,单股负链 RNA,衣壳螺旋对称,包膜上有 HN 和 F 蛋白。腮腺炎病毒能在鸡胚羊膜腔中增殖,也可在猴肾、HeLa、Vero 等细胞中增殖,并使细胞融合,出现多核巨细胞。该病毒对乙醚、氯仿等脂溶剂以及紫外线、热等敏感。

（二）致病性

人是腮腺炎病毒唯一宿主,主要通过飞沫传播,好发于冬春季,5～14 岁儿童最易感染。病毒感染后潜伏期一般为 2～3 周,先在鼻腔、上呼吸道上皮细胞和面部局部淋巴结内增殖,随后入血引起病毒血症,并扩散到唾液腺引起腮腺炎,表现为一侧或双侧腮腺肿大疼痛、发热、乏力等;病毒也可扩散到胰腺、睾丸、卵巢、肾脏和中枢神经系统等引起相应炎症。腮腺炎病后可获得牢固的免疫力。

（三）微生物学检验

临床上根据症状等很容易作出诊断,但对不典型患者需依靠实验室检查。可采集唾液、尿液、脑脊液等接种鸡胚或培养细胞,观察是否出现细胞融合及多核巨细胞等典型 CPE 以判断结果。此外,也可检测血清中的 IgM、IgG,或用 RT-PCR 检测病毒核酸。

四、副流感病毒

副流感病毒(PIV)根据抗原构造不同分为 5 个血清型,分别属于副黏病毒科呼吸道病毒属和德国麻疹病毒属。

(一)生物学特性

副流感病毒呈球形,较流感病毒大,直径为 125～250 nm;核酸为不分节段的单股负链RNA,核蛋白呈螺旋对称;包膜上嵌有 2 种刺突:一种是血凝素/神经氨酸酶(HN),兼有 NA 和HA 的作用;另一种是 F 蛋白,具有使细胞融合和红细胞溶解作用。副流感病毒可在鸡胚及多种原代或传代细胞中培养,如猴肾或狗肾细胞等。豚鼠、地鼠、雪貂等对病毒敏感,通过鼻腔接种可引起感染。副流感病毒抵抗力弱,不耐酸、热,在 pH 3 的环境中 1 h 即可灭活,4 ℃经 2～4 h 失去感染力,故一般保存在－70 ℃以下。

(二)致病性

除人类外,许多动物也携带副流感病毒。该病毒主要通过飞沫或密切接触传播,感染后首先在鼻咽部和呼吸道上皮细胞内增殖,然后在细胞之间扩散,很少引起病毒血症。病毒可导致各年龄人群的感染,但以 5 岁以下小儿最多见,是引起小儿急性呼吸道感染的常见病因。感染的副流感病毒以 1～3 型最为多见,主要疾病包括小儿哮喘、肺炎、细支气管炎等,2%～3% 可出现严重的哮吼(急性喉支气管炎)。

(三)微生物学检验

1.病毒分离培养

标本包括鼻咽分泌物和咽漱液等,发病早期采集阳性率最高。副流感病毒生长缓慢,培养早期 CPE 不明显,可采用豚鼠红细胞吸附试验来确定病毒的存在。分离到的病毒可用红细胞吸附抑制试验、血凝抑制试验、中和试验或补体结合试验进行鉴定。

2.免疫学检测

(1)抗原检测:常用间接免疫荧光法,阳性标本可进一步用各型的单克隆抗体进行分型鉴定。此外,也可采用 ELISA、放射免疫、电镜直接检测病毒抗原。

(2)抗体检测:可收集患者早期和急性期的双份血清进行回顾性诊断,此外,检测单份血清中特异性的 IgM 可用于早期诊断。

(刘 伟)

第三节 流行性感冒病毒检验

流行性感冒病毒简称流感病毒,属正黏病毒科,是引起人和动物流行性感冒的病原体,由Smith 等首先从雪貂中分离出并确定为流感的病原体。由于抗原极易发生变异从而逃避人群中已存在的免疫力,故流感病毒曾多次引起世界性的大流行。近年来,发现某些动物的甲型流感病毒亚型可传染人类。

一、生物学特性

(一)形态结构

流感病毒以球形最多见,直径为 80～120 nm,新分离出的病毒可呈丝状或杆状;病毒核酸与衣壳组成核衣壳,有包膜,包膜表面有刺突。

(二)基因组

流感病毒核酸为分节段的单股负链 RNA,基因组全长约为 13 kb。甲型、乙型由 8 个节段、丙型由 7 个节段组成,各节段长度为 890～2 341 个核苷酸不等,节段 1～6 各能编码 1 种蛋白,依次是 RNA 多聚酶(PB2、PB1、PA)、HA、NP、NA;片段 7 编码 M1、M2 二种基质蛋白(MP),片段 8 编码 NS1、NS2 二种非结构蛋白。病毒核酸复制后,不同节段核酸重新装配子代病毒体时容易发生基因重组,导致新病毒株的出现,是流感病毒容易发生变异的重要原因之一。核蛋白(NP)为可溶性蛋白,抗原性稳定,具有型的特异性。每个 RNA 节段与 NP 结合构成核糖核蛋白(RNP),即病毒的核衣壳,呈螺旋对称;RNP 与 RNA 多聚酶一同构成病毒的核心。

流感病毒的包膜由 2 层组成。内层为基质蛋白 M1,它增加了包膜的硬度和厚度,使包膜具有韧性,并可促进病毒装配;M1 抗原性较稳定,也具有型特异性。外层为脂质双层,来源于宿主细胞膜,基质蛋白 M2 嵌于其中形成膜离子通道,利于病毒脱壳和 HA 的产生。包膜上还镶嵌有许多突出于病毒表面呈辐射状的糖蛋白刺突,根据结构和功能的不同分为血凝素(HA)和神经氨酸酶(NA),其数量之比为 4∶1～5∶1。HA 和 NA 抗原结构极易发生变异,是甲型流感病毒分亚型的主要依据。

1.HA

HA 为由 3 条蛋白单体以非共价键连接而成的三聚体,呈三棱柱状插在包膜上,由病毒基因组片段 4 编码,约占病毒蛋白的 25%。HA 主要有以下 3 个功能。①凝集红细胞:HA 因能与人和多种脊椎动物(鸡、豚鼠等)红细胞膜上的糖蛋白受体(唾液酸)结合引起红细胞凝集而得名。②吸附宿主细胞:每个 HA 单体的前体(HAO)必须经细胞蛋白酶裂解形成以二硫键连接的 HA1 和 HA2 亚单位后病毒才具有感染性。其中 HA1 是与宿主细胞膜上的唾液酸受体结合的部位,与感染性有关;HA2 具有膜融合活性,能促进病毒包膜与宿主细胞膜融合并释放核衣壳。可见 HA 与病毒吸附和穿入宿主细胞有关。③免疫原性:HA 为保护性抗原,可刺激机体产生相应的抗体,能中和病毒。该抗体能抑制血凝现象,也称为血凝素抑制抗体。

2.NA

由病毒基因组片段 6 编码的糖蛋白四聚体,约占病毒蛋白的 5%。NA 呈蘑菇状:一端呈扁球形,含有酶的活性中心和抗原位点;另一端呈细杆状,镶嵌于包膜的脂质双层中。NA 能水解病毒感染细胞表面受体糖蛋白末端的 N-乙酰神经氨酸,使病毒从细胞膜上解离,有利于成熟病毒的释放和扩散。NA 也具有抗原性,其相应抗体能抑制酶的水解作用,但不能中和病毒。

(三)分型与变异

流感病毒按照核蛋白(NP)和基质蛋白(MP)不同分为甲(A)、乙(B)、丙(C)三型。甲型流感病毒除了感染人外还可引起禽、猪、马等动物的感染;乙型流感病毒仅感染人且致病性较低;丙型流感病毒只引起人不明显或轻微的上呼吸道感染,很少造成流行。甲型流感病毒 HA 和 NA 抗原性又分为许多亚型。

抗原性持续不断的发生变异是甲型流感病毒的最突出的特点,变异通常发生在 HA 和 NA,二者可同时或单独出现。甲型流感病毒抗原变异幅度的大小直接影响到流感流行的规模。抗原性变异有两种形式,即抗原漂移和抗原转换。

1.抗原漂移

抗原变异幅度小,为量变,NA、HA 氨基酸改变率低于 1%。其原因是病毒基因组发生一系列点突变,使其编码的氨基酸序列发生改变,导致亚型内的变异。抗原漂移使该突变株能逃避人

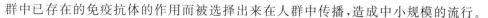

群中已存在的免疫抗体的作用而被选择出来在人群中传播,造成中小规模的流行。

2.抗原转换

抗原变异幅度较大,是质变,NA、HA 氨基酸改变率＞20%,形成一个新的亚型,由于人群对其完全缺乏免疫力,常可导致大规模流行,甚至世界范围内的大流行。目前认为造成抗原转换的主要原因可能以下几个。①突变选择或自然选择,即旧亚型经过一系列突变后经过机体自然筛选形成新的亚型。②动物来源,动物流感病毒发生突变获得对人的致病性,如近年来的人禽流感(H5N1)感染就可能属于该类型。③基因重组,由于流感病毒核酸是分节段的,当 2 种不同流感病毒感染同一宿主细胞后,二者的核酸节段发生基因重组形成新的亚型。

（四）培养特性

流感病毒可在鸡胚和培养细胞中增殖,其中最适于在鸡胚中生长。初次分离时接种鸡胚羊膜腔最佳,传代后可接种于尿囊腔。组织培养时一般选用猴肾细胞(PMK)、狗肾传代细胞(MDCK)。流感病毒在鸡胚和细胞中增殖后不引起明显的细胞病变,可用红细胞凝集试验来判断病毒的感染与增殖。

（五）抵抗力

流感病毒抵抗力较弱,不耐热,置 56 ℃于 30 min 即被灭活,在室温下很快丧失传染性,0 ℃～4 ℃则可存活数周;对干燥、日光、紫外线以及甲醛、乙醇等敏感。

二、致病性

流感多发生于冬季,病毒感染性较强,主要通过飞沫或气溶胶经呼吸道传播,短时间内在人群中突然发生并迅速蔓延,造成不同规模的流行。

流感病毒进入人呼吸道后,HA 与柱状黏膜上皮细胞相应受体结合,病毒包膜与宿主细胞膜融合,脱壳后在细胞内复制增殖,引起广泛的细胞空泡变性;子代病毒以出芽方式释放,使上皮细胞变性、脱落,并迅速扩散至邻近细胞,导致黏膜充血水肿。流感病毒感染后一般经 1～3 d 潜伏期,患者突然发病,出现畏寒、发热、头痛、肌痛、咽痛、乏力、鼻塞、咳嗽、流涕等症状,一般持续1～5 d,高热可达 38～40 ℃。该病毒一般仅在局部繁殖,极少入血,全身症状与病毒刺激机体产生的细胞因子有关。发病初期 2～3 d 鼻咽部分泌物中病毒含量最高,传染性最强,以后则迅速减少。流感属于自限性疾病,无并发症者通常 5～7 d 即可恢复。婴幼儿、老年人以及抵抗力低下的人群可出现并发症,且多为细菌引起的继发性感染,常见的细菌包括肺炎链球菌、金黄色葡萄球菌、流感嗜血杆菌及肺炎克雷伯菌等,严重者可危及生命。

三、微生物学检验

一般是在流感流行期根据典型的症状即可作出初步诊断,但确诊及鉴别诊断、分型、监测新突变株的出现,以及流行病学调查等必须结合或依靠实验室的病毒学检验。

（一）标本采集

进行病毒的分离培养时应在发病早期采集标本,以前 3 d 阳性率最高,随时间的延长分离率降低。可用于分离的标本包括鼻腔洗液、鼻拭子和咽漱液等,必要时可采集支气管分泌物。标本采集过程中尽量减少污染,并置于冰壶中尽快运送到实验室,如不能在 48 h 内接种,应置于－70 ℃保存。上述标本也可用于病毒抗原或 RNA 的检测。此外,采集患者的血清可用于病毒的血清学检验。

(二)形态学检查

免疫电镜观察是快速和直接的检测方法。一般用相应特异性抗体与标本或细胞培养物相互作用后,电镜下直接观察。对于拭子标本可涂片固定后与甲型、乙型流感病毒的抗体共同孵育,然后与荧光素标记的二抗染色后,在荧光显微镜下观察。

(三)病毒分离培养

取处理好的标本接种 9～11 d 龄鸡胚羊膜腔或尿囊腔,孵育过 3～4 d 收集羊水或尿囊液进行血凝试验,如阳性再用血凝抑制试验(HI)鉴定型别。如血凝试验阴性,应盲传 3 次,仍为阴性,则证实无病毒生长。标本也可接种 PMK、MDCK 等培养细胞,但病毒增殖后并不出现明显的 CPE,常用红细胞吸附法或免疫荧光法来检测。

(四)免疫学检测

采集患者急性期(早期 1～5 d)发病和恢复期(发病后 2～4 周)的双份血清进行 HI 检测,如抗体效价升高 4 倍或以上即有诊断意义。此外,可利用补体结合试验(CF)进行分型鉴定,利用中和试验(Nt)进行分亚型鉴定。也可用 ELISA、EIA 等方法直接检测呼吸道分泌物、脱落细胞中的病毒抗原。

(五)分子生物学检测

RT-PCR 和 Real-Time PCR 检测病毒 RNA 可用于的诊断和分型鉴定。

(刘　伟)

第四节　乙型肝炎病毒检验

一、生物学特性

(一)形态结构

在乙型肝炎病毒(HBV)感染患者的血液中,可见到 3 种不同形态与大小的 HBV 颗粒。

1.大球形颗粒

大球形颗粒又称 Dane 颗粒,是完整的感染性病毒颗粒,呈球形,直径为 42 nm,具有双层衣壳。外衣壳相当于一般病毒的包膜,由脂质双层与蛋白质组成,镶嵌有乙肝病毒表面抗原(HBsAg)和少量前 S 抗原。病毒内衣壳是直径为 27 nm 核心结构,其表面是乙肝病毒核心抗原(HBcAg),核心内部含有 DNA 及 DNA 聚合酶。用酶或去垢剂作用后,可暴露出乙肝病毒 e 抗原(HBeAg)。血液中检出 Dane 颗粒标志着肝内病毒复制活跃。

2.小球形颗粒

小球形颗粒是乙型肝炎患者血清中常见的颗粒,其直径为 22 nm,成分为 HBsAg 和少量前 S 抗原,不含 HBV DNA 和 DNA 聚合酶,无感染性,由组装 Dane 颗粒时产生的过剩病毒衣壳装配而成。

3.管形颗粒

成分与小球形颗粒相同,直径为 22 nm,长为 100～700 nm,由小球形颗粒连接而成。

(二)基因组

HBV 基因组是不完全闭合环状双链 DNA,长链即负链,完全闭合,具有固定的长度,约含 3 200 bp,其 5'端有一短肽;而短链即正链,呈半环状,长度可变,其 5'端有一寡核苷酸帽状结构,可作为合成正链 DNA 的引物。长链和短链的 5'端的黏性末端互补,使 HBV 基因组 DNA 形成部分环形结构。在正、负链的 5'端的互补区两侧有 11 个核苷酸(5'TTCACCTCTGC3')构成的直接重复序列(DR)DR1 和 DR2,其中 DR1 在负链,DR2 在正链。DR 区在 HBV 复制中起重要作用。

HBV DNA 长链含有 S、C、P 与 X 4 个 ORFs,包含 HBV 的全部遗传信息,且 ORF 相互重叠,无内含子。S 基因区含有 3 个不同的起始密码 S、preS1、preS2 区,分别编码小蛋白(或主蛋白)、PreS1 蛋白、PreS2 蛋白。小蛋白是 HBsAg 的主要成分,小蛋白与 PreS2 蛋白组成中蛋白,中蛋白与 PreS1 蛋白组成大蛋白,中蛋白及大蛋白主要存在于病毒颗粒中,暴露于管形颗粒的表面。C 区可分为 C 基因和 preC 基因,分别编码核心抗原和 e 抗原。P 区基因最长,与 S、C 及 X 区均有重叠,编码病毒的 DNA 多聚酶,该酶具有依赖 DNA 的 DNA 多聚酶、依赖 RNA 的 DNA 多聚酶、逆转录酶和 RNase H 活性。X 区是最小的 ORF,编码的蛋白称为 X 蛋白(HBxAg),也具有抗原性。

(三)培养特性

HBV 感染宿主具有种属特异性,局限于人、黑猩猩、恒河猴等高级灵长类动物。迄今,黑猩猩仍然是评价 HBV 疫苗预防和药物治疗效果的可靠动物模型。

HBV 的细胞培养系统包括人原代肝细胞、肝癌细胞及 HBV 转染的细胞系,尤其是 HBV 转染系统,对于抗 HBV 药物的筛选、疫苗制备及 HBV 致病机制的研究等具有重要的作用。

(四)抵抗力

HBV 对外界抵抗力相当强,能耐受低温、干燥和紫外线,70％乙醇等一般消毒剂不能灭活。病毒在 30～32 ℃可存活至少 6 个月,在 −20 ℃可存活 15 年。能灭活 HBV 的常用方法包括 121 ℃高压灭菌15 min,160 ℃干烤 1 h,100 ℃煮沸 10 min,以及 0.5％过氧乙酸、3％漂白粉溶液、5％次氯酸钠和环氧乙烷等的直接处理。

二、致病性

HBV 是乙型病毒性肝炎的病原体。全球 HBV 感染者达 3 亿以上,其中我国占 1 亿左右,每年新感染患者 5 000 万,死亡 100 万。我国流行的 HBV 血清型主要是 adw1 和 adw2,少数为 ayw3;基因型主要为 C 型和 B 型。

HBV 主要经血和血制品、母婴、破损的皮肤黏膜及性接触侵入机体,传染源包括无症状 HBsAg 携带者和患者。乙型病毒性肝炎患者潜伏期、急性期和慢性活动期的血液均有传染性,尤其是无症状 HBsAg 携带者,不易被发现,造成传播的危害性更大。HBV 感染的潜伏期较长(6～16 周),80％～90％的患者呈隐性感染,少数呈显性感染,其中绝大多数患者在 6 个月内清除病毒而自限,但仍有 5％～10％的感染者成为持续感染或者慢性感染。部分 HBV 持续感染者可衍变为原发性肝癌。

HBV 的传播途径主要有三类。

(一)血液、血制品等传播

HBV 可经输血与血制品、注射、外科及牙科手术、针刺等使污染血液进入人体。医院内污染的器械(如牙科、妇产科器械)亦可导致医院内传播。

(二)接触传播

与有 HBV 传染性患者共用剃须刀、牙刷、漱口杯等均可引起 HBV 感染。通过唾液也可能传播。性行为、尤其是男性同性恋行为也可传播 HBV。但尿液、鼻液和汗液传播的可能性很小。

(三)母婴传播

母婴传播包括母体子宫内感染、围产期感染和产后密切接触感染三种,其中主要是围产期感染,即分娩前后15 d 及分娩过程中的感染。HBsAg 携带者母亲传播给胎儿的机会为 5%,通过宫内感染的胎儿存在病毒血症及肝内病毒复制,但不产生抗体。围产期新生儿感染者,由于免疫耐受,85%～90%可能成为无症状 HBsAg 携带者。

三、微生物学检验

(一)标本采集

HBV 病原学检测是诊断乙型病毒性肝炎的金标准。应按照标准操作规范进行标本的采集、运送与处理。免疫学检测标本可采集血清或血浆,肝素抗凝血或严重溶血标本偶尔导致假阳性,应注意避免。标本应于 24 h 内分离血清或血浆,5 d 内检测者,存于 2 ℃～8 ℃,5 d 后检测者应存于−20 ℃或−70 ℃。核酸检测标本应在标本采集后 6 h 内处理,24 h 内检测,否则存放于−70 ℃。血清标本适合用于 PCR,如果采用血浆,其抗凝剂应为枸橼酸盐或者 EDTA,因为肝素可与DNA 结合,从而干扰 Taq DNA 聚合酶作用,导致 PCR 假阴性。

经过处理的标本或者未分离的血液标本,如果能在 24 h 内送达,则可在室温下运送。HBV 具有高度感染性,在标本的采集和运送时务必加以充分防护。

(二)免疫学检测

由于电子显微镜检查难以在临床常规开展,故 HBV 感染一般不采用该类方法进行。免疫学方法检测 HBV 标志物是临床最常用的 HBV 感染的病原学诊断方法。HBV 具有三个抗原抗体系统,HBsAg 与抗-HBs、HBeAg 与抗-HBe、抗 HBc,由于 HBcAg 在血液中难以测出,故临床进行的免疫学检测不包括 HBcAg,抗 HBc 又分为抗-HBcIgM、抗-HBcIgG。ELISA 是临床应用最广泛的方法,常用夹心法、间接法或竞争法 ELISA。HBV 抗原与抗体的免疫学标志与临床关系较为复杂,必须对几项指标综合分析,方有助于临床诊断。

1.HBsAg 和抗-HBs

HBsAg 是 HBV 感染后第一个出现的血清学标志物,也是诊断乙型肝炎的重要指标之一。HBsAg 阳性见于急性肝炎、慢性肝炎或无症状携带者。急性肝炎恢复后,一般在 1～4 个月HBsAg 消失,持续 6 个月以上则认为转为慢性肝炎。无症状 HBsAg 携带者是指肝功能正常者的乙肝患者,虽然肝组织已病变但无临床症状。在急性感染恢复期可检出抗-HBs,一般是在HBsAg 从血清消失后发生抗-HBs 血清阳转。从 HBsAg 消失到抗-HBs 出现的这段间隔期,称为核心窗口期,此期可以短至数天或长达数月。此时,抗-HBc IgM 是 HBV 感染的唯一的血清学标志物。抗-HBs 是一种中和抗体,是乙肝痊愈的一个重要标志。抗-HBs 对同型病毒的再感染具有保护作用,可持续数年。抗-HBs 出现是 HBsAg 疫苗免疫成功的标志。

2.HBeAg 和抗-HBe

HBeAg 是一种可溶性抗原,是 HBV 复制及血清具有传染性的指标,在潜伏期与 HBsAg 同时或在 HBsAg 出现稍后数天就可在血清中检出。HBeAg 持续存在时间一般不超过10 周,如超过则提示感染转为慢性化。抗-HBe 出现于 HBeAg 阴转后,其出现比抗-HBs 晚但消失早。HBeAg 阴转一般表示病毒复制水平降低,传染性下降,病变趋于静止。

3.HBcAg 和抗-HBc

HBcAg 存在 HBV 的核心部分以及受染的肝细胞核内,是 HBV 存在和复制活跃的直接指标。血液中的 HBcAg 量微,不易检测到,但 HBcAg 抗原性强,在 HBV 感染早期即可刺激机体产生抗-HBc,较抗-HBs 的出现早得多,早期以 IgM 为主,随后产生 IgG 型抗体。常以抗-HBc IgM 作为急性 HBV 感染的指标,但慢性乙肝患者也可持续低效价阳性,尤其是病变活动时。急性感染恢复期和慢性持续性感染以 IgG 型抗-HBc 为主,可持续存在数年。抗-HBc 不是保护性抗体,不能中和乙肝病毒。

（三）分子生物学检测

血清中存在 HBV DNA 是诊断 HBV 感染最直接的证据,可用定性的核酸杂交法、定量分支DNA(bDNA)杂交法、定性 PCR 法、荧光定量 PCR 法检测。核酸杂交技术可直接检测血清中的HBV DNA。HBV DNA 检测可作为 HBsAg 阴性 HBV 感染者的诊断手段,也有助于 HBV 感染者传染性大小的判断、HBV 基因变异研究以及抗病毒药物临床疗效的评价等。但是 HBV DNA 阳性及其定量检测的拷贝数目多少并不与肝脏病理损害程度呈相关关系,故不能用 HBV DNA 的多少判定病情程度。

（刘　伟）

第五节　肠道病毒检验

肠道病毒是一群通过粪-口途径传播,经过消化道感染的病毒。虽然其感染始于肠道,但却很少引起这些部位的疾病。

一、概述

（一）分类

肠道病毒属于小 RNA 病毒科,该科中与人类疾病有关的还有鼻病毒和甲型肝炎病毒(HAV)。肠道病毒属包括人类肠道病毒 A~D(human enterovirus A~D)、脊髓灰质炎病毒、牛肠道病毒、猪肠道病毒 A~B 和未分类肠道病毒等 8 种。

人类肠道病毒根据交叉中和试验分为 67 个血清型,包括:①脊髓灰质炎病毒 1,2,3 三型;②柯萨奇病毒,分为 A、B 二组,A 组包括 A1~22,A24 共 23 型;B 组包括 B1~6 共 6 型;③埃可病毒,1~9,11~27,29~33,共 31 型;④新型肠道病毒目前已发现 68~71 共 4 型。

（二）共同特征

肠道病毒主要有以下共同特征。

1.形态结构

肠道病毒呈球形,直径为 22~30 nm;衣壳呈二十面体立体对称,无包膜;核酸为单股正链RNA,具有感染性。

2.培养特点

除柯萨奇 A 组某些血清型外,均可在易感细胞中增殖,迅速产生 CPE。

3.抵抗力

肠道病毒抵抗力强,耐酸、乙醚和去污剂,对高锰酸钾、过氧化氢等氧化剂敏感。

4.感染特点

肠道病毒经过消化道侵入机体,在肠道细胞内增殖,但所致疾病多在肠道外,临床表现多样化,包括中枢神经、心肌损害及皮疹等;感染过程中多形成病毒血症。

(三)微生物学检验原则

人肠道病毒在自然界广泛存在且种类繁多,"一病多原、一原多症"是肠道病毒感染的重要特征,因而应对血清诊断及病原诊断的实验室结果作严格评价,必须结合临床症状及环境因素流行病学分析,以确立病毒与疾病的病原学关系。一般采取以下原则:①病毒分离阳性率远高于对照人群;②病程中有特异性抗体变化并排除其他病毒感染;③从病变组织中、标本中分离出病毒或检测到病毒核酸。

根据卫健委制定的《人间传染的病原微生物名录》,柯萨奇病毒、埃克病毒、EV71 型和目前分类未定的其他肠道病毒均属于危害程度第三类的病原微生物。因此,对临床和现场的未知样本检测操作须在生物安全Ⅱ级或以上防护级别的实验室进行;操作粪便、脑脊液和血液等临床样本时要在Ⅱ级生物安全柜中进行标本的处理、病毒分离和病毒的鉴定、核酸的提取等,灭活后的血清抗体检测与 PCR 检测可在生物安全 1 级实验室进行。

二、脊髓灰质炎病毒

脊髓灰质炎病毒是脊髓灰质炎的病原体,是对人类危害最大的病毒之一。脊髓灰质炎俗称小儿麻痹症,曾在世界范围内广泛流行,是 WHO 推行计划免疫进行控制的重点传染病,目前通过疫苗接种已得到有效控制。

(一)生物学特性

1.形态结构

脊髓灰质炎病毒具有典型肠道病毒的特征。病毒呈球形,直径为 27～30 nm。核酸为单股正链 RNA,无包膜,衣壳呈二十面体立体对称,壳粒由 4 种多肽(VP1～4)组成:VP1、VP2 和 VP3 暴露于衣壳表面,带有中和抗原位点,VP1 与病毒吸附宿主细胞有关;VP4 位于衣壳内,在 VP1 与细胞表面受体结合后释放,与病毒基因组脱壳穿入有关。

2.培养特性

仅能在灵长类来源的细胞内增殖,常用的细胞有人胚肾、人胚肺、人羊膜及猴肾细胞、Hela、Vero 等,在易感细胞中增殖后引起 CPE。

3.抗原分型利用中和试验

可将脊髓灰质炎病毒分为Ⅰ、Ⅱ、Ⅲ 3 个血清型,之间无抗原交叉;目前国内外发病与流行以Ⅰ型居多。

4.抵抗力

该病毒抵抗力强,在粪便和污水中可存活数月;酸性环境中稳定,不被胃酸和胆汁灭活;耐乙醚,对高锰酸钾、过氧化氢、漂白粉等氧化剂及紫外线、干燥等敏感。

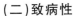

（二）致病性

人是脊髓灰质炎病毒的唯一天然宿主。该病经粪-口途径传播，病毒经肠道或咽部黏膜侵入局部淋巴组织生长繁殖，7～14 d 潜伏期（此时患者多数呈隐性感染）后侵入血流形成第一次病毒血症，病毒随血扩散到肠液、唾液、全身淋巴组织及易感的神经外组织，增殖后再度入血形成第二次病毒血症，少数情况病毒可直接侵入脊髓前角灰质区，并增殖破坏运动神经元，发生神经系统感染，引起严重的症状和后果。

病毒感染后的结局取决于感染病毒株的毒力、数量、机体免疫功能状态等多种因素。90％以上感染为隐性感染；显性感染患者有 3 种临床表现类型。

1.轻型

顿挫感染，约占 5％，病毒不侵入中枢神经系统，病症似流感，患者只有发热、乏力、头痛、肌痛、咽炎、扁桃体炎及胃肠炎症状，并可迅速恢复。

2.非麻痹型

1％～2％的感染者病毒侵入中枢神经系统及脑膜，患者具有典型的无菌性脑膜炎症状，有轻度颈项强直及脑膜刺激征。

3.麻痹型

只有 0.1％～2.0％的感染者病毒侵入并破坏中枢神经系统，造成肌群松弛、萎缩，最终发展为松弛性麻痹，极少数患者可因呼吸、循环衰竭而死亡。

（三）微生物学检验

1.标本采集

根据疾病不同时期采集不同的标本可提高病毒的分离率。发病 1 周内采集咽拭子或咽漱液，1 周后可采集粪便，血和脑脊液中病毒的分离率很低。

2.病毒分离培养

将标本处理后接种至人胚肾等易感细胞中，病毒增殖后观察 CPE，并用标准血清和分型血清做中和试验，或采用免疫荧光、ELISA 等技术进行鉴定。

3.免疫学检测

病毒感染机体后，最早在感染后 10～15 d 即可检测到 IgM 抗体，持续约30 d，因此在疑似脊髓灰质炎患者血液或脑脊液中查到 IgM 抗体有助于本病的诊断；常用捕捉 ELISA 法，该法简便，可用于早期诊断和分型。此外，如发病早期和恢复期双份血清 IgG 抗体滴度有 4 倍以上增长也可诊断。

4.分子生物学检测

用核酸杂交、RT-PCR 等技术检测病毒核酸可进行快速诊断。

三、柯萨奇病毒和埃可病毒

柯萨奇病毒和埃可病毒的形态结构、生物学性状、致病性及免疫过程等都与脊髓灰质炎病毒类似。埃可病毒由于分离早期与人类致病关系不明确，且对猴等实验动物不致病，故当时命名为"孤儿"病毒，后因其可导致培养细胞发生病变，最终命名为"肠道致细胞病变孤儿病毒"，简称ECHO 病毒。

（一）生物学特性

病毒体呈球形，直径为 17～20 nm，核酸为单股正链 RNA，无包膜，衣壳呈二十面体立体对称。柯萨奇病毒根据对乳鼠的致病作用分为 A、B 两组，A 组能引起乳鼠骨骼肌的广泛性肌炎、松弛性麻痹，但很少侵犯中枢神经系统和内脏器官；B 组能引起灶性肌炎，可侵犯中枢神经系统和内脏器官，导致肝炎、脑炎及坏死性脂肪炎等。根据中和试验和交叉保护试验，A 组可现分为 23 个抗原型，B 组分为 6 个抗原型。埃可病毒对乳鼠无致病作用。柯萨奇病毒可在非洲绿猴肾及各种人细胞系细胞中增殖，埃可病毒最适于在猴。肾细胞中生长，部分病毒也能在人羊膜细胞及 HeLa 细胞中生长。两病毒均能导致培养细胞产生 CPE。

（二）致病性

柯萨奇病毒、埃可病毒均通过粪-口途径传播，但也可经呼吸道或眼部黏膜感染。两病毒识别的受体在组织和细胞中分布广泛，包括中枢神经系统、心、肺、胰、黏膜、皮肤及其他系统，因而引起的疾病种类复杂，轻重不一，不同病毒可引起相同的临床综合征，同一病毒也可引起多种不同的疾病，即"一病多原、一原多症"。

（三）微生物学检验

1.病毒分离

培养将标本接种到原代或传代猴肾细胞或人源细胞系，病毒增殖后观察 CPE 情况，收集病毒培养液利用中和试验、补体结合试验、血凝抑制试验等鉴定并分型。

2.免疫学检测

可利用 ELISA 等可检测患者血清中的 IgG 和 IgM 抗体。免疫印迹试验是诊断病毒感染的确证试验。

四、新型肠道病毒

（一）肠道病毒 70 型

肠道病毒 70 型（EV70）的多数生物学性状与其他肠道病毒相似，不同之处在于其感染增殖的原发部位在眼结膜，不具有嗜肠道性，不易在粪便中分离到。此外，病毒增殖所需的最适温度较低，为 33 ℃，对乳鼠不致病。

肠道病毒 70 型可引起急性出血性结膜炎，主要通过污染的毛巾、手及游泳池水等传播，传染性强，常发生暴发流行，人群普遍易感，以成人多见。病毒感染后潜伏期短（24 h 左右），发病急，主要表现为急性眼结膜炎，眼睑红肿，结膜充血、流泪，并可有脓性分泌物及结膜下出血，多数在 10 d 内自愈，预后良好，一般无后遗症，少数发生急性腰骶部脊髓神经根炎，可使下肢瘫痪。

在急性出血性结膜炎早期 1～3 d 取患者眼分泌物，接种人源培养细胞或猴肾细胞病毒分离率可达 90% 以上。利用 ELISA 检测血清中的抗体，或 RT-PCR、核酸分子杂交等检测病毒核酸可进行快速检测。

（二）肠道病毒 71 型

近年来，肠道病毒 71 型（EV71）在世界各地包括中国大陆及周边地区的暴发流行越来越多，因此已日益受到研究人员的重视。

1.生物学性状

EV71 是一种小 RNA 病毒，可在原代细胞中增殖，但敏感性差，能引起乳鼠病变。耐热、耐酸，可抵抗 70% 的乙醇，高温和紫外线照射很快可将其灭活。

2.致病性

肠道病毒 71 型的感染多发生于夏、秋季，10 岁以下儿童多见；主要通过粪-口途径或密切接触传播,人是其目前已知的唯一宿主。病毒在咽和肠道淋巴结增殖后进入血液扩散,进一步在单核-吞噬细胞中增殖,最终侵犯脑膜、脊髓和皮肤等靶器官。感染后多数情况下不引起明显的临床症状,但有时也可导致被感染者出现比较严重的疾病,主要包括手足口病、无菌性脑膜炎和脑炎、疱疹性咽峡炎以及类脊髓灰质炎等疾病,患者大部分预后良好,但也有部分严重者死于并发症。

手足口病(HFMD)是由多种人肠道病毒引起的一种儿童常见传染病,也是我国法定报告管理的丙类传染病,其病原体主要有 EV71、柯萨奇病毒 A 组(A5,10,16,A19),以及部分埃可病毒和柯萨奇 B 组病毒,以柯萨奇病毒 A16 和 EV71 最为常见。手足口病为全球性传染病,无明显的地域分布,全年均可发生,一般 5～7 月为发病高峰,幼儿园、学校等易感人群集中单位可发生暴发。

人对人肠道病毒普遍易感,不同年龄组均可感染发病,以 5 岁及以下儿童为主,尤以 3 岁及以下儿童发病率最高。HFMD 传染性极高,患者和隐性感染者均为本病的传染源,隐性感染者难以鉴别和发现。发病前数天,感染者咽部与粪便就可检出病毒,通常以发病后 1 周内传染性最强。大多数患者症状轻微,可自愈。临床以发热和手、足、口腔等部位的皮疹或疱疹为主要症状;少数患者可出现无菌性脑膜炎、脑炎、急性弛缓性麻痹、神经源性肺水肿和心肌炎等,个别重症患儿病情进展快,可导致死亡,病程约 1 周。感染 EV71 后,患者发病 1～2 周可自咽部排出病毒,从粪便中排毒可持续至发病后 3～5 周。疱疹液中含大量病毒,疱疹破溃后病毒排出。

3.微生物学检验

可采集患者的粪便、脑脊液、疱疹液、咽拭子、血清进行病毒分离鉴定或抗原、抗体及核酸的检测。微量板法测定血清中 EV71 中和抗体的滴度,如急性期与恢复期血清抗体滴度 4 倍或 4 倍以上增高证明病毒感染。核酸检测可利用人肠道病毒通用引物、EV71 特异性引物分别进行 RT-PCR、Real-time PCR 进行。

(刘　伟)

第六节　腺病毒检验

腺病毒因 Rowe 等首先从腺体细胞(扁桃体)中分离出而得名,属腺病毒科哺乳动物腺病毒属,是一群分布十分广泛的 DNA 病毒,共约 100 个血清型。感染人的腺病毒有 49 个型,统称为人腺病毒,根据其生物学性状分为 A～F 6 组(或亚属),能引起人类呼吸道、胃肠道、泌尿系统及眼的疾病,少数对动物有致癌作用。

一、生物学特性

(一)形态结构

腺病毒呈球形,直径为 70～90 nm,核酸为双股线状 DNA,没有包膜,核衣壳 20 面体立体对称。衣壳由 252 个壳粒组成,其中位于 20 面体顶端的 12 个顶角的壳粒是五邻体,每个五邻体由基底伸出一根末端有顶球的纤维突起;其余 240 个壳粒是六邻体。五邻体和六邻体是腺病毒的重要抗原,在病毒检测和疾病诊断中具有重要意义。五邻体基底部分具有毒素样活性,能引起细胞病变,并使细胞从生长处脱落;纤维突起与病毒凝集大白鼠或恒河猴红细胞的活性有关。

(二)培养特征

人腺病毒在鸡胚中不能生长,仅能在人源组织细胞内增殖生长,人胚肾细胞最易感染,病毒增殖后引起细胞病变,细胞肿胀变圆,呈葡萄状聚集,并在核内形成嗜酸性包涵体。

(三)抵抗力

腺病毒对理化因素抵抗力较强,对酸、碱、温度耐受范围宽,4 ℃70 d 或 36 ℃7 d 感染力无明显下降,pH 6.0～9.5 环境中感染力也无改变,对乙醚不敏感。但紫外线照射 30 min 或 56 ℃ 30 min 可灭活。

二、致病性

腺病毒主要通过呼吸道、消化道和眼结膜等传播。在已知的 49 个血清型中,约有 1/3 与人类致病有关,同一血清型可引起不同的疾病,不同血清型也可引起同一种疾病。病毒主要感染儿童,大多无症状,成人感染少见。

病毒在咽、结膜尤其是小肠上皮细胞内增殖,偶尔波及其他脏器,隐性感染常见。疾病一般为自限性,感染后可获得长期持续的型特异性免疫力。A、B组病毒在某些新生动物可诱发肿瘤,对人未发现致癌作用。

三、微生物学检验

(一)标本采集

根据疾病的类型采集咽拭子、鼻腔洗液、角膜拭子、肛拭子、尿液、粪便、血液等标本。

(二)形态学检查

对于可疑患者的粪便等标本可用负染电镜免疫或电镜技术直接进行形态检测,做出快速诊断。

(三)病毒分离培养

上述标本接种原代细胞(人胚肾)或传代细胞(Hep-2、HeLa 等),出现 CPE 后可用荧光或酶标记的抗体进行鉴定,或用中和试验、血凝抑制实验等鉴定病毒的型别。

(四)免疫学检测

用 ELISA、免疫荧光、中和试验、补体结合试验等检测患者双份血清中的特异性 IgG。

(五)分子生物学检测

提取标本中的病毒 DNA 后,利用 PCR、核酸杂交或限制性内切酶酶切进行技术检测,可进行快速诊断。

(刘　伟)

第七节　黄病毒检验

黄病毒是一大群有包膜的单股正链 RNA 病毒,因大多通过吸血的节肢动物传播曾称为虫媒病毒,又因其病毒体的形态结构、传播方式、感染后引起的临床表现等与披膜病毒科的甲病毒属相似,故曾归为披膜病毒科。近年来研究发现,黄病毒的基因结构、复制式等均与甲病毒明显不同,国际病毒命名委员会将其单独分离出来成立了黄病毒科,现科包含黄病毒属、丙型肝炎病毒属和瘟病毒属等3个属,在我国该科常见的人类致病病毒有乙型脑炎病毒、登革热病毒、森林脑炎病毒、黄热病毒、西尼罗病毒、丙型肝炎病毒等。

一、流行性乙型脑炎病毒

流行性乙型脑炎病毒简称乙脑病毒,属黄病毒属,是流行性乙型脑炎的病原体。该病毒首先分离于日本,故也称日本脑炎病毒(JEV)。流行性乙型脑炎流行广泛,主要通过蚊虫传播,是严重威胁人畜健康的一种急性传染病,也是我国及亚洲地区夏秋季流行的主要传染病之一。

(一)生物学特性

1.形态结构

乙脑病毒呈球形,直径约为40 nm,核酸为单股正链RNA,与衣壳蛋白(C蛋白)构成病毒的核衣壳,呈二十面体立体对称,外披一层薄的包膜。包膜表面有刺突糖蛋白E,即病毒血凝素,能凝集雏鸡、鸽和鹅的红细胞,具有介导病毒与宿主细胞表面受体结合的功能,还能刺激机体产生特异性的中和抗体,是病毒的主要抗原;包膜内含有膜蛋白M,主要参与病毒的装配。病毒RNA全长10.2 kb,在细胞质内直接起mRNA作用,只有一个ORF,编码结构蛋白C、M、E以及非结构蛋白$NS_1 \sim NS_5$。病毒在胞质内复制子代RNA,在胞浆粗面内质网装配成熟,出芽或细胞溶解方式释放出成熟的子代病毒。

2.培养特性

乳鼠是乙脑病毒的最易感动物,脑内接种后病毒大量增殖,过3~5 d乳鼠的神经系统兴奋性亢进,表现为肢体痉挛、麻痹,最后导致死亡。该病毒可在地鼠肾、幼猪肾等原代细胞及AP61、C6/36蚊传代细胞内增殖,产生明显的CPE。

3.抵抗力

乙脑病毒对酸、乙醚和氯仿等脂溶剂敏感,不耐热,56 ℃ 30 min或100 ℃ 2 min均可灭活病毒。此外,还易被苯酚等多种化学消毒剂灭活。

(二)致病性

乙脑病毒主要在蚊-动物-蚊间循环传播,我国乙脑病毒的传播媒介主要为三节喙库蚊。蚊感染后病毒在其体内复制,终身带毒并可经卵传代,成为传播媒介和贮存宿主。家畜和家禽在流行季节感染乙脑病毒一般为隐性感染,但病毒可在其体内增殖,侵入血流引起短暂的病毒血症,成为病毒的暂时贮存宿主,经蚊叮咬反复传播,成为人类的传染源。人通过被带病毒的蚊子叮咬后感染,但大多数为隐性感染,部分为顿挫感染,仅少数发生脑炎。

当带毒雌蚊叮咬人时,病毒随蚊虫唾液传入人体皮下,先在毛细血管内皮细胞及局部淋巴结等处的细胞中增殖,随后少量病毒进入血流成为第一次病毒血症,患者表现为发热、寒冷、头痛等流感样症状。少数患者体内的病毒随血液循环散布到肝、脾等处的细胞中继续增殖,一般不出现或只发生轻微的前驱症状;经4~7 d潜伏期后,在体内增殖的大量病毒再次侵入血流,形成第二次病毒血症,若不再继续发展,即成为顿挫感染,表现为轻型全身感染,数天后自愈。极少数患者体内的病毒可通过血脑屏障进入脑组织增殖,引起脑膜及脑组织炎症,神经元细胞变性、坏死,毛细血管栓塞,淋巴细胞浸润,从而损伤脑实质和脑膜,临床表现为高热、意识障碍、抽搐、颅内压升高以及脑膜刺激征等严重的中枢神经系统的症状,死亡率高。病毒感染约1周后机体先后产生

IgM 和 IgG 中和抗体,具有保护作用,可阻止病毒血症的发生及病毒的进一步扩散;同时,机体也通过细胞免疫控制感染。乙脑病后或隐性感染都可获得牢固的免疫力,因此,免疫接种可有效地保护易感人群。

(三)微生物学检验

1.病毒分离培养

采集尸体脑组织、患者脑脊液或发病早期的血液、蚊悬液等标本,接种于 Vero 细胞、鸡胚或 C6/36 蚊细胞,病毒增殖后观察 CPE,利用鹅红细胞吸附试验、免疫荧光试验等进行鉴定。

2.免疫学检测

(1)抗原检测:可用免疫荧光、ELISA 等技术直接检测脑脊液或血液中的乙脑病毒抗原进行早期诊断。

(2)抗体检测:利用 ELISA 检测患者血清中乙脑病毒特异性 IgM 是目前早期诊断较为理想的方法。此外,也可采用乳胶凝集、间接免疫荧光法补体结合试验、血凝抑制试验、中和试验等检测双份血清中特异性抗病毒 IgG。

3.分子生物学检测

RT-PCR 检测病毒核酸的特异性和敏感性均较为理想,特别适合抗体检测阴性患者的早期快速诊断,近年来在临床实验室中已被广泛采用。

二、森林脑炎病毒

森林脑炎病毒简称森脑病毒,在春夏季节流行于俄罗斯及我国东北森林地带,旧称俄罗斯春夏脑炎病毒。森脑病毒由蜱传播,主要侵犯人和动物的中枢神经系统。

(一)生物学特性

森脑病毒形态结构、培养特性及抵抗力似乙脑病毒。病毒呈球形,直径 30～40 nm,核酸为单股正链 RNA,衣壳呈二十面体立体对称,外有包膜并含有糖蛋白血凝素。森脑病毒有较强的嗜神经性,接种于成年小白鼠腹腔、地鼠或豚鼠脑内易引发脑炎而致死。该病毒能在鸡胚原代和传代细胞中生长并引起 CPE。

(二)致病性

森脑病毒感染动物范围比较广,储存宿主有蜱、蝙蝠、鸟类及某些哺乳动物(刺猬、松鼠、野兔等),这些动物受染后多为轻症感染或隐性感染,其中森林硬蜱的带毒率最高,是森脑病毒的主要传播媒介。当蜱叮咬感染的野生动物后,病毒侵入其体内增殖,在其生活周期的各个阶段(包括幼虫、成虫及卵)都能携带病毒,并经卵传给子代。人对森脑病毒普遍易感,主要通过被带病毒的蜱叮咬而感染,喝被病毒或被蜱污染的生羊奶也可传染,其致病性与乙脑病毒相似。病毒侵入机体在局部淋巴结、肝、脾及单核-吞噬细胞系统增殖,通过血流进入中枢神经系统,经 8～14 d 潜伏期后发病。部分人感染后无临床症状(隐性感染);轻型森脑表现为发热、头痛、不适;重型者病毒损伤中枢神经系统,引起脊髓炎、脑脊髓炎及脑膜脑炎,表现为肌肉麻痹、萎缩、昏迷等症状,死亡率为 20%～30%,少数痊愈者常有肌肉麻痹、精神异常等后遗症。病愈后皆血中产生中和抗体,获得持久牢固免疫力。

(三)微生物学检验

病毒的分离可采用鸡胚、猪肾等细胞,或直接接种小鼠脑内。血清中的抗体可用中和试验、补体结合试验、血凝抑制试验、ELISA 等进行检测。

三、登革热病毒

登革病毒为黄病毒科的黄病毒属的一个血清亚群,包括 4 个血清型,主要通过伊蚊传播,引起人类登革热(DF)、登革出血热/登革休克综合征(DHF/DSS)等多种不同临床类型的传染病。登革病毒的感染广泛流行于全球的热带和亚热带地区,特别是东南亚、太平洋岛国及加勒比海地区,其中以与我国接壤的东南亚国家最为严重。近年来我国的香港、福建、广东、海南、台湾等地均曾发生过一定规模的流行,其感染范围有不断扩大的趋势。

(一)生物学特性

登革病毒颗粒与乙型脑炎病毒相似,呈球状,直径为 45~55 nm,核酸为单股正链 RNA,与衣壳蛋白组成核衣壳,呈二十面体立体对称。核衣壳外有由两种糖蛋白组成的包膜,包膜表面有含有糖蛋白 E 刺突,包膜内含有膜蛋白 M,分别具有型和群的特异性,可分为 4 个血清型,部分型间及与其他黄病毒有交叉反应。登革病毒可在多种哺乳动物和昆虫细胞中生长,根据病毒型别、细胞种类及传代次数不同可引起不同程度的 CPE。1~3 d 龄的小鼠对登革病毒最敏感,脑内接种 1 周后可发病死亡。该病毒对低温抵抗力强,人血清中的病毒贮存于普通冰箱传染性可保持数周;不耐热,50 ℃ 30 min 或 100 ℃ 2 min 能使之灭活,不耐酸,乙醚,对紫外线、0.05%甲醛、氯仿、胆汁、高锰酸钾等亦敏感。

(二)致病性

人是登革病毒的主要自然宿主,患者和隐性感染者为主要传染源。登革病毒的靶细胞为具有 Fc 受体的单核-巨噬细胞等。病毒通过伊蚊叮咬进入人体,在单核-巨噬细胞及血管内皮细胞中增殖达到一定数量后进入血液循环,引起病毒血症。初次感染后体液中产生的抗登革病毒 IgG 抗体可促进再次感染的病毒在上述细胞内复制,并可与登革病毒形成免疫复合物,激活补体系统,增强病毒对细胞的损伤作用,导致血管通透性增加,同时抑制骨髓中的白细胞和血小板系统,导致白细胞、血小板减少和出血倾向,此即抗体依赖性增强作用(ADE)。此外,还能活化特定 T 细胞亚群(CIM、CD8)产生 TNF、IL、IFN 因素等,导致机体出现免疫病理损伤。典型的登革热是自限性疾病,病情较轻,表现为发热、头痛、腰痛、骨或关节疼痛、皮疹及浅表淋巴结肿大等。登革出血热/登革休克综合征病情较重,开始为典型登革热,随后病情迅速发展,出血加重,伴周围循环衰竭,甚至出现休克,病情凶险,如抢救不及时可在 4~6 h 内死亡。

(三)微生物学检验

1.病毒分离

培养采集发病早期患者的血清、血浆、白细胞或尸检组织(肝脏、淋巴结等)、蚊虫标本制成悬液,接种乳鼠脑内、伊蚊胸腔或培养细胞内,在出现 CPE 后用中和试验、补体结合试验、间接免疫荧光试验等进行鉴定及分型。

2.免疫学检测

常用免疫荧光、生物素-亲和素等方法检测病毒抗原,也可采用补体结合试验、血凝抑制试验、中和试验、ELISA、蚀斑减少中和实验等检测患者血清中的 IgG 和 IgM。

3.分子生物学检测

核酸杂交、RT-PCR 等可用于病毒的早期快速诊断和分型鉴定。

四、丙型肝炎病毒

丙型肝炎病毒(HCV)是丙型病毒性肝炎的病原体,也是肠道外传播的非甲非乙型肝炎的主要病原体,常引起肝炎慢性化。HCV属于黄病毒科丙型肝炎病毒属。根据基因序列的差异可将HCV分为6个基因型,我国以1型和2型最多见。

(一)生物学特性

(1)形态结构:2001年,日本的Ishida S等用免疫电镜和光学旋转技术首次观察到HCV核心颗粒的超微构造。HCV呈球形,有包膜,直径为55～65 nm,核心二十面体立体对称;包膜来源于宿主细胞膜,嵌有病毒包膜蛋白;核酸为单股正链RNA。

(2)基因组:HCV基因组全长约9.5 kb,仅有1个ORF,由9个基因区组成,其中NS1区内存在E2基因,各区编码产物及主要特征见表13-1。HCV各型之ORF长度有所差别,主要由于E2及NS5基因的插入或缺失突变所致。根据NS5区基因序列的同源性可将HCV分为6个型11个亚型。

表 13-1　HCV 各基因区的主要特征与功能

基因区	编码产物	主要特征和功能
5'NCR		对病毒复制及病毒蛋白转译有重要的调节作用,其核苷酸序列最保守,病毒株间差异小,可用于基因诊断
C 区	核心蛋白	核心蛋白具有强的抗原性,可诱发机体产生抗-C抗体,几乎存在于所有丙型肝炎患者血清中,且持续时间长,有助于HCV感染的诊断
E1 区	包膜蛋白 E1	HCV基因中变异最大的部位,在不同分离株中核苷酸差异达30%。包膜蛋白抗原性改变而逃避免疫细胞及免疫分子的识别,是HCV易引起慢性肝炎的原因之一,也是疫苗研制的主要障碍
E2/NS1 区	包膜蛋白 E2	
NS2 区	解旋酶	具有解旋酶和氨酸蛋白酶活性
NS3、NS4 区	蛋白酶	
NS5 区	RNA 聚合酶	具有RNA依赖的RNA多聚酶活性
3'NCR		可能与病毒复制有关

(3)培养特性:HCV的细胞培养迄今仍很困难,黑猩猩是研究HCV感染的动物模型,其感染过程、急性期的表现、宿主的免疫应答等与人类HCV感染十分相似。

(4)抵抗力:较弱,对酸、热不稳定,对二三氯甲烷、乙醚等敏感,紫外线、甲醛、次氯酸、煮沸水等理化因素均可使其感染性丧失,置60 ℃于30 h可完全灭活血液或血制品中的HCV。

(二)致病性

HCV感染呈世界分布,全球至少有2亿感染者,其传播途径多样,包括血液传播、性接触传播、母婴传播和家庭内接触传播,但约半数HCV感染者传播途径不明;目前HCV占输血后肝炎的80%～90%。HCV的致病机制与病毒的直接作用和免疫病理损伤有关。研究表明,丙型肝炎患者血清HCV-RNA的含量与血清丙氨酸转移酶(ALT)的水平呈正相关,提示HCV的复制与肝细胞损伤有关。HCV引起的临床感染病情轻重不一,可表现为急性肝炎、慢性肝炎或无症状携带者等,且极易慢性化,而慢性丙型肝炎与原发性肝癌关系十分密切。HCV感染后不能诱导机体产生有效的免疫保护反应。

(三)微生物学检验

HCV 在宿主外周血中的含量及病毒抗原的含量非常低,常规方法很难直接检测。目前临床诊断 HCV 感染的方法有两大类:免疫学方法检测抗-HCV 及 PCR 法检测 HCV RNA。

(1)标本采集:HCV 抗体检测可采用血清或血浆;HCV RNA 的检测和定量分析,多采用血清,有时也采用血浆;血浆可采用 EDTA、枸橼酸葡萄糖、枸橼酸盐等抗凝剂。

(2)免疫学检测:丙型肝炎患者血清中 HCV 抗原水平很低,常规免疫学检测方法难以获得阳性结果,至今未用于临床。用 ELISA 检测血中抗 HCV 简单、快速、可靠,可用于丙型肝炎的诊断、献血员的筛选和流行病学调查,但目前尚有一定的假阳性率。因此,HCV ELISA 阳性反应者,特别是一些不具明显危险因素者,需用条带免疫法(strip immunoassay,SIA)等确证试验来排除假阳性反应。

(3)分子生物学检测:目前采用的主要方法有 RT-PCR、套式 RT-PCR 和 Real-timePCR 等。HCV-RNA 是 HCV 感染的直接证据,其检测有助于诊断急性 HCV 感染、ALT 正常 HCV 感染、抗 HCV 阴性 HCV 感染,尤其是在感染早期体内 HCV 特异性抗体产生之前的诊断等方面具有特殊的价值,此外还常用于评价抗 HCV 药物的病毒学疗效。

五、庚型肝炎病毒

庚型肝炎病毒(hepatitis G virus,HGV)属于黄病毒科的丙型肝炎病毒属,基因结构与 HCV 相似,为单股正链 RNA 病毒,全基因长约为 9.5 kb,仅有一个 ORF,编码一个长约为 2 900 aa 的蛋白前体,经病毒和宿主细胞蛋白酶水解后形成不同的结构蛋白和非结构蛋白。根据不同地区 HGV 分离株间核苷酸差异情况可将 HGV 分为 5 种基因型,其中Ⅰ型多在西非人群中多见,Ⅲ型在亚洲人群中多见。

庚型肝炎呈世界性分布,传染源多为患者,主要经输血等非肠道途径传播,也存在母婴传播、家庭内传播及静脉注射吸毒和医源性传播等。HGV 的致病机制现在尚不清楚,其单独感染时临床症状不明显,一般不损害肝细胞;但其常与 HBV 或 HCV 合并感染,故有学者推测其为一种辅助病毒。

HGV 感染的诊断以 RT-PCR 和 ELISA 检测为主。RT-PCR 采用 5'NCR、NS3 区和 E2 区的套式引物扩增待测标本的目的基因片段,是目前检测 HGV 感染常用和有效方法。由于 E2 抗体的出现与 HGV RNA 的消失相关,ELISA 检测血清中该抗体 HGV 感染恢复的标志。

(刘　伟)

第八节　痘病毒检验

痘病毒可以引起人类和多种脊椎动物的自然感染。其中天花病毒和传染性软疣病毒(molluscum contagiosum virus,MCV)仅感染人类,猴痘病毒、牛痘病毒以及其他动物痘病毒也可引起人类感染。

一、生物学特性

痘病毒体积最大,呈砖形或卵形[(300~450)nm×260 nm×170 nm],有包膜,由30种以上的结构蛋白组成的蛋白衣壳呈复合对称形式,病毒核心由分子量为(85~240)×10⁶道尔顿的双股线形DNA(130~375 kb)组成。痘病毒在感染细胞质内增殖,病毒基因组含有约185个开放读码框,可指导合成200种以上的病毒蛋白质。成熟的病毒以出芽形式释放。

二、致病性

痘病毒感染主要通过呼吸道分泌物、直接接触等途径进行传播。感染的人或动物为其传染源。人类的痘病毒感染主要包括天花、人类猴痘和传染性软疣。其中自世界卫生组织启动全球消灭天花计划以来,至1980年天花在全球范围内已经根除。

(一)传染性软疣

传染性软疣是由传染性软疣病毒引起的皮肤疣状物,主要通过皮肤接触传播,儿童多见,人是其唯一的感染宿主。该病毒也可以经过性接触传播,引起生殖器传染性软疣,在男性的阴囊、阴茎、包皮和女性的大阴唇、小阴唇外侧,损害可单发或多发,散在分布。传染性软疣损害为粟粒至黄豆大小的丘疹,圆形,随时间延长损害中央呈脐凹状。颜色为白色或灰白色,并有蜡样光泽。若挑破损害可挤出白色乳酪状物,称为软疣小体。大多数患者无自觉症状,但有少数患者可有轻微瘙痒感,若有继发感染时可有疼痛等症状。软疣可自行消退,不留瘢痕。

(二)人类猴痘

人类猴痘与天花的临床表现相似,最初表现类似"流感"的症状,随后主要表现为高热、局部淋巴结肿大和全身发生水疱和脓疱,结痂后留有瘢痕,并伴有出血倾向,死亡率为11%左右。主要是由于与野生动物直接接触感染猴痘病毒导致。最早见于非洲扎伊尔,近年在美国等地也有感染患者的出现。

三、微生物学检验

(一)标本采集

无菌采集皮肤病损组织(疣体组织、水疱和脓疱液),猴痘患者也可采取血清。

(二)形态学检查

1.涂片染色镜检

传染性软疣病毒检查可通过活组织或皮损刮取组织或挤出的内容物涂片,进行瑞氏-吉姆萨染色后,于镜下找软疣小体。

2.电镜检查

标本置电镜下观察病毒粒子(负染标本)。

3.组织病理检查

传染性软疣患者表皮细胞内出现软疣小体,多数软疣小体内含有胞质内包涵体,小体挤压每个受损细胞内核,使细胞核呈月牙状,位于细胞内边缘。若中心部角质层破裂,排出软疣小体,中心形成火山口状。

(三)病毒培养

猴痘皮损标本接种于鸡胚绒毛尿囊膜、来自猴、兔、牛、豚鼠、小白鼠以及人的原代、继代和传

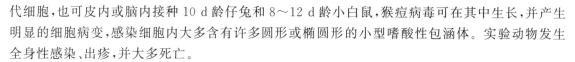

代细胞,也可皮内或脑内接种 10 d 龄仔兔和 8～12 d 龄小白鼠,猴痘病毒可在其中生长,并产生明显的细胞病变,感染细胞内大多含有许多圆形或椭圆形的小型嗜酸性包涵体。实验动物发生全身性感染、出疹,并大多死亡。

(四)免疫学检测

采用痘病毒抗原酶联免疫检测方法,对猴痘提供早期辅助诊断,采用痘病毒血清抗体酶联免疫检测方法提供中晚期辅助诊断。也可采用荧光抗体法和放射免疫法从感染者血清中检出猴痘病毒抗体,一般仅用于流行病学调查。

(五)分子生物学检测

采用猴痘病毒 PCR 测序方法,20～24 h 即可鉴别样品是否为痘病毒、猴痘病毒、天花病毒及相关其他痘病毒;采用荧光定量实时 PCR 检测技术,可在 4 h 内对猴痘病毒和痘病毒作出早期诊断。

(刘　伟)

第九节　风疹病毒检验

风疹病毒(RUV)为披膜病毒科风疹病毒属的唯一成员,只有一个血清型;是风疹(也称德国麻疹)的病原体,也是第一个被证明具有致畸性的病毒。

一、生物学特性

(一)形态结构

风疹病毒呈不规则球形,直径为 50～70 nm,病毒体内含一直径约为 30 nm 的核心,外被双层包膜,包膜表面嵌有具有凝血和溶血活性的刺突。

(二)基因组

病毒核酸为单股正链 RNA,全长约为 9.7 kb,含 2 个 ORF。5'端的 ORF1 编码 2 个非结构蛋白,参与病毒的复制。3'端 ORF2 编码 3 种结构蛋白,分别是衣壳蛋白 C 和胞膜糖蛋白 E1、E2,均为病毒的主要蛋白抗原;E1 和 E2 共同构成病毒胞膜表面的刺突。

(三)培养特性

风疹病毒能在人羊膜细胞、兔或猴肾细胞等多种培养细胞中增殖,并在某些细胞中引起细胞病变。

(四)抵抗力

该病毒对乙醚等脂溶剂敏感,不耐热,紫外线可使其灭活。

二、致病性

人类是风疹病毒的唯一自然宿主,风疹病毒感染分为先天和后天两种。后天感染即是通常说的风疹。病毒主要通过飞沫传播。人群普遍对风疹病毒易感,但以儿童最多见。病毒经呼吸道黏膜侵入机体,在颈部淋巴结增殖,约 7 d 后入血并扩散至全身,引起风疹。主要表现为低热、咽痛,面部出现红疹并逐渐延及全身,同时伴有耳后和枕下淋巴结肿大。成人症状一般较重,除皮疹外还可出现关节炎、血小板减少性紫癜,少数严重者发生疹后脑炎或脑脊髓膜炎。

风疹病毒还可发生垂直传播,即先天感染,是常见的先天致畸病毒之一。妊娠早期孕妇感染后,风疹病毒可经过胎盘感染胎儿,特别是妊娠前3个月感染,胎儿感染的风险可高至90%。病毒在胎儿的器官细胞中增殖,虽不破坏这些细胞,但能使其生长速度减慢,导致出生时器官细胞数少于正常婴儿,形成严重的畸形和功能障碍,包括血管缺陷、白内障、耳聋、先天性心脏病、智力低下等,即先天性风疹综合征(CRS),亦可导致流产或死胎等。CRS可以表现为畸形和非畸形,有即发和迟发、暂时和永久性损害的不同表现。

风疹病毒感染后机体能获得牢固的免疫力,因此对儿童和育龄妇女有计划地接种风疹疫苗,对于优生优育有重要意义。

三、微生物学检验

妊娠早期检测风疹病毒的感染对于减少畸形儿非常重要,已成为我国孕妇围产期优生检测的常规指标。

(一)病毒分离培养

采集咽拭子、外周血单核细胞、新生儿血浆或尿液,接种 Vero 细胞后,通过观察 CPE、电镜检查病毒颗粒或用抗体检测病毒抗原确证,该法可鉴定风疹病毒,但耗时长,且不敏感,故不作为诊断的常规方法。

(二)免疫学检测

目前主要采用 ELISA、血凝抑制试验、乳胶凝集试验、免疫荧光抗体实验、血凝抑制试验等检测血清中的 IgG 或 IgM 抗体,或检测胎儿绒毛膜中的病毒抗原。

(三)分子生物学检测

利用 RT-PCR、核酸杂交等方法检测羊水或绒毛尿囊膜中病毒的 RNA,其中 RT-PCR 具有快速、灵敏度高和特异性强的特点,适用于 RV 感染的快速和早期诊断,也可用于大样本的初筛。

(刘　伟)

第十节　人乳头瘤病毒检验

人乳头瘤病毒(human papilloma virus,HPV)是乳多空病毒科、乳头瘤病毒属的一个种。引起人皮肤、黏膜不同程度的增生性病变,临床表现为良性疣或乳头状瘤,HPV 也是尖锐湿疣(condyloma acminatum,CA)的病原体。另外,某些型别的 HPV 可使组织发生癌变,引起子宫颈癌、口腔鳞状细胞癌、皮肤癌、肛门癌等。

一、生物学特性

(一)形态结构

病毒呈球形,直径为 52～55 nm,20 面体对称,核衣壳由 72 个壳微粒组成,无包膜。

(二)基因组结构与功能

病毒基因组为双链环状 DNA,以共价闭合的超螺旋结构、开放的环状结构、线性分子 3 种形

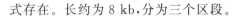

式存在。长约为 8 kb,分为三个区段。

1.早期区(E区)

大小约占 4 kb,含有 8 个 ORF,依次为 E_6、E_7、E_1、(E_8)、E_2、E_4、(E_3)、E_5。E 区与 DNA 复制、转录调节和细胞转化有关,各基因的功能分别是 E_1 参与 DNA 复制,HPV 的 DNA 复制除 E_1 外,还与 E_2、E_6、E_7 有关;E_2 涉及病毒 DNA 转录的反式激活机制;E_4 编码胞浆蛋白,可能在病毒成熟中起作用;E_5、E_6、E_7 与细胞转化有关。当 HPV DNA 整合到宿主细胞基因组中时,常使 E_2 丧失转录调节功能,引起转化蛋白 E_6、E_7 的过度表达。HPV 高危型别的 E_6、E_7 区的癌蛋白可与特异性的细胞蛋白结合,如 E_6 可与细胞内抑癌基因产物 p53 蛋白结合、E_7 可与抑癌基因产物 Rb 蛋白结合。结合后使之失活,干扰其抑制细胞分裂与增长的作用,引起细胞增殖周期紊乱,诱发突变、损伤细胞 DNA,使正常细胞转变为恶性细胞,最终导致肿瘤的产生。

2.晚期区(L区)

约 3 kb,有 2 个 ORF,编码病毒衣壳结构蛋白,包括主要衣壳蛋白 L_1 和次要衣壳蛋白 L_2。L_1 是主要的种特异性抗原,L_2 是型特异性抗原。

3.上游调节区(URR区)

URR 区又叫长控制区(LCR)或非编码区(NCR),URR 区是 HPV 基因组中变异较大的一个区段,在不同的型别之间存在差异。长约 1 kb,无编码能力,含有一系列调节因子。

(三)病毒复制

复制周期较长。HPV 的主要特点是它的宿主范围极窄,病毒的复制与上皮细胞的分化阶段相关,复制周期受细胞分化状态限制。HPV 基因组含多个启动子,在不同的感染细胞内 RNA 有不同的拼接方式。此外,HPV 基因组是断裂基因,含有内含子和外显子,在 mRNA 的转录后加工过程中,可产生多种不同的 mRNA。HPV 的复制方式独特,皮肤中只有基底层细胞可以分裂增殖,基底层细胞可以向表皮层分化为棘细胞、颗粒细胞、角质层细胞。病毒 DNA 在基底干细胞内呈静息状态,在上皮棘细胞内表达病毒的早期基因,在上皮颗粒细胞的核内表达病毒的晚期基因、合成病毒的结构蛋白,完整的 HPV 病毒体只在终末分化的角质层细胞核内生长。即 HPV DNA 的复制、衣壳蛋白的合成与装配分别在上皮不同的细胞层内进行,所以人乳头瘤病毒不能在体外细胞培养中增殖。

(四)其他

根据 HPV DNA 的同源性分为型或亚型,目前已发现 60 多个型别,仍有新型陆续发现。若 DNA 同源性<50%,则被认为是不同的型;若 DNA 同源性>50%,但限制性内切酶片段不同的称为亚型。HPV 具有高度的宿主和组织特异性,对人的皮肤和黏膜上皮细胞具有特殊的亲嗜性,在易感细胞核内增殖形成核内嗜酸性包涵体,使感染细胞转变为空泡细胞。HPV 不能在实验动物中增殖,组织培养也未成功。

二、致病性

人是 HPV 的唯一宿主,传染源主要是患者和病毒携带者。大多通过直接接触感染者的病变部位或间接接触 HPV 污染的物品而感染,而生殖器的 HPV 感染主要是通过性交传播,少数也可经污染的内裤、浴盆、浴巾、便盆而间接受染。新生儿出生时,可经带病毒的产道感染而患喉部乳头瘤。病变主要发生在喉黏膜和声带,偶可延伸到气管、支气管。HPV 感染人的皮肤黏膜,主要引起各种疣状损害,无病毒血症。HPV 型别不同,引起的病变不同。跖疣和寻常疣主要由

HPV_1、HPV_2、HPV_4 型引起；HPV_7 型与屠夫寻常疣有关，病变多发生在手上；HPV_3、HPV_{10} 型主要引起皮肤扁平疣，病变常见于面部和手背；而 HPV_{16}、HPV_{18} 型主要感染子宫颈，因机体免疫力降低、局部长期慢性刺激等，病毒基因组可整合到宿主细胞染色体上，与子宫颈癌的发生有密切关系，被认为是与恶性转化有关的高危型别。另外，HPV_{33} 型、HPV_{31} 型也可引起子宫颈癌；尖锐湿疣多由 HPV_6 型、HPV_{11} 型引起，因其很少引起浸润性癌，故被认为是低危型别。其中 HPV_{11} 型多见于男性同性恋患者。此外，还发现口腔黏膜白斑与 HPV_{16} 型、HPV_{11} 型感染有关；口腔鳞状细胞癌与 HPV_{16} 型感染有关。

尖锐湿疣又名生殖器疣，是一种性传播疾病，与生殖器的增生性黏膜损害有关。近年来发病率持续增长，仅次于淋病，位居第二。其中 HPV_6、HPV_{11}、HPV_{16}、HPV_{18} 型最常见，且易于复发。潜伏期数周到数月，平均约 3 个月。尖锐湿疣临床表现为生殖器、会阴和肛门部位上皮乳头瘤样增生，多发生在温暖湿润的部位。若生殖道存在其他感染，如阴道滴虫、梅毒、淋病等，则更易发生尖锐湿疣。HIV 感染或妊娠时，因机体免疫力下降，可加重 HPV 感染。尖锐湿疣形态多样，初发为淡红色小丘疹，但可迅速增大，融合成一片。由于局部湿热和慢性刺激，皮疹迅速增大，形成乳头状或菜花状增殖。一般疣体柔软，多充满血管。当疣体表面粗糙、发生破溃感染时可有恶臭。男性好发于阴茎的冠状沟、包皮系带、龟头等处。男性同性恋者常见于肛门及直肠，其肛门疣的发病率是阴茎疣的 7 倍。女性好发于阴唇、阴蒂、外阴、阴道、子宫颈等部位。

三、微生物学检验

依据典型的临床表现即可诊断。但肉眼观察的生殖道损害与组织学检查结果约有 10％ 不符合。对男性患者，尖锐湿疣需与扁平湿疣、传染性软疣等鉴别；而女性宫颈组织的 HPV 感染常可导致异型性扁平疣，用醋酸白试验或阴道镜检查，特别是将两者结合起来，将有助于诊断。

(一)标本采集
根据病变部位，采集相应的病损组织用不同的方法做检测。

(二)形态学检查
1.醋酸白试验

醋酸白试验可检测临床表现不明显或不典型的 HPV 感染。用棉拭子蘸 5％ 醋酸涂敷于可疑的病变皮肤上，1 min 后即可观察到病变局部表皮变粗糙，并出现白色丘疹或白斑。如果是肛周皮损则变白时间要更长些，需观察 15 min 左右，使用放大镜检查会看得更清楚。醋酸白试验检测 HPV 感染较为敏感，但因这是一种非特异性检查方法，故有假阳性。

2.细胞学检查

女性宫颈 HPV 感染，可做宫颈细胞刮片，作 Papanicolaou 染色，空泡细胞、双核细胞及角化不全细胞等是 HPV 感染的特征性细胞学改变。此法简便易行。

3.组织病理学检查

所有生殖道异型性病损均应做组织病理学检查，这是确诊尖锐湿疣及排除肿瘤的最佳方法。病变组织制成切片经 HE 染色后，若发现尖锐湿疣的组织病理学改变，即可诊断。

(三)免疫学检测
临床表现不典型者除应做组织病理学检查外，也可用免疫组化方法检测病变组织中的 HPV 抗原。

（四）分子生物学检测

因 HPV 不能体外培养，目前主要采用基因检测法鉴定，是实验室最常用的检查 HPV 感染的方法，它既可对 HPV 感染进行确诊，又能对 HPV 进行分型。主要的方法有斑点杂交法（可检测 50 个 HPV 基因组拷贝）、原位杂交法（每个细胞中含 10～15 个病毒基因拷贝才可检测到）、DNA 印迹法（最可靠的诊断方法）及聚合酶链反应（PCR）。其中 PCR 法可检查 HPV DNA 片段含量很少的标本，而且标本来源不受限制，操作简便、省时、特异性高，是最敏感的检测方法，但易出现假阳性。

（刘　伟）

第十一节　逆转录病毒检验

逆转录病毒是一大组含有逆转录酶的 RNA 病毒。根据其致病性，ICTV 将其分为 2 个亚共科 7 个属，对人类致病的主要有正反转录病毒亚科中慢病毒属的人类免疫缺陷病毒（HIV）和 8 逆转录病毒属的人类嗜 T 细胞病毒（HTLV）。

逆转录病毒的主要特征有以下几种。①病毒呈球形：有包膜，表面有刺突。②病毒基因组由 2 条相同的单正链 RNA 组成，病毒体含有逆转录酶和整合酶。③病毒 RNA 复制经过一个逆转录过程成为双链 DNA，然后整合到宿主细胞染色体 DNA 中，成为前病毒。④具有 *gag*、*pol* 和 *env* 3 个结构基因和多个调节基因。⑤宿主细胞受体决定病毒的组织嗜性，成熟的子代病毒以出芽的方式从宿主细胞中释放。

一、人类免疫缺陷病毒

人类免疫缺陷病毒是人类获得性免疫缺陷综合征（AIDS，也称艾滋病）的病原体。法国科学家西诺西和蒙塔尼首先从艾滋病患者体内分离出 HIV，二人也因此与德国科学家豪森共同获得了 2008 年诺贝尔生理学或医学奖。AIDS 是严重危害人类健康的传染病，主要通过性接触、输血、注射、垂直感染等方式传播，病毒感染以损伤宿主机体的免疫系统为主要特征，已成为全球最重要的公共卫生问题之一。人类免疫缺陷病毒包括 HIV-1 和 HIV-2 两个型，HIV-1 是引起全球艾滋病流行的主要病原体，HIV-2 仅局限于西部非洲，且毒力较弱。

（一）生物学特性

1.形态结构

病毒颗粒呈球形，直径为 100～120 nm，核心为棒状或截头圆锥状。病毒体外层为脂蛋白包膜，其中嵌有 gp120 和 gp41 两种特异的糖蛋白，前者为包膜表面刺突，后者为跨膜蛋白。病毒内部为二十面体对称的核衣壳，病毒核心含有 RNA、逆转录酶和核衣壳蛋白。

2.基因组

HIV 基因组是由两条相同的单股正链 RNA 在 5' 端通过氢键结合而形成的二聚体，基因组全长约9.7 kb。在其 5' 端有一帽结构（m^7G5PPP^5。GmpNp），3' 端有 polyA 尾。HIV 基因组中间为 *gag*、*pol*、*env* 3 个结构基因及 *tat*、*rev*、*nef*、*vif* 等 6 个调节基因，两端为长末端重复序列（LTR），含有起始子、增强子、TATA 序列，对病毒基因组转录的调控起关键作用。

HIV 的 3 个结构基因编码病毒的结构蛋白和酶。*gag* 基因翻译时先形成前体蛋白 p55,然后在蛋白酶的作用下裂解成衣壳蛋白(p7、p24)和内膜蛋白(p17)等。*pol* 基因编码病毒复制所需的酶类,包括逆转录酶(p66/p51)、蛋白水解酶(p10)和整合酶(p32)。*env* 基因编码糖蛋白前体 gp160,然后在蛋白酶作用下分解为 gp120 和 gp41 两种包膜糖蛋白。6 个调节基因的编码产物控制着 HIV 基因的复制与表达,在致病过程中发挥重要作用,其中 Tat 蛋白是 HIV 复制所必需的反式激活转录因子,Rev 蛋白可调节并启动病毒 mRNA 进入细胞质,也是病毒复制必需的。

3.病毒的变异

HIV 显著特点是具有高度变异性,HIV 的逆转录酶无校正功能、错配性高是导致 HIV 基因频繁变异的重要因素。HIV 的各基因间的变异程度不一,多集中在 *env* 基因和 *nef* 基因,尤以 *env* 基因最易发生突变,导致其编码的包膜糖蛋白 gp120 抗原性发生变异,这是病毒逃避宿生免疫反应的主要机制,也给疫苗的研制带来困难。

4.培养特性

HIV 感染的宿主范围和细胞范围较窄,在体外仅感染表面有 CD4 受体的 T 细胞、巨噬细胞,故实验室常用新分离的正常人的或患者自身的 T 细胞培养病毒;HIV 亦可在某些 T 细胞株(如 H9、CEM)中增殖;感染后细胞出现不同程度的病变,培养液中可检测到逆转录酶活性,培养细胞中可检测到病毒抗原。HIV-1 和 HIV-2 都有严格的宿主范围,黑猩猩和恒河猴是 HIV 感染的动物模型,但感染过程及症状与人不同。

5.抵抗力

HIV 对理化因素的抵抗力较弱,0.1%漂白粉、70%乙醇、0.3%H_2O_2 或 0.5%来苏等对病毒均有灭活作用。置 56 ℃于 30 min 可被灭活,但在室温病毒活性可保持 7 d。

(二)致病性

艾滋病是由 HIV 引起的以侵犯 $CD4^+$ 细胞为主造成细胞免疫功能缺损并继发体液免疫功能缺损为基本特征的传染病。

1.传染源与传播途径

艾滋病的传染源是 HIV 无症状携带者和艾滋病患者。HIV 主要存在于血液、精液和阴道分泌物中,传播途径主要有以下几种。①性传播,是最为常见的传播途径。②血液传播:包括输入被 HIV 污染的血液或血制品,使用被 HIV 污染的注射用具、手术器械等。③母婴传播:包括经胎盘、产道或哺乳等方式传播。

2.致病机制

HIV 主要感染 $CD4^+$ T 淋巴细胞和单核-巨噬细胞,引起机体免疫系统的进行性损伤。HIV 对 $CD4^+$ T 细胞的损伤机制比较复杂,简述如下。①病毒复制后期,由于病毒包膜糖蛋白插入细胞膜或病毒的出芽释放,导致细胞膜通透性增加而损伤 $CD4^+$ T 细胞。②HIV 增殖时可产生大量未整合的病毒 cDNA,干扰细胞的正常生物合成。③受染 T 细胞表面的 gp120 与非感染细胞表面 CD4 分子结合,介导细胞融合而产生大量多核巨细胞,使 $CD4^+$ T 细胞溶解死亡。④受染细胞膜上表达的包膜糖蛋白抗原,通过激活特异性 CTL,介导细胞毒作用或与特异性抗体结合,介导 ADCC 作用而破坏 $CD4^+$ T 细胞。⑤HIV 的 gp120 与细胞膜上的 MHC-Ⅱ类分子有一同源区,抗 gp120 抗体能与这类 T 细胞发生交叉反应,即病毒诱导的自身免疫使 T 细胞造成免疫病理损害或功能障碍。

单核细胞和巨噬细胞可以抵抗 HIV 的溶细胞作用,一旦感染后可长期携带 HIV,并随细胞游走而将病毒携带到肺、脑等组织器官中,而感染的单核-巨噬细胞则丧失吞噬和诱发免疫应答的能力。HIV 感染后机体 B 细胞功能常出现异常,表现为多克隆活化,出现高丙种球蛋白血症,循环血中免疫复合物及自身抗体含量增高。此外,HIV 感染还可致神经细胞、小神经胶质细胞和星形细胞等的损害或功能异常。

3.临床表现

HIV 感染后潜伏期较长,大约 10 年才发病。典型 AIDS 分为 4 个时期。①急性感染期:HIV 感染人体后在 CD4$^+$T 细胞和单核-巨噬细胞中大量增殖和扩散,引起病毒血症;感染者出现发热、咽炎、淋巴结肿大、皮肤斑丘疹和黏膜溃疡等自限性症状和体征,此时其血液循环中的 CD4$^+$T 细胞数减少并出现 HIV 病毒抗原;70％以上的感染者数周后转入无症状感染期。②无症状感染期:此期长达 6 个月至 10 年,感染者一般不表现临床症状,外周血中 HIV 含量很低,但体内淋巴样组织中的 HIV 仍处于活跃增殖状态,并不断小量释放入血液循环中,血中 HIV 抗体检测显示阳性。③艾滋病相关综合征(ARC):随感染时间延长,机体受到各种因素的激发,病毒大量增殖,CD4$^+$T 细胞数不断减少,免疫系统的损伤进行性加重,慢性感染迅速发展,开始出现低热、盗汗、全身倦怠、体重下降、腹泻等前驱症状,随后全身淋巴结肿大,口腔及阴道感染,反复出现疱疹或软疣,不明原因的骨髓衰竭伴贫血、白细胞及血小板减少。④艾滋病:出现中枢神经系统等多器官多系统损害,合并各种条件致病菌、寄生虫及其他病毒感染,或并发肿瘤(如 Kaposi 肉瘤)。患者血中能稳定检出高水平的 HIV,CD4$^+$ 细胞计数<200 个/μL、CD4/CD8<1、HIV 抗体阳性。5 年死亡率约为 90％,多发生于临床症状出现后 2 年内。

4.机体对 HIV 感染的免疫应答

机体感染 HIV 后可产生抗 gp120 等多种抗体,但中和活性较低,主要在急性感染期降低血清中的病毒抗原量,但不能控制病情的发展。HIV 感染也可刺激机体产生细胞免疫应答,ADCC、CTL 及 NK 细胞的杀伤反应等,但同样也不能清除有 HIV 感染的细胞,这与病毒能逃逸免疫作用有关。HIV 逃逸机制如下。①HIV 损伤 CD4$^+$T 细胞使免疫系统功能低下甚至丧失。②病毒基因整合于宿主细胞染色体中,细胞不表达或少表达病毒结构蛋白,使宿主长期呈"无抗原"状态。③病毒包膜糖蛋白的一些区段的高变性导致不断出现新抗原而逃逸免疫系统的识别。④HIV 损害各种免疫细胞并诱导其凋亡。

(三)微生物学检验

HIV 感染的实验室检测主要用于 AIDS 的诊断、指导抗病毒药物的治疗,以及筛查和确认 HIV 感染者。根据 HIV 感染的不同时期应选择不同的检测手段:原发感染 2 周内任何方法均无法检测到病毒,2 周后出现病毒血症时可检测病毒抗原或病毒逆转录酶活性,感染过 6～8 周直到艾滋病病毒出现前可检测病毒的抗体,艾滋病期可检测血清中 HIV 抗原。

1.病毒分离培养

一般分离患者的外周血单核细胞,与正常人的单核细胞进行共培养。HIV 生长缓慢,经 1～2 周后出现不同程度的细胞病变,最明显的是出现融合的多核巨细胞,此时可检测培养液中逆转录酶的活性或 p24 抗原。

2.免疫学检测

(1)抗体检测一般在感染后 3 个月内出现抗体。核心蛋白 p24 及其前体 p55 的抗体在血清中出现最早,随后出现抗包膜糖蛋白 gp120/160 抗体,这些抗体被认为是初期感染的最稳定的指标。抗糖蛋白 gp41 的抗体常在抗 p24 抗体出现后数周出现,在临床症状明显的 AIDS 患者中,抗糖蛋白 gp41 的抗体似乎比抗 p24 的抗体更为常见。

HIV 感染的血清学检测分为初筛和确证两类。实际检测工作中,对我国普通公民初筛试验结果阴性即可排除 HIV 感染的可能性;如初筛实验阳性,需做重复实验,并做确证实验,确证实验阳性的标本方可报告为 HIV 抗体阳性。初筛试验常采用酶免疫测定法(EIA 法)、免疫荧光法(IFA)和凝集试验,确证试验则采用免疫印迹试验(WB)或放射免疫沉淀试验。

(2)抗原检测:常用间接 ELISA 法进行检测 p24 抗原,其阳性低于 HIV 抗体检测,但由于 HIV 抗体通常在感染后 4~8 周甚至更久才出现,因此在及急性感染期检测血浆中 p24 抗原可用于早期诊断。p24 抗原出现于抗体产生之前,抗体出现后转阴,但在 HIV 感染的后期再度上升;在无症状的 HIV 感染者中,p24 抗原阳性者发展为艾滋病的可能性高于阴性者 3 倍。此外,p24 抗原还常用于细胞培养中的 HIV 检测、抗 HIV 药物疗效的检测及 HIV 感染者病情发展的动态观察。

3.分子生物学检测

采用原位杂交、RT-PCR 检测血浆中的 HIV-RNA 对 HIV 诊断有重要意义;RT-PCR 检测感染者体内的游离病毒 RNA 拷贝数(病毒载量)可用于监测病情进展、评价抗病毒治疗的效果。此外,也可用 PCR 直接检测外周血单核细胞中的前病毒 DNA,用于血清抗体出现前的急性期的诊断。

二、人类嗜 T 细胞病毒

人类嗜 T 细胞病毒也称人类 T 细胞白血病病毒,是 20 世纪 80 年代发现的第一个人类逆转录病毒;当时把从 T 淋巴细胞白血病和毛细胞白血病患者外周血淋巴细胞中分离出的该病毒分别称为 HTLV-Ⅰ型和Ⅱ型;国际病毒分类学委员会(ICTV)现将人类嗜 T 细胞病毒和猴嗜 T 细胞病毒(STLV)合并为灵长类嗜 T 细胞病毒(PTLV),包括 HTLV-Ⅰ型~Ⅲ型和 STLV-Ⅰ型~Ⅲ型。

(一)生物学特性

HTLV 呈球形,直径约为 100 nm,病毒包膜表面的刺突为糖蛋白 gp120,能与细胞表面 CD4 分子结合,与病毒的感染、侵入细胞有关;衣壳含 p18、p24 两种结构蛋白;病毒核心为 RNA 及逆转录酶。HTLV 基因组的两端为 LTR,中间从 5'端至 3'端依次排列 *gag*、*pol*、*env* 等 3 个结构基因和 *tax*、*rex* 2 个调节基因,结构基因的功能与 HIV 基本一致;*tax* 基因编码一种反式激活因子,可激活 LTR 增加病毒基因的转录,并能激活细胞的 *IL-2* 基因和 IL-2 受体基因,使其异常表达而促进细胞大量增长。*Fex* 基因编码的两种蛋白对病毒的结构蛋白和调节蛋白的表达有调节作用。HTLV-Ⅰ与 HTLV-Ⅱ基因组的同源性几近 50%。

(二)致病性

HTLV-Ⅰ和Ⅱ仅感染 CD4$^+$T 淋巴细胞并在其中生长,使受染的 T 细胞发生转化,最后发展为 T 淋巴细胞白血病。HTLV-Ⅰ和 HTLV-Ⅱ主要经输血、注射或性接触等传播,也可通过胎盘、产道或哺乳等途径垂直传播。HTLV-Ⅰ导致的成人 T 淋巴细胞白血病/淋巴瘤(ATL),在加勒比海地区、南美、日本西南部及非洲等地区呈地方性流行,我国部分沿海地区也偶见。其感染通常无症状,受染者发展为成人 T 淋巴细胞白血病的概率为 1/20,主要表现为白细胞增高、全身淋巴结及肝、脾大、皮肤损伤等。此外,HTLV-Ⅰ还可引起热带痉挛性下肢轻瘫及 B 细胞淋巴瘤。HTLV-Ⅱ可引起多毛细胞白血病,在注射药物使用者等某些人群感染率较高。

HTLV-Ⅰ和HTLV-Ⅱ引起细胞恶变的机制还不完全清楚,与其他RNA肿瘤病毒不同,其基因组均不含已知的病毒或细胞癌基因,也不能激活宿主细胞的癌基因。目前认为,病毒在复制过程中通过 *tax* 基因产物的反式激活作用,使CD4$^+$ T细胞的 *IL-2* 基因及其受体基因异常表达,导致感染病毒的T细胞大量增生,但并不引起细胞破坏;由于HTLV前病毒DNA在T细胞染色体上的整合并无特定细胞基网的限制,可以整合于不同的细胞DNA上,并使细胞转化成不同的克隆,当这些细胞继续增殖时,某一克隆中个别细胞的DNA如发生突变,突变细胞就会演变成白血病细胞,随后由其不断增殖形成T细胞白血病的细胞克隆。

(三)微生物学检验

　　HTLV的实验室诊断主要依靠病毒特异性抗体的检测,即采用ELISA、间接免疫荧光法检测患者血清中env p21抗体进行初筛,然后用Western Blot确证。病毒的分离与鉴定较少用,可采集患者新鲜外周血分离淋巴细胞,经PHA处理后加入含有IL-2的营养液继续培养后,电镜观察细胞中病毒颗粒,并检查细胞培养上清液的逆转录酶活性,最后用免疫血清或单克隆抗体进行病毒鉴定。此外,还可用PCR或RT-PCR检测血浆或外周血中的病毒RNA或前病毒DNA。

（刘　伟）

第十二节　狂犬病毒检验

　　狂犬病毒属于弹状病毒科的狂犬病毒属,是人和动物狂犬病的病原,主要在动物中传播,人因被带病毒的动物咬伤或破损的皮肤黏膜接触含病毒的材料而感染。狂犬病是由动物传播的100%致死性的传染病,目前在全球范围广泛存在,估计每年造成约55 000人死亡。世界卫生组织、世界动物卫生组织等将每年的9月28日定为"世界狂犬病日"。中国是全球第二大狂犬病国家,疫情形势日益严峻,我国传染病防治法将其列为乙类传染病。

一、生物学特性

(一)形态结构

　　狂犬病毒形态类似子弹状,一端圆尖,另一端平坦或稍凹,长为100～300 nm,直径为75 nm。病毒颗粒内部是螺旋对称的核衣壳,由病毒RNA、核蛋白(N蛋白)多聚酶L及蛋白P组成;核衣壳外包裹着由脂质双层包膜,包膜内层有基质蛋白(M蛋白),表面有呈六角形突起的糖蛋白(G蛋白)刺突。

(二)基因组

　　病毒基因组为单负链RNA,长约12 kb,编码5种结构蛋白,从3'端到5'端依次为编码核蛋白N、磷蛋白P、包膜基质蛋白M、糖蛋白G、RNA依赖性的RNA聚合酶L蛋白的基因。病毒RNA与核蛋白N紧密结合形成核糖核蛋白(RNP),可保护病毒核酸不被核酸酶降解,同时也为病毒基因的复制、转录提供结构基础;N蛋白还具有病毒属的特异性,能够以RNP的形式诱导机体产生保护性细胞免疫。L蛋白和其辅助因子蛋白P(旧称M1蛋白)是病毒基因转录、复制所必需的活性蛋白。包膜外的刺突糖蛋白G为三聚体,具有亲嗜神经细胞的特性,可识别易感细胞膜上特定的病毒受体,与病毒的血凝性、感染性和毒力有关。此外,G蛋白还有型特异性的抗原决定簇,并可诱导机体产生中和抗体。

(三)分类

近年来将狂犬病及狂犬病相关病毒分为 6 个血清型。血清Ⅰ型是典型病毒标准株,其余 5 型为狂犬病相关病毒。根据感染性强弱,狂犬病毒还可分为野毒株和固定毒株。将从自然感染的人或动物体内直接分离的病毒称为野毒株或街毒株,将野毒株接种于动物,其潜伏期长,致病力强。野毒株在家兔脑内连续传代后对家兔感的潜伏期逐渐缩短,20 世纪 50 代后从最初的 2～4 周逐渐缩短为 4～6 d,再继续传代则潜伏期不再缩短,这种狂犬病毒叫固定毒株。野毒株脑内接种的潜伏期长,能在唾液腺中繁殖,各种途径感染后均可致病;固定毒株潜伏期短,在唾液腺中不能繁殖,脑内接种可引起动物瘫痪,脑外注射不发病。因固定毒株致病力减弱,但保留了抗原性,能产生保护性抗体,故可用于制备狂犬病疫苗。

(四)培养特性

狂犬病毒可在鸡胚细胞、地鼠肾细胞、犬肾细胞、人二倍体细胞等多种细胞中增殖。该病毒有较强的嗜神经组织性,在患病动物或人的中枢神经细胞(主要是大脑海马同的锥体细胞)中增殖时,可以胞浆内形成一个或数个、圆形或卵圆形、直径为 20～30 nm 的嗜酸性包涵体,即内基小体,为狂犬病毒感染所特有的,具有诊断价值。

(五)抵抗力

狂犬病毒抵抗力不强。对紫外线、日光、干燥及热等敏感,100 ℃ 2 min 或 56％ 30 min 即被灭活,但脑组织中的病毒在室温或 4 ℃以下可保持感染性 1～2 周,冷冻干燥可存活数年。强酸、强碱、甲醛、乙醇、碘酒、氧化剂、肥皂水、去污剂等也可灭活病毒。

二、致病性

狂犬病毒能引起多种家畜和野生动物的自然感染,如犬、猫、猪、牛、羊、狼、狐狸、松鼠等。人对该病毒普遍易感,主要通过患病或带毒动物的咬伤、抓伤和密切接触感染。在发展中国家传染源主要是患病或带病毒的犬,其次是猫和狼,在发达国家则以野生动物为主,如狐狸、吸血蝙蝠、臭鼬、浣熊等。

狂犬病毒属于嗜神经病毒,通过伤口或与黏膜表面直接接触进入体内,但不能穿过没有损伤的皮肤。病毒侵入后或是在非神经组织内复制,或是直接进入周围神经,并通过逆向轴浆流动到达中枢神经系统(CNS)。根据侵入的病毒量和侵入部位,潜伏期一般为 2 周到 6 年(平均 2～3 个月);一般侵入部位越靠近中枢神经系统,潜伏期就可能越短。病毒在局部小量增殖后,沿传入神经向心扩展到脊髓前背根部神经,经脊髓入脑,主要侵犯脑干、小脑的神经细胞,在神经节与中枢大量繁殖并引起损伤,随后再沿传出神经向全身扩散,到达唾液腺、泪腺、眼角膜、鼻黏膜、心肌、肺和肝等处。患者因迷走神经核、舌咽神经核、舌下神经核受损,引起呼吸肌、舌咽肌痉挛,出现呼吸和吞咽困难;因刺激交感神经,引起唾液大量分泌和大汗;因延髓、脊髓受损导致瘫痪,最终因脑实质损伤患者出现呼吸、循环衰竭而死亡。狂犬病现在无有效的治疗方法,一旦发病,死亡率接近 100％,是目前已知的传染病中病死率最高的。

狂犬病主要临床表现都与病毒引起的脑脊髓脊神经根炎有关,典型的临床经过分为前驱期、兴奋期及麻痹期 3 期。前驱期症状有低热、乏力、恶心、头疼等一般症状,特征性的表现是原伤口部位有麻木、疼痛、发痒、蚁走感等异样感觉。兴奋期患者神经兴奋性增高,狂躁不安、肌张力增加,多神志清楚;恐水是本病重要特点,患者饮水、见水、闻水声,甚至听到"水"字均可致咽喉肌痉挛,故又称恐水病。此外,风、光、声、触动等轻微刺激均可诱发痉挛;患者吞咽困难,无法饮水、进食,异常恐惧,心率增快、血压升高,大汗、大量流涎。麻痹期痉挛停止,出现各种瘫痪、昏迷,很快因呼吸、循环衰竭而死亡。

狂犬病暴露者是指被可疑动物咬伤、抓伤、舔舐皮肤或黏膜的所有人员。暴露后应视情节尽早开始预防措施,包括立即用水、肥皂、碘酊或酒精等彻底清洗伤口至少 15 min;用狂犬病毒灭活疫苗进行全程免疫(一般免疫后 7～10 d 产生中和抗体,但免疫力只能维持 1 年左右);如果咬伤严重,则应联合使用抗狂犬患者免疫球蛋白进行被动免疫。

三、微生物学检验

人被犬或其他动物咬伤后,应检查动物是否患狂犬病。一般不宜立即杀死可疑动物,应将其捕获、隔离观察,若 7～10 d 间动物不发病,一般认为动物未患狂犬病或咬人时唾液中无狂犬病毒;若 7～10 d 间内发病,即将其杀死,采集标本检测病毒。所有潜在感染的材料均应在 BSL-2 或 BSL-3 实验室进行,动物试验应在 BSL-3 实验室中进行。

(一)形态检测

显微镜直接检查死亡患者或病犬脑组织内基小体即可确诊。

(二)病毒分离培养

取患者唾液样本、泪液、脑脊液或其他生物体液样本进行细胞培养,通过检测病毒抗原做出诊断。也可将标本处理后接种新生乳鼠脑内,若其在 6～10 d 间出现痉挛、麻痹等症状,在动物脑组织中镜检找到内基小体可确诊。此法因需时较长,不能为临床提供早期诊断,故应用受限。

(三)免疫学检测

1.抗原检查

免疫荧光法、免疫酶法或斑点免疫结合法(DIA)检测患者唾液或鼻咽洗液涂片、角膜印片、皮肤切片(含毛束)或脑组织涂片中的病毒抗原。

2.抗体检测

可用中和试验、补体结合试验、血凝抑制试验、免疫荧光技术、ELISA 等方法检测抗体,其中中和试验是以灭活的病毒抗原检测狂犬病毒中和抗体(主要是 G 蛋白抗体),重复性好、特异、稳定,多用于评价狂犬病疫苗的免疫效果。

(四)分子生物学检测

狂犬病毒 RNA 可在唾液、脑脊液、泪液、皮肤活检样本和尿等样本中检出。由于病毒排出的间歇性,应对液体样本(如唾液和尿)进行连续检测。现多用 RT-PCR 法检测标本中狂犬病毒 RNA 中核衣壳(N)序列。

(刘 伟)

第十三节 出血热病毒检验

出血热不是一种疾病的名称,而是一组疾病或综合征的统称。这些疾病以发热、皮肤和黏膜出现瘀点或瘀斑、不同脏器的损害和出血,以及低血压和休克等为特征。引起出血热的病毒种类较多,分属于不同病毒科,目前在我国已发现的有汉坦病毒、克里米亚-刚果出血热病毒。

一、汉坦病毒

汉坦病毒又称肾综合征出血热(HFRS)病毒,是流行性出血热的病原体,首先从韩国首尔汉坦河疫区的黑线姬鼠分离出。汉坦病毒属于布尼亚病毒科的汉坦病毒属,根据抗原性及基因结构的不同分为 6 个型,其中汉滩病毒、多布拉伐-贝尔格莱德病毒和普马拉病毒等是肾综合征出血热的病原体,辛诺柏病毒是汉坦病毒肺综合征(HPS)的病原体。我国是目前世界上 HFRS 疫情严重的国家,发病患者数占世界报道患者数的 90% 以上。

(一)生物学特性

1.形态结构

汉坦病毒呈多形态,以圆球形、卵圆形多见,直径为 75~210 nm,双层包膜,核酸为单负链 RNA,有大(L)、中(M)、小(S)3 个片段,S 片段编码衣壳蛋白(NP),其免疫原性强,可刺激机体产生体液免疫和细胞免疫;M 片段编码包膜糖蛋白(G1 和 G2),镶嵌于包膜表面,均有中和抗原和血凝素抗原决定簇;L 片段编码 RNA 多聚酶(L),在病毒复制中起重要作用。病毒在 pH 5.6~6.4 时可凝集鹅红细胞。

2.培养特性

常用人肺传代细胞(A 549)、非洲绿猴肾细胞(Vero-E6)、人胚肺二倍体细胞以及地鼠肾细胞,但增殖速度慢,一般不引起明显的 CPE,需用免疫荧光法测定病毒抗原来证实;显微镜下可见病毒在感染细胞质内形成的包涵体,由病毒核壳蛋白构成,并含病毒 RNA。该病毒的易感动物较多,如黑线姬鼠、长爪沙鼠、大鼠、乳小鼠和金地鼠等,实验感染后除乳鼠外无明显症状,在肺、肾等组织中可检出大量病毒。

3.病毒型别

根据抗原性及基因结构的不同,采用血清学方法、RT-PCR 和酶切分析法可将汉坦病毒分为 6 型。

4.抵抗力

汉坦病毒抵抗力弱,对热、酸及乙醚、氯仿等脂溶剂敏感,一般消毒剂就能将其灭活,紫外线照射、60 ℃ 1 h 也可以灭活病毒。

(二)致病性

HFRS 是一种多宿主性的自然疫源性疾病,其主要宿主和传染源为啮齿类动物,主要包括姬鼠属、家鼠属、田鼠属、白足鼠属、林坪鼠等,在我国主要是黑线姬鼠和褐家鼠。HFRS 的发生和流行具有明显的季节性,这与动物的分布及活动密切相关。人对汉坦病毒普遍敏感。动物宿主通过尿、粪等排泄物和唾液等分泌物及其气溶胶而传播;人或动物经皮肤伤口、呼吸道和消化道感染。病毒感染后,一方面可直接造成所感染细胞和器官结构与功能的损害;另一方面可激发机体的免疫应答,进而导致免疫病理损伤。某些型别的汉坦病毒感染后引起肾综合征出血热,突出表现为高热、出血,肾脏损害和免疫功能紊乱;另有部分型别的汉坦病毒感染后引起以双侧肺弥漫性浸润、间质水肿并迅速发展为呼吸窘迫、衰竭为特征的汉坦病毒肺综合征,病死率高。人类感染后于发热第 2 d 就可测出 IgM 抗体,7~10 d 达高峰;过 3~4 d 可检出 IgG 抗体,10~14 d 达高峰,并持续多年;病后获得稳定而持久的免疫力。

(三)微生物学检验

1.病毒分离培养

多种传代、原代及二倍体细胞对汉坦病毒敏感。采集患者急性期血液或疫区鼠肺标本,通常接种于非洲绿猴肾细胞(Vero-E6)、人胚肺二倍体细胞等细胞中培养。病毒在细胞内增殖一般不引起可见的 CPE,需用免疫荧光、ELSIA 等方法检测病毒抗原以确认。

2.免疫学检测

可采用 ELISA、免疫荧光法测定汉坦病毒抗原和抗体。目前常用捕获 ELISA 法(MacELISA)、胶体金法测定血清中的 IgM 抗体,具有早期诊断价值,而且用重组抗原检测抗体可进行血清学分型;如果检测 IgG 抗体,则需检测双份血清。用单克隆抗体可检查早期患者血液白细胞中病毒抗原。

3.分子生物学检测

用套式 RT-PCR 检测感染早期血标本中病毒的核酸具有较高敏感性及特异性,且可用于分型。

二、克里米亚-刚果出血热病毒

克里米亚-刚果出血热病毒也称克里米亚-新疆出血热病毒。曾经我国新疆部分地区发生了一种以发热伴严重出血为特征的出血热疫情,后将从患者样本和疫区的硬蜱中分离出的一种出血热病毒称为新疆出血热病毒,后经证实该病毒与已知的克里米亚-刚果出血热病毒相同,因此,新疆出血热实际上是克里米亚-刚果出血热病毒在新疆地区的流行。

克里米亚-刚果出血热病毒属布尼亚病毒科的内罗病毒属,其形态结构、培养特性等生物学特征与汉坦病毒相似。病毒呈球形,直径为 90~120 nm,单正链 RNA,二十面体立体对称衣壳,有包膜,表面有血凝素。

克里米亚-刚果出血热是一种自然疫源性疾病,主要分布在有硬蜱活动的荒漠和牧场,宿主是子午硕鼠、塔里木鼠、长耳跳鼠等野生啮齿动物和牛、羊、马、骆驼等家畜。硬蜱(特别是亚洲璃眼蜱)既是该病毒的传播媒介,也是储存宿主。克里米亚-刚果出血热病毒的感染有明显的季节性,每年 4~5 月为流行高峰,与蜱在自然界的消长情况及牧区活动的繁忙季节相符合。人被带毒硬蜱叮咬感染后潜伏期为 7 d 左右,起病急,有发热、头痛、困倦乏力、呕吐等症状,患者早期面部、胸部皮肤潮红,继而在口腔黏膜及其他部位皮肤有出血点,严重患者有鼻血、呕血、血尿、蛋白尿甚至休克等。病后 6 d 血清中可出现中和抗体,14 d 达高峰,并可维持 5 年以上;补体结合抗体至第 2 周才出现,且上升缓慢,滴度也低。病后免疫力持久。

通常用ELISA、免疫荧光法检测中和抗体、补体结合抗体及血凝抑制抗体等。乳鼠对此病毒高度易感,可用于病毒分离和传代,采集急性期患者的血清或血液进行颅内接种,阳性率可达 90％以上。

(刘 伟)

第十四章　真菌学检验

第一节　皮肤癣菌检验

一、分类

皮肤癣菌是一类嗜角质的丝状真菌,具有无性期和有性期两种形态。大多数从环境和人体分离到的菌株处于无性期。按菌落特征及大分生孢子的形态将皮肤癣菌分为3个属,即毛癣菌属、小孢子菌属及表皮癣菌属。有性期属于裸囊菌科、节皮菌属。

(一)毛癣菌属

约有20种,其中约8个种存在有性期,约14个种能感染人和动物。常侵犯皮肤、毛发和甲板。该属大分生孢子狭长,呈棍棒状或腊肠状,壁光滑,分隔多,头较钝。

(二)小孢子菌属

约有18个种,其中9个种存在有性期,约13个种可感染人或动物。可侵犯皮肤和毛发,一般不侵犯甲板,侵犯毛发主要引起发外感染,在发外产生大量孢子,呈镶嵌状或链状排列。该属大分生孢子较多,呈纺锤形或梭形,壁粗糙,壁厚,分隔多。

(三)表皮癣菌属

絮状表皮癣菌是主要的致病种。主要侵犯人的皮肤和甲板,不侵犯毛发。大分生孢子呈杵状或梨形,芭蕉样群生、末端钝圆、分隔少,有厚壁孢子,无小分生孢子。

二、致病性

从生态学角度根据其来源及寄生宿主的不同,皮肤癣菌可分为亲人性、亲动物性和亲土性三类。引起人类皮肤癣菌病主要由亲人性皮肤癣菌引起,后两类偶可感染人类。

亲土性和亲动物性皮肤癣菌感染可以产生炎症性皮损,进展迅速,伴有疼痛和瘙痒。人群之间也可以相互传播。在临床上一般根据感染部位来命名皮肤癣菌病,如头癣、甲癣、手足癣等。通常,小孢子菌不侵犯甲板,表皮癣菌不侵犯毛发。

皮肤癣菌通常引起毛发、皮肤和甲板的感染,临床称为皮肤癣菌病或癣。临床疾病一般按照皮肤癣菌侵犯身体的不同部位而命名,如皮肤癣菌感染头皮及毛发称头癣;感染面部胡须区皮肤、须毛或儿童的眉毛称须癣;感染平滑皮肤称体癣;股癣是发生于腹股沟、会阴部和肛门周围的皮肤癣菌感染,是体癣的特殊类型;发生在手掌和指间的感染称手癣;发生在足跖部及趾间的感染称足癣;由皮肤癣菌引起的甲板和甲床感染称甲癣。

三、标本采集

(一)甲标本

采集标本前常规消毒病甲,以减少培养时的细菌污染,提高阳性率。采用钝刀从甲的变色、萎缩或变脆部位、健甲与病甲的交界处取材,取材标本量要足且有一定深度。建议取材后立刻进行真菌镜检及培养,应尽量剪碎后接种。对于甲沟炎患者,应用75％乙醇清洁局部后采用棉拭子蘸取损害分泌物,每位患者至少应取两个拭子,放入无菌试管中以备镜检和培养。

(二)皮屑标本

采集标本前常规消毒取材区域。钝刀从损害边缘向外刮取或用剪刀剪去疱顶。如果鳞屑量较少或婴幼儿患者,可采用粘着透明胶带或粘着皮肤采样送检,将透明胶带粘着面紧压于损害之上,然后剥下,将粘着面向下贴在透明载玻片上送检。皮屑标本建议取材后立刻进行真菌镜检及培养。

(三)毛发标本

选择适当的毛发,应检测那些无光泽毛发或断发以及在毛囊口附近折断的毛发。用灭菌镊子将毛发从头皮拔除。不应去掉毛根部。如果怀疑头皮隐性感染,可用塑料梳子刷头皮后将其压在琼脂表面进行培养。毛发标本建议取材后立刻进行真菌镜检及培养。

四、实验室检查

(一)染色镜检

皮屑标本用10％KOH液、甲屑用20％KOH液处理后制成涂片;病发置载玻片上,加10％KOH微加温使角质溶解。直接镜检或棉蓝染色后镜检。检查时应遮去强光,先在低倍镜下检查有无菌丝和孢子,然后用高倍镜观察孢子和菌丝的形态、特征、位置、大小和排列等。

皮肤癣菌感染在皮屑、甲屑镜检时可见有隔菌丝或成串孢子,病发可见发内孢子或发外孢子。

(二)分离培养

皮肤癣菌呈丝状型菌落,呈绒毛状、棉毛状、粉末状等,表面光滑、折叠、沟回状;颜色为白、淡黄、棕黄、红色或紫色。在光镜下可见有隔、分支、无色的菌丝,菌丝旁有小分生孢子侧生,多散在,呈半球形、梨形或棒状;不同属大分生孢子有特征,是鉴定的重要依据。菌落观察在 25 ℃ SDA 培养基上描述其生长速度,即在 25 ℃培养 7 d 测量菌落直径。①非常快速生长:直径 ≥9 cm;②快速生长:直径为 3～9 cm;③中等速度:直径为 1～3 cm;④缓慢速度:直径为 0.5～1.0 cm;⑤非常慢速度:直径≤0.5 cm。

毛癣菌属生长速度属于慢到中等,质地光滑到毛状,表面呈白色、黄色、米黄色或红紫色,背面呈苍白色、黄色、褐色或红褐色。镜下见菌丝分隔、透明,分生孢子梗与营养菌丝无区别,小分生孢子呈单细胞、圆形、梨形或棒形,孤立或像葡萄状群生。大分生孢子呈多细胞、圆柱状、棒状或香烟形,壁光滑。有时存在关节型孢子和厚膜孢子。

小孢子菌属生长速度属于慢到快,质地光滑、毛状或羊毛状。表面颜色呈白色、米黄色、黄棕色、黄色或锈色,背面呈苍白色、黄色、红色、褐色或红褐色。镜下可见分隔菌丝,分生孢子梗几乎没有或与营养菌丝无法区别。小分生孢子单细胞,卵圆形到棒形,孤立。大分生孢子梭形,壁薄或厚,有棘状突起,孤立,含2～25个细胞。

表皮癣菌生长缓慢,质地膜状变成毡状到粉状;表面呈黄色到土黄色,背面呈羚羊皮色到褐色,中心有不规则皱襞或脑回状沟。转种后容易发生绒毛状变异。镜下见大分生孢子丰富,呈棒形、顶端钝圆、壁薄、光滑、孤立或成群,形成在菌丝侧壁或顶端,2～3个一组。无小分生孢子。在成熟菌落中形成大量厚壁孢子。

(三)微生物鉴定

将病变处标本接种于沙氏琼脂培养基上,25～30 ℃培养,选取生长7～14 d的菌落,按照流程进行鉴定。

皮肤癣菌的鉴定主要根据菌落的形态及镜下结构,尤其是大分生孢子的特征,必要时辅以相应的鉴定试验。但皮肤癣菌在接种传代和保藏过程中极易发生变异,甚至有些初代培养的菌株就已发生了变异。另外,有时虽然为同一个种,但不同菌落的形态相差较大。这样给临床菌株的鉴定带来很大影响。

传统的皮肤癣菌鉴定方法:①DTM选择性培养基,用于皮肤癣菌筛选,绝大多数皮肤癣菌能使DTM培养基1周内由黄变红,与其他真菌相反;②根据大分生孢子的特征将皮肤癣菌的三个属分开;③根据菌落的大体特征及镜下特征进一步区分到种。另外,还有一些补充试验,如米饭培养基试验、毛发穿孔试验、尿素酶试验、玉米吐温琼脂培养基试验、毛癣菌琼脂1～7号、BCP-MSG培养基生长情况及有性型检测的交配试验等。Wood灯(ultraviolet light,UV光)对于皮肤癣菌病的鉴别诊断是有益的。皮肤癣菌感染的毛发在UV光下可产生荧光,其可用来选择病发镜检或培养。对于临床可疑皮肤癣菌感染的标本,可以接种在含有或不含有放线菌酮(0.5 g/L)的培养基上。在确认阴性结果之前,培养应连续进行3周。

(四)药敏试验

CLSI的M38-A3丝状菌药物敏感性检测方案中专门规定了对皮肤癣菌的药物敏感性检测要求,可以作为临床药敏试验的检测方法。但其折点仍未确定。由于皮肤癣菌发生获得性耐药的报道还十分有限,因此临床实验室并不常规推荐对其进行药物敏感性检测,只是当疗效欠佳时才考虑实施。

五、检验结果的解释和应用

临床标本分离到皮肤癣菌一般认为是致病性的,但极少数情况下也存在定植情况,如头癣患者的密切接触者中可以出现头皮及毛发皮肤癣菌分离阳性,但不出现任何临床症状,这种情况应考虑存在潜伏感染,予以治疗。

皮肤癣菌一般不引起血源性感染,但在免疫受损患者可以侵犯真皮和皮下组织,引起肉芽肿性损害,此时深部组织中可以分离出皮肤癣菌。

皮肤癣菌对外用抗真菌药物均敏感,包括咪唑类药物如克霉唑、咪康唑、酮康唑、益康唑、联苯苄唑、异康唑、舍他康唑、卢力康唑;丙烯胺类药物如萘替芬、特比萘芬和布替萘芬;硫代氨基甲酸酯类药物如利拉萘酯;吗啉类药物如阿莫罗芬;其他如环吡酮胺。皮肤癣菌对系统抗真菌药物如氟康唑、伊曲康唑、特比萘芬均敏感。

(赵志云)

第二节　酵母样真菌检验

一、念珠菌属

(一)分类

念珠菌属于半知菌亚门、芽孢菌纲、隐球酵母目、隐球酵母科。本属菌有 81 个种,其中 11 种对人致病,如白念珠菌、热带念珠菌、克柔念珠菌、光滑念珠菌、近平滑念珠菌、葡萄牙念珠菌、都柏林念珠菌等。

(二)生物学特性

白念珠菌呈圆形或卵圆形,直径为 3～6 μm,革兰染色阳性,但着色不均匀。以出芽方式繁殖,形成的芽生孢子可伸长成芽管,不与母细胞脱离而发育成假菌丝。在病灶中常见长短不一、不分枝的假菌丝。白念珠菌在普通琼脂、血琼脂和沙保弱(sabouraud agar,SDA)培养基生长均良好。需氧,29 ℃或 35 ℃培养 2～3 d 即可形成表面光滑、灰白色或奶油色的典型酵母样菌落。在玉米-吐温 80 培养基上可形成假菌丝和厚膜孢子。白念珠菌在含有 0.05％氯化三苯基四氮唑(triphenyltetra zolium chloride,TZC)的培养基上,29 ℃培养 48 h,培养基不变色,而其他念珠菌可使培养基变为红色,热带念珠菌最为明显,呈深红色或紫色。将白念珠菌置于动物或人血清中,37 ℃孵育 1～3 h,白念珠菌可由孢子长出短小的芽管。因其他念珠菌一般不形成芽管,故常以此试验与之鉴别。热带念珠菌菌体卵圆形,可见芽生孢子及假菌丝,菌丝上芽生孢子可产生分支或呈短链状。在 SDA 培养基上形成米色或灰色的酵母样菌落,有时表面有皱褶。克柔念珠菌在 SDA 培养基上生长经 48～72 h 呈柔软、灰黄色,在 CHROMagar 显色培养基上菌落呈粉红色或淡紫色。光滑念珠菌在 SDA 培养基上培养 48～72 h 形成奶油色乳酪样菌落,在 CHROMagar 显色培养基上形成较大、紫红色菌落形态。

(三)致病性

念珠菌几乎可以引起人体任何器官或系统感染,分为浅部和深部感染。白念珠菌是临床常见的致病念珠菌,但是近几年非白念珠菌如近平滑念珠菌、热带念珠菌、光滑念珠菌等引起的感染逐渐增多。

白念珠菌最重要的毒力因素就是对机体上皮细胞的黏附和随后形成的假菌丝以及产生的胞外蛋白酶。可侵犯人体许多部位如皮肤、黏膜、肠道、肺、肾、脑等,严重时可引起全身感染。常见白念珠菌感染:①皮肤念珠菌病,好发于皮肤潮湿、皱褶处;②黏膜念珠菌病,以鹅口疮、口角炎、外阴及阴道炎最多见;③内脏念珠菌病,热带念珠菌可引起皮肤、黏膜和内脏念珠菌病。近平滑念珠菌容易在静脉插管、肠外营养液等中定植,引起导管相关性感染、全身性感染等。

(四)实验室检查

1.标本采集

采集分泌物、尿液、血液或脑脊液等标本。

2.显微镜检查

取标本直接涂片、革兰染色,镜下可见革兰染色阳性、着色不均匀的圆形或卵圆形体以及芽生孢子和假菌丝,是念珠菌感染诊断的重要证据。

3.分离培养

将标本接种在 SDA 上,29 ℃或 35 ℃培养 1~4 d 后,培养基表面可出现酵母样菌落。

4.鉴定

念珠菌的共同特征:芽生孢子、假菌丝和酵母样菌落。鉴定白念珠菌除必须具备以上特征外还应有:体外血清中形成芽管,玉米培养中产生厚膜孢子,在含 TZC 的培养基中生长不使培养基变色。另外,根据念珠菌对糖类的发酵和同化能力的不同可以进行种间鉴别。目前临床用商品化的显色培养基如科玛嘉念珠菌显色培养基可快速鉴定白念珠菌和其他念珠菌。将念珠菌接种于显色培养基上,置 30 ℃培养 48~72 h 后根据菌落颜色即可鉴别。

5.血清学检测

用特异性抗体血清或单克隆抗体进行玻片凝集试验可以鉴别念珠菌。目前已有成品试剂盒如白念珠菌 IgM、IgG 抗体检测试剂盒(ELISA 法)。

6.核酸检测

通过 PCR 扩增念珠菌特异性 DNA 片段后以分子探针检测,具有良好的敏感性和特异性。

7.生化反应鉴定

目前有试剂盒如 API 20C 可以通过生化反应进行酵母菌的鉴定,能够鉴定常见的酵母菌。另外,目前有自动化鉴定卡 Vitek YST 可以鉴定临床常见致病菌。

8.药敏试验

目前在临床上常选择的药敏试验方法包括 ATB Fungus 3 等。

(五)检验结果解释和应用

念珠菌几乎可以引起人体任何器官或系统感染,念珠菌病可发生于表皮和局部,也可以发生于深层和具有播散性。白念珠菌是临床常见的致病性念珠菌,广泛分布于自然界,是正常体表、上呼吸道、胃肠道及阴道的定植菌之一,机体免疫力下降时可引起皮肤、黏膜、内脏及中枢感染等。无菌部位分离的念珠菌有较明确的意义。留置静脉插管是引起念珠菌血流感染的常见原因,若累及多个器官则引起播散性感染。痰液中分离的念珠菌多数为定植菌,不能单凭痰念珠菌培养阳性作为抗真菌治疗的指征,因此对于痰培养阳性的患者,应评估危险因素,结合有无临床表现,决定是否抗真菌治疗。念珠菌肺炎的诊断需依据组织学的检查。念珠菌尿与患严重基础疾病、患泌尿系统疾病、使用尿道插管、女性、入住 ICU 病房等相关,以白念珠菌为主,临床上发现念珠菌菌尿后是否治疗、何时治疗及疗程仍不明确,经典诊断依赖于脓尿和尿中念珠菌的高计数,若无症状常不需治疗。白念珠菌是引起免疫低下患者鹅口疮的病原体,有肉眼可见的白膜即可诊断。念珠菌是引起女性阴道炎最常见的病原体之一,若排除其他病原体感染,分泌物增多伴典型的豆腐渣样白色小块,即可诊断念珠菌性阴道炎。粪便中培养出念珠菌一般认为是定植菌。

1.耐药性

不同的念珠菌对不同药物的敏感性存在较大差异。白念珠菌、近平滑念珠菌和热带念珠菌对伏立康唑和氟康唑较敏感,而光滑念珠菌对氟康唑耐药率较高。克柔念珠菌对氟康唑天然耐药,对两性霉素 B 敏感度降低。皱褶念珠菌普遍对多烯类耐药,但对新的三唑类抗真菌药物和卡泊芬净敏感。伏立康唑和棘白菌素类对侵袭性念珠菌分离株的体外抗菌活性仍然很好。白念珠菌、热带念珠菌、光滑念珠菌、克柔念珠菌和乳酒念珠菌对所有棘白菌素类药物敏感性高,而近平滑念珠菌、季也蒙念珠菌、葡萄牙念珠菌和无名念珠菌对棘白菌素类药物敏感性减低。热带念珠菌对唑类的交叉耐药性较其他几种念珠菌要高。葡萄牙念珠菌通常对两性霉素 B 耐药。

2.常用药物

(1)治疗轻至中度念珠菌血流感染时,首选氟康唑或卡泊芬净或米卡芬净,次选两性霉素 B 或伏立康唑。

(2)治疗中度至重度血流感染时,首选卡泊芬净或米卡芬净,次选两性霉素 B、脂质体两性霉素 B、两性霉素 B 脂质复合物或伏立康唑。

(3)治疗念珠菌食管炎时,首选卡泊芬净或米卡芬净,次选伊曲康唑或伏立康唑。

(4)治疗外阴阴道炎时,首选制霉菌素(局部用药)或氟康唑(全身用药),次选伊曲康唑或酮康唑。

(5)治疗泌尿系统感染时,有症状者首选氟康唑,次选两性霉素 B±氟胞嘧啶。

(6)治疗眼内炎时,首选两性霉素 B±氟胞嘧啶或氟康唑,次选两性霉素 B 脂质体、两性霉素 B 脂质复合物或伏立康唑。

(7)治疗感染性心内膜炎时,首选卡泊芬净、两性霉素 B±氟胞嘧啶,次选米卡芬净。

(8)治疗腹膜炎时,首选氟康唑、卡泊芬净或米卡芬净,次选两性霉素 B。

(9)治疗脑膜炎时,首选两性霉素 B 脂质体+氟胞嘧啶,次选氟康唑。

二、隐球菌属

(一)分类

隐球菌属致病菌属包括 17 个种和 8 个变种,其中对人致病的主要是新型隐球菌。根据新型隐球菌多糖成分和生化方面的差异,将新型隐球菌分为 3 个变种,新型隐球菌新生变种,格特变种和格鲁比变种。已报道可引起人类疾病的还有浅黄隐球菌、浅白隐球菌和罗伦隐球菌等。

(二)生物学特性

新型隐球菌在组织中呈圆形或卵圆形,直径一般为 $4\sim6~\mu m$,菌体外有宽厚荚膜,荚膜比菌体大 $1\sim3$ 倍,折光性强,一般染色法不易着色而难以发现而得名。新型隐球菌在室温或 37 ℃时易在各种培养基上生长,在 SDA 上数天内即可长出菌落,呈乳白色,日久呈黏液状。新型隐球菌按血清学分类可分为 A、B、C、D 及 AD,共五型,此外尚有少量为未确定型。

(三)致病性

新型隐球菌广泛分布于世界各地,且几乎所有的艾滋病患者并发的隐球菌感染都是由该变种引起。格特变种主要分布于热带、亚热带地区,尽管该地区艾滋病发病率非常高,但很少见艾滋病伴发的隐球菌病是由该变种引起。我国有 A、B、D 及 AD 型存在,以 A 型最多见。鸽粪被认为是最重要的传染源,还有马、奶牛、狗、猫、山羊、猪等也被报道曾分离出本菌。本菌属外源性感染,经呼吸道侵入人体,由肺经血行播散时可侵犯所有的脏器组织,主要侵犯肺、脑及脑膜,也可侵犯皮肤、骨和关节,但侵犯中枢神经系统最常见,约占隐球菌感染的 80%。健康人对该菌具有有效的免疫能力。新型隐球菌病好发于细胞免疫功能低下者,如获得性免疫缺陷综合征、恶性肿瘤、糖尿病、器官移植及大剂量使用糖皮质激素者。因此,临床上隐球菌性脑膜炎常发生在系统性红斑狼疮、白血病、淋巴瘤等患者。近 20 年来,隐球菌的发病率不断升高。

(四)实验室检查

1.标本采集

临床常采集的标本为脑脊液、痰液、骨髓等。

2.显微镜检查

用患者脑脊液做墨汁负染色检查,可见透亮菌体,内有一个较大的反光颗粒和数个小的反光颗粒及出芽现象,菌体外有透亮的宽厚荚膜。若脑脊液直接制片未发现菌体,可离心沉淀后重复检查。该方法是诊断隐球菌脑膜炎最简单和快速的方法。常规染色可发现隐球菌,PAS 染色后新型隐球菌呈红色。用氢氧化钾涂片可看见发芽的菌体,不能看见荚膜,需与淋巴细胞、脓细胞等鉴别。支气管肺泡灌洗液墨汁染色偶能发现隐球菌。

3.分离培养

脑脊液标本、外周血等无菌体液标本建议接种添加 10％羊血的脑心浸液;呼吸道标本、便标本等建议接种 SDA。置 25 ℃和 37 ℃培养,病原性隐球菌均可生长,而非病原性隐球菌在 37 ℃时不生长。培养经2～5 d 形成酵母型菌落。

4.鉴定

新型隐球菌主要特征为初代培养菌落墨汁负染色可见到荚膜,比标本直接镜检荚膜窄,经多次传代后荚膜可消失。37 ℃培养生长良好,呈酵母型菌落,脲酶试验阳性,能同化葡萄糖和麦芽糖但不能发酵,同化肌酐。

酚氧化酶试验:酚氧化酶是含铜的末端氧化酶,能催化单酚羟化为二酚,进一步将其氧化成醌,而醌在非酶促条件下自氧化生成黑色素。酚氧化酶是新型隐球菌所特有的酶。依据酚氧化酶试验可将新型隐球菌区别于其他隐球菌。

将新型隐球菌接种于 L-多巴枸橼酸铁和咖啡酸培养基中,培养经 2～5 d 新型隐球菌形成棕黑色菌落,但目前实验室使用较少。

5.血清学检测

利用单克隆抗体,直接或通过乳胶凝集试验、ELISA 等免疫学方法检测新型隐球菌荚膜多糖特异性抗原,已成为临床的常规诊断方法,其中以乳胶凝集试验最为常用。隐球菌抗原检测具有辅助诊断和判断预后的价值。该方法检测隐球菌感染的特异性和敏感性能够达到 90％以上。巴西副球孢子菌的抗原浓度＞0.1 mg/mL 时存在交叉反应,会造成假阳性。也有文献报道毛孢子菌和结核分枝杆菌感染患者可出现假阳性。乳胶凝集法隐球菌抗原高浓度会出现前带效应,造成弱阳性或假阴性结果。根据临床症状高度怀疑隐球菌病,可以将标本稀释后进行检测。乳胶凝集法血清或脑脊液滴度为 1∶2 或 1∶4 的阳性反应结果,怀疑隐球菌感染;滴度≥1∶8,则认为患有隐球菌病。

6.核酸检测

核酸检测为诊断隐球菌提供了新的有效方法。临床标本可用痰液、支气管吸出物等,核酸检测方法有探针杂交法、PCR 扩增法。

7.手工或自动化鉴定

如 API 20C、Vitek YST 卡、质谱技术等。

8.药敏试验

临床上多采用 ATB Fungus 3、Etest 条进行新型隐球菌药物敏感性的测定。

(五)检验结果解释和应用

新型隐球菌广泛分布于自然界,在鸽粪中大量存在,也可以存在于人体表、口腔或肠道中。对人类而言,通常是条件致病菌,对于临床上出现中枢感染的症状、体征、脑脊液压力明显升高及糖含量明显下降的患者,应高度怀疑隐球菌脑膜炎的可能,尤其对具有免疫功能低下者、有养鸽或鸽粪接触史者等。2/3 以上的隐球菌病患者存在中枢神经系统感染,如隐球菌性脑膜炎、脑膜脑炎、脑脓肿或脑和脊髓的肉芽肿,以脑膜炎最为多见。本病起病常隐匿,表现为慢性或亚急性过程,起病前可有上呼吸道感染或肺部感染史。实验室检查具有重要意义,包括涂片镜检、培养、隐球菌抗原和病理检测等。脑脊液新型隐球菌抗原阳性、墨汁镜检看到荚膜菌体或培养分离出菌体,均为中枢神经系统隐球菌感染的确诊证据。血清新型隐球菌抗原阳性要高度怀疑呼吸系统、中枢神经系统感染可能;肿瘤、系统性红斑狼疮、结节病、风湿因子阳性可导致假阳性,但需排除感染后方考虑假阳性可能。呼吸道分泌物培养阳性,要仔细对呼吸系统状态进行评估,只有充分证据显示没有感染,才能视作定植。

隐球菌对棘白菌素类药物天然耐药。目前,被临床公认的、可用于治疗隐球菌病的药物为两性霉素 B、5-氟胞嘧啶和氟康唑。

1.免疫健全宿主

(1)轻症局限性肺隐球菌:治疗药物首选氟康唑,疗程为 8 周至 6 个月;次选伊曲康唑,疗程 6 个月。

(2)中枢神经系统或播散性隐球菌病:治疗药物首选两性霉素 B±氟胞嘧啶,2 周后改为氟康唑或伊曲康唑,疗程为 10 周;次选两性霉素 B±氟胞嘧啶,疗程为 6~10 周。

2.免疫抑制宿主

(1)培养阳性、无/轻度症状肺隐球菌病:治疗药物选择氟康唑或伊曲康唑,疗程为 6~12 个月,随后转为二级预防。

(2)中枢神经系统或播散性隐球菌病:治疗药物首选两性霉素 B±氟胞嘧啶,2 周后改为氟康唑或伊曲康唑,疗程为 8 周,随后维持;次选两性霉素 B±氟胞嘧啶,疗程为 6~8 周,随后维持;或两性霉素 B 脂质剂型,疗程为 6~10 周,随后维持。

(3)中枢神经系统或播散性隐球菌病维持治疗:治疗药物首选氟康唑,次选伊曲康唑。

三、毛孢子菌属

(一)分类

毛孢子菌属分为阿萨希毛孢子菌、白吉利毛孢子菌、皮肤毛孢子菌、倒卵状毛孢子菌、皮瘤毛孢子菌等。

(二)致病性

常见的是侵犯毛发和须部的毛结节菌病,由白吉利毛孢子菌引起。华生等人是首例播散性毛孢子菌感染的报道者,该例患者患有支气管肿瘤且伴有脑转移。此后又有数十例报道,这些患者均系在原发病基础上的继发感染,且绝大多数被感染致死。近来发现大多是由阿萨希毛孢子菌感染引起。可有皮肤感染、肺部感染和播散性感染。

毛孢子菌属可引起毛发、指甲、皮肤以及系统感染,统称毛孢子菌病。临床较常见的有白毛结节和系统性毛孢子菌病。近来发现阿萨希毛孢子菌是皮肤、呼吸道和胃肠道的免疫受损患者和新生儿的条件致病菌。播散性感染和系统性念珠菌病有着同样的传播途径,且病死率高。它可以被常规培养出来,但应与其他的酵母菌相鉴别。

1.毛结节菌病

毛结节菌病多发生于毛发,毛干上附有白色或灰白色针尖大小至小米粒大的结节,中等硬度,易于从毛干上刮下,镜下检查为真菌菌丝和孢子。此外,胡须、腋毛、阴毛等处也可发生结节。

2.系统性毛孢子菌病

系统性毛孢子菌病多继发于原有基础疾病,如恶性肿瘤尤其是血液病、各种原因导致的白细胞减少症等。有时虽无免疫缺陷,但手术后可发病,如心瓣膜置换术、静脉导管、内镜等。可有持续发热,侵犯最多的部位是血液循环和肾,其次是肺、胃肠道、皮肤、肝脾等,导致相关器官的损害。皮损好发于头面部、躯干部、前臂等,常对称分布,多为紫癜性丘疹、结节,中心发生坏死、溃疡、结痂。皮损真菌培养90%为阳性。在中性粒细胞减少的患者,可从皮肤和血液中分离到毛孢子菌。

(三)实验室检查

1.标本采集

临床常采集的标本为血液、脑脊液、骨髓、瓣膜组织、皮肤软组织等。

2.直接显微镜检查

镜下可见关节孢子、真假菌丝、芽生孢子。

3.分离培养

标本接种于 SDA,27 ℃培养后菌落呈奶油色,湿润或干燥,有时呈脑回状,表面附有粉末状物。

4.鉴定

糖发酵阴性,重氮蓝 B 阳性,水解尿素。毛孢子菌有芽孢,地霉没有芽生孢子;两者都有关节孢子及有隔菌丝,地霉从关节角部发芽;毛孢子菌属尿素阳性,而地霉菌属尿素阴性。属内鉴别需用 API 20C 进行。

(1)阿萨希毛孢子菌:此菌新近从白吉利毛孢子菌分出来,新版 API 20C 可鉴定出此菌。①菌落特征:中等速度扩展生长,干燥,有时脓液样,表面呈粉状,边缘有宽而深的裂隙;②显微镜检查:出芽细胞,无侧生分生孢子,关节孢子呈桶状,无附着孢。

(2)皮肤毛孢子菌:①菌落特征,SDA 上中等速度扩展生长,培养 10 d 后菌落呈奶酪样、圆形、脑回状、闪光,表面无粉状物,老后边缘有裂隙;②显微镜检查,芽生细胞很多,反复接种菌丝增多,关节孢子柱状至椭圆形。

(3)倒卵状毛孢子菌:①菌落特征,菌落限制性生长,白色,有粉状物,中央有皱褶,边缘平坦;②显微镜检查,芽生细胞,无侧生分生孢子,玻片培养可见附着孢。

(4)皮瘤毛孢子菌:①菌落特征,SDA 上室温培养 10 d 后菌落呈奶白色、圆形,脑回状较小;②显微镜检查,芽孢、关节孢子及真假菌丝;③核酸检测,rRNA 基因测序发现腐质隐球菌,在 CMA 上生长关节孢子,经过分子生物学鉴定是两个毛孢子菌菌种,一个是真皮毛孢子菌(T.dermatis),一个是 T.debeurmannianum。

(四)检验结果解释和应用

毛孢子菌广泛分布于世界各地,也是皮肤正常菌丛之一。毛孢子菌属可引起毛发、指甲、皮肤以及系统感染,统称为毛孢子菌病。毛孢子菌感染多见于白血病患者;亦可见于免疫功能低下的多发性骨髓瘤、再生障碍性贫血、淋巴瘤、器官移植及获得性免疫缺陷综合征患者;它还可见于非免疫功能低下的白内障摘除术者、人工心脏瓣膜、静脉药瘾、长期腹膜透析及外用激素治疗的患者。

对于毛孢子菌临床实验室一般不需要进行药敏试验,确证为毛孢子菌感染可选择伏立康唑、多烯类抗真菌药物进行治疗,棘白菌素类对其无活性。

四、红酵母属

(一)分类

红酵母属属于撕裂孢子真菌,隐球酵母科,在生理学和形态学上与隐球菌属有许多相似点。广泛存在于自然界中,常见的种为黏红酵母、小红酵母和深红酵母。

(二)致病性

该属细菌通常可从土壤、空气、水中分离到,是潮湿皮肤上的正常定植菌,因此可以从浴室的窗帘、浴缸、牙刷等潮湿的环境中分离到。有时能从阴道脓肿、皮肤及粪便中分离获得。

由红酵母属导致的人类感染非常罕见,虽然也有关于其他种导致人类感染的报道,但只有深红酵母被肯定地认为能感染人类。有报道显示能引起红酵母脓毒症、心内膜炎、脑膜炎和脑室炎、腹膜透析性腹膜炎、中心静脉插管引发的脓毒症、系统性感染。当医院的仪器,如用来清洗支气管镜的毛刷被污染时,可能在院内引起小的暴发流行。红酵母脓毒症是最常见的感染,它主要见于患有癌症、细菌性心内膜炎或其他消耗性疾病,且这些患者正在接受癌症化疗或通过导管留置控制感染症状,其最主要来源是导管污染或静脉高营养。最常见的临床症状是发热,但有些患者可表现为中毒性休克,这些患者的血培养往往呈阳性,一旦感染源(如滞留的导管)去除,症状应会消失且血培养转阴。

(三)实验室检查

1.标本采集

根据患者临床表现、感染部位,采集标本。标本应于采集后 2 h 内送达实验室;若不能在 2 h 内送达,应于 4 ℃保存。

2.直接镜检

由于红酵母常为污染菌,偶见少数芽生孢子,不好判定,除非有大量酵母菌芽生孢子,结合培养,才能判定。黏红酵母细胞与胶红酵母的主要区别为前者硝酸盐阴性,后者阳性。

3.分离培养

在 SDA 培养基上中等速度生长,菌落呈红色或粉红色,黏红酵母菌落呈珊瑚红到粉红色或橙红色,表面亮而光滑,但有时表面呈网状,多皱褶或呈波波状,质地软,不发酵但能同化某些糖类,如葡萄糖、麦芽糖、蔗糖、木糖和棉籽糖等。

(四)检验结果解释和应用

红酵母属属于较湿润部位皮肤的正常定植菌,广泛分布于空气、土壤和海水中,能从人的皮肤、肺、尿液和粪便等标本中分离出。较少引起人类感染,有引起脓毒症、脑膜炎、与腹膜透析相关的腹膜炎、与导管相关的脓毒症等。临床分离出该菌株需结合临床症状具体分析。

治疗方面的经验较少,有报道显示对于红酵母属真菌感染可用两性霉素 B±氟胞嘧啶或唑类治疗。

(赵志云)

第三节 曲霉检验

一、分类

曲霉是一类丝状真菌,自然界中广泛存在。常可以在泥土、植物腐物、空气中等处分离到。曲霉属的有性阶段属于子囊菌门、不整子囊菌纲、散囊菌目、散囊菌科、散囊菌属、裸孢壳属和萨托菌属;其有性期仅发现于部分曲霉。无性阶段属丝孢纲、丝孢目、从梗孢科。目前已知的曲霉属包括 185 个种。约有 20 种可引起人类机会性感染。其中烟曲霉是最常见的致病曲霉,其次是黄曲霉和黑曲霉。棒曲霉、灰绿曲霉、构巢曲霉、米曲霉、土曲霉、焦曲霉、杂色曲霉虽然也有报道引起人类致病,但发生率低。

国际曲霉分类专家在对烟曲霉及相关菌种的种系发生研究中更新了其分类和鉴定,并增加了一些新的菌种。为了应对临床实验室鉴定的局限性,提出了"烟曲霉复合体""黄曲霉复合体"和"土曲霉复合体"的概念。

二、致病性

曲霉在自然环境中分布广泛,呈世界范围的分布。在土壤、水、食物和其他自然环境中均能分离到曲霉,而且干燥的曲霉孢子很容易通过空气、昆虫或者鸟类播散。部分曲霉能够产生真菌毒素,人和动物食入后对身体有害。

曲霉引起的人类疾病可分为机会性感染、变态反应性曲霉病及曲霉毒素中毒。免疫受损是曲霉机会性感染的最常见原因。感染可以表现为局限性的曲霉球到严重的侵袭性感染。后者的发生主要与曲霉和宿主之间存在的免疫反应状态相关,与侵袭性曲霉病发病相关的主要危险因素有:中性粒细胞及巨噬细胞数量减少(>3 周)或功能异常(慢性肉芽肿病);骨髓造血干细胞及实体器官移植、肿瘤放化疗、慢性阻塞性肺病、ICU 机械通气以及长期使用糖皮质激素、细胞毒性药物等免疫功能受损的患者。随着对烟曲霉等致病性曲霉基因组学和蛋白质组学研究的进展,对曲霉致病和耐药相关的一些基因有了进一步了解。同时从宿主角度对于曲霉感染免疫的研究也使其发病机制更加明了。

三、实验室检查

(一)标本采集

采取痰液、支气管灌洗液和其他下呼吸道标本进行真菌镜检和培养,单纯培养阳性也有可能属于定植微生物或者污染。无菌组织中培养阳性是最可靠的曲霉病确诊证据,如手术或活检获得的肺组织。鼻窦组织、其他组织活检标本、皮肤活检标本、心脏瓣膜以及合适的眼部标本都能培养出曲霉菌。尽管有些患者会罹患曲霉心内膜炎,但是曲霉感染的血培养通常是阴性的。

(二)染色镜检

KOH 制片能够快速地观察到菌丝成分以及曲霉菌丝形态学特征。还可通过荧光染色进行观察。典型的曲霉菌丝是透明 45°分支分隔的菌丝,直径为 3～6 μm,有平行光滑的细胞壁,有时能见到分隔。侵袭性曲霉病中菌丝在组织中增殖明显,通常呈放射性或平行生长。在肺部空洞定植的曲霉菌丝呈紊乱团块状排列。在慢性感染中,菌丝呈非典型样,明显增粗,直径约为12 μm,有时见不到清晰的隔膜。在肺部或者耳道中镜检看到分生孢子头或子囊对于诊断很有意义。

(三)分离培养

在沙氏培养基中,曲霉主要产生无性形态。在标准的察氏培养基、高糖察氏培养基(含20%～30%葡萄糖)或2%麦芽浸膏培养基上都能够进行菌落和显微特征的观察。一般标准的观察时间为培养7 d后,如果是观察有性期,则需要更长的时间。有的菌株是嗜高渗的,因此在低浓度的含糖培养基中不易生长。在25 ℃和37 ℃培养7 d后,观察菌落的直径、培养基背面的颜色、质地、光泽度、液滴的渗出和色素的扩散。

(四)微生物鉴定

曲霉生长速度、菌落形态和温度耐受实验等在鉴定菌种方面有重要意义。常用的培养基为察氏琼脂或麦芽浸汁琼脂;耐高渗透压的菌种可用含20%或40%蔗糖的培养基。一般培养温度为(27±1) ℃,耐高温的菌种可37 ℃或45 ℃。培养时间为7～14 d,部分可延长,肉眼及在低倍镜下观察菌落。曲霉的鉴定主要是依靠形态学特征,通常以菌落形态和分生孢子头的颜色进行群的划分,然后以分生孢子的形态和颜色、产孢结构的数目、顶囊形态以及有性孢子的形态进行种的鉴定。

1.曲霉的菌落形态

(1)除构巢曲霉和灰绿曲霉外,曲霉属其他种生长速度较快,在察氏琼脂培养基上25 ℃培养7 d后,构巢曲霉和灰绿曲霉的直径为0.5～1.0 cm,而其他曲霉直径能达到1～9 cm。

(2)曲霉菌落呈绒毛状或粉状,不同菌种表面颜色不同,大多数曲霉的培养基背面无色或淡黄色,但构巢曲霉培养基背面可以呈紫红色、橄榄色,杂色曲霉背面则可呈橘黄色、紫红色。

(3)烟曲霉耐高温,40 ℃的温度中生长良好,曲霉属中只有烟曲霉有此特性,烟曲霉在20～50 ℃均可生长,鉴于目前烟曲霉分子分类正在变化中,临床实验室对于分离到的形态学特征与烟曲霉相近的菌株建议统一报告为"烟曲霉复合体",具体菌种应通过温度试验、药物敏感性试验及基因测序结果来进一步鉴定。

2.曲霉的显微镜下特征

曲霉属的每个种有共同的形态特征,每个菌种又有其特殊形态特征。

(1)曲霉的基本形态特征:菌丝透明有分隔;曲霉无性期的产孢结构由分生孢子梗、顶囊、瓶梗等组成;分生孢子梗从足细胞产生,分生孢子梗的顶端是顶囊,顶囊是曲霉属特征性的结构;分生孢子梗的形态和颜色因菌种不同而不同,顶囊的上面呈放射状覆盖着一层花瓶样的柱形细胞,称瓶梗,瓶梗上面产生分生孢子链;有些曲霉的顶囊上覆盖有两层瓶梗细胞,其中直接覆盖在顶囊上的瓶梗细胞称梗基,梗基上面的瓶梗细胞产生分生孢子。

(2)曲霉的特殊结构:主要包括闭囊壳、壳细胞、粉孢子、菌核,这些特征对于鉴定某些曲霉很有意义;闭囊壳破裂后,子囊释放出来,闭囊壳在某些曲霉的有性期产生;壳细胞是一种大的无增殖能力的细胞,与某些曲霉有性期有关;粉孢子是通过裂解其支持细胞产生的一类孢子,其基底常缩短并带有残余的溶解细胞,这些残余物在基底形成环形结构。

(五)药敏试验

曲霉属于产孢丝状真菌,其体外药敏试验方法比较成熟,可采用CLSI的 M38-A3 丝状菌药物敏感性检测方案或 E 试验。与所有丝状真菌相似,曲霉菌对抗真菌药物的折点尚未确定。但至少不同种的曲霉菌对不同抗真菌药物敏感性存在差异。

四、检验结果的解释和应用

(一)真菌培养结果解释和应用

曲霉菌为条件致病菌,自然界分布广泛,某些菌可以是实验室污染菌。因此曲霉菌分离结果需要慎重解释。结合镜检结果判断培养得到的曲霉是否具有临床意义,一般来说,以下几种形式认为具有临床意义。

(1)无菌部位或下呼吸道临床标本中发现菌丝。

(2)单一标本中为优势菌或者多次标本分离得到同一菌株。

(3)组织中发现菌丝。

当怀疑肺部真菌感染的时候,最好连续培养三次痰标本。对于从血液中分离出的曲霉菌,一般认为是污染菌,而从痰液中分离出的曲霉菌则应结合直接镜检结果进行考虑,涂片细胞学检查为合格的痰标本,且在初始分离培养基上呈优势生长,可以作为临床诊断的依据。

(二)药敏试验结果解释和应用

曲霉对两性霉素 B、伊曲康唑、伏立康唑、泊沙康唑、特比萘芬、棘白菌素类药物(包括卡泊芬净、米卡芬净及阿尼芬净)敏感。美国感染病学会制定的曲霉病治疗指南中,伏立康唑为首选药物,棘白菌素类药物也可以用于侵袭性曲霉病的治疗。两性霉素 B 和卡泊芬净或伏立康唑和卡泊芬净有联合抗曲霉及其生物膜的作用。近年来有烟曲霉对唑类药物耐药乃至交叉耐药的报道,如耐伊曲康唑的烟曲霉报道增多,而且出现多药物耐药的烟曲霉临床分离株。提示有必要对长期用药者进行药物敏感性的监测。对两性霉素 B 耐药的黄曲霉临床分离株也有报道。土曲霉对两性霉素 B 天然耐药。构巢曲霉对两性霉素 B 也常常耐药。

(赵志云)

第四节　接合菌检验

一、分类

接合菌种类复杂,其分类及命名也在不断变化。接合菌属于接合菌门、接合菌纲,其下分为毛霉目和虫霉目。近年来,接合菌的命名和分类有了新的进展。在毛霉目已知的 16 科中,有 8 科的 12 属中的 24 种具有致病性;虫霉目分为 2 科 2 属,其中新月霉科耳霉属包括冠状耳霉,蛙粪霉科蛙粪霉属包括林蛙粪霉。

二、致病性

(一)分布与定植

大部分接合菌为世界性分布,可以利用多种物质作为营养源。致病性接合菌均可以在 37 ℃ 生长,有些接合菌的最高生长温度可以达到 50 ℃。在自然界中可从腐败的水果、蔬菜、食物、土壤和动物的粪便中分离到毛霉目的许多菌种。其中最常见的是根霉属真菌,其孢子囊在空气中广泛分布,可以释放大量孢子,是临床上最常见的病原性接合菌。人类感染主要是通过吸入接合菌孢子所致,鼻窦和肺部是最常受累的部位。空气中大量的孢子也很容易造成环境的污染。空调系统的污染可以造成鼻窦和肺部接合菌病的发生。此外,静脉输液受到污染可以导致播散性感染,纱布和静脉插管的污染可以导致皮肤感染。接合菌不会在人与人之间传播。毛霉目真菌大多数为腐生菌,广泛分布于土壤、动物粪便及其他腐败的有机物上,少数寄生于其他真菌上,极少数寄生于高等植物上,引起植物病害,也能引起人类的接合菌病。虫霉目致病菌在热带及亚热带分布较广,因而其感染在非洲、中南美、印度、东南亚等地的发病率相对较高。

(二)致病性

毛霉病通常由吸入孢子而发病,可导致变态反应,或引起肺部或鼻窦的感染。如果因创伤而接种真菌,可导致角膜、耳、皮肤或皮下组织的感染。若食用被真菌污染的食物,可导致胃肠道的感染。当真菌进入血管,可致管腔闭塞。原发感染可经血行或神经干播散至其他器官,尤其中枢神经系统。免疫功能低下者易感染毛霉病,如糖尿病、HIV 感染、应用大剂量糖皮质激素、血白细胞减少、白血病、营养不良的患者。此外,静脉药物滥用、医用外科材料受污染等也可引起。蛙粪霉病主要好发于儿童和青春期,据报告,半数以上的患者发生于 10 岁以下的儿童,成人患者少见。耳霉病主要见于成年男性,女性及儿童少见。推测虫霉病的传播途径可能是通过微小外伤和昆虫叮咬。

三、实验室检查

(一)标本采集

毛霉目真菌病通常进展快、诊断困难,及时获得临床标本并检测,对于毛霉目真菌病的检测至关重要。从可能感染部位取材,分泌物或者支气管冲洗物离心后沉渣直接采用 10%KOH 溶液涂片并进行真菌培养。组织病理标本或无菌部位获得的标本更有意义。获取标本后及时送真菌实验室,标本不能冷冻。毛霉病患者一般不会出现血培养阳性,血培养阳性无明确临床意义。

(二)染色镜检

显微镜下可以见到菌丝粗大(7～15 μm)、透明,无分隔或者分隔少,壁薄易折叠,分支呈直角。有时看到菌丝的横断面,表现为圆形肿胀细胞样。镜检阳性有诊断意义,镜检阴性,不能除外诊断。

(三)分离培养

1.毛霉目

毛霉目真菌可在许多真菌培养基上快速生长,PDA 及改良的 SDA 培养基是适合的培养基(放线菌酮可抑制其生长,故其培养基不加放线菌酮),置 25～30 ℃培养 2～4 d 可见典型的絮状而致密的菌落,迅速铺满整个培养皿或试管,形成丰富的气生菌丝体。根据菌种、生长时间不同菌落颜色可呈白色、黄色、灰色外观。显微镜下可有假根、囊托及匍匐菌丝,菌丝粗大、无隔,孢子梗发自菌丝或假根结节,孢子梗顶端可有孢子囊(直径为 50～300 μm)。

2.虫霉目

菌落通常呈波浪状或粉末状,呈放射状条纹,菌落颜色由奶油色变成灰色。其特征是存在初生孢子和次生孢子,在成熟期喷射状释放。

耳霉的菌落透明,呈放射状条纹,最初为波浪样外观,后逐渐变成粉末状,培养皿盖上常覆盖有由无性孢子释放的次级分生孢子,老的培养基可见到绒毛状分生孢子。初生孢子为圆形(40 μm),有明显的乳突。

蛙粪霉在25~37 ℃生长迅速,培养2~3 d开始生长,初为白色蜡样菌落,呈放射状条纹,颜色逐渐加深,2~3周后可形成灰黄色甚至灰黑色,表面可有一层绒毛样菌丝。培养7~10 d显微镜下可见宽大的无隔菌丝可裂解形成多个独立的单核菌丝体。有性型通过配囊结合形成接合孢子。接合孢子呈厚壁状,遗留鸟嘴样附属物(来自配囊配子)。初生孢子呈圆形,由原始分生孢子肿胀顶端处释放。次生孢子呈梨形,由孢子梗直接释放产生。

(四)微生物鉴定

KOH制片直接镜检可见直角分支的宽大(6~25 μm)、透明、无分隔或极少分隔的菌丝。

对毛霉目真菌进行鉴定需要根据以下条件:①菌落形态;②最高生长温度;③显微镜下观察有无囊托、假根、匍匐菌丝;④孢子囊、孢囊孢子的形态等。常需要分子生物学进一步鉴定至种的水平。

1.毛霉目

(1)毛霉属:菌落生长迅速,颜色由白色变黄色,最终可发灰色。最高生长温度为32~42 ℃。显微镜下孢子梗发自气生菌丝,分支较少,呈透明状;无假根及匍匐菌丝;孢子囊呈球形,黄色至棕色;囊轴呈圆形,扁平或椭圆形;无囊托;孢囊孢子呈扁球形稍长,壁光滑。

(2)根霉属:50~55 ℃可生长;30 ℃可迅速生长,初为白色,后渐变成棕色或灰色。背面呈白色,菌落黏性。显微镜下孢子梗发自假根,单个或成簇,未分支,呈深棕色;有假根及匍匐菌丝;孢子囊球形,呈灰黑色;囊轴扁球形稍长,呈棕色;有囊托但短;孢囊孢子呈扁球形,伴棱角。

(3)根毛霉属:耐热,50~55 ℃可生长。显微镜下孢子梗壁光滑发自匍匐菌丝,散在或成群分支,呈棕色;有假根及匍匐菌丝,假根壁薄;孢子囊圆形,呈灰棕色至棕黑色;囊轴圆形至梨形,呈灰棕色;无囊托;孢囊孢子呈球形,透明。

(4)囊托霉属:菌落生长迅速,由白色变成灰色外观,42 ℃生长良好。显微镜下孢子梗不分支,孢子囊呈梨形,囊托花瓶状或钟状,囊轴半圆形,孢囊孢子光滑呈圆柱形。

(5)横梗霉属:菌落呈白色、羊毛状,逐渐变成灰色,最高生长温度为46~52 ℃。显微镜下孢子梗发自匍匐菌丝,散在或成群,分支,呈苍白色、灰色;有假根及匍匐枝但不明显;孢子囊圆形至梨形,呈苍白色、灰色;囊轴半圆形或圆顶型伴尖端突起;有囊托,呈明显圆锥形;孢囊孢子圆形至椭圆形,壁光滑。

(6)克银汉霉属:菌落由白色变成深灰色,最适生长温度为45 ℃。显微镜下孢子梗顶端发出分支,末端膨大成顶囊,其上有许多小梗,单孢子的小型孢子囊即形成在小梗上。

2.虫霉目

虫霉目真菌主要有以下两个致病菌种。

(1)冠状耳霉:在PDA培养基上培养,菌落呈扩散性生长,很快可以见到放射性射出的次级菌落。显微镜下观察可见菌丝直径为6~15 μm。分生孢子梗高为60~90 μm,顶端轻微变细。初级孢子直径大约为40 μm,有明显乳头状基底,培养时间延长会出现茸毛样附属物(绒毛孢子)。孢子可以喷射释放,在初级菌落周围形成次级菌落。

(2)蛙粪霉:在PDA培养基上培养,菌落呈蜡样,无气生菌丝。菌落中心呈脑回样,周边有放射性深在裂隙。

显微镜下观察可见初级分生孢子梗短,末端肿胀。初级孢子球形,喷射释放形成乳头状结构。次级孢子梨形。孢子可见球形的突出物。

(五)药敏试验

可采用 CLSI 的 M38-A3 丝状菌药物敏感性检测方案,检测产孢接合菌的体外药物敏感性。绝大多数毛霉菌对抗真菌药物不够敏感,而且其折点也未确定。大多数抗真菌药物对毛霉目真菌的敏感性较一致,但是存在一定的种属差异性。

四、检验结果的解释和应用

(一)真菌培养结果解释和应用

接合菌为条件致病菌,自然界分布广泛,某些菌可以是实验室污染菌。因此对接合菌分离结果需要慎重解释。一般认为,从血液、穿刺液、脓液和肺组织中分离出的接合菌是感染菌,而从痰液中分离出的接合菌则应结合直接镜检进行考虑,涂片细胞学检查为合格的痰标本,且在初始分离培养基上呈优势生长,可认为是有意义的感染菌。

(二)药敏试验结果解释和应用

两性霉素 B 是治疗毛霉目真菌最有效的抗真菌药物,但体外药敏试验及动物实验提示小克银汉霉对两性霉素 B 的敏感性较差。

同一类药物对接合菌的 MIC 也存在多样性。新一代唑类药物中,伏立康唑对毛霉目真菌活性差。毛霉病暴发感染可能与其应用伏立康唑有关。泊沙康唑对毛霉目真菌有抗菌活性。多项体外药敏研究和动物模型均显示泊沙康唑对大多数毛霉目真菌有较低的 MIC 值。

棘白菌素类药物体外药敏显示对毛霉目真菌的抗菌能力差,且体内试验亦表明当其单独用药时抗菌活性不明显。但最近有研究证明与两性霉素 B 联合时有潜在的临床应用价值。

目前关于虫霉目真菌体外药敏的资料比较匮乏。虽然碘化钾体外药敏对这些真菌显示无活性,但体内却显示有一定的作用。两性霉素 B 对虫霉目真菌 MIC 值较高。伊曲康唑和酮康唑具有较好的体外抗菌活性。除此之外,蛙粪霉较之耳霉对各种抗真菌药更为敏感。

(赵志云)

第五节　双相真菌检验

一、分类

双相真菌是指一类具有温度依赖性形态转换能力的病原真菌。它们在组织内和在特殊培养基上 37 ℃培养时呈酵母相,而在普通培养基上室温培养时则呈菌丝相。目前国际公认的致病性双相真菌有6种,包括马尔尼菲青霉、孢子丝菌属、组织胞浆菌属、球孢子菌属、副球孢子菌属和芽生菌属。双相真菌有性期大多属于子囊菌门,具体分类将在每个菌种中分别介绍。

二、致病性

孢子丝菌属为自然界腐物寄生菌,广泛存在于柴草、芦苇、花卉、苔藓、草炭、朽木、土壤、沼泽泥水等。孢子丝菌属在世界广泛分布,尤其是在热带和亚热带区域。

马尔尼菲青霉在竹鼠体内共生,已从东南亚的四种竹鼠中分离出该菌,但至今尚未确定其自然生活环境,土壤可能是它的主要存在地,本菌极易在甘蔗和竹笋中生长。

荚膜组织胞浆菌为世界性分布,但在北美中部、中美和南美更为多见,在我国南方地区有散在发病,其自然栖息地为富含鸟和蝙蝠粪的土壤中,美国报道多次组织胞浆菌病暴发流行在蝙蝠栖息的地方(如洞穴),尤其是在热带地区。

粗球孢子菌在土壤中栖居,一般局限于美国加利福尼亚的圣华金谷地区。雨季的气候有利于土壤中真菌菌丝的增殖,真菌产生大量的关节孢子,随空气中的灰尘传播。

巴西副球孢子菌在酸性土壤中可长期存活,从犰狳中可分离到此菌。多发生于中美洲和南美洲,尤其以巴西常见。

皮炎芽生菌最适于在含有机废物的潮湿土壤或在烂木中生长,但很少能成功地分离到该菌。从北美的中西部到东南部均有患者报道。

双相真菌大多数为自然界腐生菌,是原发性真菌病病原菌。除孢子丝菌病多为皮肤外伤后感染外,其他主要是呼吸道感染,但绝大多数感染无症状,为自限性疾病,少数患者可发展为严重的系统性损害,为原发真菌感染。

(一)孢子丝菌病

孢子丝菌病多在外伤后接触土壤等后,将申克孢子丝菌带入皮内而引起感染,在地方流行区,可因吸入真菌孢子而发生肺部感染。

(二)马尔尼菲青霉病

人和竹鼠可能从一共同环境来源而感染,一般认为通过吸入空气中马尔尼菲青霉孢子而致病,并经血行播散至全身内脏器官。

(三)组织胞浆菌病

许多正常人在吸入少量的荚膜组织胞浆菌孢子后不引起任何症状,仅胸片显示肺部有不活动小病灶或钙质沉积。当吸入大量孢子、免疫受损或患其他疾病时,则产生不同程度的肺部或播散性感染。特别在幼儿中常产生急性暴发性播散性感染,并常迅速导致死亡。

(四)球孢子菌病

粗球孢子菌的关节孢子经呼吸道进入人体后,多数人仅引起短暂而轻度的肺部感染。在免疫抑制或易感人群中,可引起慢性的肺部感染或播散性感染。少数因外伤后接触本菌污染物而发病。

(五)副球孢子菌病

一般是在吸入播散在空气中的孢子后发病,肺部最常受累,随后病原菌随淋巴管扩散到局部的淋巴结。

(六)皮炎芽生菌病

感染发生于吸入散布在空气中的孢子后,肺常为原发感染部位,一些患者感染不累及其他器官而消退,而另一些患者感染可侵及皮肤、骨、前列腺和其他器官。

三、实验室检查

(一)标本采集

采集痰、支气管肺泡灌洗液、气管抽吸物或肺活检材料,肺外感染采集体液(如血、尿、滑液)及组织标本(如皮肤、肝、骨)。组织标本应分成 2 份,分别行真菌学和组织学检查。

(二)染色镜检

用湿片或组织印片检查(KOH 或荧光如钙荧光白染色)。瑞氏、吉姆萨或 PAS 染色检查在单核细胞或巨噬细胞内的马尔尼菲青霉、荚膜组织胞浆菌。骨髓液及组织切片用 HE、PAS、GMS、瑞氏、吉姆萨染色。间接荧光抗体染色为快速、敏感和特异的诊断法。

(三)分离培养

用血琼脂、BHI 琼脂、抑制性真菌琼脂、沙保琼脂或肉汤等培养基,在 30 ℃孵育 4～8 周或更久。对怀疑的菌落可转种后置 37 ℃孵育 7～14 d,使菌丝相变为酵母相。

(四)微生物鉴定

1.孢子丝菌属

长期以来一直认为孢子丝菌病仅由申克孢子丝菌感染所致。近年来,随着分子生物学鉴定方法的发展,发现申克孢子丝菌其实是由一组不同种系构成的复合体,即申克孢子丝菌复合体。目前国内临床分离的孢子丝菌经 DNA 测序证实均为球形孢子丝菌。

(1)直接镜检:常规方法不易发现真菌成分。可疑标本涂片后作革兰染色或 PAS 染色,油镜下可见在多核粒细胞内或大单核细胞内外有革兰阳性的长圆形雪茄烟样或梭形小体,大小为(1～2)μm×(3～7)μm,只有少数患者可查到菌体。

(2)菌落形态:在 SDA 上 25 ℃培养经 3～5 d 可见菌落生长。初为乳白色湿润、光滑、膜样菌落,逐渐变成深褐色至黑色,中央凹陷,周边隆起,有放射状皱褶的绒毛样菌落。多次转种后,菌落颜色可以变淡,甚至白色,但常有一小部分仍保持褐色,表面光滑,气生菌丝少见。在脑心浸液琼脂(BHI)上 37 ℃培养,可见白色或灰白色酵母样菌落。

(3)镜下结构:菌丝相可见细长分支、分隔菌丝,直径为 1～2 μm。分生孢子梗由菌丝两侧呈锐角长出,纤细而长,顶端变尖。分生孢子为单细胞性,有两种类型:一种呈无色、球形或梨形,大小为(2～3)μm×(3～5)μm,3～5 个簇集排列在分生孢子梗顶端如花朵样;另一种呈黑色、球形或圆锥形,较大,合轴排列于菌丝四周,称为套袖状分生孢子。酵母相可见大小不等的球形或卵圆形酵母细胞,以出芽方式繁殖,细长厚壁的芽孢呈梭形或雪茄烟样,附着在较大的球形或卵圆形酵母细胞上。①S.brasiliensis 在 PDA 上 35 ℃培养 21 d 后菌落直径≤30 mm,有黑色素分生孢子,合轴分生孢子长 2～6 μm;②S.luriei 在 PDA 上 35 ℃培养 21 d 后菌落直径超过 30 mm,缺乏黑色素分生孢子,合轴分生孢子长 4～10 μm;③S.globosa 最高生长温度为 35 ℃,着色分生孢子呈球形,不能同化棉子糖;④申克孢子丝菌最高生长温度为37 ℃,能同化棉籽糖。

2.马尔尼菲青霉

(1)直接镜检:可疑标本涂片吉姆萨或瑞氏染色,于单核细胞内见到圆形、椭圆形细胞,可见有明显的横隔。

(2)菌落形态:在 SDA 上 25 ℃培养 3～4 d 开始生长。菌落有两种形态:一种菌落为淡灰色至红色膜样,周围基质出现红色环,2 周后成熟菌落呈玫瑰红色蜡样,有脑回样皱纹及放射状沟纹,产生白色或灰褐色绒样气中菌丝,背面红色;另一种菌落为白色、淡黄色绒样菌落,产生红色色素渗入基质中,2 周后成熟菌落呈黄间白或黄间红色,或黄绿色绒样,周围基质及背面红色。在 BHI 上 37 ℃培养为酵母相,无色素产生。

(3)镜下结构:菌丝相可见无色透明、分隔菌丝,分生孢子梗光滑而无顶囊,帚状枝双轮生,散在,稍不对称,有 2～7 个散开,不平行的梗基,其上有 2～6 个瓶梗,顶端狭窄,可见单瓶梗,其顶端有单链分生孢子,散乱。分生孢子初为椭圆形,后呈圆形,光滑,可见孢间联体。酵母相可见表面光滑、圆形、椭圆形、长形酵母细胞,裂殖而非芽生,也可见多数短的菌丝成分。

3.荚膜组织胞浆菌

(1)直接镜检:可疑标本 KOH 涂片的结果常为阴性,皆应涂片染色后检查,常用瑞氏、吉姆萨或 PAS 染色后在油镜下检查,菌体常位于巨噬细胞内,直径为 $2\sim4~\mu m$,常呈卵圆形,在较小一端有出芽,细胞周围有一圈未被染色的空晕,提示是本菌的细胞壁。菌体内有一个大的空泡,在大的一端有一弯月形红染的原浆块,芽很细,染色时可以脱落。菌体有时在组织细胞外,多聚集成群。如果 KOH 涂片中见到直径为 $12\sim15~\mu m$ 的厚壁、圆形、芽生孢子,细胞内可见脂肪小滴,少数可见宽基底出芽,应考虑杜波变种。

(2)菌落形态:在 SDA 上 25 ℃培养生长缓慢,$2\sim3$ 周可见菌落生长。形成白色棉絮状菌落,然后变黄转至褐色,背面呈黄色或橙黄色。在 BHI 上 37 ℃培养呈酵母相。两个变种菌丝相不易区分。

(3)镜下结构:菌丝相可见透明、分支、分隔菌丝。分生孢子梗呈直角从菌丝长出,大分生孢子呈齿轮状,直径为 $8\sim14~\mu m$,圆形、壁厚、表面有指状突起,齿轮状大分生孢子是最具有诊断意义的特征性结构。可见少数直径为 $2\sim3~\mu m$ 的圆形或梨形小分生孢子。酵母相可见卵圆形孢子,有荚膜及芽基较窄的芽生细胞。染色后很像洋葱的横切面,分层清楚。两个变种酵母相可以鉴别,荚膜变种的酵母细胞小,直径为 $2\sim4~\mu m$,杜波变种的酵母细胞较大,直径为 $12\sim15~\mu m$。

此外荚膜变种可分解尿素,但不能液化明胶;而杜波变种在 $24\sim96~h$ 间即可液化明胶,但尿素试验阴性。

4.球孢子菌

(1)直接镜检:可疑标本 KOH 制片可见典型的圆形、厚壁($2~\mu m$)的球形体,直径为 $30\sim60~\mu m$,不出芽,内含内孢子,直径为 $2\sim5~\mu m$。内孢子可以充满小球形体或内生孢子排列在小球形体内壁,中央为一空泡。球形体破裂,内孢子外释。每个内孢子可延长为关节菌丝,关节菌丝断裂为关节孢子,后者发展为小球形体。在肺空洞患者,痰液标本可见到菌丝及小球形体。

(2)菌落形态:在 SDA 上 25 ℃培养,生长快,经 $2\sim7~d$ 可见菌落生长。很快由白色菌落转变为黄色棉絮状菌落,表面通常为白色,背面可呈黑褐色至灰色。在 $35\sim37$ ℃培养亦呈菌丝相,但生长缓慢稀疏。在采用特殊的液体转换培养基上,$37\sim40$ ℃和 $20\%CO_2$ 条件下培养,可以产生球形体和内生孢子。

(3)镜下结构:菌落应用 1%甲醛处理,数小时后再作镜检,以防吸入。菌丝相可见关节菌丝,圆柱状;关节孢子呈柱状,厚壁,大小为 $(2\sim4)~\mu m\times(3\sim6)~\mu m$,呈互生状生长;在关节孢子之间有一空细胞,彼此分开,具有特征性。酵母相的结构同直接镜检。

粗球孢子菌和 C.posadasii 两个种形态学一致,只能通过基因分析和在高盐浓度存在时生长率不同(C.posadasii 生长更慢)来区别。

5.巴西副球孢子菌

(1)直接镜检:可疑标本 KOH 涂片,可见一个或多个芽生孢子以细颈与圆形母细胞相连,呈典型的驾驶轮形,大小不等,直径为 $10\sim30~\mu m$,有时达 $60~\mu m$,从母细胞上脱落的芽细胞直径为 $2\sim10~\mu m$。

(2)菌落形态:在 SDA 上(培养基内不宜加氯霉素或放线菌酮)25 ℃培养,生长缓慢。菌落小,一般直径为 1 cm,为白色或带棕色绒毛样生长,边缘整齐,背面棕黑色菌落不下沉,但表面可以开裂。在 BHI 上 37 ℃培养,为生长缓慢的酵母菌落,表面光滑或有皱褶。

(3)镜下结构:菌丝相除细长分隔菌丝外,有 3~6 μm 小分生孢子,陈旧菌落可见厚壁孢子。酵母相的结构同直接镜检。

6.皮炎芽生菌

(1)直接镜检:可疑标本 KOH 涂片可见圆形、厚壁、直径 8~18 μm 的单芽孢子,芽颈较粗,孢子呈圆形。

(2)菌落形态:在 SDA 上 25 ℃ 培养,初为酵母样薄膜生长,后为乳白色菌丝覆盖,背面淡棕色。在 BHI 上 37 ℃ 培养,可长成奶油色或棕色酵母样菌落,表面有皱褶。

(3)镜下结构:菌丝相可见许多圆形和梨形直径为 4~5 μm 的小分生孢子,直接从菌丝或分生孢子柄上长出,陈旧培养可见间生厚壁孢子。酵母相与直接镜检相同,但可见短菌丝或芽管。

(五)药敏试验

可采用 CLSI 的 M38-A3 丝状菌药物敏感性检测方案,来检测双相真菌菌丝相的体外药物敏感性。绝大多数双相真菌的药敏试验折点尚未确定。

四、检验结果的解释和应用

(一)真菌培养结果解释和应用

由于双相真菌很少在人体定植,一般分离自人体标本的双相真菌均有临床意义。特别是从血液、骨髓、穿刺液、脓液和肺组织中分离出的双相真菌一般认为是感染菌,涂片细胞学检查为合格的痰标本,且在初始分离培养基上呈优势生长,可认为是有意义的感染菌。

(二)药敏试验结果解释和应用

1.孢子丝菌

伊曲康唑、泊沙康唑、特比萘芬和两性霉素 B 对孢子丝菌的菌丝相和酵母相均有抗菌活性。特比萘芬对孢子丝菌的菌丝相和酵母相药敏试验的结果一致。伊曲康唑、伏立康唑和两性霉素 B 对孢子丝菌的菌丝相 MIC 值明显高于酵母相,尤其伊曲康唑差别最大,提示对伊曲康唑、伏立康唑及两性霉素 B 最好选择酵母相来进行体外药敏试验,所得结果可能与临床疗效一致性较好。此外,伊曲康唑与米卡芬净、伊曲康唑与特比萘芬的体外联合药敏试验显示具有良好的协同作用。

2.马尔尼菲青霉

对两性霉素 B、伊曲康唑及伏立康唑高度敏感,对氟康唑敏感性较低。米卡芬净对马尔尼菲青霉的菌丝相抑菌活性强,但对孢子相则较弱。

3.组织胞浆菌

对两性霉素 B、伊曲康唑、氟康唑、伏立康唑、泊沙康唑敏感,米卡芬净对组织胞浆菌的菌丝相抑菌活性强,但对孢子相则较弱。

4.球孢子菌

对两性霉素 B、伊曲康唑、氟康唑、伏立康唑、泊沙康唑敏感,米卡芬净对粗球孢子菌的菌丝相抑菌活性强,但对孢子相则较弱。

5.副球孢子菌

对两性霉素 B、伊曲康唑、氟康唑、伏立康唑、泊沙康唑敏感。

6.皮炎芽生菌

对两性霉素 B、伊曲康唑、氟康唑、伏立康唑、泊沙康唑敏感,米卡芬净对皮炎芽生菌的菌丝相抑菌活性强,但对孢子相则较弱。

(赵志云)

第六节　暗色真菌检验

一、分类

致病性暗色真菌是指一组菌丝和(或)孢子的壁具有黑色素样颜色的真菌。这类真菌种类众多,形态学变化大,归属于子囊菌门,真子囊菌纲,分为 6 个目 6 个科 14 个属。暗色真菌常见的致病菌集中于刺盾炱目的蔓毛壳科,包括枝孢瓶霉属的卡氏枝孢瓶霉、着色霉属的裴氏着色霉和 F.monophora、瓶霉属的疣状瓶霉、外瓶霉属的皮炎外瓶霉、棘状外瓶霉等。另一类致病性暗色真菌属于格孢腔菌目,主要包括链格孢霉属、离蠕孢属、弯孢霉属、凸脐孢属等条件致病性暗色丝状真菌,其中以离蠕孢属的穗状离蠕孢致病多见。目前临床已报道百余种致病性暗色真菌。

二、致病性

暗色真菌在自然界广泛分布,其致病菌多为土壤腐生菌,已从土壤、朽木、腐败植物等处分离出多种致病性着色真菌,病原菌多通过外伤接种进入皮肤引起感染。

暗色真菌在人类可致浅表型真菌感染及甲真菌病、足菌肿等,更常见的是引起着色芽生菌病和暗色丝孢霉病。有时甚至发生系统性感染而危及生命。暗色真菌感染的发生可能与外伤有关。最近的研究表明,天然免疫缺陷、免疫功能异常患者对暗色真菌的易感性明显提高。

三、实验室检查

(一)标本采集
采取患者的脓液、分泌物、痂皮或活检组织等标本,对其进行显微镜检查和真菌培养等检查。

(二)镜检
取痂屑、渗出物、脓液或活检标本进行 KOH 涂片镜检可以发现单个或成对成簇的棕色厚垣多分隔的硬壳小体,直径为 $4\sim12\ \mu m$。硬壳小体对诊断着色芽生菌病有重要意义。暗色丝孢霉病在损害的分泌物或脓液及活检标本中可见暗色规则或串珠状菌丝、发芽或不发芽的酵母细胞。

(三)分离培养
将分泌物、脓液、活组织标本接种于沙氏琼脂斜面上在 $25\sim30\ ℃$温度下培养 4 周,大多数致病性暗色真菌在 $1\sim2$ 周间均可形成绒毛样菌落(个别菌种初代培养呈酵母样),呈灰色、暗绿色、暗棕色或黑色,在马铃薯琼脂或玉米琼脂培养基上生长良好,产孢丰富。根据其产孢结构特点可对其进行鉴定。

(四)微生物鉴定
暗色真菌的鉴定主要包括形态学鉴定(基于孢子发生方式)、生理生化鉴定(温度、碳源和氮源同化)、血清学鉴定(外抗原试验)、分子生物学鉴定(核酸杂交、ITS 测序、RAPD、RFLP)。在组织病理中,某些暗色真菌黑色素量较低,常规染色不易看到真菌成分,可以采用 Fontana-Masson 染色,它可以将黑色素染色,因而被推荐作为和曲霉等造成的透明丝孢霉病的常规鉴别方法。

形态学鉴定依然是暗色真菌鉴定的重要手段,应用马铃薯琼脂或玉米琼脂培养基进行小培养是观察分生孢子的发生方式的理想手段。近年来,分子鉴定发展迅速,18 S rRNA 因其保守性而被广泛应用,大部分暗色真菌可以由 ITS 测序进行菌种鉴定,但应用此方法作为鉴定金标准仍然存在争议。如链格孢霉属等一些种属,不同种间形态学存在差异,然而 ITS 区域可能相同,因此对于这些种属而言,ITS 是否没有足够的多态性、抑或是否我们定义了过多的种等问题仍然存在争议。对于某些少见菌种与美国国家生物技术信息中心比对时应注意,因为大约 10% 的序列可能存在出入,菌种鉴定不能全部依赖于测序,应当结合形态学鉴定及命名法。常见病原性暗色真菌鉴定特征介绍如下。

1.卡氏枝孢瓶霉

在 SDA 上 27 ℃培养 14 d 后,菌落直径可达 2 cm;菌落紧密,橄榄绿至黑色,有较清楚的暗色边界,表面可见棕绿色短的气生菌丝。显微镜下可见分生孢子呈单细胞性、褐色、表面光滑,椭圆形,底部有一暗色的脐,孢子大小为(1.5~3) μm×(3~10) μm,产孢方式主要为支孢型,以向顶性方式排列为多分支的分生孢子链。在某些菌株上可以观察到有清楚领状结构的瓶梗。本菌的最高生长温度为 37 ℃,不能液化明胶。

2.裴氏着色霉

在 SDA 上,27 ℃培养 14 d 后菌落直径可达 2.5 cm;表面平坦或高起有皱褶,表面绒毛状或絮状,橄榄绿至黑色,可见灰色短而密集的气生菌丝。显微镜下可见多形性产孢,主要可见喙支孢型、支孢型产生的分生孢子,偶可见瓶型产孢。分生孢子单细胞性,呈椭圆形或圆筒形、长椭圆形,菌落大小为(1.5~3) μm×(3~6) μm。

3.F.monophora

F.monophora 是 2004 年根据 ITS 区序列分析从裴氏着色霉中分出的一个新种,主要分布在南美及非洲,在中国则主要集中在南方,引起的疾病谱较 F.pedrosoi 广,感染不仅仅限于皮肤和皮下组织,还可以引起脑部系统性感染。

4.疣状瓶霉

在 SDA 上,27 ℃培养 14 d 后菌落直径达 2 cm,褐色至黑色,表面密生灰色短的气生菌丝。显微镜下可见瓶梗呈安瓿瓶形或葫芦形,产孢方式为瓶型产孢,顶端可见清楚的领口状结构。分生孢子在瓶梗的开口处依次产生,半内生性,由黏液包绕后聚集在瓶口顶端,分生孢子为单细胞性,呈近球形,无色至褐色,菌落大小为(1~2) μm×(3~4) μm。

5.皮炎外瓶霉

皮炎外瓶霉又名皮炎王氏霉。初代培养菌落呈黑色糊状,继代培育可产生气中菌丝。糊状菌落显微镜下可见酵母样芽生孢子,产菌丝菌落中可见圆筒形或瓶形的分生孢子梗即环痕梗,在菌丝末端或侧支产生,周围聚集多个分生孢子。分生孢子呈圆至卵圆形,大小为(1~3) μm×(1.5~4)μm。另有一种颗粒型菌落,显微镜下可见暗色的厚垣孢子样细胞团块或孢子链,有时这种细胞内部可纵横分隔。该菌可在 42 ℃生长,不能利用硝酸钾,可与其他的外瓶霉相区别。

6.棘状外瓶霉

菌落潮湿发亮,呈黑色酵母样,主要由酵母细胞组成。继代培养逐渐产生短的绒毛状菌丝。显微镜下可见菌丝分支分隔,分生孢子梗即环痕梗从菌丝末端或侧面产生,颜色较深,直立、与菌丝呈直角分支,其顶端有一较长的鼻状突起即环痕产孢处,该突起为外瓶霉中最长的,环痕数目在外瓶霉中最多,可达 30 段以上。环痕孢子为单细胞,呈透明或半透明,亚球形至椭圆形,光滑,大小为 2.5 μm×3.5 μm。本菌可在 38~39 ℃生长,可利用硝酸盐。

7.穗状离蠕孢

菌落平坦扩展,呈絮状至毛状,灰黄至橄榄色。菌丝棕色,分支分隔。显微镜下可见分生孢子梗在菌丝末端或侧面产生,顶部产孢,呈膝状弯曲,孢子脱落后留下瘢痕。分生孢子以合轴方式产生,短柱状或卵圆形,两端钝圆,底部与分生孢子梗相连接部位有一痕。分生孢子两极均可发芽。

(五)药敏试验

可采用 CLSI 的 M38-A3 丝状菌药物敏感性检测方案,检测产孢暗色真菌的体外药物敏感性。暗色真菌的体外抗菌药物敏感性报道日渐增多,然而判读折点还没有确切的标准,临床相关性数据也不足。

四、检验结果的解释和应用

(一)真菌培养结果解释和应用

暗色真菌在自然界分布广泛,某些菌可以是实验室污染菌。因此对暗色真菌分离结果需要慎重解释。一般认为,从血液、穿刺液、脓液和肺组织中分离出的暗色真菌是感染菌,而从有菌开放部位中分离出的暗色真菌则应结合直接镜检结果进行考虑。

(二)药敏试验结果解释和应用

总体而言,唑类药物抗暗色真菌药物敏感性数据较一致,其中以伊曲康唑有较好的活性,但是也有长期应用伊曲康唑治疗的裴氏着色霉感染患者对唑类药物耐药。新型三唑类药物泊沙康唑、伏立康唑对于暗色真菌也有广谱抗菌活性,而且泊沙康唑对于链格孢属、外瓶霉属的抗菌活性高于伏立康唑。

两性霉素 B 对于临床比较常见的暗色真菌如外瓶霉属、链格孢属体外抗菌活性较好,弯孢霉属、外瓶霉属、喙枝孢属偶尔会出现耐药。一些研究认为氟胞嘧啶对于不同暗色真菌导致的着色芽生菌病和暗色丝孢霉病有一定的抗菌活性,也有一些研究认为无抗菌活性。特比萘芬对于丝状真菌有着明确的抗菌活性,有报道认为特比萘芬对于链格孢属、弯孢霉属、离蠕孢属有着广谱的抗菌活性。棘白菌素类药物对于暗色真菌的药物敏感性不尽相同,有菌种特异性。

(赵志云)

第十五章　细菌学检验

第一节　化脓性球菌检验

球菌是细菌中的一大类。对人类有致病性的病原性球菌主要引起化脓性炎症,故又称化脓性球菌。革兰阳性球菌有葡萄球菌属、链球菌属、肠球菌属、肺炎链球菌等;革兰阴性球菌有脑膜炎奈瑟菌、淋病奈瑟球菌和卡他莫拉菌等。

一、葡萄球菌属

葡萄球菌属细菌是一群革兰阳性球菌,通常排列成不规则的葡萄串状,故名。其广泛分布于自然界、人的体表及与外界相通的腔道中,多为非致病菌,正常人体皮肤和鼻咽部也可携带致病菌株,其中医务人员带菌率可高达 70% 以上,是医院内交叉感染的重要来源。葡萄球菌属分为32 个种、15 个亚种。

(一)生物学特性

本菌呈球形或略椭圆形,直径为 $0.5\sim1.5\ \mu m$,革兰阳性,葡萄串状排列。无鞭毛、无芽孢,除少数菌株外,一般不形成荚膜。

需氧或兼性厌氧,营养要求不高,最适生长温度 35 ℃,最适 pH 为 7.4,多数菌株耐盐性强。在普通平板上培养 $18\sim24$ h,形成直径为 2 mm 左右,呈金黄色、白色或柠檬色等不同色素,凸起、表面光滑、湿润、边缘整齐的菌落。血平板上,金黄色葡萄球菌菌落周围有明显的透明溶血环(β溶血),在肉汤培养基中呈均匀浑浊生长。

葡萄球菌属的表面抗原主要有葡萄球菌 A 蛋白(staphylococcal protein A,SPA)和多糖抗原两种。SPA 是细胞壁上的表面蛋白,具有种、属特异性。SPA 具有抗吞噬作用,可与人类 IgG的 Fc 段非特异性结合而不影响 Fab 段,故常用含 SPA 的葡萄球菌作为载体,结合特异性抗体后,开展简易、快速的协同凝集试验,用于多种微生物抗原的检测。多糖抗原存在于细胞壁上,是具有型特异性的半抗原。金黄色葡萄球菌所含的多糖抗原为核糖醇磷壁酸,检测机体磷壁酸抗体有助于对金黄色葡萄球菌感染的诊断。

葡萄球菌是抵抗力最强的无芽孢菌,耐干燥、耐盐,在 $100\sim150$ g/L 的 NaCl 培养基中能生长,对碱性染料敏感,1:(10 万~20 万)甲紫能抑制其生长。近年来由于抗生素的广泛应用,耐药菌株迅速增多,尤其是耐甲氧西林金黄色葡萄球菌已成为医院感染最常见的致病菌。

(二)致病物质与所致疾病

本菌属以金黄色葡萄球菌毒力最强,可产生多种侵袭性酶及毒素,如血浆凝固酶、耐热核酸酶、溶血毒素、杀白细胞素、表皮剥脱毒素、毒性休克综合征毒素-1 等,30%～50%的金黄色葡萄球菌可产生肠毒素,耐热,100 ℃、30 min 不被破坏。可引起疖、痈、骨髓炎等侵袭性疾病和食物中毒、烫伤样皮肤综合征(staphylococcal scalded skin syndrome,SSSS)、毒性休克综合征等毒素性疾病。

凝固酶阴性葡萄球菌(coagulase-negative staphylococci,CNS)近年来已成为医院感染的主要病原菌,以表皮葡萄球菌为代表,可引起人工瓣膜性心内膜炎、尿道、中枢神经系统感染和菌血症等。

(三)微生物学检验

1.标本采集

根据感染部位不同,可采集脓液、创伤分泌物、穿刺液、血液、尿液、痰液、脑脊液、粪便等,采集时应避免病灶周围正常菌群污染。

2.直接显微镜检查

无菌取脓液、痰、渗出物及脑脊液(离心后取沉渣)涂片,革兰染色镜检,本菌属为革兰阳性球菌,葡萄状排列,无芽孢,无荚膜,应及时向临床初步报告"查见革兰阳性葡萄状排列球菌,疑为葡萄球菌",并进一步分离培养和证实。

3.分离培养

血标本应先增菌培养,脓液、尿道分泌物、脑脊液沉淀物直接接种血平板,金黄色葡萄球菌在菌落周围有透明(β)溶血环。尿标本必要时做细菌菌落计数,粪便、呕吐物应接种高盐甘露醇平板,可形成淡黄色菌落。

4.鉴定

葡萄球菌的主要特征:革兰阳性球菌,不规则葡萄串状排列;菌落圆形、凸起、不透明,产生金黄色、白色或柠檬色等脂溶性色素,在含 10%～15%的 NaCl 平板中生长;触酶阳性,金黄色葡萄球菌凝固酶阳性,耐热核酸酶阳性,发酵甘露醇。

(1)血浆凝固酶试验:是鉴定致病性葡萄球菌的重要指标,有玻片法和试管法。前者检测结合型凝固酶,后者检测游离型凝固酶,以 EDTA 抗凝兔血浆为最好。玻片法即刻血浆凝固为阳性;试管法以 37 ℃水浴 3～4 h 凝固为阳性,24 h 不凝固为阴性。

(2)耐热核酸酶试验:用于检测金黄色葡萄球菌产生的耐热核酸酶,是测定葡萄球菌有无致病性的重要指标之一。

(3)磷酸酶试验:将被检菌点种在含有对硝基酚磷酸盐的 pH 为 5.6～6.8 M-H 琼脂上,35 ℃过夜培养,菌落周围出现黄色为阳性。

(4)吡咯烷酮芳基酰胺酶试验:将被检菌 24 h 斜面培养物接种于含吡咯烷酮 β-萘基酰胺(PYR)肉汤中,35 ℃孵育 2 h,加入 N,N-二甲氧基肉桂醛试剂后 2 min 内产生桃红色为阳性。

临床上常用商品化鉴定系统如 Vitek2、Vitek AMS-3、API staph 等进行鉴定。

5.肠毒素测定

经典方法是幼猫腹腔注射食物中毒患者的高盐肉汤培养物,4 h 内动物发生呕吐、腹泻、体温升高或死亡者,提示有肠毒素存在的可能。现常用 ELISA 法或分子生物学方法检测肠毒素。

(四)药物敏感性试验

葡萄球菌属细菌药敏试验常规首选抗生素为苯唑西林和青霉素;临床常用药物是阿奇霉素、克林霉素、甲氧苄啶、万古霉素等。通过药敏试验可筛选出耐甲氧西林葡萄球菌(methicillin re-sistant Staphylococcus,MRS),该菌携带 *mecA* 基因,编码低亲和力青霉素结合蛋白,导致对甲氧西林、所有头孢菌素、碳青霉烯类、青霉素类＋青霉素酶抑制剂等抗生素耐药,是医院感染的重要病原菌,多发生于免疫缺陷患者、老弱患者及手术、烧伤后的患者,极易导致感染暴发流行,治疗困难,病死率高。

葡萄球菌是临床上常见的细菌,经涂片染色镜检观察到革兰阳性球菌,菌落形态典型,若触酶试验阳性,应先用凝固酶试验检查,将其分成凝固酶阳性和凝固酶阴性细菌。前者大多为金黄色葡萄球菌,应及时快速鉴定和进行药敏试验,尽快报告临床。后者如果是从输液导管、人工植入组织中分离出的细菌,应视为病原菌,须鉴定到种。若药物敏感性试验为甲氧西林耐药的菌株,则报告该菌株对所有青霉素、头孢菌素、碳青霉烯类、β-内酰胺类和β-内酰胺酶抑制剂类抗生素均耐药,同时对氨基糖苷类、大环内酯类和四环素类抗生素也耐药。

二、链球菌属

链球菌属细菌是化脓性球菌中的常见菌,种类繁多,广泛分布于自然界、人及动物肠道和健康人鼻咽部,大多数不致病。

(一)生物学特性

链球菌革兰染色阳性,球形或椭圆形,直径为 0.50～1.0 μm,链状排列,链的长短与细菌的种类和生长环境有关,在液体培养基中形成的链较固体培养基上的链长。无芽孢,无鞭毛。多数菌株在培养早期(2～4 h)形成透明质酸的荚膜。肺炎链球菌为革兰阳性球菌,直径为 0.50～1.25 μm,菌体呈矛头状、成双排列,宽端相对,尖端向外,在脓液、痰液及肺组织病变中亦可呈单个或短链状。无鞭毛、无芽孢,在机体内或含血清的培养基中可形成荚膜。

链球菌营养要求较高,培养基中需加入血液或血清、葡萄糖、氨基酸、维生素等物质。多数菌株兼性厌氧,少数为专性厌氧。最适生长温度为 35 ℃,最适 pH 为 7.4～7.6。在液体培养基中为絮状或颗粒状沉淀生长,易形成长链。在血平板上,经培养 18～24 h 后可形成圆形、凸起、灰白色、表面光滑、边缘整齐的细小菌落,菌落周围可出现 3 种不同类型的溶血环。①甲型(α或草绿色)溶血:菌落周围有 1～2 mm 宽的草绿色溶血环,该类菌又称草绿色链球菌;②乙型(β或透明)溶血:菌落周围有 2～4 mm 宽的透明溶血环,该类菌又称溶血性链球菌;③丙型(γ)溶血:菌落周围无溶血环,该类菌又称不溶血性链球菌。

肺炎链球菌在血平板上形成灰白色、圆形、扁平的细小菌落,若培养时间过长,可因产生自溶酶而形成脐状凹陷,菌落周围有草绿色溶血环。在液体培养基中呈浑浊生长。但培养时间过长,因产生自溶酶而使培养液变澄清,管底沉淀。

链球菌主要有多糖抗原、蛋白质抗原和核蛋白抗原三种。多糖抗原又称 C 抗原,有群特异性,位于细胞壁上。根据 C 抗原的不同,将链球菌分为 A、B、C、D…20 个群,对人致病的 90% 属 A 群。蛋白质抗原又称表面抗原,位于 C 抗原外层,具有型特异性,有 M、T、R、S 4 种。如 A 群链球菌根据 M 抗原不同,可分成约 100 个型;B 群分 4 个型;C 群分 13 个型。M 抗原与致病性有关。核蛋白抗原又称 P 抗原,无特异性,为各种链球菌所共有,并与葡萄球菌有交叉抗原性。

肺炎链球菌根据荚膜多糖抗原的不同,分为 85 个血清型。引起疾病的有 20 多个型。其中菌体多糖抗原可被血清中的C反应蛋白(C reactive protein,CRP)沉淀。正常人血清中只含微量CRP,急性炎症者含量增高,故常以测定CRP作为急性炎症诊断的依据。

有荚膜的肺炎链球菌经人工培养后可发生菌落由光滑型向粗糙型(S-R)的变异,同时随着荚膜的消失,毒力亦随之减弱。将R型菌落的菌株接种动物或在血清肉汤中培养,则又可恢复S型。

(二)致病物质与所致疾病

链球菌可产生多种外毒素和胞外酶,如透明质酸酶、链激酶、链道酶、链球菌溶血素O和溶血素S、M蛋白、脂磷壁酸等。而荚膜、溶血素、神经氨酸酶是肺炎链球菌重要的致病物质。

A群链球菌也称化脓性链球菌,致病力强,引起急性呼吸道感染、丹毒、软组织感染、猩红热等,还可致急性肾小球肾炎、风湿热等变态反应性疾病。B群链球菌又称无乳链球菌,主要引起新生儿败血症和脑膜炎。肺炎链球菌又称肺炎球菌,主要引起大叶性肺炎、支气管炎、中耳炎、菌血症等。草绿色链球菌亦称甲型溶血性链球菌,是人体口腔、消化道、女性生殖道的正常菌群,常不致病,偶可引起亚急性细菌性心内膜炎。

(三)微生物学检验

1.标本采集

采集脓液、鼻咽拭子、痰、脑脊液、血液等标本。风湿热患者取血清做抗链球菌溶血素O抗体测定。

2.直接显微镜检查

(1)革兰染色镜检:痰、脓液、脑脊液等直接涂片,染色镜检。见链状排列革兰阳性球菌的形态特征可初报。如发现革兰阳性矛头状双球菌,周围有较宽的透明区,经荚膜染色确认后可初报"找到肺炎链球菌"。

(2)荚膜肿胀试验:用于检查肺炎链球菌。将接种待检菌的小鼠腹腔液,置于玻片上,混入不稀释抗荚膜抗原免疫血清,加少量碱性亚甲蓝染液,覆盖玻片,油镜检查。肺炎链球菌如遇同型免疫血清,则荚膜出现肿胀,为阳性。

3.分离培养

血液、脑脊液标本需肉汤培养基增菌培养,痰液、脓液、咽拭标本可接种于血平板。怀疑肺炎链球菌者,需置于5%～10%CO_2环境培养。阴道分泌物应置于含多黏菌素(10 $\mu g/mL$)和萘啶酸(15 μ /mL)选择性培养肉汤中孵育18～24 h,再作分离培养,观察菌落性状和溶血特性。β溶血的A、C、G群菌落较大,直径大于0.5 mm,而米勒链球菌则小于0.5 mm。B群链球菌溶血环较A、C、G群模糊,某些B群链球菌无溶血环。

4.鉴定

链球菌的主要特征:革兰阳性球菌,链状排列,肺炎链球菌呈矛头状,常成双排列,有荚膜;血平板上形成灰白色、圆形凸起的细小菌落,菌株不同可呈现不同的溶血现象;触酶阴性,能分解多种糖类、蛋白质和氨基酸。肺炎链球菌培养48 h后菌落呈"脐状"凹陷,有草绿色溶血环,多数菌株分解菊糖,胆盐溶解试验和奥普托欣敏感试验阳性,可区别肺炎链球菌与草绿色链球菌。

(1)β溶血性链球菌。①兰斯菲尔德群特异性抗原鉴定:B群为无乳链球菌,F群为米勒链球菌,A、C、G群抗原不是种特异性抗原,还需根据菌落大小和生化反应进一步鉴定(表15-1)。②PYR试验:化脓性链球菌产生吡咯烷酮芳基酰胺酶,可水解吡咯烷酮β-萘基酰胺,加入试剂后产生桃红色。③杆菌肽敏感试验:将0.04 U杆菌肽药敏纸片贴在涂布有待测菌的血平板上,

35 ℃孵育过夜后,观察抑菌环以判断是否为敏感;化脓性链球菌为阳性,有别于其他 PYR 阳性的 β 溶血性细菌(猪链球菌、海豚链球菌)和 A 群小菌落 β 溶血性链球菌(米勒链球菌),此法可作为筛选试验。④V-P 试验:可鉴别 A、C、G 群 β 溶血的大、小两种不同菌落。⑤CAMP 试验:无乳链球菌能产生 CAMP 因子,它可促进金黄色葡萄球菌溶血能力,使其产生显著的协同溶血作用,试验时先将金黄色葡萄球菌(ATCC25923),沿直径划线接种,再沿该线垂直方向接种无乳链球菌,两线不得相接,间隔为 3～4 mm,35 ℃孵育过夜,两种划线交界处出现箭头状溶血,即为阳性反应。本法可作为无乳链球菌的初步鉴定试验。

表 15-1　β溶血链球菌鉴别

Lancefield 抗原群	菌落大小	菌种	PYR	V-P	CAMP	BGUR
A	大	化脓性链球菌	+	−	−	
A	小	米勒链球菌	−	+	−	
B		无乳链球菌	−	−	+	
C	大	马链球菌	−	−	−	+
C	小	米勒链球菌	−	+	−	−
F	小	米勒链球菌	−	+	−	
G	大	似马链球菌	−	−	−	+
G	小	米勒链球菌	−	+	−	
未分群	小	米勒链球菌	−	+	−	

(2)非 β 溶血链球菌:包括不溶血和 α 溶血 C、G 群链球菌。其生化特征见表 15-2。

表 15-2　非 β 溶血链球菌鉴别

菌种	Optochin 敏感试验	胆汁溶菌试验	胆汁七叶苷试验
肺炎链球菌	S	+	−
草绿色链球菌	R	−	−
牛链球菌	R	−	+

(3)草绿色链球菌:目前借助常规方法鉴定到种有一定困难,通常将其鉴定到群。根据 16 SrRNA 可分为温和链球菌群、米勒链球菌群、变异链球菌群和唾液链球菌群。各群鉴别特征见表 15-3。

表 15-3　草绿色链球菌鉴别

菌群	V-P	脲酶	精氨酸	七叶苷	甘露醇	山梨醇
温和链球菌群	−	−	−	−	−	−
变异链球菌群	+	−	−	+	+	+
唾液链球菌群	+/−	+/−	−	+	−	−
米勒链球菌群	+	−	+	+/−	+/−	−

5.血清学诊断

抗链球菌溶血素 O 试验常用于风湿热的辅助诊断,活动性风湿热患者的抗体效价一般超过 400 U。

(四)药物敏感性试验

链球菌属细菌药敏试验选择抗生素:A 组为红霉素、青霉素或氨苄西林等;B 组为头孢吡肟、头孢噻肟或头孢曲松等;C 组为氧氟沙星、左氧氟沙星等。

青霉素是抗链球菌的首选药物,值得注意的是,耐青霉素的肺炎链球菌(penicillin resistant Streptococous pneomonia,PRSP)和草绿色链球菌,若来源于血和脑脊液,则应检测该菌株对头孢曲松、头孢噻肟和美洛培南的 MIC,以判断敏感、中介或耐药。

无论从何种临床标本中分离出 β 溶血性链球菌及肺炎链球菌,均应及时报告临床。咽部标本中分离出化脓性链球菌应迅速报告临床并及时使用抗生素以减少并发症的发生。C、G 群大菌落的 β 溶血性链球菌是咽喉炎病原体,而米勒链球菌群尽管是正常菌群之一,但只要是在脓肿或伤口中分离出的都应视为致病菌而非污染菌。

三、肠球菌属

肠球菌属是 1984 年新命名的菌属,属于链球菌科,有 19 个种,分成 5 群。临床分离的肠球菌多属于群 2,如粪肠球菌、屎肠球菌。

(一)生物学特性

本菌为革兰阳性球菌,大小为(0.6～2.0)$\mu m \times$(0.6～2.5)μm,单个、成对或短链状排列,琼脂平板上生长的细菌呈球杆状,液体培养基中呈卵圆形、链状排列。无芽孢,无荚膜,个别菌种有稀疏鞭毛。兼性厌氧,最适生长温度为 35 ℃,大多数菌株在 10 ℃和 45 ℃均能生长。所有菌株在含 6.5%NaCl 肉汤中能生长,在 40%胆汁培养基中能分解七叶苷。当粪肠球菌培养于含血的培养基中,可合成细胞色素或触酶或两者皆有。含 D 群链球菌 D 抗原。

(二)致病物质与所致疾病

肠球菌属是人类肠道中的正常菌群,多见于尿路感染,与尿路器械操作、留置导尿管、尿路生理结构异常有关,是重要的医院感染病原菌,也可见于腹腔和盆腔的创伤感染。近年来不断上升的肠球菌感染率和广泛使用抗生素出现的耐药性有关。肠球菌引起的菌血症常发生于有严重基础疾病的老年人、长期住院接受抗生素治疗的免疫功能低下患者。

(三)微生物学检验

1.标本采集

采集尿液、血液及脓性分泌物等。

2.直接显微镜检查

尿液及脓液等直接涂片革兰染色镜检,血液标本经增菌培养后涂片革兰染色镜检,本菌为单个、成双或短链状排列的卵圆形革兰阳性球菌。

3.分离培养

血液标本先增菌培养,脓汁、尿标本直接接种于血平板。肠球菌在血平板上形成圆形、表面光滑的菌落,α 溶血或不溶血,粪肠球菌的某些株在马血、兔血平板上出现 β 溶血。含杂菌标本接种选择性培养基如叠氮胆汁七叶苷琼脂,肠球菌形成黑色菌落。

4.鉴定

肠球菌的主要特征是:革兰阳性球菌,成对或短链状排列;菌落灰白色、圆形凸起,表面光滑,菌株不同可呈现不同的溶血现象;触酶阴性,多数菌种能水解吡咯烷酮-β-萘基酰胺(PYR),胆汁七叶苷阳性,在含 6.5％NaCl 培养基中生长。临床常见肠球菌的主要鉴定特征见表 15-4。

表 15-4　临床常见肠球菌的主要鉴定特征

菌种	甘露醇	山梨醇	山梨糖	精氨酸	阿拉伯糖	棉子糖	蔗糖	核糖	动力	色素	丙酮酸盐
鸟肠球菌	+	+	+	−	+	−	+	+	−	−	+
假鸟肠球菌	+	+	+	+	+	+	+	+	+	+	+
棉子糖肠球菌	+	+	+	−	−	+	+	+	−	−	+
恶臭肠球菌	+	+	+	−	−	+	+	+	−	−	+
屎肠球菌	+	−	−	+	+	+	+	+	−	−	−
卡氏黄色肠球菌	+	−	+	+	+	+	+	+	−	+	−
孟氏肠球菌	+	−	+	+	+	+	+	+	−	+	−
微黄肠球菌	+	−	+	+	+	+	+	+	−	+	−
鸡肠球菌	+	−	+	+	+	+	+	+	+	+	−
坚韧肠球菌	−	−	−	−	−	−	−	−	−	−	−
海瑞肠球菌	+	+	+	+	+	+	+	/	+	+	+
不称肠球菌	−	−	−	+	−	−	−	/	−	−	+
粪肠球菌(变异味)	−	−	−	+	−	−	−	/	−	−	+
硫黄色肠球菌	−	−	−	−	−	−	−	+	−	−	−

注:+＞90％阳性;−＞90％阴性。

(1)PYR 试验:是一种快速筛选鉴定试验,用于鉴定能产生吡咯烷酮芳基酰胺酶的细菌,如肠球菌、化脓性链球菌、草绿色气球菌和某些凝固酶阴性葡萄球菌等。

(2)胆汁-七叶苷试验:肠球菌能在含有胆盐的培养基中水解七叶苷,生成 6,7-二羟基香豆素,并与培养基中的铁离子反应生成黑色的化合物,但本试验不能区别肠球菌与非肠球菌,需做盐耐受试验进一步鉴定。

(3)盐耐受试验:肠球菌能在含 6.5％NaCl 的心浸液肉汤中生长,本法结合胆汁-七叶苷试验可对肠球菌作出鉴定。

(四)药物敏感性试验

肠球菌药物敏感试验选择药物 A 组为青霉素或氨苄西林,B 组为万古霉素,U 组为环丙沙星、诺氟沙星等。

肠球菌的耐药分为天然耐药和获得性耐药,对一般剂量或中剂量氨基糖苷类耐药和对万古霉素低度耐药常是先天性耐药,耐药基因存在于染色体上。近年来获得性耐药菌株不断增多,表现为对氨基糖苷类高水平耐药和对万古霉素、替考拉宁高度耐药,临床实验室应对肠球菌进行耐药监测试验。临床应特别重视耐万古霉素的肠球菌,联合使用青霉素 G、氨苄西林与氨基糖苷类抗生素是治疗的首选方法。

目前医院内感染肠球菌呈上升趋势,从重症患者分离出的肠球菌应鉴定到种。

四、奈瑟菌属和卡他莫拉菌

《伯杰鉴定细菌学手册》第 9 版中,奈瑟菌属和莫拉菌属均归于奈瑟菌科。奈瑟菌属中的淋病奈瑟球菌、脑膜炎奈瑟菌以及莫拉菌属中的卡他莫拉菌是主要的致病菌。干燥奈瑟菌、浅黄奈瑟菌、金黄奈瑟菌、黏膜奈瑟菌等为腐生菌。

(一)生物学特性

奈瑟菌为革兰阴性双球菌,直径为 $0.6 \sim 0.8 \mu m$,呈肾形或咖啡豆形,凹面相对。人工培养后可呈卵圆形或球形,排列不规则,单个、成双或四个相连等。在患者脑脊液、脓液标本中常位于中性粒细胞内。但在慢性淋病患者多分布于细胞外。无芽孢,无鞭毛,新分离株多有荚膜和菌毛。卡他莫拉菌为革兰阴性双球菌,直径为 $0.5 \sim 1.5 \mu m$,形态似奈瑟菌,有时革兰染色不易脱色。

奈瑟菌为需氧菌,营养要求高,需在含有血液、血清等培养基中才能生长。最适生长温度为 $35 ℃$,最适 pH 为 $7.4 \sim 7.6$,$5\% CO_2$ 可促进生长。脑膜炎奈瑟菌在巧克力平板上 $35 ℃$ 培养 $18 \sim 24 h$,形成直径为 $1 \sim 2 mm$,圆形凸起、光滑湿润、半透明、边缘整齐的菌落,血平板上不溶血,卵黄双抗培养基上为光滑、湿润、扁平、边缘整齐的较大菌落。淋病奈瑟球菌对营养的要求比脑膜炎奈瑟菌更高,只能在巧克力平板和专用选择培养基中生长。初次分离须供给 $5\% CO_2$,$35 ℃$ 培养 $24 \sim 48 h$,形成圆形、凸起、灰白色,直径为 $0.5 \sim 1.0 mm$ 的光滑型菌落。根据菌落大小、色泽等可将淋病奈瑟球菌的菌落分为 T1～T5 五种类型,新分离菌株属 T1、T2 型,菌落小,有菌毛。人工传代培养后,菌落可增大或呈扁平菌落,即 T3、T4 和 T5 型。菌落具有自溶性,不易保存。卡他莫拉菌能在普通培养基上生长,在血平板或巧克力平板上生长良好,$35 ℃$ 培养 $24 h$,形成直径为 $1 \sim 3 mm$、灰白色、光滑、较干燥、不透明的菌落,菌落可特征性地被接种环像曲棍球盘推球似的在培养基表面整体推移。

根据荚膜多糖抗原的不同,可将脑膜炎奈瑟菌分为 A、B、C、D、X、Y、Z、29 E、W135、H、I、K 和 L 等13 个血清群,我国流行的菌株以 A 群为主。根据外膜蛋白抗原的不同,将淋病奈瑟球菌分成 A、B、C、D、E、F、G、H、N、R、S、T、U、V、W 和 X 等 16 个血清型。

奈瑟菌属细菌抵抗力低,对冷、热、干燥及消毒剂敏感,淋病奈瑟球菌在患者分泌物污染的衣裤、被褥、毛巾及厕所坐垫上,能存活 $18 \sim 24 h$。

(二)致病物质与所致疾病

脑膜炎奈瑟菌寄居于鼻咽部,人群携带率为 $5\% \sim 10\%$,流行期间可高达 $20\% \sim 90\%$。感染者以 5 岁以下儿童为主,6 个月至 2 岁的婴儿发病率最高。主要致病物质是荚膜、菌毛和内毒素。引起化脓性脑脊髓膜炎。

淋病奈瑟球菌的致病物质有外膜蛋白、菌毛、IgA1、蛋白酶、内毒素等。成人通过性交或污染的毛巾、衣裤、被褥等传染,引起性传播疾病淋病,男性可发展为前列腺炎、附睾炎等;女性可致前庭大腺炎、盆腔炎或不育。新生儿通过产道感染可引起淋菌性结膜炎。

卡他莫拉菌是最常见的与人类感染有关的莫拉菌,作为内源性的条件致病菌主要引起与呼吸道有关的感染,如中耳炎、鼻窦炎、肺炎和患有慢性阻塞性肺病的老年患者的下呼吸道感染。

(三)微生物学检验

1.标本采集

(1)脑膜炎奈瑟菌:菌血症期取血液,有出血点或瘀斑者取瘀斑渗出液,出现脑膜刺激症状时取脑脊液。上呼吸道感染、带菌者取鼻咽分泌物等。标本采集后应立即送检,或用预温平板进行床边接种后立即置 35 ℃培养。

(2)淋病奈瑟球菌:男性尿道炎急性期患者用无菌棉拭取脓性分泌物,非急性期患者用无菌细小棉拭深入尿道 2~4 cm,转动拭子后取出。女性患者先用无菌棉拭擦去宫颈口分泌物,再用另一棉拭深入宫颈内 1 cm 处旋转取出分泌物。患结膜炎的新生儿取结膜分泌物。因本菌对体外环境抵抗力极低且易自溶,故采集标本后应立即送至检验室。

(3)卡他莫拉菌:呼吸道感染患者采集合格痰标本或支气管灌洗液。

2.直接显微镜检查

(1)脑膜炎奈瑟菌:脑脊液离心,取沉淀物涂片,或取瘀斑渗出液涂片做革兰染色或亚甲蓝染色镜检。如在中性粒细胞内、外有革兰阴性双球菌,可作出初步诊断。阳性率达 80%左右。

(2)淋病奈瑟球菌:脓性分泌物涂片,革兰染色镜检。如在中性粒细胞内发现有革兰阴性双球菌时,结合临床症状可初步诊断。男性尿道分泌物阳性检出率可达 98%,女性较低,仅50%~70%。

(3)卡他莫拉菌:痰标本涂片革兰染色镜检,见多个中性粒细胞、柱状上皮细胞及大量的革兰阴性双球菌,平端相对,可怀疑本菌感染。

3.分离培养

(1)脑膜炎奈瑟菌:血液或脑脊液标本先经血清肉汤培养基增菌后,再接种巧克力平板,5%CO_2 培养。

(2)淋病奈瑟球菌:细菌培养仍是目前世界卫生组织推荐的筛选淋病患者唯一可靠的方法。标本应接种于预温的巧克力平板,5%~10% CO_2 培养。为提高阳性率,常采用含有万古霉素、多黏菌素、制霉菌素等多种抗菌药物的选择性培养基(MTM、ML)。

(3)卡他莫拉菌:痰标本接种普通培养基或巧克力平板,35 ℃培养。

4.鉴定

奈瑟菌的主要特征:革兰阴性球菌,肾形或咖啡豆状,成双排列,凹面相对,常位于中性粒细胞内外;初次分离需要 5%~10% CO_2。脑膜炎奈瑟菌在巧克力平板上形成圆形凸起的露珠状菌落;淋病奈瑟球菌在巧克力平板上形成圆形凸起、灰白色的菌落。氧化酶和触酶阳性,脑膜炎奈瑟菌分解葡萄糖、麦芽糖,产酸不产气;淋病奈瑟球菌只分解葡萄糖,产酸不产气。

卡他莫拉菌为革兰阴性双球菌,在巧克力平板上形成不透明、干燥的菌落。氧化酶和触酶阳性,不分解糖类,还原硝酸盐,DNA 酶阳性。临床常见奈瑟菌及卡他莫拉菌的主要鉴别特征见表15-5。

革兰阴性双球菌和氧化酶阳性是奈瑟菌属的两个推测性鉴定指标。区分革兰阴性双球菌和革兰阴性球杆菌的方法是将待检菌接种于巧克力平板上,贴 10 U 的青霉素纸片,35 ℃孵育 18~24 h,挑取纸片边缘生长的菌落,涂片、染色观察,若菌体延长为长索状则为革兰阴性球杆菌,而革兰阴性双球菌则仍保持双球菌形态,某些菌体出现肿胀。

临床上常用商品化鉴定系统如 Vitek2、Vitek AMS-3、Rapid NH 等进行鉴定。检测淋病奈瑟球菌目前常采用核酸杂交技术或核酸扩增技术,作为快速诊断和流行病学调查,也可做协同凝集试验、直接免疫荧光试验。

(四)药物敏感性试验

奈瑟菌药敏试验选择药物为青霉素、头孢菌素及环丙沙星等。治疗首选药物为青霉素。近年来,由于淋病奈瑟球菌耐药质粒转移,由其介导的耐青霉素酶的淋病奈瑟球菌临床上多见,应根据药敏试验结果指导临床合理用药。引起下呼吸道感染的卡他莫拉菌,既往对青霉素敏感,近年来报告耐药菌株日渐增多,尽管卡他莫拉菌常产生 β-内酰胺酶,但临床使用的 β-内酰胺类抗生素如含 β-内酰胺酶抑制剂的 β-内酰胺类抗生素、头孢菌素、大环内酯类抗生素、喹诺酮类抗生素和甲氧苄啶-磺胺甲噁唑治疗其感染仍然是有效的。

表 15-5　临床常见奈瑟菌及卡他莫拉菌的主要鉴别特征

菌种	在巧克力平板上的菌落形态	生长试验			氧化分解产物					酸盐还原试验	多糖合成	DNA酶
		MTM ML NYC 培养基	血平板或巧克力平板	营养琼脂 (22 ℃)	葡萄糖	麦芽糖	乳糖	蔗糖	果糖			
卡他布兰汉菌	浅红棕色,不透明,干燥,1～3 mm	V	+	+	−	−	−	−	−	+	−	+
脑膜炎奈瑟菌	灰褐色,半透明,光滑,1～2 mm	+	−	V	+	+	−	−	−	−	−	
淋病奈瑟球菌	同上,0.5～1.0 mm	+		−	+							
解乳糖奈瑟菌	灰褐→黄,半透明,光滑,1～2 mm	+	V	+	+	+	+					
灰色奈瑟菌	同上	V										
多糖奈瑟菌	同上	V		+	+	+					+	
微黄奈瑟菌	绿黄色→不透明,光滑或粗糙,1～3 mm	V	+	+				V	V		V	
干燥奈瑟菌	白色,不透明,干燥,1～3 mm		+	+	+	+		+	+			
黏液奈瑟菌	绿黄色,光滑,1～3 mm		+	+	+	+		+	+	+		
浅黄奈瑟菌	黄色,不透明,光滑,1～2 mm		+	+							+	
延长奈瑟菌	灰褐色,半透明,光滑反光,1～2 mm	−	+	+								

　　淋病的早期正确诊断具有重要的医学和社会学意义,诊断报告必须慎重,对各种实验室诊断试验需掌握其敏感性和特异性的程度,必须综合分析各种试验的结果,最后确证还依赖于分离培养和鉴定。脑膜炎奈瑟菌的快速诊断能为治疗提供时机,故瘀点及脑脊液的涂片染色镜检是快速简便方法。

（刘　伟）

第二节　分枝杆菌属检验

　　分枝杆菌属是一类细长或略带弯曲、为数众多(包括 54 个种)呈分枝状生长的需氧杆菌。因其繁殖时呈分枝状生长故称分枝杆菌。本属细菌的主要特点是细胞壁含有大量脂类,可占其干重的60%,这与其染色性、抵抗力、致病性等密切相关。耐受酸和抗乙醇,一般不易着色,若经加温或延长染色时间而着色后,能抵抗3%盐酸乙醇的脱色作用,故又称抗酸杆菌。需氧生长,无鞭毛,无芽孢和荚膜。引起的疾病均为慢性,有肉芽肿病变的炎症特点。

分枝杆菌的种类较多,包括结核分枝杆菌、非结核分枝杆菌和麻风分枝杆菌。结核分枝杆菌是一大群分枝杆菌的总称,与人类有关的结核分枝杆菌主要有堪萨斯分枝杆菌、海分枝杆菌、瘰疬分枝杆菌、戈分枝杆菌、鸟分枝杆菌、蟾分枝杆菌、龟分枝杆菌、偶发分枝杆菌和耻垢分枝杆菌等。本属细菌无内外毒素,其致病性与菌体某些成分如索状因子、蜡质D及分枝菌酸有关。

一、结核分枝杆菌

结核分枝杆菌简称结核杆菌,是引起人和动物结核病的病原菌。目前已知在我国引起人类结核病的主要有人型和牛型结核分枝杆菌。

(一)临床意义

1.致病性

结核分枝杆菌主要通过呼吸道、消化道和受损伤的皮肤侵入易感机体,引起多种组织器官的结核病,其中以通过呼吸道引起的肺结核最多见。肺外感染可发生在脑、肾、肠及腹膜等处。该菌不产生内毒素和外毒素,也无荚膜和侵袭性酶。

2.科赫现象

结核的特异性免疫是通过结核分枝杆菌感染后所产生,试验证明,将有毒结核分枝杆菌纯培养物初次接种于健康豚鼠,不产生速发型变态反应,而经10~14 d,局部逐渐形成肿块,继而坏死,溃疡,直至动物死亡。若在12周之前给动物接种减毒或小量结核分枝杆菌,第二次接种时则局部反应提前,于2~3 d内发生红肿硬结,后有溃疡但很快趋于痊愈。此现象为科赫在1891年观察到的,故称为科赫现象。

3.结核菌素试验

利用Ⅳ型变态反应的原理,检测机体是否感染过结核杆菌。

(二)微生物学检验

1.标本采集

根据感染部位的不同,可采集不同标本。结核患者各感染部位的标本中大多都混有其他细菌,为此应采取能抑制污染菌的方法。若做分离培养,必须使用灭菌容器,患者应停药1~2 d后再采集标本。可采集痰、尿、粪便、胃液、胸腔积液、腹水、脑脊液、关节液、脓液等。

2.检验方法

(1)涂片检查。

直接涂片。①薄涂片:挑取痰或其他处理过的标本约0.01 mL,涂抹于载玻片上,用姜-尼(热染法)或冷染法抗酸染色。镜检,报告方法:一,全视野(或100个视野)未找到抗酸菌;+,全视野发现3~9个;++,全视野发现10~99个;+++,每视野发现1~9个;++++,每视野发现10个以上(全视野发现1~2个时报告抗酸菌的个数)。②厚涂片,取标本0.1 mL,涂片,抗酸染色、镜检,报告方法同上。

集菌涂片:主要方法有沉淀集菌法和漂浮集菌法。

荧光显微镜检查法:制片同前。用金胺"O"染色,在荧光显微镜下分枝杆菌可发出荧光。

（2）分离培养：结核分枝杆菌的分离培养对于结核病的诊断、疗效观察及抗结核药物的研究均具有重要意义。培养前针对标本应做适当的前处理，如痰可做 $4\%H_2SO_4$ 或 $4\%NaOH$ 处理 $20\sim30$ min，除去杂菌再接种于罗氏培养基，37 ℃培养，定时观察，至 $4\sim8$ 周。此方法可准确诊断结核杆菌。

（3）基因快速诊断：简便快速、灵敏度高、特异性强。但需注意实验器材的污染问题，以免出现假阳性。

（4）噬菌体法。

（三）治疗原则

利福平、异烟肼、乙胺丁醇、链霉素为第一线药物。利福平与异烟肼合用可以减少耐药的产生。对于严重感染，可用吡嗪酰胺与利福平及异烟肼联合使用。

二、非结核分枝杆菌

非结核分枝杆菌属中除结核杆菌和麻风杆菌以外，均称为非结核分枝杆菌。因其染色性同样具有抗酸性亦称非结核抗酸菌，其中有 $14\sim17$ 个非典菌种能使人致病，可侵犯全身脏器和组织，以肺最常见，其临床症状、X 线所见很难与肺结核病区别，而大多数非典菌对主要抗结核药耐药，故该菌的感染和发病已成为流行病学和临床上的主要课题，与发达国家一样，我国近年来发现率也有增高趋势。以第Ⅲ群鸟-胞内分枝杆菌复合群和第Ⅳ群偶发分枝杆菌及龟分枝杆菌为多。

三、麻风分枝杆菌

麻风分枝杆菌简称麻风杆菌，是麻风病的病原菌。首先于 1937 年从麻风患者组织中发现。麻风分枝杆菌亦为抗酸杆菌，但较结核杆菌短而粗。抗酸染色着色均匀，呈束状或团状排列。为典型的胞内寄生菌，该菌所在的细胞胞质呈泡沫状称麻风细胞。用药后细菌可断裂为颗粒状、链状等，着色不均匀，叫不完整染色菌。革兰阳性无动力、无荚膜和芽孢。

麻风分枝杆菌是麻风的病原菌，麻风是一种慢性传染病，早期主要损害皮肤、黏膜和神经末梢，晚期可侵犯深部组织和器官，此菌尚未人工培养成功，已用犰狳建立良好的动物模型。人类是麻风分枝杆菌的唯一宿主，也是唯一传染源。本病在世界各地均有流行，尤以第三世界较为广泛。

麻风病根据机体的免疫、病理变化和临床表现可将多数患者分为瘤型和结核型两型。另外还有界限类和未定类两类。治疗原则：早发现，早治疗。治疗药物主要有砜类、利福平、氯法齐明及丙硫异烟胺。一般采用二或三种药物联合治疗。

（刘　伟）

第三节　厌氧性细菌检验

一、概述

厌氧性细菌是一大群专性厌氧，必须在无氧环境中才能生长的细菌。主要可分为两大类，一类是革兰染色阳性有芽孢的厌氧芽孢梭菌,另一类是无芽孢的革兰阳性及革兰阴性球菌与杆菌。前一类因有芽孢,抵抗力强,在自然界(水、土等)、动物及人体肠道中广泛存在,并且能长期耐受恶劣的环境条件。一旦在适宜条件下即可出芽繁殖,产生多种外毒素,引起严重疾病。后一类则是人体的正常菌群,可与需氧菌、兼性厌氧菌共同存在于口腔、肠道、上呼吸道、泌尿生殖道等。这类无芽孢厌氧菌的致病性属条件致病性的内源性感染,在长期使用抗生素、激素、免疫抑制剂等发生菌群失调或机体免疫力衰退,或细菌进入非正常寄居部位才可致病。两类细菌都必须作厌氧培养以分离细菌,但细菌学诊断的价值却有所不同。1986 年版的《伯杰系统细菌学手册》的分类标准:①革兰染色特性;②形态;③鞭毛;④芽孢;⑤荚膜;⑥代谢产物等。以此为基础将主要厌氧菌归类如下:革兰阳性有芽孢杆菌、革兰阳性无芽孢杆菌、革兰阴性无芽孢杆菌、革兰阳性厌氧球菌、革兰阴性厌氧球菌。

厌氧菌的分类:厌氧性细菌是指在有氧条件下不能生长,在无氧条件下才能生长的一大群细菌。目前已知,与医学有关的无芽孢厌氧菌有 40 多个菌属,300 多个菌种和亚种;而有芽孢的厌氧菌只有梭菌属,包括 83 个种。

(一)生物学分类

据厌氧菌的生物学性状及代谢产物分析,将主要厌氧菌归类。

(二)据耐氧性分类

(1)专性厌氧菌:是指在降低氧分压的条件下才能生长的细菌。又分为极度厌氧菌(氧分压<0.5%,空气中暴露 10 min 致死,如丁酸弧菌)和中度厌氧菌(氧分压为 2%～8%,空气中暴露 60～90 min 能生存,如大多数人类致病厌氧菌)。

(2)微需氧菌:能在含 5%～10% CO_2 空气中的固体培养基表面生长的细菌,如弯曲菌属。

(3)耐氧菌:其耐氧程度刚好能在新鲜配制的固体培养基表面生长。一旦生长,暴露数小时仍不死亡,如第三梭菌、溶组织梭菌。

主要厌氧菌的分类见表 15-6。

表 15-6　主要厌氧菌的生物学分类

种和亚种类	种类数(个)	主要常见菌种
革兰阳性有芽孢杆菌梭菌属	83	破伤风梭菌、肉毒梭菌、艰难梭菌、溶组织梭菌、产气荚膜梭菌等
革兰阳性无芽孢杆菌		
丙酸杆菌属	8	痤疮丙酸杆菌、颗粒丙酸杆菌、贪婪丙酸杆菌、嗜淋巴丙酸杆菌
优杆菌属	34	不解乳优杆菌、迟缓优杆菌、黏性优杆菌、短优杆菌等
乳酸杆菌属	51	本菌属与致病关系不大
放线菌属	12	衣氏放线菌、奈氏放线菌、溶齿放线菌、化脓放线菌等
蛛网菌属	1	丙酸蛛网菌
双歧杆菌属	24	两歧双歧杆菌、青春双歧杆菌、婴儿双歧杆菌、短双歧杆菌、长双歧杆菌等
革兰阴性无芽孢杆菌		
类杆菌属	18	脆弱类杆菌、多形性杆菌、普通类杆菌
普雷沃菌属	20	产黑色素普雷沃菌、中间普雷沃菌等
紫单胞菌属	12	不解糖紫单胞菌、牙髓紫单胞菌
梭杆菌属	10	具核梭杆菌、坏死梭杆菌、变形梭杆菌、死亡梭杆菌等

种和亚种类	种类数(个)	主要常见菌种
纤毛菌属	1	口腔纤毛菌属
沃廉菌属	2	产琥珀酸沃廉菌(来自牛瘤胃)和直线沃廉菌(来自人牙龈沟)
月形单胞菌属		生痰月形单胞菌(来自人牙龈沟)和反刍月形单胞菌(来自反刍动物瘤胃)
革兰阳性厌氧球菌		
消化球菌属	1	黑色消化球菌
消化链球菌	9	厌氧消化链球菌、不解糖消化链球菌、吲哚消化链球菌、大消化链球菌、天芥菜春还原消化链球菌、四联消化链球菌
厌氧性链球菌或微需氧链球菌	4	麻疹链球菌、汉孙链球菌、短小链球菌;另外,还有已属于口腔链球菌的中间型链球菌和星群链球菌
瘤胃球菌属	8	
粪球菌属	3	
八叠球菌属	2	
革兰阴性厌氧球菌		
韦荣菌属	7	小韦荣菌属、产碱韦荣菌
氨基酸球菌属	1	发酵氨基酸球菌
巨球菌属	1	埃氏巨球菌

厌氧菌是人体正常菌群的组成部分,在人体内主要聚居于肠道,其数量比需氧菌还多,每克粪中高达 10^{12} 个,其中最多的是类杆菌。

二、厌氧菌感染

(一)厌氧菌在正常人体的分布及感染类型

1.厌氧菌在正常人体的分布

厌氧菌分布广泛,土壤、沼泽、湖泊、海洋、污水、食物以及人和动物体都有它的存在。正常人的肠道、口腔、阴道等处均有大量的厌氧菌寄居,其中肠道中的厌氧菌数量是大肠埃希菌的1 000～10 000 倍。此外,人体皮肤、呼吸道、泌尿道也有厌氧菌分布。正常情况下,寄居于人体的正常菌群与人体保持一种平衡状态,不致病。一旦环境或机体的改变导致了这种平衡的改变,导致厌氧菌的感染。重要的厌氧菌种类及其在正常人体的分布见表15-7。

表 15-7　重要的厌氧菌种类及其在正常人体内的分布

厌氧菌	皮肤	上呼吸道	口腔	肠道	尿道	阴道
芽孢菌						
革兰阳性杆菌						
梭状芽孢杆菌属	0	0	±	++	±	±
无芽孢菌						
革兰阳性杆菌						
乳杆菌属	0	0	+	++	±	++

厌氧菌	皮肤	上呼吸道	口腔	肠道	尿道	阴道
双歧杆菌属	0	0	+	++	0	±
优杆菌属	±	±	+	++	0	±
丙酸杆菌属	++	+	±	±	±	±
放线菌属	0	±	++	+	0	0
革兰阴性杆菌						
类杆菌属	0	+	+	+	+	+
梭杆菌属	0	+	++	+	+	±
普雷沃菌属	0	+	++	++	+	+
紫单胞菌属	0	+	++	++	+	+
革兰阳性球菌						
消化球菌属	+	+	++	++	±	++
消化链球菌属	+	+	++	++	±	++
革兰阴性球菌						
韦荣菌属	0	+	+	+	±	+

2.外源性感染

梭状芽孢杆菌属引起的感染,其细菌及芽孢来源于土壤、粪便和其他外界环境。

3.内源性感染

无芽孢厌氧菌大多数是人体正常菌群,属于条件致病菌,在一定条件下可引起感染,一般不在人群中传播。

(二)临床意义

由厌氧菌引起的人类感染在所有的感染性疾病中占有相当大的比例,有些部位的感染如脑脓肿、牙周脓肿和盆腔脓肿等80%以上是由厌氧菌引起的。其中部分系厌氧菌单独感染,大部分系与需氧菌混合感染。

1.厌氧菌感染的危险因素

(1)组织缺氧或氧化还原电势降低,如组织供血障碍、大面积外伤、刺伤。

(2)机体免疫功能下降,如接受免疫抑制剂治疗、抗代谢药物治疗、放射治疗、化学药物治疗的患者以及糖尿病患者、慢性肝炎患者、老年人、早产儿等均易并发厌氧菌感染。

(3)某些手术及创伤,如开放性骨折、胃肠道手术、生殖道手术以及深部刺伤等易发生厌氧菌感染。

(4)长期应用某些抗菌药物,如氨基糖苷类、头孢菌素类、四环素类等,可诱发厌氧菌感染。

(5)深部需氧菌感染,需氧菌生长可消耗环境中的氧气,为厌氧菌生长提供条件,从而导致厌氧菌合并感染。

2.厌氧菌感染的临床及细胞学指征

(1)感染组织局部产生大量气体,造成组织肿胀和坏死,皮下有捻发感,是产气荚膜梭菌所引起感染的特征。

(2)发生在口腔、肠道、鼻咽腔、阴道等处的感染,易发生厌氧感染。

（3）深部外伤如枪伤后，以及动物咬伤后的继发感染，均可能是厌氧菌感染。

（4）分泌物有恶臭或呈暗血红色，并在紫外光下发出红色荧光，均可能是厌氧菌感染。分泌物或脓肿有硫磺样颗粒，为放线菌感染。

（5）分泌物涂片经革兰染色，镜检发现有细菌，而培养阴性者，或在液体及半固体培养基深部生长的细菌，均可能为厌氧菌感染。

（6）长期应用氨基糖苷类抗生素无效的患者，可能是厌氧菌感染。

（7）胃肠道手术后发生的感染。

三、厌氧菌标本的采集与送检

标本采集与送检必须注意两点：标本绝对不能被正常菌群所污染；应尽量避免接触空气。

（一）采集

用于厌氧菌培养的标本不同于一般的细菌培养，多采用特殊的采集方法，如针筒抽取等，应严格无菌操作，严禁接触空气。不同部位标本采集方法也各有不同特点，具体方法见表 15-8。

表 15-8　不同部位标本采集法

标本来源	收集方法
封闭性脓肿	针管抽取
妇女生殖道	后穹隆穿刺抽取
下呼吸道分泌物	肺穿刺术
胸腔	胸腔穿刺术
窦道、子宫腔、深部创伤	用静脉注射的塑料导管穿入感染部位抽吸
组织	无菌外科切开
尿道	膀胱穿刺术

（二）送检方法与处理

采集标本须注意：不被正常菌群污染，并尽量避免接触空气。采集深部组织标本时，需用碘酒消毒皮肤用注射器抽取，穿刺针头应准确插入病变部位深部，抽取数毫升即可，抽出后可排出一滴标本于乙醇棉球上。若病灶处标本量较少，则可先用注射器吸取 1 mL 还原性溶液或还原性肉汤，然后再抽取标本。

在紧急情况下，可用棉拭子取材，并用适合的培养基转送。厌氧培养最理想的检查材料是组织标本，因厌氧菌在组织中比在渗出物中更易生长。

标本送到实验室后，应在 20～30 min 处理完毕，至迟不超过 2 h，以防止标本中兼性厌氧菌过度繁殖而抑制厌氧菌的生长。如不能及时接种，可将标本置室温保存（一般认为，冷藏对某些厌氧菌有害，而且在低温时氧的溶解度较高）。

1.针筒运送

一般用无菌针筒抽取标本后，排尽空气，针头插入无菌橡皮塞，以隔绝空气，立即送检。这种方法多用于液体标本的运送，如血液、脓液、胸腔积液、腹水、关节液等。

2.无菌小瓶运送

一般采用无菌的青霉素小瓶，瓶内加一定量的培养基和少量氧化还原指示剂，用橡皮盖加铝盖固定密封，排除瓶内空气，充以 CO_2 气体。同时先观察瓶内氧化还原指示剂的颜色，以判断瓶内是否为无氧环境,如合格将用无菌注射器将液体标本注入瓶中即可。

3.棉拭子运送

一般不采用棉拭子运送,如果使用该方法,一定使用特制运送培养基,确保无氧环境,确保不被污染,确保快速送检。

4.厌氧罐或厌氧袋运送

将厌氧罐或厌氧袋内装入可有效消耗氧气的物质,确保无氧环境。该方法一般用于运送较大的组织块或床边接种的培养皿等。

四、厌氧菌的分离与鉴定

(一)直接镜检

根据形态和染色性,结合标本性状与气味,初步对标本中可能有的细菌做出估计,见表15-9。

表 15-9　厌氧菌直接镜检初步鉴别

菌名	革兰染色	形态及其他特征
脆弱类杆菌	G⁻b	两端钝圆,着色深,中间色浅且不均匀,且有气泡,长短不一
产黑素普雷沃菌	G⁻b	多形性,长短不一,有浓染和空泡,无鞭毛和芽孢。标本有恶臭,琥珀味,紫外线照射发红色荧光
具核梭杆菌	G⁻b	菌体细长,两头尖,紫色颗粒,菌体长轴成双排列,标本有丁酸味
坏死梭杆菌	G⁻b	高度多形性,长短不一,菌体中部膨胀成圆球形
韦容球菌	G⁻c	极小的革兰阴性球菌
消化链球菌	G⁺c	革兰阳性成链状的小球菌
乳酸杆菌	G⁺b	细长,有时多形性,呈单、双、短链或栅状分布
痤疮丙酸杆菌	G⁺b	排列特殊呈 X、Y、V 或栅状,标本有丙酸气味
双歧杆菌	G⁺b	多形性,有分支呈 Y、V 形或栅状,标本中有醋酸气味
放线菌	G⁺b	分支呈棒状、X、Y、V 或栅状,浓汁中的黄色颗粒,有琥珀酸的气味
破伤风梭菌	G⁺b	细长,梭形或鼓槌状,有芽孢,有周鞭毛
产气荚膜梭菌	G⁺b	粗大杆菌,呈单或双排列,有芽孢,有荚膜
艰难梭菌	G⁺b	粗长杆菌,有芽孢,有鞭毛,近来发现有荚膜

(二)分离培养

分离培养主要分初代培养和次代培养两个阶段,其中初代培养相对比较困难,关键的问题就是厌氧环境和培养基的选择。初代培养的一般原则:①先将标本涂片染色直接镜检,指导培养基的选择;②尽量选用在厌氧菌中覆盖面宽的非选择性培养基;③最好多选1～2种覆盖面不同的选择性培养基;④尽量保证培养基新鲜;⑤要考虑到微需氧菌存在的可能。

1.选用适当的培养基接种

应接种固体和液体两种培养基。

(1)培养基的使用:应注意下列各点。①尽量使用新鲜培养基,2～4 h用完;②应使用预还原培养基,预还原24～48 h更好;③可采用预还原灭菌法制作的培养基(用前于培养基中加入还原剂,如 L-半胱氨酸、硫乙醇酸钠、维生素 C 及葡萄糖等,尽可能使预还原剂处于还原状态);④液体培养基应煮沸10 min,以驱除溶解氧,并迅速冷却,立即接种;⑤培养厌氧菌的培养基均应营养丰富,并加有还原剂与生长刺激因子(血清、维生素 K、氯化血红素、聚山梨酯-80等)。

(2)培养基的选择:初次培养一般都使用选择培养基和非选择培养基。①非选择培养基:本培养基使分离的厌氧菌不被抑制,几乎能培养出所有的厌氧菌,常使用心脑浸液琼脂(BHI)、布氏琼脂(BR)、胰豆胨肝粉琼脂(GAM)、胰胰酵母琼脂(EG)、CDC 厌氧血琼脂等;②选择培养基:为有目的选择常见厌氧菌株,以便尽快确定厌氧的种类,常用的有 KVIB 血平板(即上述非选择培养基中加卡那霉素和万古霉素)、KVLB 冻溶血平板(置-20 ℃,5~10 min,以利产黑素类杆菌早期产生黑色素)、七叶苷胆汁平板(BBE,用于脆弱类杆菌)、FS 培养基(梭杆菌选择培养基)、ES 培养基(优杆菌选择培养基)、BS 培养基(双歧杆菌选择培养基)、卵黄(EYA)及兔血平板(RBA,用于产气荚膜梭菌)、VS 培养基(用于韦荣球菌)、CCFA 培养基(艰难梭菌选择培养基)等。

2.接种

每份标本至少接种 3 个血平板,分别置于有氧、无氧及 5%~10%CO_2 环境中培养,以便正确地培养出病原菌,从而判断其为需氧菌、兼性厌氧菌、微需氧菌或厌氧菌中的哪一类。

3.厌氧培养法

(1)厌氧罐培养法:在严密封闭的罐子内,应用物理或化学的方法造成无氧环境进行厌氧培养。常用冷触媒法、抽气换气法、钢末法和黄磷燃烧法。

(2)气袋法:利用气体发生器产生二氧化碳和氢气,后者在触媒的作用下与罐内的氧气结合成水,从而造成无氧环境。

(3)气体喷射法:又称转管法。本法系从培养基的制备到标本的接种直至进行培养的全过程,均在二氧化碳的不断喷射下进行。本法的关键是必须有无氧 CO_2。

(4)厌氧手套箱培养法:是迄今厌氧菌培养的最佳仪器之一,该箱由手套操作箱与传递箱两部分组成,前者还附有恒温培养箱,通过厌氧手套箱可进行标本接种、培养和鉴定等全过程。

(5)其他培养法:平板焦性没食子酸法、生物耗氧法、高层琼脂培养法。

4.厌氧状态的指示

亚甲蓝和刃天青。无氧时均呈白色,有氧时亚甲蓝呈蓝色,刃天青呈粉红色。

5.分离培养厌氧菌失败的原因

培养前未直接涂片和染色镜检;标本在空气中放置太久或接种的操作时间过长;未用新鲜配制的培养基;未用选择培养基;培养基未加必要的补充物质;初代培养应用了硫乙醇酸钠;无合适的厌氧罐或厌氧装置漏气;催化剂失活;培养时间不足;厌氧菌的鉴定材料有问题。

6.鉴定试验

可根据厌氧菌的菌体形态、染色反应、菌落性状以及对某些抗生素的敏感性做出初步鉴定。最终鉴定则要进行生化反应及终末代谢产物等项检查。

(1)形态与染色:可为厌氧菌的鉴定提供参考依据。

(2)菌落性状:不同的厌氧菌其菌落形态和性质不同。梭菌的菌落特点是形状不规则的,而无芽孢厌氧菌多呈单个的圆形小菌落。色素、溶血特点以及在紫外线下产生荧光的情况也可以作为厌氧菌鉴定的参考依据。

(3)抗生素敏感性鉴定试验:常用的抗生素有卡那霉素及甲硝唑。卡那霉素可用于梭杆菌属与类杆菌属的区分,甲硝唑用于厌氧菌与非厌氧菌的区分。

(4)生化特性:主要包括多种糖发酵试验、吲哚试验、硝酸盐还原试验、触酶试验、卵磷脂酶试验、脂肪酸酶试验、蛋白溶解试验、明胶液化试验、胆汁肉汤生长试验以及硫化氢试验等。目前有多种商品化的鉴定系统可以使用。

（5）气液相色谱：可以利用该技术来分析厌氧菌的终末代谢产物,已成为鉴定厌氧菌及其分类的比较可靠的方法。

五、常见厌氧菌

（一）破伤风杆菌

1.微生物学检查

破伤风的临床表现典型,根据临床症状即可做出诊断,所以一般不做细菌学检查。①特殊需要时,可从病灶处取标本涂片,革兰染色镜检；②需要培养时,将标本接种疱肉培养基培养；③也可进行动物试验。

2.临床意义

本菌可引起人类破伤风,对人的致病因素主要是它产生的外毒素。细菌不入血,但在感染组织内繁殖并产生毒素,其毒素入血引起相应的临床表现,本菌产生的毒素对中枢神经系统有特殊的亲和力,主要症状为骨骼肌痉挛。

（二）产气荚膜梭菌

1.微生物学检查

（1）直接涂片镜检：在创口深部取材涂片,革兰染色镜检,这是极有价值的快速诊断方法。

（2）分离培养及鉴定：可取坏死组织制成悬液,接种血平板或疱肉培养基中,厌氧培养,取培养物涂片镜检,利用生化反应进行鉴定。

2.临床意义

本菌可产生外毒素及多种侵袭酶类,外毒素以 α 毒素为主,本质为卵磷脂酶；还可产生透明质酸酶、DNA 酶等。本菌主要可引起气性坏疽及食物中毒等,气性坏疽多见于战伤,也可见于工伤造成的大面积开放性骨折及软组织损伤等。患者表现为局部组织剧烈胀痛,局部严重水肿,水汽夹杂,触摸有捻发感,并产生恶臭。病变蔓延迅速,可引起毒血症、休克甚至死亡。某些 A 型菌株产生的肠毒素,可引起食物中毒,患者表现为腹痛、腹泻,1～2 d 可自愈。

（三）肉毒梭菌

1.微生物学检查

（1）分离培养与鉴定：在怀疑为婴儿肉毒病的粪便中检出本菌,并证实其是否产生毒素,诊断意义较大。

（2）毒素检测：可取培养滤液或悬液上清注射小鼠腹腔,观察动物出现的中毒症状。

2.临床意义

本菌主要可引起食物中毒,属单纯性毒性中毒,并非细菌感染。临床表现与其他食物中毒不同,胃肠症状很少见,主要表现为某些部位的肌肉麻痹,重者可死于呼吸困难与衰竭。本菌还可以引起婴儿肉毒病,一岁以下婴儿肠道内缺乏拮抗肉毒梭菌的正常菌群,可因食用被肉毒梭菌芽孢污染的食品后,芽孢在盲肠部位定居,繁殖后产生毒素,引起中毒。

（四）艰难梭菌

1.微生物学检查

由于本菌的分离培养困难,所以在临床上一般不采用分离培养病原菌的方法,可通过临床表现及毒素检测来进行诊断。

2.临床意义

本菌可产生 A、B 两种毒素,毒素 A 为肠毒素,可使肠壁出现炎症,细胞浸润,肠壁通透性增加,出血及坏死。毒素 B 为细胞毒素,损害细胞骨架,致细胞固缩坏死,直接损伤肠壁细胞,因而导致腹泻及假膜形成。本菌感染与大量使用抗生素有关,如阿莫西林、头孢菌素和克林霉素等,其中以克林霉素尤为常见。艰难梭菌所致假膜性肠炎,患者表现为发热、粪便呈水样,其中可出现大量白细胞,重症患者的水样便中可出现地图样或斑片状假膜。这些症状一般可在使用有关抗生素一周后突然出现。

六、无芽孢厌氧菌

(一)主要种类及生物学性状

无芽孢厌氧菌共有 23 个属,与人类疾病相关的主要有 10 个属。见表 15-10。

表 15-10　与人类相关的主要无芽孢厌氧菌

革兰阴性		革兰阳性	
杆菌	球菌	杆菌	球菌
类杆菌属	韦荣菌属	丙酸杆菌属	消化链球菌属
普雷沃菌属		双歧杆菌属	
卟啉单胞菌属		真杆菌属	
梭杆菌属		放线菌属	

(1)革兰阴性厌氧杆菌有 8 个属,类杆菌属中的脆弱类杆菌最为重要。形态呈多形性,有荚膜。除类杆菌在培养基上生长迅速外,其余均生长缓慢。

(2)革兰阴性厌氧菌球菌有 3 个属,其中以韦荣菌属最重要。为咽喉部主要厌氧菌,但在临床厌氧菌分离标本中,分离率小于 1%,且为混合感染菌之一。其他革兰阴性球菌极少分离到。

(3)革兰阳性厌氧球菌有 5 个属,其中有临床意义的是消化链球菌属,主要寄居在阴道。本菌属细菌生长缓慢,培养需 5～7 d。

(4)革兰阳性厌氧杆菌有 7 个属,其中以下列 3 个属为主。①丙酸杆菌属:小杆菌,无鞭毛,能在普通培养基上生长,需要 2～5 d,与人类有关的有 3 个种,以痤疮丙酸杆菌最为常见。②双歧杆菌属:呈多形性,有分支,无动力,严格厌氧,耐酸;29 个种中有 10 个种与人类有关,其中只有齿双歧杆菌与龋齿和牙周炎有关;其他种极少从临床标本中分离到。③真杆菌属:单一形态或多形态,动力不定,严格厌氧,生化反应活泼,生长缓慢,常需培养 7 d,最常见的是迟钝真杆菌。

(二)微生物学检查

要从感染灶深部采取标本。最好是切取感染灶组织或活检标本,立即送检。

1.直接涂片镜检

将采集的标本直接涂片染色镜检,观察细菌形态、染色及菌量,为进一步培养以及初步诊断提供依据。

2.分离培养与鉴定

分离培养是鉴定无芽孢厌氧菌感染的关键步骤。标本应立即接种相应的培养基,最常用的培养基是以牛心脑浸液为基础的血平板。置 37 ℃厌氧培养 2～3 d,如无菌生长,继续培养1周。

如有菌生长则进一步利用有氧和无氧环境分别传代培养,证实为专性厌氧菌后,再经生化反应进行鉴定。

(三)临床意义

无芽孢厌氧菌是一大类寄生于人体的正常菌群,引起的感染均为内源性感染,在一定的致病条件下,可引起多种人类感染。所致疾病如下。

1.败血症

败血症主要由脆弱类杆菌引起,其次为革兰阳性厌氧球菌。

2.中枢神经系统感染

中枢神经系统感染主要由革兰阴性厌氧杆菌引起,常可引起脑脓肿。

3.口腔与牙齿感染

口腔与牙齿感染主要由消化链球菌、产黑素类杆菌等引起。

4.呼吸道感染

呼吸道感染主要由普雷沃菌属、坏死梭杆菌、核梭杆菌、消化链球菌和脆弱类杆菌引起。

5.腹部和会阴部感染

腹部和会阴部感染主要由脆弱类杆菌引起。

6.女性生殖道感染

女性生殖道感染主要由消化链球菌属、普雷沃菌属和卟啉单胞菌等引起。

7.其他

无芽孢厌氧菌尚可引起皮肤和软组织感染、心内膜炎等。

七、厌氧球菌

在临床标本中检出的厌氧菌约有 1/4 为厌氧球菌。其中与临床有关的有革兰阳性黑色消化球菌和消化链球菌属及革兰阴性的韦荣球菌属。

(一)黑色消化球菌临床意义

黑色消化球菌通常寄生在人的体表及与外界相通的腔道中,是人体正常菌群的成员之一。本菌可引起人体各部组织和器官的感染(肺部、腹腔、胸膜、口腔、颅内、阴道、盆腔、皮肤和软组织等)。常与其他细菌混合感染,也可从阑尾炎、膀胱炎、腹膜炎以及产后败血症的血中分离出来。

(二)消化链球菌属临床意义

《伯杰氏系统细菌学手册》把消化链球菌属分成厌氧消化链球菌、不解糖消化链球菌、吲哚消化链球菌、大消化链球菌、微小消化链球菌等共 9 个菌种。本菌在临床标本中以厌氧消化链球菌最常见。消化链球菌可引起人体各部组织和器官的感染,又以混合感染多见。

(三)韦荣球菌属临床意义

韦荣球菌属有小韦荣球菌和产碱韦荣球菌两个种。它们都是口腔、咽部、胃肠道及女性生殖道的正常菌群。大多见于混合感染,致病力不强,小韦荣球菌常见于上呼吸道感染中,而产碱韦荣球菌则多见于肠道感染。

八、厌氧环境的指示

(一)化学法

亚甲蓝指示剂或刃天青指示剂。

(二)微生物法

专性需氧菌。

（刘蒙蒙）

第四节　肠杆菌科检验

一、概述和通性

肠杆菌科是由多个菌属组成,其生物学性状相似,均为革兰阴性杆菌。这些细菌常寄居在人和动物的消化道并随粪便等排泄物排出体外,广泛分布于水和土壤中。大多数肠道杆菌属于正常菌群。当机体免疫力降低或侵入肠道外组织时成为条件致病菌而引起疾病。其中包括常引起腹泻和肠道感染的细菌(埃希菌属、志贺菌属、沙门菌属、耶尔森菌属)和常导致院内感染的细菌(枸橼酸杆菌属、克雷伯菌属、肠杆菌属、多源菌属、沙雷菌属、变形杆菌属、普罗威登菌属和摩根菌属),以及一些在一定条件下偶可引起临床感染的细菌。

(一)分类

肠杆菌科细菌的种类繁多。主要根据细菌的形态、生化反应、抗原性质以及核酸相关性进行分类。根据《伯杰系统细菌学手册》将肠杆菌科的细菌分为 20 个属即埃希菌属、志贺菌属、沙门菌属、枸橼酸杆菌属、克雷伯菌属、肠杆菌属、沙雷菌属、哈夫尼亚菌属、爱德华菌属、普罗威登斯菌属、变形杆菌属、摩根菌属、耶尔森菌属等。

(二)生物学特性

1.形态与染色

肠杆菌科的细菌均为革兰阴性杆菌,其菌体大小为$(1.0\sim6.0)\mu m\times(0.3\sim1.0)\mu m$。多数有周鞭毛,能运动,少数菌属如志贺菌属和克雷伯菌属无鞭毛,无运动能力。均不形成芽孢,少数菌属细菌可形成荚膜。

2.培养和生化反应

需氧或兼性厌氧,营养要求不高,在普通琼脂培养基和麦康凯培养基上均能生长并形成中等大小的菌落,表面光滑,液体培养基中呈浑浊生长。发酵葡萄糖产酸、产气,触酶阳性,除少数外,氧化酶阴性。硝酸盐还原为亚硝酸盐,但欧文菌属和耶尔森菌属的某些菌株例外。

3.抗原构造

肠杆菌科细菌的抗原构造复杂。包括菌体(O)抗原,鞭毛(H)抗原和表面抗原(如 Vi 抗原、K 抗原)3 种。O 抗原和 H 抗原是肠杆菌科血清学分群和分型的依据。表面抗原为包绕在 O 抗原外的不耐热的多糖抗原,可阻断 O 抗原与相应抗体之间的反应,加热处理能破坏其阻断作用。

4.变异

包括菌落 S~R 变异和鞭毛 H~O 变异。肠道杆菌易出现变异菌株。表现为耐药性或生化反应性质的改变。肠道杆菌易变异在细菌学诊断、治疗方面具有重要意义。

5.抵抗力不强

加热 60 ℃,30 min 即被杀死。不耐干燥,对一般化学消毒剂敏感。对低温有耐受力,能耐胆盐。

6.肠杆菌科的初步分类

可根据苯丙氨酸脱氨酶试验和葡萄糖酸盐试验(也可用 V-P 试验)将肠肝菌科初步分为三大类(表 15-11)。

表 15-11 肠杆菌的初步分类

菌属名	苯丙氨酸	葡萄糖酸盐
变形杆菌属	+	-
普罗维登斯菌属	+	-
摩根菌属	+	-
克雷伯菌属	-	+
肠杆菌属	-	+
沙雷菌属	-	+
哈夫尼亚菌属	-	+
埃希菌属	-	-
志贺菌属	-	-
沙门菌属	-	-
枸橼酸菌属	-	-
爱德华菌属	-	-
耶尔森菌属	-	-

(三)致病性

肠杆菌科细菌种类多,可引起多种疾病。

1.伤寒和副伤寒

伤寒和副伤寒由伤寒沙门菌和副伤寒沙门菌引起。

2.食物中毒

食物中毒由部分沙门菌(如丙型副伤寒沙门菌、鼠伤寒沙门菌)或变形杆菌引起。

3.细菌性痢疾

细菌性痢疾由志贺菌引起。

4.其他感染

大肠埃希菌、变形杆菌及克雷伯菌等条件致病菌可引起泌尿生殖道、伤口等部位的感染。

(四)微生物学检验

1.分离培养

将粪便或肛拭标本立即接种在肠道菌选择培养基上或先增菌后再分离;血、尿或脓汁等其他标本原则上不使用选择培养基。分离纯菌后,根据菌落特点,结合革兰染色及氧化酶反应结果做进一步鉴定。

2.鉴定

(1)初步鉴定。原则:①确定肠杆菌科的细菌,应采用葡萄糖氧化-发酵试验及氧化酶试验与弧菌科和非发酵菌加以鉴别;②肠杆菌科细菌的分群,多采用苯丙氨酸脱氨酶和葡萄糖酸盐试验,将肠杆菌科的细菌分为苯丙氨酸脱氨酶阳性、葡萄糖酸盐利用试验阳性和两者均为阴性反应三个类群;③选择生化反应进行属种鉴别。

有很多临床实验室习惯将选择培养基或鉴别培养基上的可疑菌落分别接种克氏双糖铁琼脂(KIA)和尿素-靛基质-动力(MIU)复合培养基管中,并根据其六项反应结果,将细菌初步定属。

(2)最后鉴定。肠杆菌科各属细菌的最后鉴定是根据生化反应的结果定属、种,或再用诊断血清做凝集反应才能做出最后判断。

二、埃希菌属

埃希菌属包括 5 个种,即大肠埃希菌、蟑螂埃希菌、弗格森埃希菌、赫尔曼埃希菌和伤口埃希菌。临床最常见的是大肠埃希菌。

大肠埃希菌俗是人类和动物肠道正常菌群。

(一)所致疾病

1.肠道外感染

肠道外感染以泌尿系统感染常见,高位严重尿道感染与特殊血清型大肠埃希菌有关。还有菌血症、胆囊炎、腹腔脓肿。

2.肠道感染

引起肠道感染的大肠埃希菌有下列五个病原群。

(1)肠产毒性大肠埃希菌(ETEC):引起霍乱样肠毒素腹泻(水泻)。

(2)肠致病性大肠埃希菌(EPEC):主要引起婴儿腹泻。

(3)肠侵袭性大肠埃希菌(EIEC):可侵入结肠黏膜上皮,引起志贺样腹泻(黏液脓血便)。

(4)肠出血性大肠埃希菌(EHEC):又称产志贺样毒素(VT)大肠埃希氏菌(SLTEC 或 UTEC),其中 O157:H7 可引起出血性大肠炎和溶血性尿毒综合征(HUS)。临床特征为严重的腹痛、痉挛,反复出血性腹泻,伴发热、呕吐等。严重者可发展为急性肾衰竭。

(5)肠黏附性大肠埃希菌(EAggEC):也是新近报道的一种能引起腹泻的大肠埃希菌。

3.CDC 将大肠埃希氏菌 O157:H7 列为常规检测项目

EHEC 的血清型>50 种,最具代表性的是 O157:H7。在北美许多地区,O157:H7 占肠道分离病原菌的第二或第三位,是从血便中分离到的最常见的病原菌,分离率占血便的 40%,6 月、7 月、8 月三个月 O157:H7感染的发生率最高。且 O157 是 4 岁以下儿童急性肾衰竭的主要病原菌,所以 CDC 提出应将大肠埃希氏菌 O157:H7 列为常规检测项目。

(二)微生物学检验

1.标本采集

肠道感染可采集粪便;肠道外感染可根据临床感染情况采集中段尿液、血液、脓汁、胆汁、脑脊液、痰、分泌液等。

2.检验方法及鉴定

(1)涂片与镜检:脓汁及增菌培养物发现单一革兰阴性杆菌,可初步报告染色、形态、性状供临床用药参考。

(2)分离培养:粪便标本可用弱选择鉴别培养基进行分离,脓汁等可用血平板分离,取可疑菌落进行形态观察及生化反应。

(3)鉴定。①初步鉴定:根据菌落特征,涂片染色的菌形及染色反应,取纯培养物进行生化反应,凡符合 KIA:A/A 或 K/A、产气或不产气、H_2S-、MIU:动力+或-、吲哚+、脲酶-,

甲基红＋、硝酸盐还原＋、VP－、氧化酶－、枸橼酸盐－，可鉴定为大肠埃希菌。②最后鉴定：一般常规检验做到上述初步鉴定即可，必要时可做系列生化反应最后鉴定，其中主要的鉴定试验为：氧化酶阴性、发酵葡萄糖产酸产气或只产酸、发酵乳糖产酸产气或迟缓发酵产酸、不发酵肌醇、IMViC反应为＋＋－－(占94.6％)、脲酶阴性、H₂S阴性、苯丙氨酸脱氨酶阴性、硝酸盐还原阳性、动力多数阳性。③某些大肠埃希菌，尤其是无动力的不发酵乳糖株，应与志贺菌相鉴别，两者的主要鉴别试验可用醋酸钠和葡萄糖铵利用试验及黏质酸盐产酸三种试验，大肠埃希菌均为阳性，而志贺菌均为阴性；肠道内感染还需做血清分型、毒素测定或毒力试验；食物、饮料、水等卫生细菌学检查，主要进行大肠菌群指数检测。④血清学鉴定。

三、志贺菌属

志贺菌属是人类细菌性痢疾最常见的病原菌，通称痢疾杆菌。根据生化反应与血清学试验该属细菌分为痢疾、福氏、鲍氏和宋内志贺菌四群，CDC分类系统将生化性状相近的A、B、C群归为一群，统称为A、B、C血清群，将鸟氨酸脱羧酶和β-半乳糖苷酶均阳性的宋内志贺菌单列出来。我国以福氏和宋内志贺菌引起的菌痢最为常见。

(一)所致疾病

急性菌痢；中毒性菌痢；慢性菌痢。

(二)微生物学检验

1.标本采集

尽可能在发病早期及治疗前采集新鲜粪便，选择脓血便或黏液便，必要时可用肛拭子采集。

2.检验方法及鉴定

(1)分离培养：取粪便(黏液或脓血部分)或肛拭标本接种GN肉汤增菌及再进行分离培养。一般同时接种强弱选择性不同的两个平板。强选择鉴别培养基可用沙门菌、志贺菌选择培养基(SS)；弱选择培养基可用麦康凯或中国蓝培养基。培养18～24 h选取可疑菌落进行下列鉴定。

(2)鉴定。①初步鉴定：挑选可疑菌落3～4个先用志贺菌属多价诊断血清做试探性玻片凝集试验。将试探性凝集试验阳性的菌落至少接种2～3支KIA和MIU，经35 ℃培养18～24 h，凡符合KIA：K/A、产气＋/－、H₂S－，MIU：动力－、吲哚＋/－、脲酶－、氧化酶－，并结合试探性玻片凝集试验阳性结果可鉴定为志贺菌属；②最后鉴定：增加甘露醇(＋/－)、蔗糖(－/＋)(宋内志贺菌迟缓阳性)、柠檬酸盐(－)、苯丙氨酸脱氨酶(－)、ONPG及鸟氨酸脱羧酶(－)(宋内志贺菌为阳性)；用志贺菌属的诊断血清做群型鉴定。A群痢疾志贺菌，甘露醇阴性，10个血清型。B群福氏志贺菌，有6个血清型和X、Y2各变型。C群鲍特志贺菌，15个血清型。D群宋内志贺菌，仅有一个血清型，有光滑型(S)和粗糙型(R)两种菌落。

3.与大肠埃希菌的鉴别

(1)无动力，不发酵乳糖，靛基质阴性，赖氨酸阴性。

(2)发酵糖产酸不产气(福氏志贺菌6型、鲍氏志贺菌13和14型、痢疾志贺菌3型除外)。

(3)分解黏液酸，在醋酸盐和枸橼酸盐琼脂上产碱。

4.与类志贺邻单胞菌和伤寒沙门菌的鉴别

可用动力和氧化酶试验加以鉴别，志贺菌均为阴性，而类志贺邻单胞菌为阳性。伤寒沙门菌硫化氢和动力阳性，能与沙门菌属因子血清(O多价A-F群或Vi)凝集而不与志贺菌属因子血清凝集。

（三）临床意义

致病因素为侵袭力、内毒素及外毒素（志贺菌A群/Ⅰ型和Ⅱ型产生志贺毒素，其有细胞毒、肠毒素、神经毒）。可引起人类细菌性痢疾，其中可分急性、慢性两种，小儿易引起急性中毒性痢疾。慢性菌痢可人与人传播，污染水和食物可引起暴发流行。

（四）防治原则

预防的主要措施是防止进食被污染的食品、饮料及水，及早发现及早积极治疗携带者。临床治疗要根据体外药敏试验结果选用抗生素及其他抗痢疾药物，保持水和电解质平衡。对于中毒性菌痢患者应采取综合性治疗措施，如升压、抗休克、抗呼吸衰竭等。

四、沙门菌属

（一）致病性

致病因素有侵袭力、内毒素和肠毒素3种。临床上可引起胃肠炎、肠热症、菌血症或败血症等。其中肠热症属法定传染病。

（二）微生物学检查

1.标本采集

根据不同疾病采取不同的标本进行分离与培养。肠热症的第一、二周采血液，第二、三周采粪便与尿液。整个病程中骨髓分离细菌阳性率较高。食物中毒采集食物与粪便。

2.检查方法及鉴定

（1）分离培养。①粪便：一般将粪便或肛拭直接接种于SS和麦康凯平板上，用两种培养基的目的是为提高标本的阳性检出率；②血液和骨髓：抽取患者血液5 mL或骨髓0.5 mL，立即接种于含0.5％胆盐肉汤或葡萄糖肉汤5 mL试管中进行增菌，48 h将培养物移种到血平板和肠道鉴别培养基上，若有细菌生长取菌涂片革兰染色并报告结果，对增菌培养物连续培养7 d，仍无细菌生长时，则报告阴性；③尿液：取尿液2～3 mL经四硫黄酸盐肉汤增菌后，再接种于肠道菌选择培养基或血平板上进行分离培养，亦可将尿液离心沉淀物分离培养。

（2）鉴定：沙门菌属的鉴定与志贺菌属相同，须根据生化反应和血清学鉴定两方面进行。①初步鉴定：如为革兰阴性杆菌时作氧化酶试验，阴性时，挑取可疑菌落分别移种于KIA和MIU上，并做生化反应。以沙门菌多价诊断血清做玻片凝集试验。凡符合KIA：K/A、产气＋/－、H_2S＋/－，MIU：动力＋、吲哚－、脲酶＋、氧化酶－、触酶＋、硝酸盐还原＋，以沙门菌多价血清作玻片凝集试验阳性，鉴定为沙门菌属；②最后鉴定：沙门菌血清学鉴定主要借助于沙门菌O抗原多价血清与O、H、Vi抗原的单价因子血清。

（3）血清学诊断。肥达试验：用已知的伤寒沙门菌O、H抗原，副伤寒甲、乙H抗原稀释后与被检血清作定量凝集试验，以检测患者血清中抗体的含量，来判断机体是否受沙门菌感染而导致肠热症并判别沙门菌的种类。

（三）防治原则

加强饮食卫生，防止污染食品及水源经口感染，携带者的积极治疗，皮下注射死菌苗或口服减毒活菌苗是预防沙门菌属细菌传染的几个主要措施。

五、变形杆菌属、普罗威登斯菌属及摩根菌属

变形杆菌属包括四个种，即普通变形杆菌、奇异变形杆菌和产黏变形杆菌和潘氏变形杆菌。

普罗威登斯菌属有四个种:产碱普罗威登斯菌、斯氏普罗威登斯菌、雷极普罗威登斯菌和潘氏普罗威登斯菌。摩根菌属只有一个种,即摩根菌。

这三个属的细菌为肠道寄居的正常菌群,在一定条件下能引起各种感染,也是医源性感染的重要条件致病菌。

(一)致病性

1.变形杆菌属

普通变形杆菌和奇异变形杆菌引起尿道、创伤、烧伤的感染。普通变形杆菌还可引起多种感染及食物中毒;奇异变形杆菌还可引起婴幼儿肠炎。产黏变形杆菌尚无引起人类感染的报道。本菌属细菌具 O 抗原及 H 抗原,普通变形杆菌 OX19、OX2、OXk 的菌体抗原与某些立克次体有共同抗原,这就是外-斐(Weil-Felix)反应,是用以诊断某些立克次体病的依据。

2.普罗威登斯菌属

本属菌可引起烧伤、创伤与尿道感染。

3.摩根菌属

本属细菌为医源性感染的重要病原菌之一。

(二)微生物学检验

1.标本采集

根据病情采集尿液、脓汁、伤口分泌物及婴儿粪便等。

2.检验方法及鉴定

(1)直接涂片:尿液、脑脊液、胸腹水等离心沉淀后,取沉淀物涂片;脓液和分泌液可直接涂片,行革兰染色后,观察形态及染色性。

(2)分离培养:将各类标本分别接种于血琼脂平板和麦康凯或伊红亚甲蓝(EMB)琼脂平板,孵育置 35 ℃经 18～24 h 挑选菌落。为了抑制变形杆菌属菌的迁徙生长,可于血琼脂中加入苯酚或苯乙醇,使其最终浓度为 1 g/L 和 0.25%,这并不影响其他细菌的分离。变形杆菌属在血琼脂上呈迁徙生长,在肠道菌选择培养基上形成不发酵乳糖菌落,在 SS 琼脂上常为有黑色中心的菌落。

(3)鉴定:接种前述生化培养基,并做氧化酶试验,进行此三个属和属、种鉴定。

六、耶尔森菌属

耶尔森菌属包括 7 个种,其中鼠疫耶尔森菌、假结核耶尔森菌和小肠结肠炎耶尔森菌与人类致病有关。

(一)鼠疫耶尔森菌

1.致病性

鼠疫耶尔森菌俗称鼠疫杆菌,是烈性传染病鼠疫的病原菌。鼠疫是自然疫源性传染病,通过直接接触染疫动物或节肢动物叮咬而感染。临床常见腺鼠疫、败血型鼠疫和肺鼠疫。

2.微生物学检验

(1)标本采集:主要采集血液、痰和淋巴结穿刺液。

(2)检验方法及鉴定:鼠疫耶尔森菌为甲类病原菌,传染性极强,故应严格遵守检验操作规程,要求实验室有隔离设施,防鼠、防蚤和严密的个人防护措施;用过的实验器材及物品随时消毒处理。

直接涂片检查:疑似患者、检材或病死鼠的组织材料必须做显微镜检查。①制片:淋巴结、渗出液、骨髓和痰等可直接涂片,血液做成厚滴片,干燥后用蒸馏水裂解红细胞,脏器组织可行切面切片;②固定及染色:待标本干燥后,用甲醇与95%乙醇或95%乙醇与乙醚各半之混合固定液固定10 min,待干后染色,一般制片两张,分别用于革兰染色和亚甲蓝染色。

分离培养:鼠疫耶尔森菌学检验中分离培养步骤十分重要,分离培养时未污染标本可直接接种血平板,污染标本则需接种选择性培养基,如甲紫亚硫酸钠琼脂。置28~30 ℃培养经24~48 h,挑选菌落进行鉴定。

鉴定:根据菌落特征,细菌形态,尤其是3%氯化钠琼脂上生长呈多形性形态和肉汤中呈"钟乳石"状发育,KIA结果利用葡萄糖,不利用乳糖,不产H₂S,MIU均为阴性反应,丙氨酸脱氨酶试验呈阴性反应即可初步鉴定。

为做最后鉴定应补充以下试验方法:①噬菌体裂解试验;②动物试验;③免疫学方法。

(二)小肠结肠炎耶尔森菌

1.致病性

本菌为人畜共患菌,动物感染后多无症状,通过消化道传播引起人类肠道感染性疾病。根据感染后定居部位不同,可分为小肠结肠炎、末端回肠炎、胃肠炎、阑尾炎和肠系膜淋巴结炎。除肠道感染外尚可发生败血症、结节性红斑及关节炎等。

2.微生物学检验

(1)标本采集:标本来自被检者粪便、血液、尿液、食物或脏器组织等。

(2)检验方法及鉴定。①分离培养:粪便标本可直接接种于麦康凯、NyE(耶尔森选择性琼脂)或SS琼脂,亦可将标本接种于5 mL、pH为7.4,15 mmol/L磷酸缓冲液(PBS)中,如为食物标本在研碎后加10倍量的上述PBS,置4 ℃冰箱,分别于7、14、21 d取上述含菌PBS 0.1 mL接种于肠道菌选择琼脂平板,置25 ℃培养经24~48 h,挑选可疑小肠结肠炎耶尔森菌菌落进一步鉴定;②鉴定:根据菌落形态,革兰染色的典型形态特点,氧化酶试验阴性,30 ℃以下培养液暗视野观察,其动力呈翻滚状态,KIA只利用葡萄糖,MIU试验22 ℃动力阳性,37 ℃无动力,脲酶试验阳性,即可做出初步鉴定;③血清学鉴定:用小肠结肠炎耶尔森菌O因子血清与待检菌作玻片凝集试验。

七、肠杆菌科的其他菌属

除上述主要对人致病的菌属外,肠杆菌科还包括枸橼酸杆菌属、克雷伯菌属、肠杆菌属、沙雷菌属、哈夫尼亚菌属、爱德华菌属和欧文菌属。前四属在临床感染标本中具有较高的分离率。大多属于条件致病菌。

(一)枸橼酸杆菌属

枸橼酸杆菌属包括弗劳地枸橼酸杆菌、异型枸橼酸杆菌和无丙二酸盐枸橼酸杆菌三个种,这些细菌广泛分布在自然界,属正常菌群成员,凡粪便污染的物品,均可检出枸橼酸杆菌。

1.致病性

本菌为条件致病菌,常在一些慢性疾病如白血病、自身免疫性疾病或医疗插管术后的泌尿道、呼吸道中检出,可引起败血症、脑膜炎、骨髓炎、中耳炎和心内膜炎等。

2.微生物学检验

(1)标本采集:根据病情可取尿液、痰、血液或脓汁等。

（2）检验方法及鉴定：各类标本在血平板分离培养后根据菌落特征,结合涂片染色结果及氧化酶、发酵型证实为肠杆菌科的细菌,再相继做属、种鉴定。

属的鉴定：由于在 KIA 的反应结果与沙门菌属、爱德华菌属相似,故应予以进一步鉴别。β-半乳糖苷酶、赖氨酸脱羧酶和枸橼酸盐利用三个试验枸橼酸杆菌属为＋－＋,沙门菌属为－/＋＋＋,爱德华菌属为－＋－。

种的鉴别：根据产生靛基质、硫化氢、丙二酸盐利用。

(二)克雷伯菌属

本属细菌引起的感染日见增多,其中以肺炎克雷伯菌最为多见。肺炎克雷伯菌分为肺炎克雷伯肺炎亚种、肺炎克雷伯菌臭鼻亚种和肺炎克雷伯菌鼻硬节亚种。

1.致病性

肺炎克雷伯菌肺炎亚种引起婴儿肠炎、肺炎、脑膜炎、腹膜炎、外伤感染、败血症和成人医源性尿道感染。

臭鼻亚种引起臭鼻症,鼻硬节亚种引起鼻腔、咽喉和其他呼吸道的硬节病,催娩克雷伯菌可引起呼吸道和泌尿系统感染、创伤感染与败血症等。

2.微生物学检验

（1）标本的采集：肠炎患者采集粪便,败血症者采集血液,其他根据病症分别采集尿液、脓汁、痰、脑脊液、胸腔积液及腹水等。

（2）检验方法及鉴定。①涂片染色。有些标本可直接涂片染色镜检,镜下出现带有荚膜的革兰阴性杆菌。②分离培养。将粪便标本接种于肠道选择鉴别培养基,血液标本先经增菌后接种血平板,置37 ℃培养经 16～24 h,取肠道选择鉴别培养基上乳糖发酵的黏性菌落或血琼脂上灰白色大而黏的菌落进行涂片、染色镜检;如有荚膜的革兰阴性菌,氧化酶阴性反应,则移种 KIA、MIU、葡萄糖蛋白胨水和枸橼酸盐培养基初步鉴定。③鉴定。初步鉴定,根据 KIA、MIU,结合甲基红试验、V-P 试验、枸橼酸盐利用及氧化酶结果进行初步鉴定;最后鉴定,属的鉴定：关键是克雷伯菌属动力和鸟氨酸脱羧酶均为阴性反应,种的鉴定：肺炎克雷伯菌吲哚阴性和不能在10 ℃生长,而催娩克雷伯菌吲哚阳性,能在10 ℃生长,不能在 25 ℃生长。④亚种鉴别。肺炎克雷伯菌三个亚种的鉴别关键是 IMViC 试验;肺炎亚种的结果为－－＋＋;臭鼻亚种为－＋－;鼻硬节亚种为－＋－－;臭鼻和鼻硬节克雷伯菌亚种也可用丙二酸盐利用加以区分,前者阴性,后者阳性。

(三)肠杆菌属

肠杆菌属包括阴沟肠杆菌、产气肠杆菌、聚团肠杆菌、日勾维肠杆菌、坂崎肠杆菌、中间型肠杆菌及河生肠杆菌七个种。

1.致病性

本菌属广泛分布于自然界,在土壤、水和日常食品中常见。阴沟、产气、聚团、日勾维等肠杆菌常导致条件致病,引起呼吸道、泌尿生殖道感染,亦可引起菌血症,引起新生儿脑膜炎。

2.微生物学检验

（1）标本采集：根据临床病症可采集血液、尿液、脓汁、脑脊液及其他材料。

（2）检验方法及鉴定。①与大肠埃希菌的鉴别和肠杆菌的属、种鉴定：主要根据 IMViC 反应结果,肠杆菌属多为－－＋＋,而大肠埃希菌是＋＋－－;肠杆菌属的属、种鉴定参照前述生化反应。②与肺炎克雷伯菌的鉴别：产气肠杆菌、阴沟肠杆菌和肺炎克雷伯菌的 IMViC 结果均为－－＋＋,区别是前两者动力阳性,后者动力阴性。

(四)沙雷菌属

沙雷菌属包括黏质沙雷菌、液化沙雷菌、深红沙雷菌、普城沙雷菌、臭味沙雷菌及无花果沙雷菌。本属菌广泛分布于自然界,是水和土壤中常居菌群,也是重要的条件致病菌。

1.致病性

黏质沙雷菌可导致呼吸道与泌尿系统感染。液化沙雷菌存在于植物和啮齿类动物的消化道中,是人的条件致病菌,主要引起呼吸道感染。

2.微生物学检验

血液、尿液、痰、脓液等标本的检验程序和方法可参照克雷伯菌。沙雷菌与其他菌属细菌的根本区别是沙雷菌具 DNA 酶和葡萄糖酸盐阳性。

(五)哈夫尼亚菌属、爱德华菌属及少见的肠杆菌科菌属

1.哈夫尼亚菌属

(1)致病性:蜂房哈夫尼亚菌存在于人和动物粪便中,河水和土壤亦有分布,是人类的条件致病菌,偶可致泌尿道、呼吸道感染、小儿化脓性脑膜炎与败血症。

(2)微生物检验:应注意与肠杆菌属及沙雷菌属的区别。啥夫尼亚菌不利用枸橼酸盐,不水解明胶,无 DNA 酶,并能够被哈夫尼亚噬菌体裂解,赖氨酸脱羧酶阳性。

2.爱德华菌属

致病性:多数菌种存在于自然环境中,淡水亦有分布,是鱼类的致病菌,也是人类的一种罕见的条件致病菌。迟缓爱德华菌可导致肠道外感染,作为腹泻病原菌尚未确定。

(刘蒙蒙)

第五节　弧菌属及气单胞菌属检验

一、弧菌属

弧菌科包括弧菌属和发光杆菌属。弧菌科细菌是一群菌体短小、弯曲成弧形或直杆状的革兰阴性细菌;兼性厌氧,利用葡萄糖,大多数菌株氧化酶阳性,具有一端单鞭毛;大多菌株生长需要 2‰～3‰氯化钠;广泛分布于自然界,以水中最为多见;有一些种对人类致病。

弧菌属隶属于弧菌科,迄今所知有 36 个种,与人类感染有关的弧菌有 O1 群霍乱弧菌、O139 群霍乱弧菌、非 O1 群霍乱弧菌、拟态弧菌、副溶血弧菌、创伤弧菌、河弧菌、弗尼斯弧菌、霍利斯弧菌、少女弧菌、溶藻弧菌、麦氏弧菌、辛辛那提弧菌和鲨鱼弧菌等。其中以霍乱弧菌和副溶血弧菌最为重要。霍乱弧菌引起霍乱,副溶血弧菌常引起食物中毒,偶尔引起浅部创伤感染。其他弧菌可引起人类腹泻和肠道外感染如伤口感染及菌血症等。

本属细菌能利用葡萄糖,对弧菌抑制剂 O/129(2,4-二氨基-6,7-二异丙基喋啶)敏感,其中有些菌株为嗜盐菌(在无盐时不能生长),除麦氏弧菌外氧化酶均阳性。弧菌属与其他相关细菌的鉴别见表 15-12。

表 15-12　临床常见弧菌及其所致疾病

鉴别特征	弧菌属	发光杆菌属	气单胞菌属	邻单胞菌属	肠杆菌属
氧化酶	+	+	+	+	−
生长或刺激生长需 Na+	+	+	−	−	−
对弧菌抑制剂 O/129 敏感	+	+	−	+	−
酯酶产物	+	V	+	−	V
右旋甘露醇发酵	+	−	+	−	+
DNA 中的 G+C 含量(mol%)	38~51	40~44	57~63	51	38~60
有外鞘的端生鞭毛	+	−	−	−	−
在固体培养基中生长出周鞭毛	V	−	−	−	V

注:+,>90%阳性;V,11%~89%阳性;−,<10%阳性。

(一)霍乱弧菌

1.生物学特性

霍乱弧菌系革兰阴性杆菌,大小为(0.5~0.8)μm×(1.5~3.0)μm。从患者体内新分离的细菌形态典型,呈弧形或逗点状;经人工培养后,细菌呈杆状,与肠杆菌科细菌不易区别。有菌毛,无芽孢,有些菌株有荚膜。菌体一端有单鞭毛。采患者"米泔水"样粪便或培养物做悬滴观察,细菌运动非常活泼,呈穿梭样或流星状。涂片行革兰染色镜检,可见大量革兰阴性弧菌,呈鱼群样排列。

霍乱弧菌有不耐热的 H 抗原和耐热的 O 抗原。H 抗原为共同抗原,特异性低;O 抗原具有群特异性和型特异性,是霍乱弧菌分群和分型的基础。根据 O 抗原的不同,霍乱弧菌现分为155 个血清群,其中仅 O1 群霍乱弧菌和 O139 群霍乱弧菌引起霍乱。O139 群与 O1 群抗血清无交叉反应,但遗传学特征和毒力基因与 O1 群相似。除 O1 群和 O139 群以外的霍乱弧菌可引起人类的胃肠炎,无明显的季节分布,不引起霍乱流行,不被 O1 群霍乱弧菌多价血清所凝集,称为非 O1 群霍乱弧菌,以往也称不凝集弧菌或非霍乱弧菌。O1 群霍乱弧菌的 O 抗原由 A、B、C三种抗原成分组成,其中 A 抗原是 O1 群的群特异性抗原。通过三种抗原成分的不同组合可分成三个血清型:AB 构成小川型(Ogawa),AC 构成稻叶型,ABC 构成彦岛型。常见的流行型别为小川型和稻叶型。依据生物学特性,O1 群霍乱弧菌又可分为古典生物型和 E1 Tor 生物型。

霍乱弧菌为兼性厌氧菌,营养要求不高,在普通琼脂上生长良好。16 ℃~44 ℃均可生长,37 ℃最为适宜。具耐碱性,在 pH 为 6.8 -10.2 范围均可生长,在 pH 为 8.2~9.0 的碱性蛋白胨水或碱性平板上生长迅速。初次分离常选用 pH 为 8.5 的碱性蛋白胨水进行选择性增菌,置35 ℃培养 4~6 h 可在液体表面大量繁殖形成菌膜。在 TCBS(硫代硫酸盐-枸橼酸盐-胆盐-蔗糖,thiosufale-citrate-bile salts-sucrose,TCBS)选择性培养基上,发酵蔗糖产酸,菌落呈黄色。在含亚碲酸钾的选择性培养基上如 4 号琼脂和庆大霉素琼脂平板,可将碲离子还原成元素碲,形成灰褐色菌落中心。在血平板上菌落较大,El Tor 生物型还可形成 β 溶血环。也可在无盐培养基上生长。O139 群霍乱弧菌在含明胶的培养基上可形成不透明的浅灰色菌落,周围有一圈不透明带,此菌落涂片观察可发现荚膜。

2.致病物质与所致疾病

霍乱弧菌是烈性传染病霍乱的病原菌。霍乱弧菌活泼的鞭毛运动有助于细菌穿过肠黏膜表面黏液层而接近肠壁上皮细胞。细菌依靠普通菌毛定植于小肠黏膜上,只有黏附定植的霍乱弧菌方可致病。霍乱毒素(choleratoxin,CT)是一种肠毒素,是霍乱弧菌的主要致病物质,由一个A亚单位和五个B亚单位构成,A亚单位为毒力亚单位(包括A1和A2两个组分),B亚单位为结合亚单位,两者以非共价键形式结合。霍乱弧菌在小肠黏膜大量繁殖产生CT后,CT的B亚单位与小肠黏膜细胞神经节苷脂受体结合,使毒素分子变构,A亚单位脱离B亚单位进入细胞内,作用于腺苷酸环化酶,使细胞内cAMP浓度明显增加,肠黏膜细胞分泌功能亢进,肠液大量分泌,引起严重的腹泻和呕吐。另外,霍乱弧菌还可产生小带联结毒素、副霍乱毒素和溶血素,与其致病性相关。

3.微生物学检验

(1)标本采集:霍乱是烈性传染病,尽量在发病早期,使用抗生素之前采集标本。可取患者"米泔水"样便,亦可采取呕吐物或肛门拭子。标本应避免接触消毒液。采取的标本最好床边接种,不能及时接种者可用棉签挑取标本或将肛门拭子直接插入卡-布运送培养基中送检。应避免使用甘油盐水缓冲运送培养基。送检标本应装在密封且不易破碎的容器中,由专人运送。

(2)直接显微镜检查。①涂片染色镜检:取标本直接涂片2张,干后用甲醇或乙醇固定,革兰染色,镜检有无"鱼群"样排列的革兰阴性弧菌。②动力和制动试验:直接取"米泔水"样便制成悬滴(或压滴)标本,用暗视野或相差显微镜直接观察呈穿梭样运动的细菌;同法制备另一悬滴(或压滴)标本,在悬液中加入1滴不含防腐剂的霍乱多价诊断血清(效价≥1∶64),可见最初呈穿梭状运动的细菌停止运动并发生凝集,则为制动试验阳性,可初步推断有霍乱弧菌存在。

(3)分离培养:将标本直接接种于碱性胨水,或将运送培养基的表层接种于碱性胨水35℃、6~8 h后,接种至TCBS平板或4号琼脂平板或庆大霉素琼脂平板,35℃、12~18 h观察菌落形态。在TCBS平板上形成黄色,4号琼脂或庆大霉素琼脂平板上呈灰褐色中心的菌落,均为可疑菌落。应使用O1群和O139群霍乱弧菌的多价和单价抗血清进行凝集,结合菌落特征和菌体形态,作出初步报告。

(4)鉴定。霍乱弧菌的主要特征:革兰染色阴性,动力阳性,TCBS平板上形成黄色、4号琼脂或庆大霉素琼脂平板上呈灰褐色中心的菌落,氧化酶阳性,发酵葡萄糖和蔗糖,赖氨酸、鸟氨酸脱羧酶阳性,精氨酸双水解酶阴性,在无盐培养基上生长,在含有高于6%氯化钠的培养基上不能生长。依据血清学分群及分型进行最后鉴定。符合霍乱弧菌O1群的菌株尚需区分古典生物型和El Tor生物型(表15-13)。

表15-13 古典生物型和El Tor生物型的不同生物学特征

特征	古典生物型	El Tor生物型
羊红细胞溶血	−	D
鸡红细胞凝集	−	+
V-P试验	−	+
多黏菌素B敏感试验	+	−
Ⅳ组噬菌体裂解	+	−
Ⅴ组噬菌体裂解	−	+

霍乱弧菌的主要鉴别试验如下。①霍乱红试验:霍乱弧菌在含硝酸盐的蛋白胨水中培养时,能分解培养基中的色氨酸产生吲哚,同时,将硝酸盐还原成为亚硝酸盐,两种产物结合生成亚硝

酸吲哚,滴加浓硫酸后呈现蔷薇色,为霍乱红试验阳性;但该试验并非霍乱弧菌所特有,其他能分解色氨酸和还原硝酸盐的细菌均能发生阳性反应。②黏丝试验:将0.5%去氧胆酸钠水溶液与霍乱弧菌混匀成浓悬液,1 min内悬液由混变清,并变得黏稠,以接种环挑取时有黏丝形成,弧菌属细菌除副溶血弧菌部分菌株外,均有此反应。③O/129敏感试验:将10 µg及150 µg的O/129纸片贴在接种有待测菌的琼脂平板上,置35 ℃经18~24 h,纸片周围出现任何大小的抑菌圈均为敏感,O1群和非O1群霍乱弧菌均敏感,但已有对O/129耐药的菌株出现,用此试验进行鉴定时需谨慎。④耐盐试验:霍乱弧菌能在含0%~6%氯化钠培养基中生长,氯化钠浓度高于6%则不生长。⑤鸡红细胞凝集试验:在洁净的玻片上滴加生理盐水一滴,取18~24 h的细菌斜面培养物与生理盐水混匀成浓厚菌悬液;加入用生理盐水洗涤三次的2.5%新鲜鸡红细胞盐水悬液一滴,充分混匀,1 min内出现凝集为阳性;古典生物型阴性,El Tor生物型阳性。⑥多黏菌素B敏感试验:在融化并已冷却至50 ℃的普通琼脂中加入50 U/mL多黏菌素B,混匀后倾注平板,凝固备用;取被测试菌株2~3 h的肉汤培养物,接种于平板表面,35 ℃(2 h,18~24 h)观察有无细菌生长;古典生物型不生长(敏感),El Tor生物型生长(不敏感)。⑦第Ⅳ、Ⅴ组噬菌体裂解试验:第Ⅳ组噬菌体可裂解古典生物型,不能裂解El Tor生物型;第Ⅴ组噬菌体可裂解El Tor生物型,不能裂解古典生物型。⑧V-P试验:霍乱弧菌古典生物型阴性,El Tor生物型阳性,但有个别菌株为阴性。

直接荧光抗体染色和抗O1群抗原的单克隆抗体凝集试验,可快速诊断霍乱弧菌感染。

4.药物敏感性试验

霍乱弧菌在MH培养基上生长良好,可用CLSI规定的纸片扩散法进行体外抗生素药敏试验,常规测定四环素、氯霉素、SMC-TMP、呋喃唑酮。对于具有自限性的腹泻而言,体外药敏试验并非必须,但对监控弧菌的耐药性发展趋势有意义。

(二)副溶血弧菌

1.生物学特性

副溶血弧菌系革兰阴性菌,呈弧状、杆状、丝状等形态。菌体一端有单鞭毛,运动活泼,无荚膜,无芽孢。

副溶血弧菌兼性厌氧。营养要求不高,但具有嗜盐性,在含3.5% NaCl、pH为7.7~8.0培养基中生长最好,最适生长温度为30~37 ℃。当NaCl浓度高于8.0%时则不生长。在无盐蛋白胨水中生长不良或不生长。在TCBS平板上形成绿色或蓝绿色菌落。从腹泻患者标本中分离到的95%以上的菌株在含人O型红细胞或兔红细胞的我妻(Wagatsuma)培养基上可产生β-溶血现象,称为神奈川现象(Kanagawa phenomenon,KP)。神奈川现象是鉴定副溶血弧菌致病菌株的一项重要指标。在SS平板上形成扁平、无色半透明、蜡滴状、有辛辣味的菌落。在麦康凯平板上部分菌株不生长,能生长者,菌落圆整、扁平、半透明或浑浊,略带红色。

副溶血弧菌有13种耐热的菌体(O)抗原,具有群特征性。有鞭毛(H)抗原,不耐热,无型特异性。此外,在菌体表面存在不耐热的表面(K)抗原。

2.致病物质与所致疾病

副溶血弧菌是一种嗜盐性细菌,主要存在于近海的海水和海产品中。该菌是我国沿海地区最常见的食物中毒病原菌。因摄入污染食物,主要是海产品如鱼类、贝类等,其次为盐腌渍品等引起食物中毒、急性肠炎。

副溶血弧菌通过菌毛的黏附,产生耐热直接溶血素(thermostable direct hemolysin,TDH)

和耐热相关溶血素(thermostable related hemolysin,TRH)两种致病因子,TDH 有 2 个亚单位组成,能耐受 100 ℃、10 min 不被破坏。动物实验表明有细胞毒性、心脏毒性和肠毒性,可致人和兔红细胞溶血,其致病性与溶血能力呈平行关系。TRH 生物学特性与 TDH 相似。

3.微生物学检验

(1)标本采集:可采集患者粪便、肛门拭子和可疑食物。标本采集后,应及时接种,或置碱性胨水或卡-布运送培养基中送检。

(2)直接显微镜检查:一般不做直接显微镜检查,必要时用分离培养的可疑菌落涂片行革兰染色观察形态,同时做悬滴法(或压滴法)检测动力。

(3)分离培养:将标本接种于含 1% NaCl 的碱性胨水或 4% NaCl 的蛋白胨水中进行选择性增菌后,接种至 TCBS 平板或嗜盐菌选择平板;也可将标本直接接种至 TCBS 平板或嗜盐菌选择平板。置 35 ℃经 12～18 h 观察菌落形态。在 TCBS 平板上形成绿色或蓝绿色、不透明、直径为 1～2 mm 的微突起的菌落,在嗜盐菌选择性平板上形成较大、中心隆起、稍浑浊、半透明或不透明的无黏性的菌落,均为可疑菌落。

(4)鉴定。副溶血弧菌的主要特征:革兰染色阴性,动力阳性,TCBS 平板上形成绿色或蓝绿色菌落,神奈川现象阳性,氧化酶阳性,对 O/129 敏感,发酵葡萄糖、麦芽糖、甘露醇产酸,吲哚试验阳性,大部分菌株脲酶阴性,V-P 试验阴性,在不含 NaCl 和含 10%NaCl 的蛋白胨水中不生长,在含 1%～8% NaCl 的蛋白胨水中生长,赖氨酸脱羧酶、鸟氨酸脱羧酶阳性,精氨酸双水解酶阴性。

(三)其他弧菌

从临床标本中分离到的弧菌都应认为具有临床意义,特别是从粪便标本中分离到霍乱弧菌 O1 群、O139 群和副溶血弧菌,或从任何临床标本分离到创伤弧菌均应及时通知临床医师,并应根据我国《传染病防治法》的有关规定及时处理。

1.拟态弧菌

过去认为该菌是不发酵蔗糖的霍乱弧菌。1981 年 Davis 首次报道了拟态弧菌,它大部分是从腹泻患者分离得到。这些腹泻患者通常进食过未煮熟的海产品,尤其是生食牡蛎。拟态弧菌引起胃肠炎的临床表现、流行病学和生态学特征和非 O1 群霍乱弧菌相似。

2.创伤弧菌

在致病性弧菌中,该菌引起的疾病最为严重,引起的菌血症和伤口感染的病程进展非常快而致命。感染通常发生在气温较高的季节,通过生食牡蛎等海产品,侵入肠黏膜淋巴结和门静脉侵入血流导致菌血症,死亡率约为 50%。好发于年轻人,特别是酒精性肝功能损伤或有免疫缺陷的人。另外,可引起创口感染,导致蜂窝织炎,偶尔可侵入血流导致菌血症而死亡。少见引起腹泻。致病机制尚不明确,但产生的溶细胞素、蛋白酶和胶原酶可造成组织的严重损害。

3.溶藻弧菌

在海洋环境非常常见,从感染的伤口、耳朵,有时在眼睛中可以分离得到。本菌是弧菌属细菌中的最耐盐的致病菌。

4.河弧菌

该菌 1981 年首次被命名,最早从腹泻患者中分离到,全世界有引起腹泻的报道。

5.弗尼斯弧菌

该菌在 1983 年作为一个种被描述,它的致病性不确定,很少从粪便中分离到。最近,有报告从腹泻患者中分离到,提示有一定的临床意义。

6.霍利斯弧菌

该菌可引起腹泻、创口感染及菌血症,通过食用海产品和接触海水而获得感染。

7.少女弧菌

该菌从加利福尼亚海岸的小热带鱼及人类的感染伤口中分离得到。从海洋鱼类、污水、牡蛎及熊的伤口中可以分离得到此菌。

8.麦氏弧菌

通常可从河水、海水和海产品中分离得到。1981年让-雅克报道此弧菌能导致胆囊炎、腹膜炎及菌血症,是氧化酶阴性的弧菌。

9.辛辛那提弧菌

从菌血症患者及脑膜炎患者中分离得到,随后从人肠道、耳朵、腿部伤口,以及动物、水中均可分离得到。

10.鲨鱼弧菌

该菌最初从一条死鲨鱼中分离得到。此后从鲨鱼咬伤的感染伤口中分离得到鲨鱼弧菌。

二、气单胞菌属

气单胞菌属隶属于气单胞菌科,根据DNA杂交的结果,分为14个基因种或DNA杂交群(DNA hybridization groups,HGs),气单胞菌为水中常居菌,可存在于水处理工厂、供水系统、蓄水池中的地面水和饮用水中,也存在于清洁或污染的湖水和海水中,在牛肉、猪肉、家禽肉以及奶制品中也有发现。目前认为,与人类疾病相关的气单胞菌有豚鼠气单胞菌、嗜水气单胞菌、简达气单胞菌、舒伯特气单胞菌、易损气单胞菌和维隆气单胞菌。维隆气单胞菌包括维隆气单胞菌温和生物型和维隆气单胞菌维隆生物型。

(一)生物学特性

气单胞菌系革兰阴性短杆菌,有时呈球杆状,大小为$(0.3\sim1.0)\mu m\times(1.0\sim3.5)\mu m$;除杀鲑气单胞菌外,均有动力。

气单胞菌兼性厌氧。营养要求不高,在普通平板上可以生长,形成灰白色、光滑、湿润、凸起,2 mm大小的菌落,血平板上可有溶血现象。在无盐培养基上生长,在TCBS平板上不生长,部分菌株在MacConky平板上能生长。在$0\sim45$ ℃范围内均可以生长,根据生长温度的不同,可分为嗜冷菌(37 ℃以上不生长)和嗜温菌(10$\sim$42 ℃生长)两大类。

气单胞菌抗原结构复杂,基因种的血清分型显示出血清学上的异质性。许多抗原结构能在多种细菌中存在。O11、O34和O16似乎在人类的感染中特别重要。易损气单胞菌和霍乱弧菌O139群有交叉反应。

(二)致病物质与所致疾病

气单胞菌可引起哺乳动物(如人、鸟类等)和冷血动物(如鲑、鱼、蛇等)的感染。可引起人类的肠道内感染和肠道外感染。

气单胞菌常引起5岁以下儿童和成人的肠道内感染,是夏季腹泻的常见病原菌之一,与摄入被细菌污染的食物和水有关。临床症状从较温和的腹泻到严重的痢疾样腹泻(血样便),成年人表现为慢性化。其主要的致病物质为溶血毒素和细胞毒素等。

肠道外感染主要为皮肤和软组织感染,与外伤后伤口接触污染的水有关。主要由嗜水气单胞菌和维隆气单胞菌引起。气单胞菌可引起眼部感染、脑膜炎、肺炎、胸膜炎、骨髓炎、关节炎、腹膜炎、胆囊炎、尿道感染和败血症。

(三)微生物学检验

1.标本采集

根据不同的疾病采取粪便或肛门拭子、血液、脓液、脑脊液、尿液标本。

2.直接显微镜检查

一般不做直接显微镜检查,必要时可对脓液、脑脊液涂片,行革兰染色观察形态。

3.分离培养

粪便及脓液标本等可直接接种,初次分离常用血平板,MacConky 平板和加有 20 μg/mL 氨苄西林的血琼脂平板。豚鼠气单胞菌在 MacConky 平板上发酵乳糖,嗜水气单胞菌和维隆气单胞菌在血平板中有溶血现象,形成灰白色、光滑、湿润、凸起、2 mm 大小的菌落。含菌量较少的标本可用碱性胨水进行增菌培养。

4.鉴定

气单胞菌属的主要特征:革兰染色阴性,TCBS 平板上不生长,在无盐培养基上生长,氧化酶和触酶阳性,还原硝酸盐,发酵葡萄糖和其他碳水化合物产酸或产酸产气,对 O/129 耐药。许多菌株在 22 ℃时的生化反应比 37 ℃活跃。

(四)药物敏感性试验

绝大多数气单胞菌产生 β-内酰胺酶,对青霉素、氨苄西林、羧苄西林、替卡西林耐药,但对广谱的头孢菌素、氨基糖苷类抗生素、氯霉素、四环素、甲氧苄啶-磺胺甲噁唑和喹诺酮类药物敏感。绝大多数维隆气单胞菌温和生物型对头孢噻吩敏感,而嗜水气单胞菌和豚鼠气单胞菌对头孢噻吩耐药。

(刘蒙蒙)

第六节　需氧革兰阳性杆菌属检验

需氧革兰阳性杆菌属种类繁多,广泛分布于自然界的水和土壤中,多数为人和动物的正常菌群,少数细菌具有高度致病性。本节主要叙述与临床有关的较常见的芽孢杆菌属、李斯特菌属、丹毒丝菌属、加特纳菌属、棒状杆菌属和需氧放线菌。

一、芽孢杆菌属

芽孢杆菌属隶属于芽孢杆菌科,为一群革兰阳性杆菌,有氧条件下形成芽孢为其主要特征。包括 70 多个菌种,比较常见的有炭疽芽孢杆菌、蜡样芽孢杆菌、巨大芽孢杆菌、苏云金芽孢杆菌、蕈状芽孢杆菌、枯草芽孢杆菌、嗜热芽孢杆菌等。其中大部分细菌为腐生菌,广泛分布于自然环境中,一般不致病,炭疽芽孢杆菌和蜡样芽孢杆菌对人和动物具有致病性,以下主要叙述这两个菌种。

(一)炭疽芽孢杆菌

炭疽芽孢杆菌简称炭疽杆菌,是最早发现的病原菌,也是芽孢杆菌属中致病力最强的一种,引起人、兽共患的烈性传染病——炭疽。2001 年美国 9.11 事件后恐怖分子利用含有炭疽芽孢杆菌的干燥菌粉,通过邮件传播,制造生物恐怖,造成 11 人死亡。

1.生物学特性

本菌为目前发现的致病菌中最大的革兰阳性杆菌,大小为$(5\sim10)\mu m\times(1\sim3)\mu m$,菌体两端平齐,无鞭毛。新鲜标本直接涂片常见单个或短链状排列,经培养后形成长链,类似竹节状。芽孢多在有氧条件下形成,位于中央,小于菌体。有毒菌株具有明显的荚膜。

本菌需氧或兼性厌氧,生长条件要求不严格。普通平板上形成灰白色、扁平、干燥、粗糙型菌落,边缘不整呈卷发状,在低倍镜下观察更为明显。在血平板上 15 h 内无明显溶血,24 h 后轻度溶血,而其他需氧芽孢杆菌多数溶血明显而快速。有毒株在 $NaHCO_3$ 血平板上,经 5% CO_2 条件下培养 $18\sim24$ h 可产生荚膜,变为黏液型(M)菌落,用接种针挑取菌落可见拉丝现象,无毒株为粗糙型(R)菌落。在肉汤培养基中由于形成长链而呈絮状沉淀生长,在明胶培养基中可使表面液化成漏斗状,细菌沿穿刺线扩散生长,形成倒伞状生长区。

炭疽芽孢杆菌的抗原包括细菌性抗原和炭疽毒素两部分。细菌性抗原主要有以下几种。①菌体多糖抗原:与毒力无关,由 D-葡萄糖胺、D-半乳糖及乙酸组成;耐热耐腐败,在患病动物腐败脏器或毛皮中,长时间煮沸而不被破坏,仍能与相应抗血清发生环状沉淀反应,即 Ascoli 热沉淀试验,但该抗原特异性不高,与其他需氧芽孢杆菌、人 A 型血型抗原及 14 型肺炎链球菌的多糖抗原有交叉,故应用 Ascoli 试验时,应结合其他鉴定试验综合分析。②荚膜多肽抗原:由质粒 pXO2 编码,为 D-谷氨酸 γ 多肽,是该菌毒力因子和特异性抗原,以抗荚膜多肽血清作荚膜肿胀试验,对本菌有鉴定意义。③芽孢抗原:为特异抗原,具有免疫原性和血清学诊断价值。炭疽毒素由质粒 pXO1 编码,为外毒素复合物,由保护性抗原(protectiveantigen,PA)、致死因子(lethal factor,LF)和水肿因子(edema factor,EF)三种蛋白质组成,其中 PA 为结合片段,能与靶组织结合固定,LF 和 EF 为毒素效应部分,只有三种成分结合成复合物才能发挥毒素作用,引起典型的中毒症状。

本菌芽孢的抵抗力很强,干热置 140 ℃经 3 h 或高压蒸汽置 121.3 ℃经 15 min 才能杀灭。芽孢在干燥土壤或动物皮毛中可存活 60 年以上,一旦污染,可维持长时间的传染性。芽孢对化学消毒剂中的碘和氧化剂较敏感。

2.致病物质与所致疾病

炭疽是一种人畜共患病,四季均可发病,以羊、牛等食草动物发病多见。人感染主要是接触感染动物的皮毛、组织器官、排泄物等,也可以通过吸入气溶胶或食病畜肉而被感染,引起皮肤炭疽、肺炭疽和肠炭疽,以皮肤炭疽多见(约占 90%),肺炭疽较少见(5%),但致死率高达 85% 以上,这三型炭疽均可引起败血症,并发脑膜炎。由于该菌感染方式多样,芽孢抵抗力强,致死率高,常被恐怖分子用作生物武器威胁人类。我国于 2005 年颁布了"全国炭疽监测方案",对生物恐怖制定了预防和应对措施。

炭疽芽孢杆菌的主要致病物质是荚膜和炭疽毒素。炭疽毒素中的 EF 使毛细血管通透性增加引起水肿,LF 引起巨噬细胞释放 TNF-α、IL-1 β 等炎症性细胞因子。炭疽毒素引起的肺部 DIC、纵隔肿胀、气道阻塞,是造成感染者死亡的主要原因。炭疽病愈后可获得持久免疫力。

3.微生物学检验

检验时必须严格按烈性传染病检验守则操作,检验材料应无害化处理。对检验人员加强预防措施,如戴防毒面具、防疫口罩,穿防生化衣,或给从业人员接种疫苗,谨防实验室感染。

标本采集:皮肤炭疽患者采取病灶深部组织或分泌物;肺炭疽患者采取痰或血液;肠炭疽患者取呕吐物或粪便;炭疽性脑膜炎取脑脊液或血液。死畜严禁宰杀、解剖,可切割耳、舌尖采集少量血液,局限病灶可采取病变组织或附近淋巴结。可疑污染物如皮革、兽毛、谷物等,固体标本取 10~20 g,液体取 50~100 mL。

直接显微镜检查:直接涂片或组织压片进行革兰染色,可同时做荚膜染色、荚膜肿胀试验。镜下见到革兰阳性杆菌,菌体两端平截,类似竹节状,结合临床可作初步报告。

分离培养:临床标本一般接种血平板,污染标本接种于含有喷他脒多黏菌素 B 的选择性平板。标本用 2% 兔血清肉汤增菌后再进行分离培养可提高检出率。

炭疽芽孢杆菌的主要特征:革兰阳性杆菌,菌体两端平齐,常链状排列;芽孢位于中央,小于菌体;菌落灰白色、干燥、粗糙,边缘不整齐;分解葡萄糖、麦芽糖、蔗糖、蕈糖,不发酵乳糖等其他糖类;能分解淀粉和乳蛋白,在牛乳中生长经 2~4 d 使牛乳凝固,然后缓慢融化;触酶阳性。临床常见芽孢杆菌的主要鉴定特征见表 15-14。

表 15-14　临床常见芽孢杆菌的主要鉴定特征

特性	炭疽芽孢杆菌	蜡样芽孢杆菌	枯草芽孢杆菌	苏云金芽孢杆菌	蕈状芽孢杆菌	巨大芽孢杆菌
荚膜	+	−	−	−	−	−
动力	−	+	+	+	−	+
厌氧生长	+	+	−	+	+	−
卵磷脂酶	+	+	−	+	+	−
V-P	+	+	+	+	+	−
甘露醇	−	−	+	−	−	+
青霉素抑制剂	+	−	−	−	−	−
噬菌体裂解	+	−	−	−	−	−
串珠试验	+	−	−	−	−	−

(1)串珠试验:将待检菌接种于含 0.05~0.50 U/mL 青霉素的培养基中 35 ℃ 培养 6 h 后,炭疽杆菌形态发生变化,菌体成为大而均匀的圆球状成串排列,为炭疽芽孢杆菌特有的现象。

(2)青霉素抑制试验:炭疽杆菌在 5 U/mL 的青霉素平板上可生长,在含 ≥10 U/mL 的青霉素平板上受到抑制不生长。

(3)重碳酸盐毒力试验:将待检菌接种于含 0.5% NaHCO$_3$ 和 10% 马血清的平板上,置 10% CO$_2$ 环境中 35 ℃ 培养 24 h,有毒株产生荚膜,形成 M 型菌落,无毒株形成 R 型菌落。

(4)植物凝集素试验:根据炭疽杆菌菌体多糖是某些植物凝集素受体的原理,可用凝集素试验检测炭疽杆菌。常用方法有荧光标记试验、酶联免疫吸附试验。

(5)噬菌体裂解试验:取待检菌新鲜肉汤培养物涂布于普通营养平板,将 AP631 噬菌体液滴加于平板,培养 12 h 后,出现噬菌斑为试验阳性。炭疽芽孢杆菌为阳性结果,其他芽孢杆菌为阴性。该试验已作为国家进出口商品检验局发布的"出口畜产品中炭疽杆菌检测方法"的行业标准。

(6)核酸检测:从质粒 pXO1 中提取编码 PA 的 DNA 片段,经 PCR 扩增,制备 ^{32}P 标记的核酸探针,用原位杂交技术检测标本中相应基因片段,该技术特异性强,重复性好。

4.药物敏感性试验

本菌对青霉素类、磺胺类、氨基糖苷类、四环素类、环丙沙星类抗生素均敏感,大多能抑制繁殖体和芽孢。

如果菌落、细菌形态符合炭疽芽孢杆菌特点;牛乳凝固试验、青霉素抑制、噬菌体裂解试验、串珠试验均为阳性,可报告"经检验发现炭疽芽孢杆菌"。有条件时可应用 DNA 探针,其敏感性、特异性强,其他鉴定试验作为参考指标。

(二)蜡状芽孢杆菌

蜡状芽孢杆菌广泛分布于自然界的土壤、水和尘埃中,易污染米饭、淀粉、乳及乳制品、果汁等,引起食物中毒,并可导致败血症。

1.生物学特性

本菌为革兰阳性杆菌,为(1~1.2)μm×(3~5)μm 大小,菌体两端钝圆,多数呈短链状排列。生长 6 h 后即可形成芽孢,位于菌体中心,不膨出。无荚膜。引起食物中毒的菌株多数有周鞭毛,根据鞭毛抗原可进行细菌分型。

本菌需氧或兼性厌氧,营养要求不高,在普通平板上形成的菌落较大、灰白色、不透明、表面粗糙似熔蜡状,故名蜡状芽孢杆菌。在肉汤培养基中呈均匀浑浊生长,形成菌膜。在血平板上形成 β 溶血。

2.致病物质与所致疾病

蜡状芽孢杆菌主要的致病物质是肠毒素,引起的食物中毒有两种类型。①呕吐型:由耐热的肠毒素(分子量小于 5 kD,置 110 ℃经 10 min 灭活)引起,进食过 1~6 h 出现恶心、呕吐,腹泻少见,病程 10 h 左右;②腹泻型:由不耐热肠毒素(分子量 55~60 kD,置 55 ℃经 5 min 灭活)引起,进食8~16 h 后发生急性胃肠炎症状,以腹痛腹泻为主,病程为 24 h 左右。本菌引起的食物中毒以夏秋季多见,被污染食品大多无腐败变质现象。此菌在米饭中极易繁殖,国内由此引起的食物中毒报道较多。

3.微生物学检验

(1)标本采集:可疑食物、患者粪便及呕吐物。

(2)直接显微镜检查:将采集的标本用无菌盐水制成悬液直接涂片染色镜检,观察细菌形态特征。

(3)分离培养:可用血平板、普通平板进行分离培养,根据菌落特征进一步鉴定。

(4)鉴定。蜡状芽孢杆菌的主要特征:革兰阳性杆菌,芽孢位于菌体中心,不膨出。菌落较大、灰白色、不透明、表面粗糙似熔蜡状;分解葡萄糖、麦芽糖、蔗糖、果糖、水杨苷,产酸不产气,V-P 试验和卵磷脂酶阳性,液化明胶,缓慢液化牛乳,多数菌株能利用枸橼酸盐。如动力阳性可排除炭疽芽孢杆菌和蕈状芽孢杆菌,卵磷脂酶阳性可与巨大芽孢杆菌鉴别。

利用 H 抗原分型血清进行分型,我国、欧美及日本等国各自研制出分型血清,尚无统一的分型标准。我国的分型血清包括 11 个型,检出的食物中毒蜡状芽孢杆菌主要为 5 型、3 型和 1 型。

4.药物敏感性试验

本菌对氯霉素、红霉素、庆大霉素敏感,对青霉素、磺胺类、呋喃类耐药。

暴露于空气中的食品一定程度上都受本菌污染,而且必须有大量细菌繁殖产生足够的毒素才能引起食物中毒,因此不能分离出蜡样芽孢杆菌就认为是食物中毒的病原菌。采集的标本除分离培养外还需要做活菌计数,一般认为活菌计数>10^5 CFU/g 或>10^5 CFU/mL 时有引起食物中毒的可能。

二、李斯特菌属

李斯特菌属主要包括产单核细胞李斯特菌、伊氏李斯特菌、格氏李斯特菌、斯氏李斯特菌、威氏李斯特菌等,广泛分布于水、土壤以及人和动物粪便中。对人和动物有致病性的主要是产单核细胞李斯特菌。

(一)生物学特性

产单核细胞李斯特菌为革兰阳性,短小,常呈 V 字形排列,很少有长链状,但 42.8 ℃培养下多形成长链;有鞭毛,在 25 ℃运动活泼,35 ℃动力缓慢;无芽孢;一般不形成荚膜,在血清葡萄糖蛋白胨水中可形成多糖荚膜。

兼性厌氧,营养要求不高,普通培基上即可生长。在血平板上形成圆形、光滑的灰白色菌落,有狭窄 β 溶血环。在肉汤培养基中浑浊生长,表面形成菌膜。在半固体培养基中沿穿刺线向四周蔓延生长,形成倒伞状。能在 4 ℃条件下生长,可进行冷增菌。

根据菌体和鞭毛抗原不同,分为 4 个血清型和多个亚型,抗原结构与毒力无关。1 型以感染啮齿动物为主,4 型以感染反刍动物为主,各型均可感染人类,以 1a、2b、4b 亚型最为多见,4b 亚型致病力最强。本菌与葡萄球菌、链球菌和大肠埃希菌等均有共同抗原,血清学诊断缺乏特异性。

本菌耐盐(200 g/L NaCl 溶液中长期存活)、耐碱(25 g/L NaOH 溶液存活 20 min),对酸、热及常用消毒剂敏感,置 60～70 ℃加热 5～20 min 或 70％的乙醇 5 min 都可杀灭本菌。

(二)致病物质与所致疾病

产单核细胞李斯特菌为细胞内寄生菌,常伴随 EB 病毒感染引起传染性单核细胞增多症,也可引起脑膜炎、败血症及流产,易感者为新生儿、孕妇及免疫缺陷和免疫力低下者。传染源为健康带菌者,有报道健康人粪便中该菌携带率为 0.6％～16.0％,主要以粪-口途径传播,也可经胎盘、产道垂直感染,对胎儿和新生儿有一定致死率或者神经生理上造成永久性缺陷。若污染奶、肉类等食品可引起食物中毒。与病畜接触可致眼、皮肤局部感染。本菌还可引起鱼类、鸟类、哺乳动物疾病,如牛、绵羊的脑膜炎、家畜流产。致病物质主要为溶血素 O(listeriolysin O,LLO)和菌体表面成分如表面蛋白 P104、胞外蛋白 P60 等。细菌借助 P104、P60 黏附于宿主细胞上,LLO 与细菌进入单核巨噬细胞内繁殖有关。

(三)微生物学检验

1.标本采集

全身感染及脑膜炎患者采取血液、脑脊液标本,局部病灶取脓性分泌物或咽拭子,新生儿可取脐带残端、羊水、外耳道分泌物、粪便、尿液等。

2.直接显微镜检查

本菌在陈旧培养物中可由革兰阳性转为革兰阴性,且两端着色深容易误认为双球菌。

3.分离培养

本菌在血平板上形成狭窄 β 溶血环;在半固体培养基中 25 ℃运动活泼,形成倒立伞状生长区,35 ℃;利用其在 4 ℃下可生长的特性,将标本先置 4 ℃冷增菌后再分离培养可提高阳性率。

4.鉴定

本菌 35 ℃培养 24 h 内可发酵多种糖类,如葡萄糖、麦芽糖、果糖、蕈糖、水杨苷,产酸不产气,3～10 d 分解乳糖产酸;MR、V-P、触酶、七叶苷试验阳性;硝酸盐还原、吲哚、明胶液化、脲酶阴性。产单核细胞李斯特菌主要鉴定特性见表 15-15。

表 15-15　产单核细胞李斯特菌与其他相似细菌鉴别特性

菌种	触酶	动力	胆汁七叶苷	葡萄糖	TSI 琼脂产 H_2S	溶血	硝酸盐	脲酶
产单核细胞李斯特菌	+	+	+	+	-	β	-	-
棒状杆菌属	+	-	V	V	-		V	V
红斑丹毒丝菌	-	-	-	-	无/α	+	-	-

注："V"为 11%～89% 的菌株阳性。

(四)药物敏感性试验

本菌对氨苄西林、链霉素、四环素、氯霉素和红霉素等多种抗生素敏感;对磺胺类、杆菌肽、羧苄西林、多黏菌素 B 耐药,首选药物为氨苄西林。

三、丹毒丝菌属

丹毒丝菌属包括红斑丹毒丝菌、产单核细胞丹毒丝菌和扁桃体丹毒丝菌,可从土壤、水和食物中分离到。代表菌种为红斑丹毒丝菌,也是本属目前发现的可感染人的致病菌。

(一)生物学特性

红斑丹毒丝菌为革兰阳性杆菌,单个或短链状排列,R 型菌落涂片染色镜下可见菌体呈长丝状或分枝状及出现断裂,与放线菌形态相似,无芽孢、无鞭毛也无荚膜。

本菌初次分离在含血清或葡萄糖的培养基上及 5% CO_2 环境中生长旺盛。在血琼脂平板上因菌株毒力不同可形成 S、R 两种菌落,S 菌落小、突起有光泽,R 菌落大、表面呈颗粒状。在亚碲酸钾血平板可形成黑色菌落。在液体培养基可呈微浑浊生长,底层有少量沉淀。

对湿热和常用消毒剂敏感。但对石炭酸抵抗力较强,在 5 g/L 的石炭酸中可存活 90 多天,分离本菌时可利用石炭酸处理污染标本。

(二)致病物质与所致疾病

本菌引起的疾病为一种急性传染病,主要发生于多种家畜、家禽和鱼类中,猪感染后称猪丹毒。人类多因接触患病动物及其皮革制品经皮肤伤口而被感染,发生局部红肿、疼痛,称为类丹毒,可发展为急性淋巴管炎,也可引起败血症、关节炎及心内膜炎,多发于屠宰及鱼、肉加工人员。本菌若污染奶及奶制品也可引起食物中毒。

主要致病物质为内毒素和一些酶类,如透明质酸酶使血管通透性增高,神经氨酸酶可促使 DIC 形成,导致微循环障碍,发生酸中毒、出血和休克。

(三)微生物学检验

1.标本采集

可以采取患者血液、皮疹渗出液或脓液标本进行检验。动物标本可取心血、内脏、局部组织或渗出液等。

2.直接显微镜检查

革兰染色时易被脱色而呈革兰阴性。血液或渗出液标本涂片染色镜检可见细菌多散在于血细胞之间,也有的被白细胞吞噬。

3.分离培养

用血平板进行分离培养,初次分离最好在 5% CO_2 环境中培养。血液标本采用含有葡萄糖或血清的肉汤进行增菌。

4.鉴定

红斑丹毒丝菌触酶、氧化酶、MR、V-P 反应均为阴性。48 h 内发酵葡萄糖、乳糖,6～7 d 发酵麦芽糖,可液化明胶,多数菌株硫化氢阳性。主要鉴定特性及与相似细菌产单核细胞李斯特菌的鉴别。

(四)药物敏感性试验

本菌对青霉素、头孢菌素、红霉素、四环素等均敏感。

四、加特纳菌属

加特纳菌属目前只包括一个菌种,即阴道加特纳菌,为阴道正常菌群,可由于菌群失调引起细菌性阴道病。

(一)生物学特性

阴道加特纳菌为小杆菌但具有多形态性,大小为 $0.5~\mu m \times (1～2.5)\mu m$,单个或成双排列,无特殊结构。革兰染色与菌株和培养条件有关,临床新鲜标本分离株或高浓度血清中生长的菌株呈革兰阳性,实验室保存菌株为革兰阴性。

多数菌株为兼性厌氧,营养要求较高,普通培养基上不生长。常用血平板在 5% CO_2 环境中培养,形成针尖状、圆形、光滑、不透明的菌落,在人和兔血平板上出现 β 溶血环,羊血平板上不溶血。

(二)致病物质与所致疾病

阴道乳酸杆菌大量减少,阴道加特纳菌和厌氧菌过度增殖,造成阴道正常菌群微生态平衡失调,引起非特异细菌性阴道病(bacterial vaginosis,BV),为性传播疾病之一。BV 还可导致妇产科多种严重并发症如子宫术后感染、产后子宫内膜炎等,还可引起新生儿败血症。健康妇女雌激素对阴道上皮细胞糖原含量及由糖原产生的乳酸的影响是控制阴道微生态的主要因素。

(三)微生物学检验

1.标本采集

根据临床及感染部位不同采集不同标本。疑为 BV 患者主要采集阴道分泌物,疑为子宫内膜感染者刮宫取内膜细胞培养,胎内感染无菌采集羊水。

2.直接显微镜检查

阴道分泌物直接涂片,革兰染色可见上皮细胞(细胞质呈红色,细胞核为蓝紫色)被大量革兰阳性或染色不定小杆菌覆盖,导致细胞边缘不清,称为线索细胞。若涂片中以革兰阳性杆菌(乳酸杆菌)为主,只有少量短小杆菌则提示可能为非 BV 患者。

3.分离培养

用含 5% 人血的平板置 5% CO_2 环境中培养 48 h 后进一步鉴定,如不能及时鉴定,可将分离菌株混悬于兔血清中低温冻存。

4.鉴定

主要生化反应为水解马尿酸、淀粉,发酵葡萄糖、麦芽糖、蔗糖等,其他生化反应不活泼。

以革兰染色找到线索细胞、阴道分泌物 pH 测定及胺试验为主要鉴定依据,一般情况下不做加特纳菌的分离培养和生化反应。

(1)pH 测定:测定阴道分泌物 pH,大于 4.5 为可疑 BV。

(2)胺试验:阴道分泌物滴加 10% KOH,若发出腐败鱼腥样胺臭味即为阳性。

5.药物敏感性试验

所有菌株对青霉素类、万古霉素和甲硝唑敏感;对磺胺类、萘啶酸、新霉素、多黏菌素耐药。

BV 为细菌混合感染,因阴道加特纳菌为正常菌群,因此定性检出不一定就证明感染。必要时做细菌定量计数,若每毫升阴道分泌物该菌计数呈 100～1 000 倍增加,则提示可能为感染的病原菌。

五、棒状杆菌属

棒状杆菌属归属放线菌科,是一群菌体呈棒状的革兰阳性杆菌,包括的细菌种类繁多,主要有白喉棒状杆菌、假白喉棒状杆菌、干燥棒状杆菌、假结核棒状杆菌、溶血棒状杆菌、化脓棒状杆菌等。引起人类疾病的主要是白喉棒状杆菌,其他的多数为条件致病菌,形态与白喉棒状杆菌相似,统称类白喉棒状杆菌。

(一)生物学特性

白喉棒状杆菌简称白喉杆菌,为革兰阳性细长微弯的杆菌,一端或两端膨大呈棒状,无特殊结构。细菌排列不规则,多呈 X、L、V 等形,是由于繁殖时菌体分裂方式不同所致。用亚甲蓝、Albert 法、Neisser 法等染色可显示菌体内有浓染的异染颗粒,排列成念珠状或位于菌体两端,也称为极体,为本菌的形态鉴别特征。

需氧或兼性厌氧,营养要求高,在含有血液、血清、鸡蛋的培养基上生长。在血平板上 35 ℃培养 24 h 后形成灰白色、不透明的 S 型菌落,有狭窄的 β 溶血环。在吕氏血清斜面上生长较快,10～12 h 即形成灰白色、有光泽的菌苔,镜下形态典型,异染颗粒明显。亚碲酸钾能抑制杂菌生长,因此亚碲酸钾血平板通常用于白喉棒状杆菌的初次分离培养,亚碲酸盐离子能透过细胞膜进入白喉棒状杆菌细胞质中,还原为金属碲而沉淀,使菌落呈黑色。白喉棒状杆菌根据在亚碲酸钾血平板上生长的菌落特点分为三型:重型、轻型、中间型。该型别分类与疾病轻重无明显关系,也无特殊意义。

细菌表面具有 K 抗原,为不耐热、不耐碱的蛋白质,可激发宿主产生抗菌免疫和超敏反应。细胞壁具有耐热抗原,为阿拉伯半乳糖,是寄生于人和动物的棒状杆菌的共同抗原,与分枝杆菌和诺卡菌属有交叉。

本菌对干燥、寒冷、日光等因素较其他无芽孢菌强,对湿热和常用消毒剂敏感。

(二)致病物质与所致疾病

白喉棒状杆菌所致的疾病白喉为急性呼吸道传染病,传染源为患者和带菌者,通过飞沫或污染的物品传播。在患者咽喉部及鼻腔黏膜该菌几乎呈纯培养状态。细菌在黏膜局部定殖并产生外毒素,引起局部炎症和毒血症,黏膜上皮细胞渗出的纤维蛋白和局部细菌、炎症细胞、坏死组织凝结在一起形成灰白色膜,称为假膜,不易拭去。若假膜延伸并脱落于气管,可致患者窒息,成为早期致死的主要原因。此外,在阴道、眼结膜、表浅创伤部位也可见到假膜。

主要致病物质是由白喉棒状杆菌产生的外毒素——白喉毒素,但是并非所有的菌株都能产生,只有携带有产毒素基因(tox＋)β-棒状噬菌体的溶源性菌株才能产生该毒素。白喉毒素是由二硫键连接的单条多肽链,为无活性的酶原,经酶蛋白降解为 A、B 两个多肽片段后发挥生物活性,A 片段不能单独侵入细胞但有酶活性,B 片段可与易感细胞膜受体结合,携带 A 片段转运入胞质内。白喉毒素常见的易感细胞有心肌、外周神经、肝、肾、肾上腺等组织,使细胞蛋白质合成障碍,因此临床常有心肌炎和软腭麻痹症状及肝、肾等严重病变。

类白喉杆菌通常分布于人和动物鼻腔、咽喉、外耳道、外阴和皮肤,一般无致病性或与其他细菌一起引起混合感染。近年来,由于大量使用免疫抑制剂和不适当使用抗生素,尤其介入性诊疗手段的广泛应用,这些条件致病菌导致的医院内感染患者增多,如菌血症、心内膜炎、骨髓炎等。

(三)微生物学检验

1.标本采集

从疑似假膜的边缘采集分泌物,未见假膜者采集鼻咽部或扁桃体黏膜分泌物。

2.直接显微镜检查

将标本直接涂片,分别做革兰染色和异染颗粒染色,镜检发现革兰阳性棒状杆菌,形态典型且有明显异染颗粒,可作初步报告,为临床早期诊断提供依据。

3.分离培养

标本分离可用亚碲酸钾血平板,纯培养用吕氏血清斜面。

4.鉴定

白喉棒状杆菌触酶阳性;分解葡萄糖、麦芽糖、半乳糖、糊精,不分解乳糖、甘露醇,重型迟缓分解蔗糖,还原硝酸盐,不液化明胶,吲哚和脲酶试验阴性。已有商品化的试剂盒用于棒状杆菌属的鉴定如 API 快速棒状杆菌试剂条、Minitek 系统等。

白喉棒状杆菌包括无毒株和有毒株,需要通过毒力试验鉴定白喉杆菌的致病菌株,应用白喉抗毒素检测白喉杆菌毒素,确定产毒株,常用方法有 ELISA 法和 Elek 平板毒力试验。

(四)药物敏感性试验

本菌对青霉素、红霉素、氯霉素等广谱抗生素敏感,但对磺胺类耐药。

经革兰染色和异染颗粒染色,形态典型有明显异染颗粒者可作出"检出形似白喉棒状杆菌"的初步报告。经亚碲酸钾血平板分离到黑色菌落,毒力试验阳性者,可报告"检出白喉棒状杆菌产毒菌株"。

六、需氧放线菌

放线菌是一类原核细胞型微生物,以分裂方式繁殖,常形成分枝状无隔营养菌丝。与医学有关的放线菌可按照细胞壁中是否含有分枝菌酸分为两类:不含分枝菌酸的主要包括放线菌属、链霉菌属和红球菌属;含有分枝菌酸的主要包括诺卡菌属、分枝杆菌属、棒状杆菌属。链霉菌属和红球菌属较少引起人类感染,放线菌属为厌氧菌,分枝杆菌属、棒状杆菌属见相关章节,以下主要介绍需氧性放线菌——诺卡菌属。

诺卡菌属目前包括 11 个种,广泛分布于土壤中,多数为腐生微生物,分解有机植物,有些可产生利福霉素、蚁毒素等,与人和动物致病性有关的主要是星状诺卡菌和巴西诺卡菌。

(一)生物学特性

诺卡菌为革兰阳性杆菌,有细长的分枝菌丝。形态基本与放线菌属相似,但菌丝末端不膨大。抗酸染色弱阳性,若延长脱色时间则失去抗酸性,可与结核分枝杆菌相区别。在培养早期分枝状菌丝较少,多为球状或杆状菌体;如培养时间较长可见有丰富的菌丝形成,丝体呈粗细不等的串珠状。在患者痰、脓汁、脑脊液等直接涂片中多见纤细的分枝状菌丝。

为专性需氧菌,营养要求不高但繁殖速度较慢,在普通平板或 L-J、沙氏平板上置 35 ℃下培养 5～7 d 才可见到菌落,菌落表面干燥、有皱褶或呈颗粒状,可产生橙红、黄色、绿色等不同色素。在液体培养基中,由于需氧可在表面生成菌膜,下部液体澄清。

（二）致病物质与所致疾病

诺卡菌属的细菌多引起外源性感染,有毒株为兼性胞内寄生菌,可抑制吞噬体和溶酶体融合,抗吞噬细胞的有氧杀菌机制。星状诺卡菌主要通过呼吸道引起人的原发性、化脓性肺部感染,症状类似肺结核,也可经肺部转移到皮下组织,产生脓肿及多发性瘘管,或扩散到其他脏器,如引起脑脓肿、腹膜炎等。在感染的组织及脓汁内有淡黄色、红色或黑色的色素颗粒。巴西诺卡菌可因外伤侵入皮下组织,引起慢性化脓性肉芽肿,表现为脓肿及多发性瘘管,好发于足、腿部,称为足分枝菌病,本病也可以由某些真菌及马杜拉放线菌引起。

（三）微生物学检验

1.标本采集

采集组织渗出液、痰、脓液等,注意观察有无色素颗粒。

2.直接显微镜检查

如标本中有色素颗粒,取其置玻片上压碎进行革兰染色和抗酸染色,镜检可见革兰阳性(有时染色性不定)纤细的菌丝体和长杆菌,抗酸染色弱抗酸性,可初步确定为诺卡菌。但在脑脊液或痰中发现抗酸性的长杆菌,注意与结核分枝杆菌相鉴别。

3.分离培养

标本可接种于沙氏平板和血平板,置 35 ℃培养经 2～4 d 可见有黄、橙或红色的菌落。星状诺卡菌最高生长温度可达 45 ℃,可用于鉴别本菌。

4.鉴定

除菌落、菌体形态鉴定外,星状诺卡菌和巴西诺卡菌主要鉴别特性见表 15-16。

表 15-16　两种诺卡菌主要鉴别特性

菌种	液化明胶	分解酪氨酸	脓化牛乳	45 ℃生长
星状诺卡菌	−	−	−	+
巴西诺卡菌	+	+	+	−

（四）药物敏感性试验

本菌属细菌对磺胺类药物敏感,对青霉素耐药。

（刘蒙蒙）

第七节　弯曲菌属及螺杆菌属检验

利用分子生物学技术(DNA-rRNA 杂交、16 SrRNA 序列分析)和免疫分型技术,将弯曲菌及其他相关细菌归入一个共同的 rRNA 超家族,包括弯曲菌属、螺杆菌属、弓形虫属、沃林菌属和"Flexispira"5 个菌属。

一、弯曲菌属

弯曲菌属是一类呈逗点状或 S 形的革兰阴性杆菌,广泛分布于动物界,其中有些可引起动物和人类的腹泻、胃肠炎和肠道外感染。目前弯曲菌共有 18 个种和亚种,对人致病主要有空肠弯曲菌、大肠弯曲菌及胎儿弯曲菌。

（一）生物学特性

本属细菌为革兰阴性无芽孢的弯曲短杆菌,大小为$(0.2\sim0.8)\mu m\times(0.5\sim5.0)\mu m$,不易染色,菌体弯曲呈 S 状或海鸥展翅状等,一端或两端各有一根鞭毛,运动活泼,暗视野显微镜下呈"投标样"运动。

本属细菌为微需氧菌,多氧或无氧环境下均不生长,最适生长环境是含 5% O_2、10% CO_2、85% N_2 的微氧环境;培养温度通常取决于所需要分离的菌株,在不同温度下培养基的选择性也不同,通常绝大多数实验室用 42 ℃作为初始分离温度,这一温度对空肠弯曲菌、大肠弯曲菌的生长有利,相反其他菌株在37 ℃生长良好。营养要求高,普通培养基不生长,选择性培养基大多含有抗生素(主要为头孢哌酮),以抑制肠道正常菌群。常用培养基有含血的 Skirrow 培养基、头孢哌酮-万古霉素-两性霉素琼脂培养基(CVA)和不含血的碳-头孢哌酮-去氧胆酸盐(CCDA)、碳基选择性培养基(CSM)和半固体动力培养基等。弯曲菌在同一培养基上可出现两种菌落,一种为灰白、湿润、扁平、边缘不整齐的蔓延生长的菌落;另一种为半透明、圆形、凸起、有光泽的小菌落,陈旧菌落可因产生色素而变红。

本菌有菌体(O)抗原、热不稳定抗原和鞭毛(H)抗原,前两种抗原是弯曲菌分型的依据。

（二）致病物质与所致疾病

弯曲菌属具有黏附定居和入侵上皮细胞的能力,通过产生的肠毒素、细胞毒素和内毒素等多种毒力因子致病,病变部位通常在空肠、回肠,也可蔓延至结肠。

弯曲菌广泛分布于动物界,常定居于人和动物的肠道内,通过粪便污染环境。传播途径主要为食物和水,传播方式多为经口传播,食用未煮熟的鸡、饮用未经处理的水和未经消毒的牛奶均可引起弯曲菌肠炎的发生。

空肠弯曲菌空肠亚种是弯曲菌属中最重要也是最常见的致病菌(占弯曲菌腹泻的 80%～90%),腹泻是空肠弯曲菌感染最常见的临床表现,先为水样便,每天 3～20 次,以后转为黏液脓血样便,甚至黑便或肉眼血便。除腹泻外,大多数患者有发热、腹痛、恶心和不适等症状。临床症状可在 1 周内消退,但多达 20% 的患者,其症状可持续 1～3 周,恢复期的患者粪便中还可带菌2 周到 1 月。除肠炎外,近年来也出现了空肠弯曲菌继发关节炎、败血症、脑膜炎和格林-巴利综合征(Guillain-Barre syndrome,GBS)。格林-巴利综合征是外周神经的急性脱髓鞘性疾病,血清学和培养资料表明,20%～40% 的格林-巴利综合征患者在其神经症状出现前 1～3 周都曾有过空肠弯曲菌感染。GBS 患者分离到的空肠弯曲菌大都具有特殊的血清型 O19,可与人体的神经组织发生交叉免疫反应而致病。

胎儿弯曲菌主要引起肠外感染,其中胎儿亚种为主要的人类致病菌,可致人类菌血症、心内膜炎、血栓性静脉炎、活动性关节炎、脑膜炎、心包炎、肺部感染、胸膜炎、腹膜炎、胆囊炎等。

（三）微生物学检验

1.标本采集

采集粪便、肛拭子及剩余食物等标本并立即送检,或将标本接种于卡-布运送培养基中送检;对于高热和脑膜炎患者,可于用药前抽取静脉血或脑脊液,注入布氏肉汤中送检。

2.直接显微镜检查

(1)悬滴法动力检查:显微镜下观察有无螺旋状或投标样运动,脑脊液标本经离心沉淀后再制成悬滴标本检查。

（2）染色标本检查：取新鲜粪便或脑脊液离心沉淀物涂片、革兰染色，查找革兰阴性、弯曲呈S状或螺旋状杆菌。鞭毛染色见一端或两端单根鞭毛。

3.分离培养

可将标本直接接种于选择性培养基上，也可将标本过滤后培养。将一层孔径0.45~0.65 μm的滤膜放于不含抗生素的无血弯曲菌琼脂（CCDA）或 CSM 培养基上，滴加10~15滴标本悬液于滤膜上，由于弯曲菌有动力可穿过滤膜，将平板置于37 ℃孵育1 h，除去滤膜，平板置于37 ℃微需氧环境中继续培养，必要时给予一定浓度的氢气。弯曲菌形成的菌落为灰色、扁平、表面湿润、圆形凸起、边缘不规则、常沿穿刺线蔓延生长的菌落，在血平板上不溶血。本属细菌在布氏肉汤中呈均匀浑浊生长。培养时需注意气体环境和适合的温度，空肠弯曲菌最适的温度为42 ℃~43 ℃，胎儿弯曲菌在42 ℃不生长。

4.鉴定

弯曲菌属的主要特征：革兰阴性小杆菌，呈弧形、S形、"海鸥形"或螺旋形，微需氧，氧化酶和触酶阳性，还原硝酸盐为亚硝酸盐，不分解和不发酵各种糖类，不分解尿素。

（四）药物敏感性试验

弯曲菌感染大多呈轻症和自限性，一般不需特异性治疗。体外试验显示，绝大多数弯曲菌对头孢菌素和青霉素耐药，环丙沙星治疗弯曲菌感染非常有效，但近年来也出现了不少耐药菌株。空肠弯曲菌和大肠弯曲菌能产生 β-内酰胺酶，对阿莫西林、氨苄西林和替卡西林等 β-内酰胺类抗生素耐药；对大环内酯类、喹诺酮类、氨基糖苷类、氯霉素、呋喃妥因和四环素等药物敏感，但近年来耐喹诺酮类药物的耐药菌株在不断增加。空肠弯曲菌通常对红霉素敏感，其耐药率小于5％，用红霉素治疗空肠弯曲菌肠炎的效果较好；而80％以上的大肠弯曲菌对红霉素耐药。胎儿弯曲菌引起的全身感染可用红霉素、氨苄西林、氨基糖苷类和氯霉素治疗。

二、螺杆菌属

螺杆菌属也是一类微需氧的革兰阴性螺形杆菌。最早根据其形态染色、培养条件、生长特征、生活环境等归于弯曲菌，但近年来根据其超微结构（螺旋与胞周纤维）、酶活性、脂肪酸序列、生长特性等的不同，尤其是该菌属16 SrRNA 与弯曲菌属存在的巨大区别，将其从弯曲菌属中划分出来而成立一个新的螺杆菌属。其中与人关系最密切的是幽门螺杆菌。1983 年澳大利亚学者 Marshall 和 Warren 首次从胃病患者的胃黏膜中分离出该菌，并随后提出该菌是人类胃炎、十二指肠溃疡和胃溃疡的重要病原菌。在发现这种细菌之前，医学界认为正常胃里细菌是不能存活的，并且认为消化性疾病是非感染性疾病，此发现使得原本慢性的、经常无药可救的胃炎、胃溃疡等可用抗生素和一些其他药物进行治疗。Marshall 和 Warren 因该发现获得 2005 年度诺贝尔医学生理学奖。

（一）生物学特性

幽门螺杆菌为革兰阴性，呈海鸥状、S或弧形的螺杆状细菌。大小为(2.5~4.0)μm×(0.5~1.0)μm。运动活泼，菌体一端或两端可伸出2~6 条带鞘的鞭毛，长为菌体的1.0~1.5 倍，鞭毛在运动中起推进器作用，在定居过程中起锚住作用。延长培养时间，细菌会发生圆球体样的形态变化，包括两种类型：一种较大，在透射镜下可见稀疏的细胞质，细胞体积膨大，这种类型可能是一种退化型，在传代中不能再生；另一种小圆球体，透射电镜下可见电子密度较高的细胞质，且有完整的细胞膜，在合适的培养条件下能重新生长成繁殖体。

本菌为微需氧菌,在含 $5\% \sim 8\%$ O_2、10% CO_2 和 85% N_2 的环境中稳定生长,在空气中和绝对无氧条件下均不能生长。从临床标本中分离的野生株在培养时均需要补充适当的 CO_2,同时培养环境中必须保持 95% 以上的相对湿度。幽门螺杆菌生长的最适 pH 为中性或弱碱性,最适生长温度为 $37\ ℃$,$25\ ℃$ 不生长,$42\ ℃$ 少数生长,此与弯曲菌属明显不同。本菌营养要求较高,精氨酸、组氨酸、异亮氨酸、亮氨酸、甲硫氨酸、苯丙氨酸、缬氨酸是其必需氨基酸,某些菌株还需要丙氨酸或丝氨酸。缺乏葡萄糖时,幽门螺杆菌不能生长,但有适量葡萄糖和丙氨酸时能大大促进其生长,这说明葡萄糖可能仍然是幽门螺杆菌能量和碳源的重要来源之一。许多固体培养基都能用于幽门螺杆菌的分离培养,例如,哥伦比亚平板、心脑浸液平板、布氏平板和 M-H 平板等,但必须加入适量的全血(马、羊或人)或胎牛血清作为补充物。生长较为缓慢,通常需要 $3 \sim 5\ d$ 甚至更长时间,其菌落呈两种形态:一种为圆形孤立的小菌落,无色半透明呈露滴状,直径为 $0.5 \sim 1.0\ mm$,血平板上有轻度溶血;另一种沿接种线扩散生长,融合成片,扁平,无色半透明。为了避免兼性厌氧菌和霉菌等的过度生长,常需加入万古霉素、TMP、两性霉素、多黏菌素等组合抑菌剂。

(二)致病物质与所致疾病

幽门螺杆菌的致病因素包括毒力因子、感染后引发机体的免疫反应、宿主胃环境等因素。前者包括细菌动力(鞭毛)、尿素酶(脲酶)和黏附素、细胞空泡毒素(VacA)以及细胞毒素相关基因 A 蛋白(CagA)等因子。幽门螺杆菌确切的致病机制尚不清楚,可能与下列机制有关:特殊的螺旋状和端鞭毛运动方式有助于幽门螺杆菌穿过胃黏膜表面的黏液层与胃黏膜上皮细胞接触;幽门螺杆菌具有高活性的胞外脲酶分解尿素,形成"氨云"和 CO_2,改变局部 pH,利于该菌定植于胃黏膜下层;氨的产生使黏液层离子发生变化,最后导致黏膜中的氢离子反向扩散,刺激胃泌素产生,损伤胃黏膜。

幽门螺杆菌的传播途径迄今仍不十分清楚,推测是经口感染。自然人群中幽门螺杆菌感染率是如此之高,因此人类应是幽门螺杆菌感染的主要传染源。某些猴类、鼬鼠、猫、狗等动物的胃中,亦曾分离到幽门螺杆菌,因此有人认为幽门螺杆菌感染也是动物源性传染病。

幽门螺杆菌为一高度适应于胃黏膜酸性环境的微需氧菌,定植于胃黏膜表面和黏膜层之间。自马歇尔和沃伦分离出该菌以来,大量研究表明它是胃炎、消化溃疡的主要致病因素,并且与胃黏膜相关性淋巴组织(MALT)淋巴瘤、胃癌的发生密切相关,世界卫生组织国际癌症研究机构已将其纳入一类致癌因子。幽门螺杆菌感染非常普遍,在人群中的感染率为 $50\% \sim 80\%$,感染可持续数十年甚至终身,但其中只有大约 15% 的感染者发生疾病,其原因尚不十分清楚,估计与幽门螺杆菌不同亚型的毒力以及宿主的遗传因素差异有关。

(三)微生物学检验

1.标本采集

多部位采集胃、十二指肠黏膜标本,标本要新鲜,保持湿润,置 $2\ mL$ 无菌等渗盐水中保存,在运送途中不超过 $3\ h$,在 $4\ ℃$ 下最多保存 $5\ h$。流行病学调查和检测治疗效果时可取血清检查。

2.直接显微镜检查

(1)直接镜检:取胃、十二指肠黏膜活检标本作革兰染色或吉姆萨染色,在油镜下查找细长弯曲或呈海鸥展翅状排列的菌体。由于涂片是在幽门螺杆菌定植部位的黏膜进行观察,阳性率很高,且对治疗后残留少量的幽门螺杆菌也可作出诊断,因此是简便、实用、准确和较快速的诊断方法。

(2)组织学检查:在对活检标本进行病理组织学观察时,可同时进行特殊染色作细菌学检查。常规组织学检查的 HE 染色因幽门螺杆菌与黏膜或胞质对比较差,阳性率低。可行 Warthin-Starry 银染色、吉姆萨染色、甲苯胺蓝染色、石炭酸复红染色等。

3.分离培养

本菌的细菌学培养通常不如组织学检查的敏感率高,但若要进行药敏试验和流行病学调查,培养还是必不可少的。用选择性和非选择性培养基同时分离该菌可提高敏感性。用含 5% 绵羊血的布氏平板或加入 7% 马血的心脑浸液作为非选择性培养基,用改良的 Skirrow 平板(加入万古霉素 10 mg/L、两性霉素 B 10 mg/L、甲氧苄啶 5 mg/L)作为选择性培养基,在含 5%~8% O_2、10% CO_2、85% N_2 的微需氧环境中 37 ℃孵育 3~5 d,长出细小、灰白色、半透明、不溶血的菌落。

4.鉴定

幽门螺杆菌的主要特征:革兰阴性,呈海鸥状、S 形或弧形;微需氧,35 ℃生长,43 ℃、25 ℃不生长;脲酶强阳性、氧化酶、过氧化氢酶和碱性磷酸酶阳性;对萘啶酸耐药、头孢噻吩敏感;在 1%甘油和 1%胆盐中不生长。对大多数常用于鉴定肠杆菌科细菌的经典试验不起反应。

5.血清学诊断

用 ELISA 法直接检测幽门螺杆菌的菌体抗原或血清中抗体,具有快速、简便、取材方便、无侵入性及成本低的优点,但敏感性和特异性尚有待提高。菌体抗原检测用酶抗体法将粪便中幽门螺杆菌蛋白作为抗原,对有否幽门螺杆菌感染进行检测。抗体检查主要是检测幽门螺杆菌感染后血清中存在的 IgG。常用的方法主要有酶联免疫吸附法、免疫印迹技术、胶乳凝集试验等。

6.其他诊断方法

(1)活检组织快速尿素酶试验(RUT):取一小块新鲜活检标本置于含尿素的培养基中或试剂条内,由于幽门螺杆菌产生大量的细胞外尿素酶(相当于普通变形杆菌的 20~70 倍),可分解尿素产大量的氨,使培养基 pH 升高,指示剂变色,能在 5~30 min 检测出幽门螺杆菌。这是一种简便实用、快速灵敏且较为准确的检测幽门螺杆菌方法,适合胃镜检查的患者。

(2)^{13}C 或 ^{14}C 标记尿素呼气试验(UBT):利用幽门螺杆菌产生的脲酶可分解尿素释放 CO_2 的特点,受检者服用 ^{13}C 或 ^{14}C 标记的尿素,经脲酶作用产生带同位素的 CO_2,然后随血流到达肺部,并呼出。测定患者服用尿素前后呼气中带有的含同位素的 CO_2 量,就可判断是否有幽门螺杆菌感染。该方法敏感性与特异性均很好,只是 ^{13}C 检测需要特殊的质谱仪,价格昂贵,而检测 ^{14}C 相对幽门螺杆菌脲酶试验简单,但其又具有放射性的危害。

对幽门螺杆菌感染的诊断较为复杂,目前国内共识以下方法检查结果阳性者可诊断幽门螺杆菌现症感染:①胃黏膜组织 RUT、组织切片染色、Hp 培养三项中任一项阳性;②^{13}C 或 ^{14}C-UBT 阳性;③粪便幽门螺杆菌抗原(HpSA)检测(单克隆法)阳性;④血清幽门螺杆菌抗体检测阳性提示曾经感染,从未治疗可视为现症感染。

(四)药物敏感性试验

目前还没有法定的参照方法用于检测幽门螺杆菌的药物敏感性,但多数学者采用琼脂稀释法作为参考标准。幽门螺杆菌对多黏菌素、三甲氧苄啶、磺胺、万古霉素和萘啶酸天然耐药。在体外药敏试验中,幽门螺杆菌对许多抗生素都很敏感,但体内用药效果并不满意,主要因为幽门螺杆菌寄生在黏液层下的胃上皮细胞表面,抗生素不能渗入胃黏膜深层。由于单用一种药物对幽门螺杆菌的疗效差,一般建议2种或3种药物合用,以提高疗效。临床上治疗幽门螺杆菌的药物有阿莫西林、甲硝唑、克拉霉素、四环素、呋喃唑酮等,具体治疗方案采用铋剂加两种抗生素,对于溃疡患者可应用质子泵抑制剂加一种抗生素或 H_2 受体拮抗剂加两种抗生素,连续治疗2周。由于幽门螺杆菌抗生素治疗方案的广泛应用,其耐药性问题也日益严重,因而药物的替换治疗及预防问题都值得重视和研究。

(孙洪蕾)

第十六章　寄生虫检验

第一节　疟原虫检验

疟原虫是人体疟疾的病原体,在分类学上隶属于原生生物界,端复胞器门,孢子虫纲,球虫目,血孢子虫亚目,疟原虫科,疟原虫属。寄生于人体的疟原虫有四种:间日疟原虫、恶性疟原虫、三日疟原虫和卵形疟原虫,分别引起间日疟,恶性疟,三日疟和卵形疟。疟疾在世界上分布广泛,流行于 140 个国家和地区,全球有约 40 亿人口面临着疟疾感染的威胁,年发病例数 3 亿～5 亿,其中撒哈拉以南的非洲占 90%,多为恶性疟。在我国主要是间日疟原虫和恶性疟原虫,三日疟原虫少见,卵形疟原虫罕见。

我国早期除西北、西南高寒干燥地区外,均有疟疾分布;海南和云南两省是全国疟疾流行最严重的疟区和传播恶性疟的病灶。2021 年 6 月 30 日,中国成功通过世界卫生组织疟疾消除认证,中国疟疾防控经验被纳入世界卫生组织技术指南。随着"一带一路"国家倡议的逐步实施,输入性疟疾成为国内病例主要来源。

一、生活史及致病

四种疟原虫的生活史基本相同,均需要人和雌性按蚊做宿主,经历无性世代和有性世代的交替。当含有疟原虫子孢子的雌性按蚊刺吸人血时,子孢子进入人体,侵入肝细胞,在肝细胞内子孢子发育为滋养体、裂殖体,裂殖体成熟后,肝细胞破裂,裂殖子散出,其中一部分侵入红细胞。裂殖子侵入红细胞后,发育为滋养体、裂殖体,裂殖体成熟后,红细胞破裂,裂殖子散出,部分侵入健康红细胞,重复裂体增殖过程。经过几次裂体增殖后,部分裂殖子在红细胞内发育为雌配子体或雄配子体,当按蚊刺吸疟疾患者血液时,疟原虫进入蚊胃,雌、雄配子体发育为雌、雄配子,两者受精后形成合子,进而发育为动合子、卵囊,卵囊内可形成成千上万个子孢子,子孢子最终进入蚊的唾腺管,当蚊再度刺吸人血时进入人体。

疟原虫感染最典型的临床表现为周期性发作。典型的疟疾发作表现为周期性的寒战、发热和退热三个连续阶段。间日疟和卵形疟为隔日发作一次,三日疟为隔两天发作一次,恶性疟起初为隔日发作一次,以后出现每天发作或间歇期不规则。若干次发作后可出现贫血及脾大,严重者还可引起凶险型疟疾,主要表现为脑型疟疾、超高热型等严重并发症,常见于恶性疟。三日疟还可引起疟疾性肾病。

二、形态

(一)间日疟原虫环状体

环状体通常位于受染红细胞中央。胞质呈环状,大小约为红细胞直径的 1/3,核 1 个,呈小圆点状位于环上,颇似戒指的宝石(图 16-1)。

(二)间日疟原虫滋养体

核 1 个,稍长大。胞质外形不规则,呈阿米巴状,其内部常有空泡。疟色素呈黄棕色,烟丝状,散在分布,量较少。红细胞胀大,红细胞膜上出现红色的薛氏小点,红细胞颜色变浅(图 16-2)。

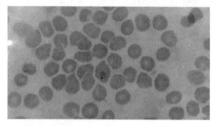

图 16-1　间日疟原虫环状体,吉氏染色,×1 000

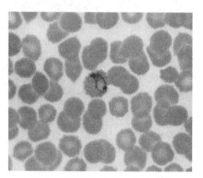

图 16-2　间日疟原虫滋养体,吉氏染色,×1 000

(三)间日疟原虫裂殖体

核分裂两个以上称为裂殖体,成熟的裂殖体内含有 12～24 个裂殖子,通常为 16 个。疟色素呈黄棕色,常聚集在胞质内的一侧。红细胞胀大,红细胞膜上出现红色的薛氏小点,红细胞颜色变浅(图 16-3)。

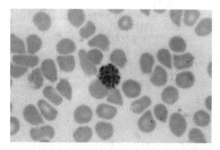

图 16-3　间日疟原虫裂殖体,吉氏染色,×1 000

(四)间日疟原虫配子体

成熟的配子体较大,略呈圆形,胞质边缘整齐,核 1 个。疟色素多而散在。雄配子体:核大而疏松,多位于胞质中部,胞质浅蓝而略带红色。雌配子体:核较小而致密,多偏于胞质的一侧,胞质呈深蓝色(图16-4)。

雌雄配子寄生的红细胞均胀大,红细胞膜上出现红色的薛氏小点,红细胞颜色变浅。

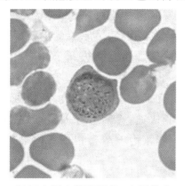

图 16-4　间日疟原虫雌配子体,吉氏染色,×1 000

(五)恶性疟原虫环状体

环状体一般位于受染红细胞边缘。环较小,一般仅为红细胞直径的 1/6 左右。1 个红细胞内可感染 1 个环状体,也可感染 2 个或 3 个以上。1 个环状体可有 1 个核,也可有 2 个核(图16-5)。

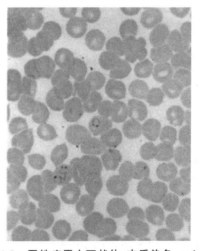

图 16-5　恶性疟原虫环状体,吉氏染色,×1 000

(六)恶性疟原虫配子体

配子体呈腊肠形,核位于虫体中部。疟色素呈深棕色,颗粒状或杆状,多位于虫体中央、核的周围。受染红细胞多破裂,仅见残余痕迹。雄配子体:胞质蓝而略带红色,两端钝圆;核较大,疏松呈淡红色。雌配子体:胞质呈深红色,两端较尖;核较小,致密呈深红色。

三、实验室诊断

(一)病原学诊断

血膜染色镜检:从患者外周血中检出疟原虫是疟疾确诊的依据,是目前公认的金标准方法。恶性疟患者发作开始时采血为宜,初发时只能查到环状体,约 10 d 后可出现配子体;其余三种疟疾在发作期和间歇期均可查到病原体。从患者的指端或耳垂采血制作厚血膜和薄血膜,经吉氏或瑞氏染色后镜检查找疟原虫。指端或耳垂血是理想的标本,此类来自毛细血管丰富部位的标本中,滋养体和裂殖体的密度较高。来自静脉穿刺的标本采用肝素或 EDTA 抗凝,并且需要尽快进行检测以避免白细胞和疟原虫的形态发生改变。应同时制作薄血片和厚血片。

厚血片的敏感性明显高于薄血片,但是厚血片法在标本处理过程中原虫皱缩变形,鉴别有困难,需要检验人员有相当的经验。薄血膜染色后原虫的形态结构完整、清晰,可辨认原虫的种类和各发育阶段的形态特征,其特异性高于厚血膜法。

(二)免疫学诊断

抗体检测对于流行病学调查具有十分重要的价值,而抗原检测能更好地说明受检对象是否有活动性感染。由于操作简便,检测快速,无须特殊仪器,人员无须特别培训,抗原检测的快速诊断应用越来越广泛。目前有基于检测富组氨酸蛋白(HPR-Ⅱ)抗原的诊断方法和基于检测乳酸脱氢酶(LDH)的诊断方法。

(三)分子生物学诊断

PCR 能够检测出每微升血 5 个或更少的原虫,敏感性和特异性均可达到 100%。巢式 PCR 和多重 PCR 可准确鉴定到种。PCR 检测可用于疟疾诊断及疗效观察,以 PCR 为基础的检测方法如序列测定对于种株变异、突变以及耐药基因的研究有特别帮助。

(王翠翠)

第二节　血吸虫检验

血吸虫也称裂体吸虫,寄生于人体的血吸虫有 6 种:日本血吸虫、曼氏血吸虫、埃及血吸虫、间插血吸虫、湄公血吸虫和马来血吸虫。我国只有日本血吸虫的流行。

日本血吸虫成虫寄生于多种哺乳动物及人的门脉-肠系膜静脉中,致日本血吸虫病。

曼氏血吸虫主要寄生于人体肠系膜小静脉、痔静脉丛,偶可在肠系膜上静脉及肝内门静脉血管内。主要病变在结肠与肝脏、产生虫卵肉芽肿与纤维化,与日本血吸虫病相似但相对轻。埃及血吸虫主要寄生于人体泌尿系统,可导致血尿,膀胱、输尿管、生殖器损伤和纤维化,肾损伤,有时甚至发展为膀胱癌。以下主要介绍日本血吸虫的生活史、致病及诊断。

一、生活史及致病

成虫寄生于门脉-肠系膜静脉系统,雌、雄成虫可逆血流移行至肠黏膜下层的小静脉末梢,交配产卵。虫卵大部分沉积于肠壁小血管,少量随血流进入肝脏。肠壁的虫卵可随坏死的肠壁组织溃破入肠腔,随粪便排出。虫卵入水孵出毛蚴,毛蚴进入钉螺体内,完成母胞蚴、子胞蚴及尾蚴的发育繁殖。成熟尾蚴从螺体逸出,分布于水的表层。当人或动物与含有尾蚴的水接触后,尾蚴经皮肤感染。尾蚴侵入发育为童虫,进入血管及淋巴管,随循环经右心至肺,再由左心入体循环。大部分童虫进入小静脉,顺血流入肝内门脉系统分支,最后移行至门脉-肠系膜静脉,发育成熟。

日本血吸虫病的病变主要是由虫卵沉积于肝及结肠肠壁引起的肉芽肿及纤维化。急性血吸虫病表现为发热、腹痛、腹泻、肝脾大等症状;慢性期可有腹泻、黏液脓血便、肝脾大、贫血等;晚期可有肝脾大、腹水、门静脉高压。

二、形态

(一)虫卵

椭圆形,淡黄色,大小平均约 $89\ \mu m \times 67\ \mu m$。卵壳薄而均匀,无卵盖。卵壳一侧有一小棘(常因虫卵位置或被卵壳外黏附物遮盖,并非每个虫卵都能观察到)。成熟虫卵的卵内含一毛蚴,若未成熟或死亡过久,毛蚴模糊或变为灰黑色。毛蚴和卵壳间常可见到大小不等的圆形或椭圆形油滴状头腺分泌物(图 16-6)。

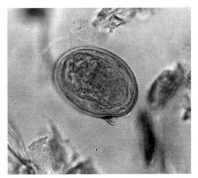

图 16-6　日本血吸虫卵,×400

(二)成虫

雄虫乳白色,较粗短,自腹吸盘后体壁向腹面卷曲形成抱雌沟。雌虫较雄虫细长,尤以前部明显,消化道内含较多血液,故虫体略呈暗褐色(图 16-7,图 16-8)。

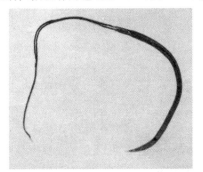

图 16-7　日本血吸虫成虫♀,盐酸卡红染色

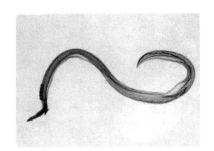

图 16-8　日本血吸虫成虫♂,盐酸卡红染色

1.雄虫

口吸盘位于虫体前端,腹吸盘明显突出呈杯状。自腹吸盘后的虫体较扁平,两侧向腹面卷曲

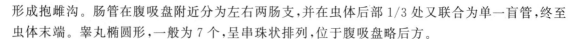
形成抱雌沟。肠管在腹吸盘附近分为左右两肠支,并在虫体后部 1/3 处又联合为单一盲管,终至虫体末端。睾丸椭圆形,一般为 7 个,呈串珠状排列,位于腹吸盘略后方。

2.雌虫

吸盘较雄虫小,不甚明显。肠管与雄虫同(因含多量血液,固定后呈黑色),两肠支于卵巢后、虫体中部略后处汇合。卵巢位于虫体中部,长椭圆形。在两肠支之间一细长管向前延伸到腹吸盘位置,即为子宫,内含许多虫卵。卵黄腺呈小叶状,位于卵巢后肠管周围。

三、实验室诊断

(一)病原学诊断

粪便直接涂片法:方法简单,但检出率低。

1.改良加藤法

WHO 推荐的日本血吸虫病病原学诊断的常规方法。可做血吸虫虫卵计数。

2.毛蚴孵化法

检出率高于改良加藤法,但操作较烦琐。

3.直肠黏膜活检

慢性及晚期血吸虫患者肠壁组织增厚,粪检不易检获虫卵,可考虑进行直肠黏膜活检。此方法有一定损伤,检查前应考虑患者是否适宜做此检查。

(二)免疫学检查

具有一定的参考诊断价值。可检测抗体或抗原,常用的方法有环卵沉淀试验、间接血凝试验、ELISA 和金标免疫试验等。

(王翠翠)

第三节 丝虫检验

丝虫是由吸血节肢动物传播的一类寄生性线虫。成虫寄生于终宿主的淋巴系统、皮下组织、腹腔、胸腔等处。雌虫产出的微丝蚴多在血液中,少数于皮内或皮下组织。寄生于人体的丝虫已知有 8 种,我国仅有班氏吴策线虫(班氏丝虫)和马来布鲁线虫(马来丝虫),可致淋巴丝虫病。

一、生活史及致病

班氏丝虫和马来丝虫的生活史基本相似。成虫寄生于淋巴系统,直接产幼虫,称为微丝蚴,进入外周血。当蚊叮吸带有微丝蚴的患者血液时,微丝蚴进入蚊体内,最终发育为感染期丝状蚴,到达蚊下唇。当蚊再次叮人吸血时,幼虫逸出,经吸血伤口或正常皮肤侵入人体。感染期丝状蚴进入人体后经过移行最终到达大淋巴管及淋巴结,发育为成虫。班氏丝虫成虫除寄生于浅部淋巴系统外,多寄生于深部淋巴系统,主要见于下肢、阴囊、精索、腹股沟、腹腔、肾盂等处;马来丝虫成虫多寄生于上、下肢浅部淋巴系统,以下肢为多见。

丝虫感染急性期的临床症状表现为淋巴管炎、淋巴结炎及丹毒样皮炎等,患者常伴有丝虫热。慢性期由于淋巴系统阻塞而导致各种慢性体征的出现,临床表现因阻塞部位不同而异,如象皮肿、睾丸鞘膜积液、乳糜尿等。

二、形态

(一)成虫

丝虫成虫呈乳白色,丝状,长为 1.4～10.5 cm(班氏丝虫较马来丝虫略长),体表光滑,两端钝圆。雌虫较粗长,尾端略向腹面弯曲;雄虫较细短,尾端向腹面卷曲半圈至数圈。

(二)微丝蚴

虫体细长,呈线形,前端钝圆,后端尖细。体表外披有鞘膜(有时可脱落),此膜紧包裹虫体,在头尾两端较虫体为长而伸出。虫体头端的无核区为头间隙,虫体内充满体核。观察虫体的体态,头间隙的长宽比例,体核的形状、大小和排列,尾端有无尾核等,以确定虫种(图 16-9,图 16-10)。班氏微丝蚴与马来微丝蚴的鉴别,见表 16-1。

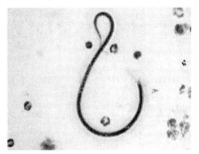

图 16-9　班氏微丝蚴,梅氏明矾苏木素染色,×1 000

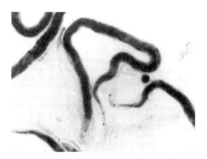

图 16-10　马来微丝蚴,梅氏明矾苏木素染色,×1 000

表 16-1　班氏微丝蚴与马来微丝蚴的鉴别

鉴别要点	班氏微丝蚴	马来微丝蚴
大小	(244～296)μm×(5.3～7.0)μm	(177～230)μm×(5～6)μm
体态	柔和,弯曲自然无小弯	弯曲僵硬,大弯上有小弯
头间隙(长∶宽)	较短(1∶1或1∶2)	较长(2∶1)
体核	圆形或椭圆形,各核分开,排列整齐,清晰可数	椭圆形,大小不等,排列紧密,常互相重叠,不易分清
尾核	无	2个,前后排列

(王翠翠)

第十七章　分子生物学检验

第一节　临床聚合酶链反应试剂盒的选用和质检

一、PCR 或 RT-PCR 试剂盒的组成

一般来说,PCR 或 RT-PCR 试剂盒由三部分试剂组成:①核酸提取试剂;②核酸扩增或反转录-核酸扩增试剂;③产物检测试剂。某些情况下,如 TaqMan、分子信标和 Amplisensor 荧光 PCR 方法因其核酸扩增和检测同时完成,故无专门的产物检测试剂。

在这三部分试剂中,如果将试剂本身质量因素除外,当以核酸提取试剂方法对测定结果影响最大。下面作一具体分析。

二、影响 PCR 试剂盒质量的因素

影响 PCR 试剂盒质量的因素有两个方面,即内在因素和外在因素。内在因素包括标本处理(核酸提取)方法、用于核酸扩增的原材料及方法学设计等。外在因素则主要是试剂盒出厂以后在运输和贮存中所存在的问题。

(一)核酸提取方法

由于临床标本中常含有蛋白及脂类等干扰 PCR 扩增的物质,因而核酸提取是进行 PCR 扩增前不可少的一个步骤。酚-氯仿抽提法是经典的核酸提取方法,这种核酸提取方法具有提取效率高、纯度好的优点,但由于其常涉及去垢剂裂解,蛋白酶处理,有机溶剂提取及乙醇沉淀等步骤,不但烦琐,而且增加了标本间相互污染的机会。因此,现在的商品 PCR 试剂盒中的核酸提取方法大部分已不再使用经典方法,而使用较为简便的方法如煮沸裂解法、玻璃粉或硅吸附法等一步提取法。严格地说,煮沸裂解处理标本并非核酸提取纯化方法,而只是将核酸从病原体细胞内释放出来,在离心后,取出部分上清用于扩增测定。以前国内绝大部分 HBVDNAPCR 测定试剂盒均采用煮沸裂法处理血清标本。由于煮沸裂法处理标本后所得到的扩增模板中可能或多或少的会含有一些血清成分如血红素及其代谢产物等,从而影响后面的 PCR 扩增测定。近来 PCR 试剂生产厂家纷纷弃用了煮沸裂解法处理标本,而改用核酸纯化方法。由于标本处理关系 PCR 检测的质量及成败,因此在考察 PCR 或 RT-PCR 试剂盒中的核酸提取方法时,除了要求操作简

便外,更重要的是核酸提取的效率及纯度。具体做法可以使用已知阳性(包括病毒含量)的溶血和脂血血清标本,用试剂盒提供的标本处理方法提取核酸后扩增检测,与无溶血和脂血的血清标本比较,观察测定结果的差异,从而判断提取方法的优劣。

(二)核酸扩增所需的原材料

核酸扩增所需的原材料主要包括寡核苷酸引物、探针、扩增缓冲液、dNTP、Taq 酶以及反转录酶等。

1.寡核苷酸引物和探针

引物和探针的纯度对试剂盒的质量有影响。因为合成的引物中会有相当数量的"错误序列",其中包括不完整的序列和脱嘌呤产物以及可检测到的碱基修饰的完整链和高分子量产物。这些序列可导致非特异扩增和信号强度的降低。纯度的高低可根据 260/280 吸光度比值来判断,如果小于 2.0,则需重新纯化。另一种方法是将其在聚丙烯酰胺凝胶上电泳,如果出现一条以上的带或迁移位置错误,则需重新纯化。再则引物和探针不能出现有其他核酸的污染。最后是引物和探针的结合特异性,它决定了扩增检测的特异性。

2.扩增缓冲液和 dNTP

PCR 最为常用的缓冲液为 $10\sim50$ mmol/LTris-HCl(pH $8.3\sim8.8$)。反应混合物中 KCl 浓度低于 50 mmol/L 有利于引物的退火,KCl 或 NaCl 浓度高于 50 mmol/L 则会抑制 Taq 酶活性。反应混合物中加入酶保护剂如小牛血清白蛋白(100 μg/L)或明胶(0.01%)或 Tween20(0.05%$\sim$0.1%)有助于酶的稳定,加入 5 mmol/L 的二巯苏糖醇(DTT)也有类似作用。Mg^{2+}是 Taq 酶活性所必需的。Mg^{2+}浓度过低时,酶活性显著降低;过高时,则会出现非特异扩增。

反应混合物中每种 dNTP 的终浓度应在 $20\sim200$ μmol/L 范围内,此时 PCR 产物量、特异性与合成忠实性间的平衡最佳。四种 dNTP 的终浓度应相等,以使错误掺入率降至最低。dNTP 的浓度过低,很难保持碱基掺入的忠实性。dNTP 的终浓度大于 50 mmol/L 时也会抑制 Taq 酶活性。

3.Taq 酶以及反转录酶

当其他反应参数处于最佳时,每 100 μL 反应液中含 $1\sim2.5$ U(比活性为 20 U/pmol)TaqDNA 聚合酶为佳。如果酶浓度太高,则会出现非特异扩增;如果过低时,则靶序列产量很低。

当检测目标为 RNA 时,需先用反转录酶将 RNA 反转录为 cDNA,再进行 PCR 扩增反应。在进行反转录时,反转录酶的活性也很重要,反转录不成功则意味着整个扩增测定的失败。

(三)核酸扩增方法

核酸扩增方法除了 PCR 和 RT-PCR 外,尚有转录依赖的扩增(TMA)、连接酶链反应(LCR)和链替代扩增(SDA)等方法。不同的扩增方法有其不同的特点,有些还得依赖其特有的仪器设备。

(四)产物检测

PCR 试剂盒的产物检测部分包括杂交固相、特异探针及其标记物等。杂交固相通常为聚丙烯微孔板和硝酸纤维素膜,其质量高低直接影响产物的测定。所用的标记物最常用的是辣根过氧化物酶(HRP)。当使用荧光 PCR(TaqMan、分子信标及 Amplisensor 等)等实时监测测定系统时,由于产物检测和扩增同时完成,因而无专门的产物检测试剂。

(五)试剂盒的运输和贮存

在适当的贮存温度下,PCR 试剂盒的有效期一般为 6 个月。核酸扩增部分的试剂一般要贮存于 $-20\ ℃$ 下;产物检测部分试剂则应贮存于 $2\sim8\ ℃$。如贮存温度不当,则会影响 PCR 试剂盒的使用有效期。

试剂盒从生产厂家到实验室使用者手中,均要经历运输及运输中的贮存等诸环节,任一环节的不当,均会影响试剂盒的临床使用质量。

三、临床 PCR 试剂盒的分类

临床 PCR 试剂盒按其测定目的可分为定性和定量测定两大类。定性测定的目的是确定靶核酸(如病原体核酸等)的有或无;定量测定的目的是确定靶核酸含量的高低。前者主要是用于未知病因患者的临床病因诊断,后者则是用于已知患者治疗的动态观察。目前国内用于定性测定的 PCR 试剂盒的测定模式主要有 PCR-ELISA 和 PCR-膜上杂交(杂交梳)和分子信标荧光检测等;用于定量测定的试剂盒的测定模式则主要有 TaqMan 和 Amplisensor 荧光定量以及 PCR-ELISA 定量等。当然,用于定量测定的试剂盒也能用于定性测定。

四、临床 PCR 试剂盒的选用原则

面对种类和品牌众多的临床 PCR 试剂盒,使用者如何去选择呢? 当然,首先是要设法去了解各种试剂的特点及其他人使用的效果。了解的途径主要有以下几条。①参考试剂生产厂家的信息广告。从试剂生产厂家的广告上,应可以了解到特定试剂的特点,组成以及是否适合自己所在实验室使用。②参考同行对有关试剂盒的使用效果。可从同行对试剂盒的使用效果上直接了解到试剂盒的优缺点。③参考有关机构的综合评价。可从有关机构如中国药品生物制品检定所的检定报告以及卫健委临床检验中心室间质量评价对 PCR 试剂的临床使用评价报告上了解特定 PCR 试剂的使用效果。

当对拟使用的 PCR 试剂盒有所了解后,下一步就是如何选择适用的试剂盒。一般来说,有以下几个原则。①根据使用目的选择。例如,如果测定目的是监测患者的治疗效果或治疗动态观察,就应选用定量测定试剂盒。而如果仅是用于诊断有无某种病原微生物感染,则用定性试剂即可,尽管定量测定试剂亦可用于定性。②根据所在实验室的技术特点选择。由于目前国内的 PCR 试剂盒有 PCR-ELISA、荧光 PCR 等模式,不同的测定模式的技术特点及对实验室的要求有所差异。如果所在实验室较熟悉 ELISA 测定技术,又无购买较昂贵的荧光仪器的计划,则可选用 PCR-ELISA 试剂盒。这种试剂盒虽不需要特殊的仪器设备,但对实验室及实验操作人员的要求较高,因为 PCR-ELISA 最后的产物检测极易引起污染,所以要求实验室必须有严格分区和严格的管理措施。而荧光检测 PCR 试剂盒或扩增和产物检测同时完成,或无需开盖即可完成产物检测,故而造成污染的可能性大大减小,产物检测区可与扩增区合二为一。③根据所在地区患者的承受能力选择。不同测定模式、不同试剂生产厂家的试剂盒价格有时差异较大,尤其是进口试剂,有些价格相当昂贵,所以在选择试剂盒也应该考虑患者的承受能力。

(徐　红)

第二节　聚合酶链反应测定

一、PCR 技术

聚合酶链式反应(polymerase chain reaction,PCR)作为现代分子生物学领域的核心技术之一,自美国科学家发明以来,极大地推动了生命科学研究、临床诊断、法医鉴定等多个领域的发展。PCR 技术能够在体外快速、特异性地扩增特定的 DNA 或 RNA 片段,其核心过程由一系列精确控制的步骤组成,同时诸多因素也会对 PCR 结果产生重要影响。深入了解 PCR 实验的步骤和影响因素,对于保障实验的准确性、可靠性以及实现实验目标至关重要。

(一)PCR 实验包括的步骤

1.DNA 变性

DNA 分子的双螺旋结构是由两条反向平行的脱氧核苷酸链通过碱基之间的氢键相互连接而成。在 PCR 实验中,双链 DNA 模板在高温作用下(通常为 95 ℃),氢键发生断裂,原本紧密缠绕的双链解离,形成两条单链 DNA,这一过程被称为 DNA 变性。从分子层面来看,高温破坏了维持双链结构稳定的弱相互作用力,使得碱基对之间的氢键不再维系,从而使 DNA 双链分离。

DNA 变性具有可逆性,当温度降低后,变性后的单链 DNA 可以重新结合,形成双链结构,并且 DNA 的其他性质也会同时复原。这种可逆性在 PCR 实验后续步骤中发挥着关键作用。在实际操作中,DNA 变性步骤通常需要维持一定的时间,以确保双链 DNA 能够充分解旋。一般来说,在 95 ℃条件下保持 30 s 到 2 min,具体时间取决于 DNA 模板的复杂程度和实验要求。例如,对于富含 GC 碱基对的 DNA 模板,由于 GC 碱基对之间存在三个氢键,相较于 AT 碱基对(两个氢键)更稳定,因此可能需要更长的变性时间,以保证双链完全解离。

DNA 变性是 PCR 反应的起始步骤,只有将双链 DNA 解旋为单链,后续的引物才能与模板进行特异性结合,从而为 DNA 的复制提供基础。如果变性不充分,双链 DNA 未能完全解旋,引物就无法与模板上的目标序列有效结合,进而导致 PCR 扩增失败。

2.退火

在完成 DNA 变性步骤后,系统温度迅速降低,此时进入退火阶段。经过变性分解为两条单链的模板 DNA,在温度降低的过程中,引物开始与互补的 DNA 模板结合。引物是人工合成的短链 DNA 片段,其序列与目标 DNA 片段两端的序列互补。在合适的温度条件下,引物凭借碱基互补配对原则,与模板 DNA 上的对应区域结合,形成局部的双链结构,这一结合点便是 DNA 复制的起点。

退火过程对于 PCR 反应的特异性和效率至关重要。引物与模板的结合必须精准且稳定,才能确保后续的 DNA 合成沿着正确的方向进行。如果退火温度过高,引物与模板之间的结合力减弱,可能导致引物无法与模板有效结合,从而使 PCR 扩增效率降低,甚至无法获得扩增产物;而退火温度过低时,引物的特异性下降,除了与目标序列结合外,还可能与模板上的非特异性序列结合,进而引发非特异性扩增,产生大量的非目标 DNA 片段,干扰实验结果的分析。

在实际实验中,退火温度的设定需要综合考虑引物的长度、碱基组成以及浓度等因素。通常,退火温度以比引物扩增的 Tm 值$[(A+G)\times2+(C+G)\times4]$低 5 ℃为宜。例如,若计算得到某引物的 Tm 值为 60 ℃,则适宜的退火温度可设定为 55 ℃。然而,这只是一个大致的参考范围,在实际操作中,还需要通过预实验对退火温度进行优化调整,以获得最佳的实验效果。

3.延伸

当引物与模板成功结合后,在 DNA 聚合酶(如 TaqDNA 聚合酶)的作用下,PCR 反应进入延伸阶段。DNA 聚合酶能够以引物的 3'端为起点,按照碱基互补配对原则,从引物的 5'端向3'端延伸,合成与模板互补的 DNA 链。在这个过程中,反应体系中的四种脱氧核苷三磷酸(dNTPs,即 dATP、dGTP、dCTP 和 dTTP)作为原料,在 DNA 聚合酶的催化下,依次连接到新合成的 DNA 链上。

TaqDNA 聚合酶是 PCR 实验中最常用的 DNA 聚合酶,它具有耐高温的特性,能够在 72 ℃左右的高温环境下保持活性,这一特性使得其非常适合用于 PCR 反应。在延伸过程中,DNA 聚合酶沿着模板 DNA 的方向移动,不断地将 dNTPs 添加到引物的 3'端,使新合成的 DNA 链逐渐延长。延伸时间取决于所扩增 DNA 片段的长度,一般来说,每扩增 1 kb 的 DNA 片段,延伸时间约为 1 min。例如,若要扩增一个 2 kb 的 DNA 片段,延伸时间可设定为 2 min。

在 PCR 反应的最后一次循环中,为了确保所有的 DNA 片段都能够完整地合成,通常会适当延长延伸时间。例如,将原本 2 min 的延伸时间延长至 5～10 min。这是因为在多次循环后,反应体系中的各种成分浓度可能会发生变化,适当延长延伸时间可以提高扩增产物的完整性和产量。

每一循环经过变性、退火和延伸三个步骤,DNA 含量就会增加一倍(以 2^X 倍增加)。经过30～35 次循环后,理论上 DNA 片段的数量可以扩增到原来的 $2^{30}～2^{35}$ 倍,从而实现对目标 DNA 片段的大量扩增,满足后续实验分析的需求。

(二)影响 PCR 结果的因素

1.引物

PCR 技术的特异性是由两个人工合成的引物序列决定的,引物在 PCR 反应中起着至关重要的作用。引物的设计和使用需要考虑多个方面的因素。

从引物的碱基组成来看,引物中 C+G 的核苷酸数应在 45%～55%。这是因为 GC 碱基对之间存在三个氢键,相较于 AT 碱基对(两个氢键)具有更高的稳定性。如果引物中 GC 含量过高,引物的 Tm 值会升高,导致退火温度相应提高,可能会影响引物与模板的结合效率;而 GC 含量过低时,引物的稳定性较差,容易发生错配。例如,当引物中 GC 含量低于 45% 时,在较低的退火温度下,引物可能会与模板上的非互补序列结合,产生非特异性扩增。

引物的长度也对 PCR 反应有重要影响,一般以 20 个核苷酸左右为宜。引物太短,其与模板的结合特异性降低,容易出现错配现象,导致扩增出非目标 DNA 片段;引物太长则易形成稳定的聚合体,如引物二聚体,这会消耗引物和 dNTPs 等反应原料,同时还会干扰引物与模板的正常结合,降低 PCR 反应效率。例如,当引物长度超过 30 个核苷酸时,引物内部或引物之间更容易形成互补配对,形成引物二聚体。

引物的特异性同样关键,一条引物内或一对引物间不应有 5 个以上互补核苷酸,以免形成引物二聚体。引物二聚体是指引物之间通过碱基互补配对形成的双链结构,它会在 PCR 反应中优先扩增,消耗反应体系中的原料和酶,从而影响目标 DNA 片段的扩增。为了避免引物二聚体的形成,在引物设计过程中,可以利用专门的引物设计软件对引物序列进行分析和优化。

引物浓度也是影响 PCR 结果的重要因素。通常,引物浓度为 1 μmol/L 就足以完成 30～35 个循环的扩增。当引物浓度过高时,可能导致异位引导,即引物与模板上的非特异性位点结合,出现非靶序列扩增;而引物浓度过低则会影响 PCR 产率,使得扩增产物的量不足。例如,在一项研究中,将引物浓度提高到 5 μmol/L 时,出现了大量的非特异性扩增条带,而将引物浓度降低到 0.2 μmol/L 时,扩增产物的量明显减少。

在扩增病原微生物基因进行诊断时,由于病原体基因往往存在变异,引物的设计应选择在基因保守区。基因保守区是指在不同菌株或毒株中相对稳定、变化较小的基因区域,选择保守区设计引物可以保证能够扩增出各种或各型的基因片段,从而提高诊断的准确性和可靠性。例如,在新型冠状病毒(SARS-CoV-2)的检测中,科学家们通过分析病毒基因组序列,选择了多个保守区域设计引物,以确保能够检测到不同变异株的病毒核酸。

2.PCR 缓冲液

PCR 缓冲液是 PCR 反应体系的重要组成部分,它为反应提供了合适的化学环境,其中多种成分的浓度和性质都会对 PCR 结果产生影响。

在反应体系中不能含有高浓度的螯合剂(如 EDTA)及负电荷离子基因(PO3-4)。螯合剂如 EDTA 能够与金属离子(如 Mg^{2+})结合,形成稳定的络合物,从而降低反应体系中游离 Mg^{2+} 的浓度。而 Mg^{2+} 是 DNA 聚合酶发挥活性所必需的辅助因子,它参与了 DNA 聚合酶与模板、引物以及 dNTPs 的结合过程,对引物的退火、模板和 PCR 中间产物的链解离、产物的特异性、引物二聚体的形成及酶的活性和错掺率等都有重要影响。当 Mg^{2+} 浓度过低时,DNA 聚合酶的活性受到抑制,PCR 反应效率降低,甚至无法进行;而 Mg^{2+} 浓度过高时,会增加非特异性扩增的可能性。

Mg^{2+} 浓度不仅受到螯合剂的影响,还与 DNA 模板和 dNTP 浓度密切相关。dNTPs 能够与 Mg^{2+} 结合,形成 dNTP-Mg^{2+} 复合物,该复合物是 DNA 聚合酶催化反应的底物。当 dNTP 浓度增加时,会消耗更多的 Mg^{2+},因此需要相应地提高 Mg^{2+} 的浓度,以维持反应的正常进行。例如,在扩增高浓度 DNA 模板时,由于 dNTPs 的消耗增加,可能需要将 Mg^{2+} 浓度从常规的 1.5 mmol/L 提高到 2.5 mmol/L。

此外,PCR 缓冲液的 pH 也会影响 PCR 反应。通常,PCR 缓冲液的 pH 值设定在 7.2～8.8,以保证 DNA 聚合酶的活性处于最佳状态。pH 过高或过低都会影响酶的活性和稳定性,进而影响 PCR 反应的效率和特异性。

3.Taq 酶

TaqDNA 聚合酶是 PCR 反应中常用的 DNA 聚合酶,其用量对 PCR 结果有着显著影响。一般来说,以 1～2 U 的 Taq 酶用量为宜。当加入的酶量过量时,除了造成浪费外,还可能导致非靶序列扩增。这是因为过多的 Taq 酶会增加引物与模板非特异性结合的概率,使得 DNA 聚合酶在非目标位点启动 DNA 合成,产生大量的非特异性扩增产物。例如,在一项实验中,将 Taq 酶用量从 1 U 增加到 5 U 时,电泳结果显示出现了多条非特异性条带。

然而,Taq 酶用量太低同样会影响 PCR 产量。当酶量不足时,在 PCR 反应过程中,DNA 聚合酶无法及时催化 dNTPs 的聚合反应,导致新合成的 DNA 链数量减少,从而使扩增产物的量降低。

值得注意的是,在 PCR 反应过程中,经 25～30 次循环后,酶含量便成为制约反应进行的因素。这是因为在高温环境下,Taq 酶会逐渐失活,随着循环次数的增加,酶的活性不断下降。当酶活性降低到一定程度时,就无法满足后续DNA合成的需求。此时,如果仍需继续扩增,可以以产物为模板再进行一轮扩增,即进行巢式PCR或半巢式PCR。巢式PCR是指设计两对引物,先使用一对外部引物进行第一轮扩增,然后以第一轮扩增产物为模板,使用内部引物进行第二轮扩增。这种方法可以提高PCR反应的特异性和灵敏度,同时也能够在酶活性降低的情况下,继续获得足够量的扩增产物。

4.标本的纯净度和靶序列

标本的纯净度对PCR的扩增效率和特异性有着较大的影响。在实际样本中,可能存在多种杂质,如细菌蛋白、TaqDNA聚合酶抑制因子等。细菌蛋白等杂质可能会与DNA聚合酶结合,改变酶的空间结构,从而抑制聚合酶的活性,使得DNA合成反应无法正常进行。例如,在从细菌样本中提取DNA进行PCR扩增时,如果样本中残留有大量的细菌蛋白,会导致PCR反应失败。

核酸酶也是样本中常见的杂质之一,它能够降解DNA模板。当核酸酶存在时,DNA模板会被分解为小片段,这些降解产物会与靶序列竞争反应体系中的引物、dNTPs和DNA聚合酶等成分,并且可能会被扩增出大量的非特异性DNA,干扰实验结果的分析。为了避免核酸酶的影响,在样本处理过程中,需要采取一系列措施,如使用核酸酶抑制剂、确保实验器具的清洁等。

模板的形式也会影响PCR反应。以线性DNA作为模板最好,因为线性DNA的结构相对简单,引物更容易与模板上的目标序列结合,DNA聚合酶也更容易沿着模板进行DNA合成。当使用质粒作为反应模板时,最好将其线性化。这是因为环状质粒DNA的结构较为复杂,在PCR反应过程中,引物与模板的结合以及DNA聚合酶的延伸过程可能会受到一定的阻碍,而将质粒线性化后,可以提高PCR反应的效率和特异性。

5.退火温度

退火温度是影响PCR反应特异性和效率的关键因素之一,它取决于反应体系中引物的浓度、引物长度及核苷酸的组成等多个因素。如前文所述,通常退火温度以比引物扩增的Tm值$[(A+G)\times2+(C+G)\times4]$低5℃为宜,但这只是一个初步的参考范围。

当退火温度过低时,引物与模板之间的结合稳定性降低,引物除了与目标序列结合外,还更容易与模板上的非互补序列结合,从而引起引物与模板之间错配现象的增加,导致特异性下降,产生大量的非特异性扩增产物。例如,在一项实验中,将退火温度从55℃降低到50℃时,电泳结果显示出现了多条非特异性条带。

而当退火温度过高时,虽然可以增加反应的特异性,减少非特异性扩增,但引物与模板之间的结合力减弱,引物无法有效地与模板结合,导致总反应效率下降,扩增产物的量减少。因此,在实际实验中,需要通过梯度PCR等方法对退火温度进行优化。梯度PCR是指在同一反应板上设置多个不同的退火温度,通过比较不同温度下的扩增效果,确定最佳的退火温度。

6.延伸时间和温度

Taq酶的酶活性温度范围较宽,可在20~85℃,但在PCR反应中,合适的延伸温度和时间对于获得高质量的扩增产物至关重要。

延伸温度一般设定在72℃,这是因为在这个温度下,Taq酶的活性最高,能够以最快的速度催化DNA合成反应。如果温度太低,Taq酶的活性受到抑制,DNA合成速度减慢,容易引起非特异性扩增现象的增加。这是因为在较低温度下,引物与模板之间的结合特异性降低,DNA聚合酶可能会在非目标位点启动合成。相反,如果延伸温度太高,会引起引物与DNA之间的变

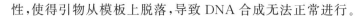

性,使得引物从模板上脱落,导致 DNA 合成无法正常进行。

延伸时间取决于所扩增片段的长度,片段长者时间长,短者时间短。一般来说,每扩增 1 kb 的 DNA 片段,延伸时间约为 1 min。例如,对于一个 5 kb 的 DNA 片段,延伸时间可设定为 5 min。但在最后一次循环的延伸过程中,为了使所有产物完整,时间可以更长。这是因为在多次循环后,反应体系中的各种成分浓度可能会发生变化,延长延伸时间可以确保那些尚未完全合成的 DNA 片段能够完成合成,提高扩增产物的完整性和产量。

7.循环次数

循环次数是 PCR 反应中的一个重要参数,它取决于模板的浓度。模板浓度高时,所需的循环次数较少;模板浓度低时,则可以适当增加循环次数。一般来说,循环 30~35 次足够满足大多数实验的需求。

在 PCR 反应初期,随着循环次数的增加,DNA 片段以指数形式扩增,产物的量迅速增加。然而,当循环次数达到一定程度后,产物生成速度已近平台期。这是因为在反应过程中,dNTPs、引物等原料逐渐消耗,Taq 酶的活性也逐渐降低,同时反应体系中可能会积累一些抑制反应进行的副产物。此时,再增加循环次数不但不能增加产量,反而会引起非特异背景产物的增加,这些非特异性产物会干扰实验结果的分析。

相反,如果循环次数太少,由于 DNA 扩增的倍数不足,产量会降低,可能无法获得足够量的扩增产物用于后续实验分析。因此,在实验前需要根据模板的大致浓度,合理设定循环次数,并通过预实验进行优化调整,以获得最佳的实验结果。

此外,在循环参数中,为了不影响酶的活性,热循环中的每一步温度改变都要尽快达到设定温度,这样也可以节约时间。现代 PCR 仪通常配备了高效的加热和制冷系统,能够快速实现温度的升降,确保反应在预定的温度条件下进行,从而提高实验的准确性和效率。

综上所述,PCR 实验的步骤和影响因素相互关联、相互影响,每一个环节都对实验结果有着重要的作用。在实际操作中,需要深入理解各个步骤的原理和要求,全面考虑各种影响因素,并通过合理的实验设计和优化调整,确保 PCR 实验能够获得准确、可靠的结果,为生命科学研究和临床应用等领域提供有力的技术支持。

二、PCR 的应用

PCR 可广泛应用于以下各生物学领域。①扩增各种蛋白的基因,用于基因重组、蛋白表达、构建 cDNA 文库,目前所用的基因工程生物产品,绝大多数为通过 PCR 方法而获得目的基因。②测序,可以很快测出常规 PCR 产物或单链 DNA 的序列。③PCR 用于分子进化和种系发育的研究。因为在一些大分子序列中含有足够的进化信息,通过 PCR 对其编码基因的扩增,并与较近或较远的种系比较,研究其分子进化及种系发育。④分析和诊断遗传性疾病,根据其基因的缺失或突变对其作出诊断。如甲型血友病、苯丙酮尿症和地中海贫血等。⑤HLA 基因的多态性分析,用于器官移植的配型等。⑥用于基因突变和重组研究,阐明基因突变对蛋白质功能的影响。其在临床方面的应用,目前主要是在感染性疾病,下面作一重点讨论。

(一)PCR 在感染疾病中的应用

在感染性疾病的诊断领域,聚合酶链式反应(PCR)技术犹如一把精准的钥匙,当传统血清学检测难以给出明确答案时,它能够成功打开确诊感染的大门,在临床诊疗与科研探索中发挥着无可替代的重要作用。

1.病原学确证诊断

PCR技术具备对各类传染性疾病进行病原学确证诊断的强大能力。它能够直接检测病原体的核酸,通过特异性引物与目标核酸序列结合,经过多轮扩增,将微量的病原体核酸放大至可检测水平,从而精准判断病原体的存在。例如在病毒感染的诊断中,对于一些在感染初期血清抗体尚未产生或产生量极少,难以通过血清学检测发现的病毒,像乙型脑炎病毒、肠道病毒等,PCR技术能够快速且准确地检测出病毒核酸,为疾病的早期诊断提供关键依据。不过,在实际应用中存在一个重要原则,即对于那些能用血清学方法准确诊断的病原体感染,一般不会优先采用PCR方法。这是因为血清学检测技术相对成熟、操作简便,并且成本较低,在多数情况下能够满足临床诊断需求。但当血清学检测结果模棱两可,或者疾病处于特殊阶段(如感染早期、免疫功能低下导致抗体反应不明显等)时,PCR技术的优势就得以凸显。

2.基因分型与同源性比较

PCR技术还能对病原体进行基因分型和同源性比较,这一功能在传染病研究中具有深远意义。通过对病原体特定基因区域进行PCR扩增和测序分析,可以明确不同病原体株之间的基因差异,从而实现基因分型。以流感病毒为例,通过对其 HA 和 NA 基因的 PCR 分析,能够准确区分不同的亚型,为流感的防控和治疗策略制定提供重要参考。此外,对病原体进行同源性比较,可以深入研究病原体的地区分布规律以及基因变异情况。通过追踪病原体在不同地区、不同时间的基因变化,能够揭示其传播路径和演变趋势,进而为临床治疗方案的优化提供指导。比如在研究耐药菌的传播时,通过分析耐药基因的同源性,能够判断耐药菌的传播范围和传播途径,有助于针对性地采取防控措施。

3.试剂与疫苗制备

利用PCR技术克隆病原体各种蛋白质的基因,为血清学诊断试剂和疫苗的制备开辟了新途径。通过扩增病原体编码特定蛋白的基因,并将其导入合适的表达系统中,能够实现蛋白的大量表达。经过纯化处理后,这些蛋白可以作为抗原,用于制备血清学诊断试剂。例如,在艾滋病的诊断中,利用PCR克隆HIV病毒的特异性蛋白基因,表达并纯化后的蛋白可用于制备艾滋病抗体检测试剂,大大提高了检测的灵敏度和特异性。同时,这些蛋白也可以作为疫苗的关键成分,通过激发人体免疫系统产生特异性免疫反应,达到预防疾病的目的。近年来,基于 PCR 技术开发的重组蛋白疫苗在多种传染病的预防中取得了显著成效,为全球公共卫生事业做出了重要贡献。

4.新病原体发现

PCR技术在发现新病原体方面发挥了至关重要的作用。在面对未知病原体引发的疾病时,科研人员可以对患者血清进行随机引物PCR扩增。通过这种方式,能够从复杂的样本中扩增出未知病原体的核酸片段,随后将扩增产物的序列与已知病原体的序列进行比对分析。一旦发现存在显著差异且无法与已知病原体匹配的序列,就有可能意味着发现了新的病原体。例如,丙型肝炎病毒(HCV)、乙型肝炎病毒(HBV)、输血传播病毒(TTV)和 SENV 等病原体的发现,都离不开 PCR 技术的助力。这些新病原体的发现不仅丰富了人类对传染病的认识,也为相关疾病的诊断、治疗和防控提供了新的方向。

5.基因治疗

PCR技术通过克隆病原体的各种基因,建立基因表达载体,为基因治疗带来了新的希望。

基因治疗是一种通过改变患者细胞的遗传物质来治疗疾病的方法。利用 PCR 技术获取病原体的特定基因,并将其构建到合适的基因表达载体中,然后导入患者体内特定的细胞中,使这些基因能够在细胞内正常表达,从而发挥治疗作用。例如,在一些病毒感染性疾病的治疗中,可以通过导入能够抑制病毒复制或增强机体免疫功能的基因,达到治疗疾病的目的。虽然目前基因治疗技术仍处于研究和探索阶段,但 PCR 技术在其中的应用为攻克感染性疾病提供了全新的思路和方法。

(二)PCR 在诊断病原体感染时的优缺点

在现代医学诊断领域,聚合酶链式反应(PCR)技术是诊断病原体感染的重要手段,其凭借独特的技术优势在临床实践中发挥着关键作用,同时也存在一些亟待解决的局限性。

1.PCR 技术诊断病原体感染的显著优点

(1)超高灵敏度:精准捕捉微量病原体。PCR 技术的灵敏度堪称一绝,理论上,只要标本中存在一个分子的 DNA 或 RNA,就能够实现诊断。以 HBV 感染诊断为例,在适宜条件下,PCR 技术的敏感性可达 100 copies/mL,相比之下,斑点杂交的敏感性仅为 105 copies/mL。这意味着 PCR 能够在病原体含量极低的情况下,通过指数级扩增目标核酸,将极微量的病原体信号放大到可检测水平。这种高灵敏度使得医师可以在感染初期,病原体数量尚少的阶段及时发现感染,为后续治疗争取宝贵时间。

(2)高度特异性:避免误诊干扰。PCR 技术的特异性源于引物的设计。对于一个由 20 个核苷酸组成的引物,非特异性配对的概率仅为 1/420。在实际应用中,通过精心设计针对病原体特定核酸序列的引物,PCR 能够准确识别目标病原体,有效克服了血清学诊断中常见的交叉反应缺陷。例如,在区分不同亚型的流感病毒时,PCR 技术可以凭借特异性引物,精准判断患者感染的具体病毒类型,避免因交叉反应导致的误诊,为临床制定精准的治疗方案提供可靠依据。

(3)早期诊断:抢占治疗先机。许多病原体感染后,人体需要一段时间才会产生抗体,而 PCR 技术能够打破这一时间限制,实现早期诊断。以 HCV 感染为例,在感染后的第一周内,就可通过 PCR 检测出 HCV RNA,而抗体的产生通常要到第二周以后。早期诊断对于控制病情发展至关重要,尤其是对于一些病情进展迅速的感染性疾病,如病毒性脑炎、败血症等,利用 PCR 技术尽早发现病原体,有助于医师及时采取有效的治疗措施,降低患者的病死率和并发症发生率。

(4)适用特殊人群:突破诊断瓶颈。对于免疫力低下或正在使用免疫抑制剂的患者,由于其免疫系统功能受损,感染病原体后可能无法产生足够的抗体,导致血清学诊断方法失效。而 PCR 技术不受机体免疫状态的影响,能够直接检测病原体核酸,从而为这类特殊患者做出明确诊断。例如,艾滋病患者、器官移植受者等免疫力低下人群,在感染病原体时,PCR 技术成为了重要的诊断工具,帮助医师及时发现感染,制定针对性的治疗策略。

(5)定量与基因分型:指导精准治疗。PCR 技术不仅能够诊断病原体感染,还可以对病原体进行定量分析,通过检测病原体核酸的拷贝数,反映其在机体内的复制情况及动力学变化。此外,借助基因分型技术,PCR 能够进一步分析病原体的基因亚型及其变化,为临床治疗提供更具针对性的指导。例如,在治疗丙型肝炎时,医师可以根据 HCV 的基因分型选择最有效的抗病毒药物,提高治疗效果,缩短治疗周期。

2.PCR 技术诊断病原体感染的不足之处

(1)操作复杂:技术门槛较高。PCR 技术的操作流程涉及样本处理、核酸提取、引物设计、反应体系配置、扩增及检测等多个环节,每个环节都需要严格的操作规范和专业知识。例如,在核酸提取过程中,若操作不当可能导致核酸降解或污染;引物设计不合理会影响扩增的特异性和效率。这使得 PCR 技术的熟练掌握需要专业人员经过长时间的培训和实践,在一些基层医疗机构,由于缺乏专业技术人员,难以开展 PCR 检测。

(2)成本高昂:限制应用范围。PCR 技术所需的仪器设备,如 PCR 仪、核酸提取仪等价格昂贵,且实验过程中需要使用各种试剂、耗材,如引物、探针、酶等,这些都增加了检测成本。对于一些经济欠发达地区或大规模筛查项目来说,高昂的检测费用限制了 PCR 技术的广泛应用。此外,仪器设备的维护和更新也需要投入大量资金,进一步增加了运行成本。

(3)易受污染:影响结果准确性。由于 PCR 技术的高灵敏度,即使极少量的污染也会导致假阳性结果,而操作步骤的繁多和复杂性也增加了污染的风险。例如,在样本处理过程中,若实验室环境未严格清洁消毒,或操作人员未遵守无菌操作规范,就可能引入外源核酸污染。同时,稍有操作差错,如反应体系配置错误、温度控制不准确等,也容易出现假阴性结果。这些污染和操作问题会严重影响 PCR 检测结果的准确性,给临床诊断带来困扰。

综上所述,PCR 技术在病原体感染诊断中具有灵敏度高、特异性强、早期诊断等显著优点,但也存在操作复杂、价格昂贵、易受污染等不足之处。在实际应用中,需要充分发挥其优势,同时采取有效措施克服其局限性,以提高病原体感染诊断的准确性和可靠性。

三、PCR 假阳性或假阴性的预防和对策

假阳性的预防:假阳性多为污染所致,包括样品的交叉污染、产物的污染、重组质粒或培养物及其他的污染。

(一)对产物污染的预防

在经常进行 PCR 检测的实验室要采取至少一种针对产物污染的方法。

(1)尿苷酶(UNG)消解——Pre-PCRdecontamination:扩增中以脱氧尿苷(dUTP)取代脱氧胸苷(dUTP),此种含尿苷的产物可被尿苷酶消解,再经加热或碱处理,即在脱氧尿苷处断裂,不再能作为模板扩增。后继扩增之前在 PCR 反应体系中加入尿苷酶处理,可能的产物污染即被消解。

(2)补骨脂素加合——Post-PCRdecontamination:PCR 反应体系中加入补骨脂素,扩增后以紫外线照射反应体系,补骨脂素即加合到核苷酸上,加合了补骨脂素的 DNA 不能再作为模板,但仍能用于杂交。

(3)3'-次黄苷引物——Post-PCRdecontamination:引物合成时在 3'端引入黄苷,PCR 之后加入氢氧化钠,热处理后,含有引物的序列被破坏,使之不能再成为扩增的模板。

(二)对于交叉污染、培养物及其他污染的预防应采取综合性防范措施

(1)实验人员岗前培训及定期考核,使他们熟练掌握 PCR 技术。

(2)实验设备及试剂的规范化和标准化。

(3)设立严格的阴性质控。

(4)器械专用,消耗品一次性专用。

(5)严格规范的操作程序。

(6)做好 PCR 反应前后工作区的隔离。

(三)出现污染现象后的措施

(1)发现污染现象的标本组必须重新检测,对于由产物污染所致的假阳性最好使用抗污染的检测方法。

（2）对于试剂有污染者更换试剂。

（3）彻底清洁工作环境、器械和仪器，同时查找污染源。

（四）假阴性的预防及对策

假阴性可由操作不当、试剂质量差或过期、仪器设备不准确等因素引起。

（1）上岗人员的岗前培训。

（2）设严格的质量控制。

（3）严格按试剂生产厂家提供的实验程序操作。

（4）使用质量好的（卫生部或国家卫健委其他权威机构指定厂家）未过期的试剂。

（5）对病原体有基因变异者，当扩增某一基因片段的引物不能取得结果时，改用扩增另一基因片段的试剂。

（6）检查仪器的设置是否符合要求，如温度、时间、循环次数及器械刻度等。

（7）做好标本的采集和保存工作，标本的不适当采集和保存，可使靶核酸降解。

四、实验设备及试剂的规范化和标准化

（一）实验室设置及设备的规范化

PCR 实验室应有 4 个区——试剂准备区（1）、标本准备区（2）和扩增区（3）和产物检测区（4），各区有完善的相应设备，并遵循从 1→2→3→4 区的单方向工作，4 个区最好相互隔离。各区有完善的清洁及消毒措施，并定期清洁和消毒。各区的物品应严格分开，不能串用。实验仪器要准确，取样器刻度精确。

（二）实验试剂的标准化

作为检测单位应购买经国家批准的有生产文号的优质试剂。作为试剂生产厂家，应优化好各试剂的条件及 PCR 的工作条件，并提供详细的操作说明及注意事项。设立强阳性和阴性对照。产品应有名称、批号、批准文号、生产厂家名称、试剂保存条件、有效期和出厂日期及检验合格证等。为避免试剂的污染，在实验前可将试剂分装和使用的试剂预混。

（三）操作人员的要求

主要有以下几点：①具有较高的素质。②经过指定地点的培训，能顺利地通过国家设立的定期考核。③对 PCR 实验的原理、可应用的范围、PCR 的局限性及发生污染的每一个可能的环节有充分的了解。④熟练掌握 PCR 的操作规程。

总之，PCR 作为一种敏感而特异的实验或检验方法，能广泛应用于各生物学领域，但操作者必须掌握熟练的技术，并严格按操作规程操作，防止假阳性或阴性结果的产生，否则会得到相反的效果。

（徐　红）

第三节　定量聚合酶链反应测定

一、PCR 扩增的理论模式

在 PCR 中，随着扩增周期的增加，模板以指数方式进行扩增。每一扩增周期后产物的量可

以下式表达：$Y_n = Y_{n-1} \times (1+E)$ $0 \leq E \leq 1$（公式1）。

式中，E 表示扩增效率，Y_n 表示在 n 个周期后 PCR 产物的数量，Y_{n-1} 为 n−1 个周期后 PCR 产物的数量。而扩增一定的周期后，扩增产物的总数量可以下式表示：$Y_n = X \times (1+E)^n$（公式2）。

式中，Y 为 PCR 产物的分子数量，X 为原始模板的数量，n 为周期数，E 为扩增效率，位于0至1。公式2仅在限定的扩增周期数（通常为20或30）内成立，超过此周期数，扩增过程即由指数扩增降低至稳定的扩增速率，最终达到平台，不再扩增。此时，公式1中的 E 逐步降低，直至0。影响扩增效率的因素较多，如引物/靶核酸的退火情况、参与扩增反应试剂的相对量尤其是 Taq 酶/靶核酸之比、扩增仪孔中温度的不均一性、临床标本中 Taq 酶抑制物的去除不完全等。

要定量 PCR 扩增产物很容易，但从上述扩增产物与模板之间的关系来看，由于 E 和扩增周期数(n)的变化，扩增产物的量与最初 PCR 模板的量之间没有一个确定的比例关系。因此，设计一个 PCR 定量方法，必须考虑排除上述引起变化的因素。此外，对于 RNA 的反转录(RT)-PCR 定量测定，还要考虑反转录过程的效率。一般来说，测定 PCR 模板的相对变化较测定其绝对量要容易得多。

二、定量 PCR 方法

目前的定量 PCR 方法基本上可归为三大类，即外标方法、动力学方法和内标共扩增方法；此外，定量还可分为绝对定量（即测定 X 的分子数量）和相对定量（即测定不同样本中 X 的比率）。显然，相对定量较为容易。

(一)使用外标准的定量 PCR 方法

本方法即是在扩增待测标本的同时，扩增一系列稀释的已知标准（通常为质粒 DNA），如果标准稀释系列的扩增产物/模板成线性相关，则可推导出同时扩增的待测标本中 PCR 模板的相对量(图17-1)。使用双孔重复测定，这种方法可得到非常准确的结果，甚至可排除管间的差异，但不能排除标本间的差异。其缺点是，PCR 反应体系小的区别也会对扩增效率造成较大的影响，从而使得模板定量测定精密度和重复性不佳。因此，要建立一个实用的外标 PCR 定量方法，就必须对方法的精密度（批内变异）和重复性（批间变异）进行充分分析，以确定其应用的局限性。

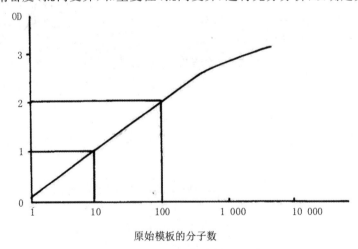

图 17-1　使用外标准的定量 PCR 方法

从公式2可知，以外标准进行定量，必须在扩增的指数期进行，而扩增指数期也取决于 PCR

模板的相对量,即原始模板越多,达到指数扩增期所需的扩增循环周期数就越少。必须进行大量实验来证明达到指数扩增时的位点,因为只有此时扩增产物的量与原始模板的量之间才会有一个确定的比例关系。目前国内所使用的 TaqMan 荧光定量 PCR 测定技术均为外标定量方法,仪器实时连续测定由于扩增过程的发生所致的荧光,以达到指数扩增时的循环周期数(Ct 值)作为计算依据,即将图 17-1 中纵轴的 OD 改为 Ct 值来计算。

(二)动力学方法

假定 PCR 扩增指数期的每一个扩增循环中扩增效率为常数,则可通过在扩增指数期的数个连续的或非连续的周期中取扩增样本,然后测定每份样本中的产物 Y_n 的量,然后通过公式 2 来确定扩增效率(E 值)。从公式 2 可见,Y_n 和 n 容易确定,未知参数就是扩增效率 E 和原始模板 X。因此有必要收集 2 份以上的样本,最好是尽可能多的样本以确证扩增效率保持恒定;换句话说,也就是 PCR 尚未达到扩增效率开始降低时的阶段。如果取的是连续的样本,则可从公式 1 测得 E 值;否则,可使用下述将公式 2 重排后得到的、更为通用的公式,用参数 j(取样中间隔的周期数)替代 n,Y_j(在较高循环周期数取样的产物量)替代 Y_n,Y_{i-j}(在较低循环周期数取样的产物量)替代 X,即可按下式计算扩增效率:$E = -1 + (Y_i/Y_{i-j})^{1/j}$(公式 3)。

一旦效率确定后,根据公式 4 可从测定的产物量和循环周期数计算得到 X。公式 4 来源于公式 2 的重新排列:$X = Y_n/(1+E)^n$(公式 4)。

上述公式中的指数,X 的计算较为麻烦。如果对公式 2 两侧取对数,以所测定的 Yn 值的对数对函数 n 绘图(图 17-2)亦可得到 X 值:$\log Y_n = \log X + n \times \log(1+E)$(公式 5)。

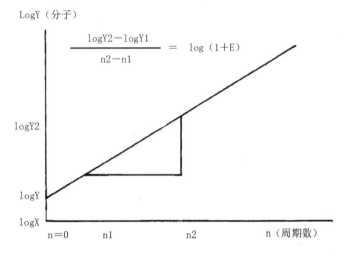

从周期数 n1 和 n2 后 PCR 产物的量(分别为 Y1 和 Y2)确定原始模板(X)的数量

图 17-2 以所测定的 Yn 值的对数对函数 n 绘图

当 n＝0 时,可在图上读出 X 值,或通过对公式 5 的线性回归计算 X 值。

由上述可见,动力学方法不需要外标准。这种方法的优点是,如果能测定 PCR 产物分子的绝对数量,则可得到待测样本的不同的扩增效率(E)。

动力学方法的一个改良是有限稀释分析方法,即首先将原始模板进行有限稀释,然后对该稀释系列进行 PCR 扩增测定,最低的阳性样本被认为含有与已知的标准稀释系列中最后的阳性样本中相同量的 PCR 模板。这种方法的缺点是,不同批次的 PCR 测定的效率有可能不同,因而测定重复性较差。此外,含低拷贝数的样本中存在正态分布,样本吸取存在随机性。因此为正确判定最低阳性样本,必须对每一个稀释度多次重复测定。

不管是使用哪一种方法,最重要的是要得到一个准确的 E 值。由于 PCR 具有指数扩增特性,在 E 值上小的变化都可至产物量较大的差异。例如,在起始模板拷贝数相同的两次不同的 PCR 扩增中,假定一个扩增效率为 1,另一个为 0.8,结果在 30 个周期后产物量的差异因子为 24,而在 40 个周期后,产物量的差异因子为 68。此外,在动力学方法中,用来定量 PCR 产物的方法,其测定信号(如 OD、荧光强度等)应不但与产物的量成线性相关,而且信号不应受抑制,或在有抑制时,抑制的程度应很小和准确已知。如果不考虑信号的抑制,则其将导致扩增效率的人为低估。因此,建议在所有应用定量 PCR 测定时,使用待测模板的稀释系列构建一个外标准曲线,从而建立一个对扩增效率和能可靠定量的浓度范围的质控。ABI PRISM7700 系统所使用的方法学(TaqMan)即是根据动力学 PCR 的原理,在扩增中,仪器连续测定荧光信号,其与产物的量成正比,其应可使用上述动力学方法的原理进行定量测定,关键是软件的设计。

(三)内标定量方法

1.使用非竞争性内标准的定量 PCR 方法

内标方法即是将已知浓度的内标准与待测模板在一管内扩增,然后通过内标的量来推定待测模板的量,从而排除了因为管间扩增效率的不同所致的差异。

非竞争性内标准一般为与靶核酸无相同的引物结合位点和扩增序列的基因组,既可是内源的也可是外源的。对于 DNA 的扩增,非竞争性内标几乎所有的人基因都可应用,最常用的有丙酮酸脱氢酶、前脑啡肽或 β 肌动蛋白的基因。而对 RNA 的扩增,则非竞争性内标较难寻找。理想的 mRNA 内标应该在整个细胞周期中表达水平的变化不大,此外,其表达水平应接近于靶 RNA,而且它们的扩增效率应相等,因此两者扩增线性区域是重合的。已有许多的 mRNA 被尝试用来作为此种内标,如 HLA、β 肌动蛋白、GPDH 和组蛋白 H3.3 的 mRNA 或 14 S rRNA 等。

目前尚无对上述不同内标进行比较的报道,也不知道这些内标是否都能达到在整个细胞周期中表达水平变化较小的标准。由于这是整个方法的关键点,因此应对其引起重视。如 HLA,其 mRNA 受 EB 病毒调节,因此不能作为 EB 病毒 mRNA 定量的内标。还有当细胞向恶性方向转化时,β 肌动蛋白的 mRNA 水平增加。

本法的主要优点是内标的制备简单,复管测定可排除管间差异,并且在一定程度上,可排除样本间的差异。但不能发现单个聚合酶抑制剂的存在。其缺点是,内标准和靶核酸的反转录效率有可能不同,并且有可能即使针对的是相同的靶核酸反转录效率也会有很大差异。因此,使用这种方法进行 RNA 的定量 PCR 测定极为困难。在扩增过程中的指数期测定可对原始模板相对定量。但要绝对定量,就必须证明在一定的扩增周期内靶核酸和内标有相同的扩增效率。

2.使用竞争性内标准的定量 PCR 方法

所谓的"竞争性"内标就是人为构建的可与原始靶核酸竞争酶、核苷酸和引物分子的核酸标准,此种内标与靶核酸具有相同的引物结合位点、但引物之间的顺序需加以修饰,使得扩增产物在检测时能够很容易地通过诸如凝胶电泳、探针杂交或高效液相层析等方法区分。对内标准的修饰方法包括对野生型基因组的点突变、部分缺失或插入外来顺序等,目前尚无通用的规则或程序来构建这种内标准。

使用竞争性内标既可相对定量也可绝对定量。研究表明,相对定量具有很好的精密度和重复性。而绝对定量,关键是要证明竞争性内标和野生型靶核酸的扩增效率相同。亦可将竞争性内标置于含已知量的野生型靶核酸的样本中同时扩增来评价。

要定量单份的临床样本,必须进行数管竞争性 PCR 测定,每管中靶核酸的量不变,但改变竞争性内标的量,因为只有当待测靶核酸与竞争性内标等摩尔量时才能有可靠的定量。由于竞争性 PCR 可排除管间和样本间的差异,因此,其可作为准确的 PCR 定量方法,适用于绝对定量及含低拷贝数样本的定量。

三、定量 PCR 测定的临床应用及应注意的问题

定量 PCR 测定在临床上的应用主要有两大类:一是病毒核酸的定量测定,从而动态观察抗病毒治疗的效果;二是特定 mRNA 的定量测定,如 PSA、AFP 等肿瘤标志物的 mRNA 的定量测定。可用于癌转移或残留癌细胞的检测。目前国内主要是用于 HBV 和 HCV 核酸的定量测定。

目前在临床定量 PCR 测定中所存在的问题是,实验室常对定量和定性 PCR 测定的应用及结果报告上产生混淆。如将肝炎病毒定量 PCR 测定用于未知患者的检测诊断、对结核患者痰标本中的结核分枝杆菌核酸和沙眼衣原体感染者分泌物中的衣原体核酸进行定量测定以及将定量测定的结果报告为阴性等。须知定量 PCR 顾名思义就是测定量的"多"和"少",而不是"有"或"无",后者是定性 PCR 测定的目的。因此,对于未知病原体感染者的确诊,使用定性 PCR 测定即可,如血液中谷丙转氨酶(ALT)升高的患者,想知道其究竟是何种肝炎病毒感染所致。还有就是没有必要进行定量测定的非病毒病原体感染如结核杆菌和沙眼衣原体感染等,定性测定足可满足临床诊断需要。定量 PCR 测定主要是用于已知病毒感染患者的抗病毒治疗的动态监测。由于特定的定量 PCR 方法均有其一定的浓度测定范围,标本浓度高出此范围,则对标本稀释后再测,如标本浓度低于方法的测定范围,则结果报告低于多少,如每毫升$<10^3$拷贝数,而不能报告为每毫升 0 拷贝数或阴性,以免为临床提供错误信息。目前常用的以 TaqMan 原理为基础的荧光 PCR 方法,既可定性亦可定量,但定性必须要注意阳性判断值(cut-off)也就是荧光阈值的设定。

毫无疑问,定量 PCR 测定在分子生物学研究及检验医学领域有着无限广阔的应用前景。近年来不少研究人员致力于提高 PCR 测定的敏感性,但在定量测定上,应更着重于定量方面,即如何改善扩增指数期的线性及其范围。定量测定的准确性较之测定的敏感性要重要得多。非竞争性内标和竞争性内标对于使用内标的定量测定方法极为关键。合适的非竞争性内标应为在整个细胞周期中均匀表达的基因核酸,而竞争性内标则应尽可能近似原始待测模板。定量测定应在扩增的指数期进行,重要的是要使涉及整个扩增过程的每个参数都理想化,以便控制整个扩增,避开扩增"平台期"。除了改善扩增和测定方法外,由于样本制备(核酸提取)方法而引起的定量测定的差异也应仔细研究加以避免。对于绝对定量,必须确定靶核酸和内标(竞争的和非竞争的)的扩增效率,内标应以相同的效率与靶核酸一起扩增。为增加测定结果在统计学上的可信性,建议重复多次测定。

(徐　红)

第四节 临床基因扩增检验

一、临床标本的接收

这是一个非常实际的问题,有很多同道也提出过这个问题。也就是说在一个临床基因扩增检验实验室究竟应在何处接收临床标本较为合适?

一般来说,用于基因扩增检验的临床标本应在四个测定区域之外的地方或区域内接收,如果标本的接收处设在标本制备区,则就会因为临床标本的接收而使得实验室工作人员频繁出入标本制备区,而增加实验室污染的可能性。而且有相当一部分临床基因扩增检验实验室的设置为一个区套一个区的模式,要进入标本制备区还必须先进入试剂准备区,这种情况下就必须将临床标本的接收处放在四个区之外的地方。

所接收的标本应收集在原始容器中,不能接收从其他检测如生化、免疫检验等分出来的标本,因其有较大的发生标本间污染的可能性。接收临床标本时,操作者需戴手套及穿工作服,每份标本应放在适当的架子中,防止泄漏,并给出一个唯一性编号。标本的保存按要求进行,冰冻通常在$-20\sim-70\ ℃$条件下,避免反复冻融。然后,在核酸提取时,由基因扩增检验实验室人员将标本带入至标本制备区。

二、基因扩增检验实验室设置的一般要求及工作流程

经常有同道问,什么样的临床基因扩增检验实验室是最标准的?这通常很难界定,图17-3所给出的实验室设置图应是一个较为理想的设置模式。其有一个专用走廊,试剂准备区、标本制备区、扩增区和产物分析区很规范地排列在一起,前三个区各有一个缓冲间,可供换工作服和工作鞋使用,顶上可装一紫外灯。内实验区域设为正压或常压状态,缓冲间内设为负压状态(可上设一抽风装置),使这三个区的空气流向为由实验区域内向外,以防止产物分析区内扩增产物的进入。缓冲间内通向内实验室和走廊的门可安装一种磁性连锁装置,当一个门打开时,另一门必须处于关闭状态,否则即打不开,不会出现两个门同时打开的情况。产物分析区可不设缓冲间(也可设),可设为负压状态(装一个排风扇即可),使空气流向由外向内,以防止扩增产物的随空气流出。产物分析区也可设在远离上述三个区域的地方。每一区域都须有明确的标记,工作按试剂准备区、标本制备区、扩增区至产物分析区单一流向进行,各区的仪器设备包括工作服、鞋、实验记录本和笔等都必须专用,不得混淆。此外,上述四个工作区域内还应有固定于房顶的紫外灯,以便于工作后区域内的空气照射。

上述理想情况下的临床基因扩增检验实验室的设置,在目前情况下,绝大部分临床实验室很难做到,本处也不做硬性要求,但以下几个基本的方面必须做到:①四个区域必须是相互独立的;②各区的仪器设备及各种物品必须是专用的;③各区间不能直通,应有缓冲间,供换工作服及鞋子用;④产物分析区应安装排风扇或其他抽风装置。

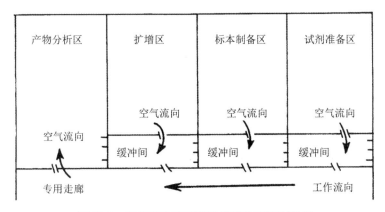

图 17-3　理想的临床基因扩增检验实验室设置

（一）试剂准备区

关于试剂准备区也有同道提出这样的问题，即使用所有试剂都已准备好备用的商品试剂盒时还需要试剂准备区吗？回答是当然不需要。但需注意的是，并非所有的商品试剂盒都是如此，有些尚需要实验室配备一些简单的试剂，如 75％乙醇、DEPC 处理水等。再有就是临床基因扩增检验实验室在某些情况下也会从事或帮助其他科室从事一些与基因扩增有关的研究工作，因而试剂准备区仍有必要设置，只不过是在空间上可以经济合理的考虑。

试剂准备区的仪器设备主要有加样器、天平和离心机等，除了要专用外，还应有定期校准。制备扩增反应混合溶液用的化学试剂应使用分子生物学级的，试剂制备好以后应有质检。质检包括两个方面：一是看是否有污染，即是否有假阳性存在；二是使用弱阳性质控物检测试剂的扩增检测效果。总而言之，实验室应建立一套适合于自身的试剂质检标准操作程序（SOP）。

（二）标本制备区

对于临床基因扩增检验来说，标本制备往往是首先进入的工作区域。该区域应限定只有本区的工作人员才能进入，同样仪器设备、工作服及各种物品都必须专用。进行核酸提取时，将标本从指定的标本接收及保存处拿至标本制备区，并进行有关记录。标本的制备最好是在生物安全柜内进行，可防止标本气溶胶的扩散。在标本制备的全过程中都应戴一次性手套，并经常更换，主要是因为在实验操作过程中，手套的污染很容易导致标本间的交叉污染。当处理可能具有传染危险性的标本时，最好是戴两副手套，当手套与标本有接触时即可弃掉外层手套。实验时所使用的加样器吸头必须带滤塞，并且要注意的是，滤塞不能是后插入的，而应是结合在吸头内壁上的疏水性膜滤塞，这样才能有效和可靠地防止气溶胶对加样器的污染。

在标本制备过程中，通常会有温育步骤。温育既可在加热模块也可在水浴中进行。当使用加热模块时，如在模块孔中填入二氧化硅细砂，然后将标本管置于细砂中温育，这样就可得到较为一致的温育温度。而当使用水浴时，则应使用可漂浮在水面上的试管架，如有孔海绵等。加热模块和水浴应在每次使用时，都要对所设置的温度使用已经校准的温度计进行校准。经高温温育后的标本应冷至室温后再离心，使得由于加热回流的标本液体能离心至离心管底部。

标本制备区内的生物安全柜、超净台、加样器、离心机及其他设备都应使用 10％次氯酸钠溶液消毒，然后用蒸馏水或 70％乙醇洗涤去除残留的次氯酸钠，因为其对金属表面有氧化作用。

（三）扩增区

扩增反应体系的配制和提取核酸的加入可在标本制备区也可在本区内进行，关键是要防止产物的污染。如果空间允许的话,也可在一个独立的区域内进行。整个过程可在一密闭的带有紫外灯的防污染罩内操作,核酸模板样本加入时应使用带滤塞吸头,在打开及盖装有核酸模板样本的离心管盖时,要注意防止样本对手套指尖的污染。加样时,先加提取的核酸模板样本,每加完一个即盖好盖子,然后加阳性质控核酸模板,再就是标本制备阴性质控和仅含按样本一样稀释的主反应混合液的扩增阴性质控,这样做的目的是,最大可能地测出以前扩增产物的交叉污染。

扩增区的主要仪器就是核酸扩增热循环仪。热循环仪的电源应专用,并配备一个稳压电源,以防止由于电压的波动对扩增测定的影响。此外,还应定期对热循环仪孔内的温度进行校准。每次扩增后,可使用可移动紫外灯对扩增热循环仪进行照射。对扩增孔内的消毒清洁,可首先用浸泡 10％次氯酸钠的棉签逐孔消毒,再用浸泡蒸馏水或 70％乙醇的棉签清洁。

(四)产物分析区

产物分析区是临床基因扩增检验的最后一个工作区域,也是唯一能打开扩增后反应管的地方。由于本工作区应设置为负压状态,空气流向为由外向内,以防止扩增产物气溶胶流出,故本区可无缓冲间。

扩增产物的分析方法在目前国内已有国家药品监督管理局批准文号的试剂盒中现有两种方式:一是使用聚苯乙烯微孔板条作为杂交固相的微孔板上杂交;二是使用硝酸纤维素膜作为杂交固相的膜上杂交。使用微孔板上杂交模式,测定中严禁将孔内反应液或洗液倒入实验室水池内,而必须采取手工吸加或用洗板机洗板。如使用膜上杂交,同样不能将反应后的液体倒入池内,而应集中倒至 1 mol/LHCl 溶液中,浸泡半小时以上后至远离基因扩增检验实验室处弃掉。

本区所使用的仪器设备可能有酶标仪、洗板机、加样器和水浴箱等,酶标仪应定期校准,洗板机每次使用完都应进行清洗,其他如加样器和水浴箱可按有关方法进行校准。

三、有关临床基因扩增检验实验室技术验收有关问题的解释

为配合全国对临床基因扩增检验实验室即将开始的技术验收,使技术验收规范有效地进行,国家卫健委临床检验中心拟定了"临床基因扩增实验室技术验收表",内容包括实验室设置和设备;设施和环境;人员;设备管理和质控物;检测方法;标本管理;记录;报告;质量控制和抱怨等。

(一)实验室设置和设备

要求实验室必须进行规范化的分区,并有明确标记,以及具有开展临床基因扩增检验的所必须有的仪器设备和质控物,满足《临床基因扩增检验实验室管理暂行办法》和《临床基因扩增检验实验室工作规范》的要求。对每个区所应具备的基本仪器设备按随《临床基因扩增检验实验室管理暂行办法》下发的《临床基因扩增检验实验室设置标准》完全列出。有同道问"…如使用全自动扩增检测仪,区域可适当合并"不是很明确,应说明究竟合并为几个区? 由于测定技术总是在发展之中,区域的合并应根据仪器的特点而定,就目前而言,全自动扩增检测仪主要有实时荧光定量 PCR 仪、Cobas Amplicor 等,根据这些仪器的特点,可以将扩增区和产物检测区合并为一个区,因此有三个区即可。还有同道问,如果不在扩增区内加样,或能保证所使用的扩增检验方法(如荧光定量 PCR)不需在"扩增区"内加样,是否扩增区内列出的微量加样器可以不要? 如果是这样的话,当然不必要。还有就是,是否一定要"可移动紫外灯"? 配备"可移动紫外灯"主要是为了方便实验台面的紫外照射,因为紫外照射只有在 60～90 cm 距离内有效,固定于天花板上的紫外灯只能作为实验室空气的照射去污染。当然,如果能在每一个实验台面上方 60～90 cm 距离内安装一个紫外灯,也可不用"可移动紫外灯",但这样的话,既不经济,也较难做到。

（二）设施和环境

要求实验室具备良好的工作环境,即在照明、工作空间、能源、采暖、通风等方面必须能满足检测要求,配备温湿度计和稳压电源等。要求实验室建立实验室管理制度,对实验室的进入、使用、清洁、化学试剂管理、废弃血清处理和生物防护等方面作出明确规定。曾有同道问,临床基因扩增检验实验室到底需要多大面积?具体多少面积不太好界定,因为实验室可大可小,原则只有一个,就是要能满足自己的工作要求,应为实验操作人员提供一个良好舒适的工作环境,试想如果一个工作环境给你的感觉是一塌糊涂,你能做好临床标本的检验吗?

（三）人员

要求在临床基因扩增检验实验室工作的实验操作人员必须经过培训并取得上岗证,此外,实验室还应有自己的年度培训计划,保证实验室人员能不断得到培训。实验室应保存其全部工作人员的技术业绩档案。有同道问,是不是每一个人都要有上岗证?回答是,参与临床试验操作及发报告者都必须具有培训上岗证。如果在首次技术验收时,只有1~2人有上岗证,则实验室必须有一个对其他人员的培训计划,保证在一定的时间内获得培训。在以后的实验室监督检查中如果没有按计划完成培训,且无外界原因所致,则将受到公告处罚。

（四）设备管理和质控物

要求实验室对所有的设备有维护程序文件、对加样器、温度计、扩增仪和酶标仪等应有明显的标识表明其校准状态,此外,实验室应保存每一台仪器设备的档案材料,对档案材料的具体内容作了详细规定。

（五）检测方法

主要是有关程序文件。要求实验室必须制定仪器设备操作、校准程序文件、扩增检测的程序文件以及仪器、试剂、消耗品的选购、验收、贮存和质检程序文件等。

（六）标本管理

要求实验室必须建立对检测标本的唯一识别系统;制定标本收集、处理、贮存和安全处置的程序,并应对标本贮存的条件加以维持、监控和记录。

（七）记录

要求实验室必须制定符合自身实际情况记录管理制度,要求对记录进行归档保存,每份记录均有相关人员的签字。

（八）报告

主要是对检测报告的内容和方式作出明确要求。要求定性测定报告"阴性"或"阳性";定量测定则以"拷贝数/毫升"或"U/mL"报告,报告单上应有以下基本内容:唯一性标识、标本特性和状态、标本接收日期和检测日期、检测方法、检测者和校验者签字及签发日期、参考结果或范围等。此外,对于要求用电话、传真、电子邮件等方式报告结果时,应有相应程序文件,以保证结果的不泄密。

（九）质量控制

对室内质控要求有程序文件,对室间质评要求是必须参加。有同道问,质量控制对于保证临床基因扩增检验质量来说是一项很重要的工作,为何规定这么简单?其实条目少并不等于简单。室内质控是一个内涵非常丰富的工作,质控方法并不是一个确定的模式,多种多样,并且仍在不断发展,作为一个具体的实验室,应根据自己实验室的具体情况,制定一个室内质控程序文件,并按其进行室内质控。具体质控方法可以按照培训内容及《临床基因扩增检验实验工作规范》的相关内容进行。

（十）抱怨

要求实验室制定抱怨及其处理的标准操作程序，并将有关资料归档保存。

（十一）其他有关技术验收的内容

除了按照上述技术验收表的内容对实验室逐项验收外，技术验收还有考试和实验测试等有关内容。考试包括笔试和（或）口试，内容主要是有关实验室实际检测工作中应该知道的，如某一具体项目的标本是怎样收集的？实验室每天的工作程序及为什么要这样做？临床基因扩增检验实验室所谓"污染"指的是什么？其来源主要在哪？在你们实验室中，常涉及的临床标本有哪些？如当天不能立即进行扩增检测，分别是如何处理保存的？你所在的实验室是如何进行室内质量控制的？等等。实验测试则是要求实验室现场检测一套 5 份 HBVDNA 和（或）一套 5 份 HCV RNA 已知样本，并报告结果。

四、临床基因扩增检验的质量保证

（一）质量保证、室内质控和室间质评之间的关系

临床基因扩增检验实验室的常规测定流程是一个极为复杂且精细的体系，涵盖了样本收集、样本处理（核酸提取）、核酸扩增、产物检测以及结果报告及其解释等多个重要环节。这些环节环环相扣，任何一个步骤出现问题，都可能对最终的检测结果产生重大影响，进而影响临床诊断和治疗决策。

室内质控（IQC）主要聚焦于测定分析步骤，具体包括样本处理、核酸扩增和产物检测等环节。它通过对实验过程中各种参数的实时监测和控制，确保实验操作的稳定性和重复性，及时发现实验过程中可能出现的随机误差或系统误差，从而保证检测结果的准确性和可靠性。例如，在核酸提取过程中，IQC 可以通过对提取效率的监测，判断提取方法是否正确、操作是否规范；在核酸扩增环节，通过对扩增曲线的分析，评估扩增反应是否正常进行。

室间质评（EQA）的监测范围则更为广泛，除了涵盖 IQC 所关注的测定分析步骤外，还延伸到一系列实验室活动。在样本接收环节，EQA 能够评估实验室接收样本的流程是否规范，样本信息的记录是否准确、完整，样本在运输过程中是否受到不良因素的影响等。同时，EQA 还可以对结果报告及其解释进行监测，确保报告内容准确、清晰，解释合理、科学，能够为临床提供有价值的参考。例如，在接收样本时，EQA 会检查样本的标识是否清晰，是否在规定的时间内送达，样本的保存条件是否符合要求等；在结果报告方面，会审查报告中的数据是否准确，结论是否合理，是否与临床症状和其他检查结果相符。

质量保证（QA）所覆盖的范围则更加宽泛，它将样本收集、结果报告和解释等阶段纳入重要的管理范畴。尽管这些阶段在实际操作中往往不在实验室的直接控制之下，但实验室依然肩负着重要的责任。对于样本收集，实验室需要为患者（或其用户）提供明确、详细且易于理解的使用实验室服务的建议，包括如何正确采集样本、采集样本的时间和注意事项等。在结果报告和解释阶段，实验室要确保报告的完整性和简洁性，同时对测定结果进行科学、合理的解释，为临床医师提供准确的诊断依据。

在传染性病原体核酸的扩增测定中，QA 的这些方面显得尤为关键。标本的收集方式和标本的稳定性对测定结果的可靠性有着至关重要的影响，其重要程度与测定过程中的影响因素不相上下。例如，对于某些病毒感染的检测，标本采集时间过早，病毒还未在体内达到可检测的浓

度,可能会出现假阴性结果;采集时间过晚,病毒可能已经被机体免疫系统清除或处于低复制状态,同样会导致假阴性结果。此外,QA还需要对实验报告的发出周期进行严格管理,确保在规定的时间内及时发出报告,同时保证报告内容的完整性和简洁性,以便临床医师能够快速、准确地获取关键信息。

实验室工作的质量保证在确保患者治疗质量方面具有不可替代的重要意义。只有通过全面、系统的质量保证措施,才能有效减少检测误差,提高检测结果的准确性和可靠性,为临床诊断和治疗提供有力的支持,最终保障患者能够得到及时、准确的治疗。

(二)标本收集、运送、保存及其质量控制

1.标本收集

临床基因扩增检验实验室必须针对各种临床标本的收集,依据检测要求制定详细、规范且具有可操作性的标准操作程序(SOP),并对所有参与临床标本采集的人员进行全面、系统的培训。标本收集过程中,需要重点关注的核心要点是确保所收集的临床标本的正确性和采集时间的适宜性。

(1)标本采集的时间对扩增检测结果的影响。在疾病的发生、发展过程中,标本采集时间的选择至关重要。标本采集过早,病原体在体内的含量可能尚未达到可检测的水平,或者机体还未产生足够的免疫反应来释放相关的核酸物质,从而导致假阴性结果的出现。例如,在某些病毒感染的初期,病毒可能处于潜伏期,病毒载量极低,此时采集标本进行检测,很可能无法检测到病毒核酸。相反,标本采集过晚,病原体可能已经被机体免疫系统大量清除,或者疾病已经进入恢复期,病原体的核酸含量下降,同样会造成假阴性结果。因此,根据不同疾病的特点和病程,准确把握标本采集时间,是保证检测结果准确性的关键因素之一。

(2)标本采集部位的准备。标本采集部位的清洁消毒是为了去除可能存在的污染微生物或其他杂物,以减少外界因素对检测结果的干扰。然而,清洁消毒必须掌握适度原则,过度的清洁消毒可能会导致靶微生物被去除或破坏,从而影响检测结果的真实性。例如,在采集呼吸道标本时,如果使用过于强烈的消毒剂对鼻腔或口腔进行过度消毒,可能会破坏病毒颗粒,导致检测不到病毒核酸。因此,标本采集部位的准备工作必须由经过严格训练、具备专业知识和技能的人员来进行,确保在有效去除污染的同时,最大程度地保留靶微生物。

(3)标本的类型和采集量。标本的类型和采集量的确定需要依据所检测的病原体的特性来进行。一般而言,如果标本的量能够满足病原体培养的需求,那么其通常也足以用于后续的核酸提取及其后的扩增检测。但对于定量测定来说,对标本的收集和运输要求则更为严格和精确。因为定量测定不仅需要检测到病原体核酸的存在,还需要准确测定其含量,任何微小的误差都可能导致结果的偏差。例如,在进行乙肝病毒DNA定量检测时,标本采集量的不准确可能会导致检测结果无法准确反映患者体内病毒的实际载量,从而影响临床治疗方案的制定。

(4)采样质量的评价。采样质量的评价是确保检测结果可靠性的重要环节。可以通过多个方面对标本的采集质量进行综合评价,主要包括细胞组成、所需类型细胞的数量和核酸总量等。评价方法也多种多样,涵盖了肉眼观察、显微镜下观察和化学分析等。肉眼观察可以初步判断标本的外观是否符合要求,如是否存在明显的杂质、血液凝固情况等;显微镜下观察则可以更直观地了解细胞的形态、数量和分布情况,判断是否采集到足够数量和类型的细胞;化学分析可以通过测定核酸的浓度、纯度等指标,评估核酸的质量是否满足扩增检测的要求。例如,在进行宫颈癌筛查的HPV核酸检测时,通过显微镜观察宫颈脱落细胞的数量和形态,以及对提取的核酸进行浓度和纯度测定,可以全面评价采样质量,确保检测结果的准确性。

（5）采样及运输容器。标本的采集材料和运输容器的选择和使用必须严格遵循相关标准和规范。采样所用的棉签等材料应为一次性使用，以避免交叉污染；运输容器也应采用密闭的一次性装置，确保标本在运输过程中不受外界环境的污染。同时，采样所用的防腐剂、抗凝剂及相关试剂材料必须保证不对核酸扩增及检测过程造成任何干扰。以全血、骨髓和血浆样本为例，首先需要进行抗凝处理，抗凝剂的选择尤为重要。一般情况下，EDTA 和枸橼酸盐是较为常用的抗凝剂，因为它们对 PCR 扩增的影响较小。而肝素由于对 PCR 扩增具有很强的抑制作用，并且在后续的核酸提取过程中很难完全去除，因此应尽量避免使用。此外，标本运输中的保存液对标本具有稀释作用，在检测过程中必须充分考虑这种稀释对测定结果的影响，必要时进行相应的校正。

（6）标本采集中的防污染。在标本采集过程中，防止污染是确保检测结果准确性的关键措施之一。标本采集最好采用一次性材料，这些材料无需经过额外处理即可直接使用，能够有效减少污染的风险。在采集过程中，操作人员要特别注意避免混入自身的头发、表皮细胞、痰液等杂物，因为这些物质中可能含有与检测靶核酸相似的核酸序列，从而导致假阳性结果的出现。如果必须使用玻璃器皿，在使用前必须经过高压灭菌处理，以彻底灭活可能存在的 RNAase，防止 RNA 在采集和处理过程中被降解。

2.标本保存

由于靶核酸（尤其是 RNA）极易受到核酸酶的作用而迅速降解，因此标本的保存对于保证核酸扩增测定的有效性起着至关重要的作用。为了使临床标本中可能存在的核酸酶失活，通常会加入 chaotropic 物质，其中最常用的是 4 mol/L 异硫氰酸胍盐（guanidinium isothiocyanate，GITC）。同时，为了增强抑制核酸酶的效果，还会与还原剂如 β-巯基乙醇或二巯基乙醇一起使用。研究表明，使用终浓度为 5 mol/L 的 GITC，可以使 RNase 不可逆地失活，从而有效保护 RNA 不被降解；而当 GITC 浓度低于 4 mol/L 时，其对 RNase 的抑制作用显著减弱，RNA 会迅速降解。使用 GITC 作为稳定剂保存标本，在室温条件下，标本可稳定保存约 7 d。

在实际检测中，如果测定的靶核酸为血循环中的 RNA，为了避免因室温放置时间过长而导致 RNA 降解，最好不要使用血清标本，而应选择 EDTA 抗凝后尽快分离得到的血浆标本。因为血清在分离过程中可能会经历较长时间的室温放置，这会增加 RN 降解的风险；而血浆标本经过及时分离和抗凝处理，能够更好地保护 RNA 的完整性。

对于临床体液标本，如果需要长期保存，则应将其置于 $-70\ ℃$ 的低温环境下。这样的低温条件可以极大地减缓核酸的降解速度，确保标本在较长时间内保持稳定。

如为提取核酸后用于 DNA 扩增分析的样本，可将其保存在 10 mmol/L Tris，1 mmol/L EDTA（pH 7.5～8.0）缓冲液中，并放置于 4 ℃ 环境下。这种缓冲液能够为 DNA 提供稳定的保存环境，防止 DNA 发生降解或变性。

用于 RNA 扩增分析的样本，则需要更为严格的保存条件，应将其保存在上述缓冲液中，并置于 $-80\ ℃$ 或液氮环境下。极低的温度可以最大程度地抑制 RNA 酶的活性，确保 RNA 的稳定性。

核酸的乙醇沉淀物则可在 $-20\ ℃$ 下进行保存，这种保存方式能够有效防止核酸在保存过程中受到外界因素的干扰，保持其生物学活性。

3.标本运送

标本一经采集，应尽快送至检测实验室，以确保标本的质量和检测结果的准确性。及时运送标本可以最大程度地减少标本在运输过程中可能发生的变化，如核酸降解、微生物生长繁殖等。

如果标本中加入了适当的稳定剂，如用于 RNA 测定加入 GITC 的血清（浆）标本和用于

DNA 测定的 EDTA 抗凝血等，在一定条件下，这些标本可以在室温下进行运送或邮寄。这是因为稳定剂能够在一定程度上保护核酸的稳定性，使其在室温环境下短时间内不会发生明显的降解。

然而，不同的待测靶核酸具有不同的特性，对标本运送条件的要求也各不相同。因此，实验室必须根据各种临床标本的特点和待测靶核酸的特性，制定详细、明确且针对性强的运送条件规定。例如，对于一些对温度较为敏感的病原体核酸检测标本，可能需要采用冷链运输的方式，确保标本在运输过程中始终处于适宜的温度范围内，以保证核酸的完整性和检测结果的可靠性。同时，在标本运送过程中，还需要注意避免标本受到剧烈震动、碰撞等物理因素的影响，防止标本容器破裂或标本内容物发生变化。

（徐　红）

第十八章 肿瘤检验

第一节 甲状腺癌

一、疾病概述

甲状腺癌是内分泌系统最常见的恶性肿瘤之一,约占全身恶性肿瘤的1%,其发病率在女性恶性肿瘤中排第5位。按肿瘤的病理类型分为乳头状癌、滤泡状腺癌、未分化癌和髓样癌。除髓样癌外,绝大部分的甲状腺癌起源于甲状腺滤泡上皮细胞。甲状腺癌是近20年来发病率增长最快的实体恶性肿瘤,年均增长率约为6.2%,其中以甲状腺乳头状癌的发病率增长最为显著。

甲状腺癌多发生于青壮年,其平均发病年龄在45岁左右,且以女性居多,男、女性发病率之比为1:4~1:2。

(一)病因和发病机制

甲状腺癌的确切病因尚未十分明确,可能与饮食因素(高碘或缺碘)、放射线接触史、内分泌紊乱、遗传因素等有关,还可能由其他甲状腺良性疾病演变而来。

1.碘

碘与甲状腺癌的关系目前仍存在一定的争论。多数学者认为,碘摄入量的增加不会引起甲状腺癌总发病率的增高,但能使甲状腺癌组织学类型发生改变,即甲状腺乳头状癌的发病率增高,甲状腺滤泡状癌的发病率减低。一些报道已指出,甲状腺癌不仅高发于碘缺乏的地方性甲状腺肿流行地区,在一些富碘地区也较常见,但两地区的组织学类型不同,缺碘地区滤泡状腺癌高发,而富碘地区则主要为乳头状腺癌。

2.放射线接触史

放射性损伤容易引发甲状腺细胞的代谢变化,诱导细胞核变性以及抑制甲状腺激素的分泌,从而可能导致甲状腺细胞异常分裂,促使甲状腺癌的发生。抑制甲状腺激素分泌还会使促甲状腺激素(TSH)大量释放,进一步促使甲状腺细胞癌变。

3.内分泌紊乱

(1)促甲状腺激素:甲状腺滤泡具有聚碘和合成甲状腺球蛋白的功能,TSH可以通过cAMP介导的信号传导途径调节甲状腺滤泡细胞的生长,从而可能诱导甲状腺癌的发生。血清TSH水平增高,容易诱发结节性甲状腺肿。给予诱变剂和TSH刺激后可诱导产生甲状腺滤泡状癌,但 TSH 刺激能否确定是甲状腺癌发生的致病因素仍有待进一步证实。

(2)性激素:甲状腺癌好发于女性,这使得性激素与甲状腺癌的关系备受关注。有研究报道称在甲状腺癌组织中发现了性激素受体,并证实了雌激素受体(ER)和孕激素受体(PR)的存在,且在甲状腺癌组织中 ER、PR 异常表达,这说明甲状腺癌可能是激素依赖性肿瘤,其中雌激素能使甲状腺组织对 TSH 敏感度增高,从而进一步增加甲状腺癌变风险。因此,雌、孕激素可能是诱发甲状腺癌的重要因素之一。

4.家族遗传因素

甲状腺癌较少作为独立的家族性综合征,但约 20% 的髓样癌有家族遗传背景(常染色体显性遗传)。Ⅱ型多发性内分泌瘤综合征属遗传性肿瘤综合征,多首先发生甲状腺髓样癌,此外,还可发生嗜铬细胞瘤,甲状旁腺功能亢进等。

5.其他甲状腺良性疾病

许多甲状腺癌患者,在出现甲状腺癌之前,常有其他甲状腺良性疾病,如结节性甲状腺肿、甲状腺增生、甲状腺腺瘤、慢性淋巴细胞性甲状腺炎和 Graves 病等。

(二)临床表现

1.早期表现

患者自行发现或医院体检发现颈部甲状腺有质硬而高低不平的肿块,多无自觉症状。颈部肿块往往为非对称性硬块,肿块可逐渐增大,随吞咽上下移动。若已侵犯气管及邻近组织,则较为固定,活动度较差。

2.压迫症状

大的肿瘤可以压迫气管,引起气管移位,并可以有不同程度的呼吸障碍症状,当肿瘤侵犯气管,可引起呼吸困难或咯血;压迫食管时,可引起吞咽困难;侵犯喉返神经时可引起声音嘶哑;颈静脉受压时,可出现患侧颈静脉怒张与颜面部水肿等体征。

3.转移症状

淋巴结转移症状及血行转移症状,如肺转移和骨转移等。

4.不同类型的甲状腺癌有各自的临床特点

(1)乳头状癌:最为常见,占甲状腺癌的 60%~90%。45 岁以下患者居多,女性为主,恶性程度较低,病程缓慢,预后良好。多为单发,也可多发,可伴囊性变,颈部淋巴结转移率高,出现早,发展慢。

(2)滤泡状腺癌:占甲状腺癌的 15%~20%,可见于任何年龄,多发生于中年女性,原发肿瘤较大,一般单发,恶性程度较高。易发生远处转移,以血行转移为主,主要为肺及骨,颈部淋巴结转移发生晚。

(3)未分化癌:约占甲状腺癌的 15%,发病年龄一般在 60 岁以上,肿瘤高度恶性。临床表现为突然发现的颈部肿块,质地坚硬、表面凹凸不平、边界不清、活动度差且迅速增大。肿瘤广泛侵犯周围组织,往往有压迫症状。颈部淋巴结转移率高,常发生远处转移。部分患者已有多年的甲状腺肿块病史或未经治疗的分化型甲状腺癌病史,若肿块突然急速增大,坚硬如石,并伴有区域淋巴结肿大,需高度警惕。

(4)髓样癌:占甲状腺癌的 5%~10%,主要表现是甲状腺的无痛性实硬结节,局部淋巴结肿大,有时淋巴结肿大可成为首发症状,若伴有异源性 ACTH,可产生面色潮红、心悸、腹泻、消瘦等类癌综合征的症状,部分患者有远处转移的症状。

(三)诊断与鉴别诊断

1.诊断

(1)病史:一般来说,儿童甲状腺结节50%为恶性,年轻男性单发结节应警惕恶性;有甲状腺癌家族史或颈部放射线接触史的患者发生甲状腺癌的可能性增大;甲状腺髓样癌双侧较少见,但其为自主显性遗传性疾病,有此家族史者要引起足够重视。

甲状腺实质性结节,短期内结节快速无痛性增大,出现压迫症状则恶性可能性大。

(2)体格检查:查体时注意肿块的位置、大小、形态、数目、质地、活动度,表面是否光滑、有无压痛、是否随吞咽上下移动。此外,还要关注颈部淋巴结是否肿大、质地,有无声音嘶哑及声带活动情况。

明显孤立的甲状腺结节,结节形态不规则,质地硬,表面不光滑,或随吞咽上下移动差或固定,病灶同侧有质硬肿大的淋巴结,有以上表现者需警惕甲状腺癌。

(3)免疫学检测指标如下。①甲状腺球蛋白:一般用于检测手术或核素治疗后甲状腺癌患者是否复发的早期指标,可以作为特异性的肿瘤标志物,但对于治疗前的甲状腺结节鉴别良恶性并无价值。②降钙素:正常人的血清和甲状腺组织中检测到的降钙素含量甚微,发生髓样癌时,降钙素明显升高,可作为甲状腺髓样癌特异性肿瘤指标,有利于临床早期诊断与术后随访。如降钙素超过100 ng/L,多可诊断髓样癌。③甲状腺功能及甲状腺抗体:甲状腺癌患者都应进行甲状腺功能检测。甲状腺功能的测定,以确定有无伴发甲状腺功能亢进。疑有慢性淋巴细胞性甲状腺炎患者应行甲状腺抗体的检测。

(4)核素扫描:可以明确甲状腺结节的形态和位置,甲状腺和甲状腺结节的功能。根据甲状腺结节的吸^{131}I或^{99m}Tc的功能,一般可将其分为4类:热结节、温结节、凉结节、冷结节。

甲状腺癌在核素扫描中多呈冷结节或凉结节,很少是温结节,热结节罕见,但冷结节并不一定是恶性病变。核素检查对鉴别甲状腺结节良恶性意义不大。

(5)B超:是一项无创性的检查方法,不但可探测甲状腺结节的位置、数目、大小、形态和内部血流,更重要的是可确定其为囊性还是实质性,有无钙化,有无包膜,对甲状腺癌的诊断有重要意义。

当结节出现下述声像图特征时应怀疑恶性结节,相符的特点越多恶性可能性越大:①低回声或极低回声;②边界不规则,无包膜;③纵横比>1;④内有微钙化;⑤弹性评分≥3。B超检查可以显示血管、神经受压或被癌肿包围情况,可以进一步测定血流的通畅度。还可观察颈部淋巴结的情况,辅助诊断。此外对甲状腺小结节的细针穿刺可以在B超引导下操作。

(6)X线:巨大的甲状腺结节或较晚期的甲状腺癌,以及临床怀疑有纵隔甲状腺肿时,都必须做颈部气管正侧位摄片检查,以便了解肿瘤的范围、不同的钙化影像以及与气管、食管的关系。尤其是甲状腺与气管的关系,良性甲状腺肿块往往可引起气管移位,一般不引起气管狭窄;晚期甲状腺癌可浸润气管壁引起气管狭窄,移位反而较轻,气管狭窄多发生在左右径;若前后径狭窄,往往由胸腺癌或其他软组织恶性肿瘤引起。吞钡检查可了解食管是否受累。胸部X线检查还可了解肺部及纵隔是否有转移。

(7)CT或MRI:如果怀疑甲状腺癌已侵犯周围器官和组织或有淋巴结转移,则最好行CT或磁共振检查来了解肿瘤与喉头、气管、食管或重要的神经、血管侵犯的程度及周围淋巴结转移的范围,以利手术方案的制订和判断是否能手术切除。

(8)细针穿刺细胞学:对于甲状腺结节可行细针穿刺细胞学检查。此方法在国内外应用广泛,操作简便,经济安全,可进一步明确结节的性质。穿刺涂片对诊断乳头状癌的准确性较高,髓样癌和未分化癌也有典型的细胞学图像,但对于诊断滤泡状腺癌有一定困难。对于临床无法触诊的结节目前建议 B 超引导下行细针穿刺细胞学检查,提高准确率。对于颈淋巴结肿大的病例可行颈部淋巴结活检或细针穿刺细胞学检查。

2.鉴别诊断

(1)甲状腺炎:各种类型的甲状腺炎都可能误诊为甲状腺癌。①亚急性甲状腺炎:常继发于上呼吸道感染,甲状腺滤泡的破坏,释放出胶体及腺体内出现异物反应。少数病情急,体温升高,甲状腺肿胀压痛,多数病情轻,甲状腺腺体变硬,伴有轻压痛。血清 T_3 升高,但甲状腺[131]I吸收率显著降低,这种分离现象具有诊断价值。病程为 3 个月左右,可自愈,缓解后一般不出现甲减。②慢性淋巴性甲状腺炎:多发生于 30～50 岁女性。大多数表现为无痛性弥漫性甲状腺肿,对称,橡皮样硬度,表面有结节。一般不与周围组织粘连固定,颈部淋巴结无肿大,部分与甲状腺癌并存。血清中检出抗甲状腺球蛋白抗体、抗甲状腺微粒体抗体升高,后期伴甲状腺功能减退。可通过血清学检查及 B 超鉴别,疑难时,可通过穿刺细胞学检查。

(2)结节性甲状腺肿:多见于中年妇女,病程较长。结节数目及大小不等,一般为多发性结节,累及双侧,早期也可能只有一个结节。结节质软,光滑,无触痛,一般无压迫症状,部分结节可伴囊性变。可通过 B 超检查鉴别,如有疑难,可行穿刺细胞学检查辅助诊断。

二、检验诊断

甲状腺癌的检验指标:肿瘤标志物检测;基因诊断技术的应用;组织细胞学检查;组织病理学检查等。

(一)血清肿瘤标志物检查

1.甲状腺球蛋白(Tg)

是甲状腺滤泡上皮分泌的糖蛋白。其血清中浓度主要由 4 个因素决定:甲状腺的大小、甲状腺的损伤程度、激素以及甲状腺球蛋白抗体的水平。在稳定状态下,甲状腺大小是影响血清 Tg 水平的主要因素。

(1)测定方法:化学发光免疫法。

(2)参考值:Tg≤10 μg/L。

(3)临床应用价值:甲状腺癌患者术前血清 Tg 值不能作为肿瘤标志物用于定性诊断,因为其他甲状腺疾病患者血清 Tg 值也可以升高,而甲状腺癌患者的血清 Tg 也可以正常。血清 Tg 水平对甲状腺全切及颈部淋巴结清扫后的监测具有很高的敏感性和特异性,其在动态监测甲状腺癌复发中的意义已经被公认。若甲状腺仍有残留,则检测 Tg 仅能作为参考,而不如前者的效用大,以免干扰检查结果。

2.降钙素

由甲状腺癌滤泡旁细胞(又称 C 细胞)合成及分泌,主要生理功能是降低血钙的水平。

(1)测定方法:化学发光免疫法。

(2)参考值如下:男性:0～14 ng/L;女性:0～28 ng/L。

(3)临床应用价值:是甲状腺髓样癌较敏感且特异的肿瘤标志物。在髓样癌中几乎都呈阳性表达且水平升高,对于髓样癌的诊断、判断手术疗效和观察术后复发等有重要意义,在未经刺激的情况下,血清降钙素＞100 ng/L,则提示可能存在髓样癌。而且表达程度与髓样癌的分化程度和侵袭生长能力有关。

3.半乳糖凝集素 3(Galectin-3)

半乳糖凝集素 3 是凝集素家族的成员,是一种和 β-半乳糖苷具有高度亲和力的糖类结合蛋白,具有多种生物学功能,如参与前 mRNA 剪接、细胞生长调控、细胞黏附、炎症反应、细胞凋亡,并与肿瘤恶性转化和肿瘤转移有密切关系。

(1)测定方法:免疫组织化学。

(2)临床应用价值:Galectin-3 在多种肿瘤中的表达,尤其是在分化型甲状腺癌细胞中有较高的阳性率。在 PTC 细胞胞质中高表达,且呈弥漫性分布,而 FTC 细胞中多呈局灶性表达,而在 ATC 或 MTC 中不表达或较弱表达,在其他正常或良性病变的甲状腺组织类型中较少表达。Galectin-3 在各种类型甲状腺肿瘤中的表达仍存在一定争议,也有报道指出,Galectin-3 在甲状腺良性病变中也有表达,且表达量不低。最近有研究指出 Galectin-3 是 PTC 预后不良的标志物,而其表达与 FTC 的预后无相关性。

4.血管内皮生长因子(VEGF)

新血管的生成是实体瘤生长和进展过程中很重要的因素。血管内皮生长因子(VEGF)又被称作血管通透性因子,具有强烈的促血管内皮细胞有丝分裂活性,是一类亲肝素的蛋白多肽家族,与甲状腺癌的转移和生长均有一定相关性。VEGF-C 又称淋巴管生成因子,是近几年新发现的 VEGF 家族中的新成员,是唯一能使淋巴管增生的因子,在恶性肿瘤的淋巴结转移中起一定作用。

(1)测定方法:免疫组织化学,实时聚合酶链反应(RT-PCR)。

(2)临床应用价值:研究发现,PTC 患者不同年龄间 VEGF 的表达量不同,且在甲状腺癌早期即有表达。VEGF-C 基因表达在易于通过淋巴道转移的 PTC 组织中均显著高于以血道转移为主的 FTC 组织,伴有淋巴结转移的 PTC 的 VEGF-C 基因表达也显著高于无淋巴结转移者。VEGF-C 基因表达有助于鉴别诊断甲状腺癌的不同类型、分期及预后。

(二)基因检验诊断

1.酪氨酸激酶受体(Ret)基因

Ret 基因编码跨膜的酪氨酸激酶受体,是一种蛋白聚合体,主要是神经胶质细胞系源性的神经营养因子。

(1)测定方法:RT-PCR 及测序。

(2)基因重排:至少有 15 种,包括 Ret/PTC129,ELKS/Ret 及 RFP/Ret 等。而其重排方式最主要有 3 种,其中 Ret 原癌基因分别与同一染色体的 H4 及 ELEI 基因重排后产生了 Ret/PTC1、Ret/PTC3 型癌基因,而 Ret 原癌基因与 17 号染色体的 RIa 基因重排后产生了 Ret/PTC2 型癌基因。这 3 种重排方式中,Ret/PTC1 型发生的频率最为常见,Ret/PTC3 型次之,Ret/PTC2 型少见。

(3)基因突变:第 16 外显子中有密码子 918ATG/ACG 突变。第 15 外显子第 883 密码子 A1a/Thr 的纯合子突变。

(4)临床应用价值:目前认为 90% 以上的甲状腺癌均存在 Ret 基因的重排,Ret 基因重排与甲状腺乳头状癌最为密切,Ret 基因突变与甲状腺髓样癌的关系最为密切。

在 Ret 基因重排的甲状腺癌中尤其以甲状腺乳头状癌最为多见,发生率约为 40%,也有研究认为是 70% 以上。RET/PTC1 和 RET/PTC3 最常见,所以检测 RET/PTC 有助于甲状腺乳头状癌的诊断。

甲状腺髓样癌中存在不同的 *Ret* 基因的特异性点突变,通过检测这些点突变也有助于诊断髓样癌。且存在 RET 突变的 MTC 患者的存活率在整个生存曲线中显著低下,提示 RET 突变与 MTC 预后不良密切相关。

2.*ras* 基因

ras 基因是一种原癌基因,编码 G 蛋白样的信号转导蛋白,其产物是相对分子质量为 21 kD 的蛋白质,称为 P21 蛋白。P21 蛋白可与 GTP 结合参与细胞生长调控等过程。在很多内分泌肿瘤中均存在表达,其有 3 种分型:*K-ras*、*H-ras* 及 *N-ras*。

(1)测定方法:RT-PCR 及测序。

(2)发生位点:*ras* 基因突变在甲状腺癌中绝大多数见于 *N-ras* 和 *H-ras* 的 61 位密码子。

(3)临床应用价值:在甲状腺癌的作用主要是 Ras 点突变,而 *ras* 基因的重排并不多见。*ras* 基因突变主要在 FTC 中发生,*ras* 基因突变可作用于甲状腺癌发生的早期,和甲状腺癌的组织分化存在相关性,但并未对细胞的恶性转化起决定性作用。因此,检测 *ras* 基因有助于 FTC 的明确诊断。

3.*BRAF* 基因

BRAF 基因是 *ret* 及 *ras* 的下游信号分子,属于丝氨酸-苏氨酸激酶,是细胞增生、分化及凋亡的重要调节因子。

(1)测定方法:RT-PCR 及测序。

(2)突变位点:甲状腺癌中的 *BRAF* 基因突变主要是其第 15 外显子上第 1 796 位核苷酸 T/A 的转换,即密码子 599(*V599E*)的突变。

(3)临床应用价值:该基因突变不仅仅存在于 PTC 和 ATC,而且与其他甲状腺癌相关的基因突变不并存。近来研究显示 *BRAF* 不仅是 PTC 的启动者,而且还是 PTC 细胞增殖、分化的维护者,源于 PTC 细胞的肿瘤生长也要依赖它,提示其参与了 PTC 进展的调节。大量研究证实 *BRAF* 基因突变与 PTC 的发生、复发及预后有很大的关系。在目前,*BRAF* 基因突变是 PTC 中最常见的遗传学事件,其特异性和敏感性均较好,可以作为 PTC 与 FTC、MTC 鉴别诊断的标志物,可能成为一个很有发展前景的基因检测位点。

(三)病理检验诊断

1.细针穿刺细胞学检查

简单方便、经济安全、准确率高,对于甲状腺癌的术前诊断有较高的价值。以下是 4 种不同病理类型甲状腺癌的细胞学表现。

(1)甲状腺乳头状癌:细胞丰富,呈簇状,细胞边界欠清,细胞可呈立方、柱状、卵圆形,多角形或梭形等。胞质量和染色质差异大。核重叠拥挤,可见乳头结构,乳头外部光整。核染色质呈细颗粒状或粉状。可见核仁、核沟及核内包涵体,有时可见沙粒体。

(2)甲状腺滤泡状腺癌:细胞丰富,呈团簇状排列,滤泡结构可有可无,胞质多少及染色质深浅不一。核重叠、核大、圆形或椭圆形,染色质为粗颗粒样,可见大小不一的核仁,核内包涵体少见。

(3)甲状腺未分化癌:抽吸物中无明显癌细胞或细胞量过少。细胞量足够时诊断较易,癌细胞多呈孤立的散在分布或团簇状,细胞大小及形态多形性,可见巨大细胞或多核细胞。核偏心,可见古怪核,染色质团块状,核仁不规则,坏死炎症反应常见。

（4）甲状腺髓样癌：细胞散在分布或松散的簇状，无乳头或滤泡结果，但可有假滤泡结构，细胞大小形态多形性，核多偏心，可见双核及多核细胞，核圆形或椭圆形，核仁不常见，核内包涵体常见，背景可见细颗粒状或淀粉样物。

细针穿刺细胞学检查对甲状腺滤泡性结节的鉴别诊断有一定的困难，因不能反映包膜的情况，需结合病史、体检及实验室检查综合判断。

2.组织病理学检查

4种不同病理类型甲状腺癌的组织病理学表现如下。

（1）甲状腺乳头状癌：肉眼多为圆形肿块，切面灰色或灰棕色，无包膜，少数包膜不完整，逐渐向周围浸润。镜下，癌细胞围绕一纤维血管中心轴呈乳头状排列，乳头分支较多。癌细胞立方形或矮柱状，核染色质少，呈透明或毛玻璃样，无核仁。伴有单纯型甲状腺滤泡，间质中常有沙粒体出现。

（2）甲状腺滤泡状腺癌：肉眼观，肿瘤灰白色，有的为结节状，有不完整包膜，酷似腺瘤；有的广泛浸润于甲状腺内，进而侵犯气管壁、气管血管、肌肉及喉返神经。镜下见不同分化程度的滤泡，分化良好者，滤泡结构较规整，细胞异型性亦较低，不易与腺瘤区别，需注意包膜或血管是否有瘤细胞浸润来加以鉴别；分化不良者，滤泡少，滤泡形态不整，有的呈实性细胞巢，细胞异型性较明显，核分裂象多见。少数情况主要由嗜酸性细胞构成，亦称嗜酸性细胞癌。

（3）甲状腺未分化癌：肉眼观，切面灰白色，常有出血、坏死。根据组织形态可分为小细胞型、巨细胞型和梭形细胞型。小细胞型癌由小圆形细胞构成，呈弥漫分布，与恶性淋巴瘤颇相似。巨细胞型预后最差，镜下癌细胞大小不一，形态各异，常有巨核细胞及多核巨细胞。

（4）甲状腺髓样癌：肉眼观，散发病例开始多为单个肿块，而家族性病例常为多中心性。肿瘤呈黄褐色，较软，境界清楚，有包膜。镜下瘤细胞为圆形、多角形或梭形小细胞，排列成簇状、索状，偶见小滤泡。间质比较丰富，常有淀粉样物质和钙盐沉积。电镜下，瘤细胞胞质内有直径 $100\sim250$ mm 的神经内分泌颗粒。

（四）检验综合应用评价

随着现代科技的进步，检验技术也迅猛发展，甲状腺癌的早期诊断和术前确诊依赖于各种检验技术的综合应用。首先临床医师需重视病史与体检，及时发现甲状腺结节与肿大淋巴结；有无声音嘶哑等压迫体征，同时注意与其他甲状腺疾病鉴别。其次选择必要的辅助检查。B超是甲状腺结节的首选检查方法，可以发现 $1\sim3$ mm 微小结节，若结节呈不规则或低回声，边缘不整，无包膜，结节内有细小强光点，且颈淋巴结肿大，应高度怀疑为甲状腺癌（结合弹性评分）；测定甲状腺相关激素（T_3，T_4，TSH）评估甲状腺的功能状况，测定血清甲状腺抗体（TGAb、TMAb），排外桥本病，测量基础和应激反应时血降钙素水平，或用 Ret 蛋白基因突变检测帮助诊断髓样癌，用化学发光免疫法测血清 Tg 来评估甲状腺癌是否复发转移。近年来新的检查技术如螺旋CT、MRI、^{99m}Tc-mIBI 显像法、PET-CT 等，可帮助鉴别甲状腺结节疾病的良恶性，并可评估其与周围组织的相关性以指导手术操作。再次，应开展穿刺活检。目前细针穿刺细胞学检查（FNAC）是鉴别甲状腺良、恶性的首选方法之一，不但可术前定性，且可分型，在一些经验丰富的医院有代替影像学检查的趋势，即使微小病灶，在B超引导下做FNAC也可使不少病例得以诊断。最后，结合基因检测（BRAF，RET，RAS 等）技术及免疫化学细胞技术等，诊断敏感性可达 85% 以上；细针穿刺细胞学检查假阴性率为 5%～15%，假阳性率为 1% 左右，但其对滤泡状腺癌难于定性；FNAC诊断的准确性与操作医师技术的熟练程度以及病理科医师的诊断水平密切相关。诊断困难的主要原因可能是标本不足、含血太多、广泛坏死、细胞退变、穿刺不当等。最后对可疑甲状腺结节实施手术时应常规开展术中快速冰冻切片检查,对于术前开展了 FNAC 仍未确诊的甲状腺结节尤为重要。一般术中快速冰冻的确诊率为 85%～95%,假阳性率不足 1%,可以作为甲状腺癌确诊的指征,而且可初步确定病理学类型。因此在甲状腺手术中应常规开展,使患者得到及时诊断和合理治疗。

（林欣乾）

第二节　肺　　癌

一、疾病概述

肺癌又称原发性支气管肺癌,是指原发于支气管黏膜或腺体的肿瘤,是最常见的肺部原发性恶性肿瘤,也是目前世界上发病率和死亡率最高的恶性肿瘤。按照发生的部位不同一般分为两种:中央型(占 75%)和周围型(占 25%)。

(一)病因和发病机制

发病机制至今未完全明确。一般认为与下列因素有关。

1.吸烟

开始吸烟年龄越早,年限越长,吸烟量越多,肺癌死亡率越高,戒烟后患肺癌的危险性随年份的延长而逐渐降低。

2.空气污染

工业发达国家的肺癌发病率比工业落后国家明显要高,而城市比农村明显要高,这说明环境污染与肺癌的发生密切相关。

3.饮食与营养

如血清维生素 A 含量较低或摄取食物中维生素 A 含量少时,罹患肺癌的危险度增高。维生素 A 作为抗氧化剂能直接抑制亚硝酸盐的致癌作用。

4.电离辐射

长期接触放射性物质及大剂量电离辐射均可引起肺癌。例如二战末期原子弹伤害的幸存者中,肺癌发病率明显增高。

5.职业因素

目前已被确认的致肺癌的职业因素包括镭等放射性物质及其衍化物、二氯甲醚、砷、铬、镍、氯乙烯、芥子气、煤烟、沥青、焦油、石棉、多环芳烃、烟草的加热产物等。据统计,石棉厂工作的吸烟者肺癌死亡率是吸烟者的 8 倍,是不吸烟也不接触石棉者的 92 倍。可见石棉有明显的致癌作用,且石棉与吸烟有较强的协同作用。

6.其他因素

内分泌失调、肺部慢性炎症、病毒的感染、真菌毒素、结核的瘢痕、免疫功能的低下,以及家族遗传等因素对肺癌的发生也可能起一定的作用。

（二）临床表现

肺癌的临床表现与癌肿的大小、是否压迫或侵及邻近器官、有无其他部位转移等密切相关。

（1）癌肿在较大的支气管内生长，常出现刺激性干咳。

（2）癌肿增大如影响局部引流，继发感染时可伴有脓痰，另一个常见的症状是痰中带血或少量咯血。

（3）如肿瘤造成较大支气管阻塞，可以出现胸闷气短、发热和胸痛等症状。

（4）晚期肺癌如压迫邻近组织器官或发生远处转移，可以发生以下症状。①压迫或侵犯膈神经：引起同侧膈肌麻痹。②压迫或侵犯喉返神经：引起声带麻痹声音嘶哑。③压迫上腔静脉：引起颈面部、上肢和上胸部局部静脉怒张和皮下组织水肿，同时上肢静脉压升高等症。④侵犯胸膜：可以引起胸腔积液，多为血性。⑤癌肿侵入纵隔，压迫食管：可引起吞咽困难。⑥上叶顶部肺癌：可以侵犯和压迫位于胸廓上口的组织器官，如第一肋骨锁骨上动脉和静脉、臂丛神经、颈交感神经等，产生胸痛、颈静脉或上肢静脉怒张、水肿、臂痛和上肢运动障碍，同侧上眼睑下垂、瞳孔缩小，眼球内陷，面部无汗等颈交感神经综合征。⑦少数肺癌由于肿瘤产生内分泌物质，导致临床上出现非转移性的全身症状：如骨关节综合征（杵状指、关节痛、骨膜增生等），男性乳腺增生，重症肌无力，库欣综合征，多发性肌肉神经痛等肺外症状，这些症状在切除肺癌后可能消失。

（三）诊断和鉴别诊断

1.诊断

如 40 岁以上长期重度吸烟者有以下情况，应作为可疑肺癌对象进行排查：无明显诱因出现刺激性咳嗽持续 2～3 周，经积极治疗无效；原有慢性呼吸道疾病，咳嗽性质突然改变者；反复或持续在短期内痰中带血，而无其他原因可解释者；同一部位反复发作的肺炎，尤其是节段性肺炎；原因不明的肺脓肿，无中毒症状，无大量脓痰，无异物吸入史，抗感染治疗效果不显著者；原因不明的四肢关节疼痛及杵状指（趾）；X 线示局限肺气肿或肺不张；孤立性圆形病灶和单侧肺门阴影增大者；稳定的肺结核病灶出现形态和性质改变者；无中毒症状的胸腔积液，尤其是血性、且进行性加重者。有上述怀疑时，必须进行辅助筛查，除影像学检查外，还必须进行细胞学和病理学的相关检查。

2.鉴别诊断

（1）肺结核的鉴别如下。①肺结核球：与周围型肺癌鉴别。年轻、多无症状，好发于上叶后段或下叶背段，边界清楚，密度高，可有钙化点，可形成空洞，很少超过 3 cm，周围可有卫星病灶。增强 CT 可表现为环行强化。②肺门淋巴结结核：与中央型肺癌或肺癌淋巴结转移鉴别。多见于儿童和老年人，多伴有低热等结核中毒症状，PPD 可呈强阳性。CT 可了解有无原发灶。必要时行细胞学或病理学检查。③急性粟粒型肺结核：与弥漫性肺泡癌鉴别。结核发病年龄较轻，有发热等全身中毒症状，结节分布均匀，不融合。肺泡癌结节密度较高，边缘模糊，呈进行性发展，有融合趋势，可出现进行性呼吸困难。

（2）肺炎与癌性阻塞性肺炎鉴别：肺炎起病急骤，先有高热、寒战，后出现呼吸道症状，抗感染治疗有效，病灶吸收快而完全。癌性阻塞性肺炎吸收缓慢，炎症吸收后可能出现原发性肿瘤的块状阴影，容易反复发生。

（3）肺脓肿应与癌性空洞继发感染相鉴别：原发性肺脓肿起病急，常有寒战、高热、咳嗽、咯大量臭脓痰，白细胞总数及中性粒细胞增高。脓肿多呈薄壁空洞，有液平，周围有炎症改变。癌性空洞经常先有咳嗽、咯血等症状，然后再出现发热、咯脓痰等继发感染症状。胸片可见偏心空洞、壁厚、内壁凹凸不平,可有癌结节。

(4)肺内其他结节或团块状阴影应与肺癌鉴别:良性肿瘤(错构瘤、纤维瘤、硬化性血管瘤等)、肺囊肿、感染性肉芽肿性病变(隐球菌等真菌感染)和非感染性肉芽肿性病变(Wegener肉芽肿、结节病)等。

(5)结核性胸膜炎应与癌性胸水相鉴别。

二、检验诊断

肺癌的检验指标包括血清肿瘤标志物检查、基因诊断技术的应用、病理学检查等。

(一)血清肿瘤标志物

1.鳞状细胞癌抗原(SCC-Ag)

SCC-Ag一种糖蛋白,主要存在于鳞状上皮细胞癌的胞质中,研究发现,肺鳞癌时SCC-Ag阳性率约60%,其他类型肺癌时其阳性率不足30%。另外,SCC-Ag阳性率还与肺鳞癌的分期呈正相关,Ⅰ期、Ⅱ期阳性率较低;Ⅲ期、Ⅳ期阳性率较高。因此,SCC-Ag是肺鳞癌较特异的肿瘤标志物。

(1)测定方法:酶联免疫法、化学发光免疫分析。

(2)参考值:血清SCC-Ag≤1.5 μg/L。

(3)临床应用价值:SCC-Ag对于肺癌术后的手术效果有较好的预测价值,在根治性手术后,SCC-Ag将在72 h内转阴,而姑息性切除或探查术后,SCC-Ag仍高于正常值。术后肿瘤复发或转移时,此抗原会在复发的临床表现出现之前再次升高。而在无复发或转移时,该抗原会持续稳定在正常范围。

2.癌胚抗原(CEA)

CEA是一种糖蛋白,作为抗原可以引起患者的免疫反应。

(1)测定方法:化学发光免疫分析、酶联免疫法。

(2)参考值:CEA≤5 μg/L。

(3)临床应用价值:CEA可广泛存在于内胚叶起源的消化系统肿瘤。有文献报道,40%~80%的肺癌患者可出现CEA升高。血清CEA水平的动态变化能较好地反映患者对治疗的效果和预后,如其测量值进行性升高者则表明预后不佳。

3.神经元特异性烯醇化酶(NSE)

烯醇化酶是催化糖原酵解途径中甘油分解的最后酶。神经内分泌细胞和神经源性肿瘤中均含有大量NSE。小细胞肺癌也是一种起源于神经内分泌细胞的肿瘤,因此NSE是其重要标志物。

(1)测定方法:酶联免疫法、化学发光免疫分析。

(2)参考值:血清0.6~5.4 μg/L。

(3)临床应用价值:NSE作为公认的小细胞肺癌高特异性、高敏感性的肿瘤标志物,患者血清NSE检出的阳性率达65%~100%。它有助于小细胞肺癌的诊断及其与非小细胞肺癌的鉴别诊断。同时NSE还是肺癌化疗疗效观察的敏感指标,如化疗敏感,此酶水平会下降,病情完全缓解,其测定值可达正常水平。

4.CYFRA21-1

CYFRA21-1是细胞角蛋白19的可溶性片段,它存在于肺和乳腺等上皮起源肿瘤细胞的胞质中,细胞被破坏时释放入血,故 CYFRA21-1 可作为肺癌的肿瘤标志物。

(1)测定方法:化学发光免疫分析、酶联免疫法。

(2)参考值:$<3.3\ \mu g/L$。

(3)临床应用价值:CYFRA21-1 检测对非小细胞肺癌的诊断具有重要价值,尤其对鳞状细胞癌的患者早期诊断、疗效观察、预后监测有重要意义。不同组织类型肺癌的敏感度各不相同,其对肺鳞癌的敏感度最高,阳性率可达 $60\%\sim80\%$;其次为腺癌,小细胞癌最低。血清 CYFRA21-1 水平随肿瘤分期的增加逐渐升高,其还能预示肺癌预后,并有助于判定手术疗效。

5.组织多肽抗原(TPA)

(1)测定方法:酶联免疫法、化学发光免疫分析。

(2)参考值:$0\sim60\ U/L$。

(3)临床应用价值与评价:肺癌患者血清 TPA 升高,TPA 对肺癌诊断的敏感性与 CYFRA21-1 相当,阳性率约为 61%,治疗前患者血清 TPA 的浓度与肺癌的 TNM 分期呈正相关,治疗后血清 TPA 浓度随患者对治疗的反应率增加而下降,TPA 水平越高,患者生存期越短。

6.胃泌素释放肽前体

(1)测定方法:化学发光免疫分析、酶联免疫法。

(2)参考值:$0\sim46\ ng/L$。

(3)临床应用价值与评价:是近些年来新发现的一种小细胞肺癌肿瘤标志物,它不仅可用于小细胞肺癌的早期诊断,而且对判断治疗效果及早期发现肿瘤复发亦有重要价值。小细胞肺癌患者的血清 ProGRP 阳性率约为 68.6%。

7.糖类抗原 125(CA125)

CA125 是由免疫卵巢癌细胞株产生的单克隆抗体 OC125 所识别的抗原决定簇,由于与免疫肺腺癌细胞识别的分子相同,因此 CA125 是卵巢癌和肺癌细胞共同具有的抗原。

(1)测定方法:化学发光免疫分析、酶联免疫法。

(2)参考值:$<35\ kU/L$。

(3)临床应用价值与评价:肺癌血清 CA125 水平显著高于肺良性疾病组及健康对照组。肺腺癌 CA125 水平明显高于肺鳞癌与小细胞肺癌。对肺癌的诊断、鉴别诊断具有重要意义。

8.糖类抗原 153(CA153)

存在于多种腺癌内,如肺腺癌、卵巢癌、乳腺癌及胰腺癌。CA153 对肺癌诊断的灵敏度低,但是,由于血清 CA153 测定对肺良性疾病的假阴性率低,血清 CA153 异常升高,则可基本上判断为肺癌,特异性高。

(1)测定方法:化学发光免疫分析、酶联免疫法。

(2)参考值:$<28\ kU/L$。

(3)临床应用价值与评价:肺癌患者血清 CA153 水平明显高于肺良性疾病组及健康对照组。肺腺癌 CA153 水平明显高于肺鳞癌和小细胞肺癌。对肺癌的诊断、鉴别诊断具有重要意义。

9.糖类抗原 242(CA242)

CA242 是一种新的黏蛋白相关标志物,经常在呼吸道上皮肿瘤转移时才表达出来,是可用于血清学诊断的肿瘤标志物。

(1)测定方法:化学发光免疫分析、酶联免疫法。

(2)参考值:不明确。

(3)临床应用价值与评价:有研究发现,非鳞癌患者(腺癌和大细胞癌)血清水平显著高于鳞癌患者。CA242 的分布还随化疗的临床表现而不同,对化疗无反应、病情未控制者的 CA242 浓度显著高于对化疗有反应的患者。

10.硫酸黏多糖片段(SGF)

(1)测定方法:乳胶凝集试验法。

(2)参考值:不明确。

(3)临床应用价值与评价:硫酸黏多糖片段是一种特异性非小细胞肺癌抗原,并在肺癌早期就有升高,因而可以成为肺癌检测的早期标志物。有研究证实,在肺癌组织中 SGF 的含量比正常组织中高 1.7～3.5倍。

(二)一般检验项目

一般常用血沉。

(1)测定方法:魏氏法、动态血沉分析仪法。

(2)标本:109 nmol/L 枸橼酸钠抗凝血。

(3)参考值:男性 0～15 mm/h;女性 0～20 mm/h。

(4)临床应用价值:原发性支气管肺癌常伴有血沉加快。血沉是非特异性检验指标,受多种因素影响,在急性炎症、风湿、结核的活动期、红斑狼疮、多发性骨髓瘤、贫血等情况下血沉均会加快。

(5)测定方法评价如下。影响魏氏法测定的因素较多,主要有以下几个方面:①测定管,测定管不干净会使血沉减慢。②抗凝剂,一般来说抗凝剂浓度增加会使血沉减慢。③测定时的温度,温度大于 25 ℃,血沉加快,低于 18 ℃,血沉减慢。④血液溶血可使血沉增快。⑤测定管置放位置,当测定管保持垂直的,血沉减慢,倾斜式血沉加快。⑥时间,通常要求 2 h 内完成测定,时间延长会使血沉减慢。

(三)其他肿瘤标志物

1.神经细胞黏附分子(NCAM)

(1)测定方法:酶联免疫法。

(2)标本:血清。

(3)临床应用价值与评价:NCAM 是膜结合黏蛋白的一个家族,NCAM 对小细胞肺癌的诊断、治疗和预后监测均有一定意义。当治疗有效时,NCAM 水平可下降至正常,而当肿瘤复发时,其水平又可迅速升高。

2.端粒酶

起 DNA 聚合酶的作用,是一个具有端粒特异性的逆转录酶,通过补充染色体末端的六核苷酸的重复序列而使分裂时的端粒在缩短后得到补偿。

(1)测定方法:放射性核素标记核苷酸和聚丙烯酰胺凝胶电泳、端粒重复序列扩增法、PCR扩增法、酶联免疫法。

(2)标本:非肝素抗凝全血、痰液、肺泡灌洗液、肺活检标本等。

(3)临床应用价值与评价:研究表明端粒酶活性几乎在 100% 的小细胞肺癌中以及 85% 的非小细胞肺癌中高度表达,可见端粒酶是诊断肺癌的一个非常有价值的指标。

(四)基因检验诊断

基因包括原癌基因、癌基因与抑癌基因。原癌基因指正常组织细胞中存在的与癌基因相同或高度同源的核苷酸片段。通常情况下,它有重要的生理功能,在活化之后,细胞可以发生癌变。癌基因指从肿瘤细胞中分离出来的致癌基因片段,常常由原癌基因活化后转变而来。抑癌基因是指能够抑制肿瘤细胞过度生长、增殖的基因。

1.P53基因

编码一种分子质量为53 kD的调节蛋白(P53蛋白),是一种抑癌基因。当DNA受到损伤时其表达产物迅速增加,可抑制细胞周期进一步运转。而当P53基因发生突变,则P53蛋白失活,细胞分裂失去控制,发生癌变。人类癌症中约50%是由于该基因发生突变失活而导致其发生的。

(1)测定方法:PCR-SSCP分析技术、DNA序列直接测序分析和PCR-RELP法检测。

(2)参考值:正常表达野生型P53基因。

(3)临床应用价值:P53基因与人类约50%的恶性肿瘤有关,P53基因是肺癌早期发生的一个频发事件,P53基因的突变主要是点突变,另有少量的插入和缺失。P53基因的突变率在非小细胞肺癌中可达50%,其中鳞癌占70%,而在小细胞肺癌中可达80%。

(4)测定方法评价:有研究发现痰液中P53基因对肺癌诊断的敏感度为55.56%,特异性为98.25%,而痰细胞学检查敏感度为31.25%。

2.K-ras基因

K-ras基因是一种癌基因,也是一种可易位基因,与多种肿瘤发生发展有关,与生长因子协同具有促进细胞增殖与凋亡的双重作用。

(1)测定方法:PCR-SSCP分析技术、DNA序列直接测序分析核酸杂交技术和PCR-RELP法检测。

(2)标本:非肝素抗凝血、痰液、肺泡灌洗液、肺活检标本等。

(3)临床应用价值:K-ras基因的突变可作为一个预测高危人群中肺癌发生危险性的指标,在15%~50%的非小细胞肺癌中有K-ras突变,而在小细胞肺癌中罕见。K-ras突变的大部分位点是在12、13、61位密码子,特别是第12位密码子突变与肺腺癌密切相关,约90%的肺腺癌突变都在这个位点上。

3.表皮生长因子受体基因(EGFR基因)

EGFR是原癌基因c-erbB1的表达产物,是表皮生长因子受体(HER)家族成员之一。EGFR信号通路对细胞的生长、增殖和分化等生理过程发挥重要的作用。EGFR等蛋白酪氨酸激酶功能缺失或其相关信号通路中关键因子的活性或细胞定位异常,均会引起肿瘤、糖尿病、免疫缺陷及心血管疾病的发生。

(1)测定方法:PCR-SSCP分析技术、DNA序列直接测序分析核酸杂交技术和PCR-RELP法检测。

(2)标本:肺活检标本或者肺泡灌洗液。

(3)临床应用价值:非小细胞肺癌中EGFR基因18、19、21外显子突变率为20%~40%。在女性,不吸烟的肺腺癌中尤为明显。当癌细胞发生EGFR外显子18、19和21突变激活时,可显著提高局部晚期或转移性非小细胞肺癌对EGFR-TKI治疗的反应性,增加客观缓解率,延长总生存期,因此可以作为筛选药物敏感性的分子标志。

4.EML4-ALK融合基因

由EML4和ALK融合形成的,是非小细胞肺癌(非小细胞肺癌)中的一种分子亚型。该融

合基因拥有 *EML*4 基因中的 basic 区域、疏水的棘皮动物微管相关蛋白区以及部分 WD 重复区（后两部分在部分亚型中缺失）和 *ALK* 基因中的 Kinase 功能区。目前已知的融合伙伴基因在 20 种以上。

(1)测定方法：RT-PCR、荧光原位杂交技术法。

(2)标本：肺活检标本。

(3)临床应用价值：融合基因 *EML*4-*ALK* 是靶向药物克唑替尼的作用靶标。在一般非小细胞肺癌人群中 *EML*4-*ALK* 阳性率很低，为 3％～7％。此种亚型的患者较年轻，男性比例高，不吸烟或仅少量吸烟的可能性较大，组织学检查常为腺癌；且在有肿瘤转移的患者中，*EML*4-*ALK* 阳性与 EGFRTKI 耐药相关，似乎不影响铂类为主联合化疗的疗效。但存在突变时，运用克唑替尼可明显生存获益，有研究表明可提高 18 个月的中位生存时间。但是，*EML*4-*ALK* 阳性患者只存在于 *EGFR* 基因没有发生扩增或点突变的患者中。当肺癌患者 *EGFR* 基因没有发生异常时，可考虑对其进行 *EML*4-*ALK* 检测，以考虑是否应用靶向药物克唑替尼。

(五)病理检验诊断

1.细胞病理学检查

(1)肺部细胞学检查。①检查方法：痰脱落法细胞学检查、支气管液细胞学检查、经皮肺部细针吸取检查。②标本：痰液、支气管液、支气管肺泡灌洗液、肺部细针穿刺液。③参考值：正常人肺部脱落法细胞学检查不能检出癌细胞。④临床应用价值：肺部脱落法细胞学检查出癌细胞是早期诊断肺癌的重要方法之一。⑤测定方法评价问题：痰脱落法细胞学检查：简单、经济、无创，是诊断肺癌最常用的方法，其检查阳性率为 60％～70％，但其诊断受较多因素影响，包括检验者经验和技术水平、病灶部位、痰液采集质量等；经皮肺部细针吸取检查主要用于经痰液、支气管液细胞学检查仍为阴性的患者、无痰液患者和肺转移病灶患者。该法对肺周围型病变和转移性肿瘤是首选方法。

(2)胸腔积液细胞学检查。①测定方法：胸穿抽液行脱落法细胞检查。②标本：胸腔积液。③参考值：正常人胸腔积液脱落法细胞学检查不能检出癌细胞。④临床应用价值：约 1/2 肺癌患者在病程中会伴有胸腔积液，其中很大部分由肿瘤胸膜腔转移所致，胸穿抽液行脱落细胞检查是确诊此类患者的常用方法，但检出率较低（50％），连续检查 3 次，则阳性率可提高到 90％。

2.组织病理学检查

(1)小细胞未分化癌（简称小细胞癌）是肺癌中恶性程度最高的一种，约占原发性肺癌的 20％，多发于肺门附近的主支气管，倾向于黏膜下层生长。癌细胞生长快、侵袭力强，远处转移早。本型对放疗和化疗比较敏感。

(2)非小细胞肺癌。①鳞状上皮细胞癌：是最常见的类型，占原发性肺癌的 40％～50％，多数起源于段及亚段支气管黏膜，并向管腔内呈菜花样生长，鳞癌生长缓慢，转移晚，手术切除的机会相对多，5 年生存率较高，但对放疗、化疗并不如小细胞未分化癌敏感。②腺癌：女性多见，占原发性肺癌的 25％，常表现为周围型肺癌，腺癌来自支气管黏膜，倾向于管外生长，也可沿肺泡壁蔓延，腺癌血管丰富，故局部浸润和血行转移较鳞癌早，常累及胸膜而引起胸腔积液。③大细胞未分化癌：是一种高度恶性的上皮肿瘤，占原发性肺癌的 2.2％～8.6％，可发生在肺门附近或肺边缘的支气管，大细胞癌转移较小细胞未分化癌晚，手术切除机会较大。④腺鳞癌：有时偶见鳞癌和腺癌混合存在称混合型肺癌，占 2％～4％。

(六)检验综合应用评价

以上简述了肺癌的常见临床检验诊断方法与技术,有些已经非常成熟,有些尚处于发展之中,还需要以后在临床与科研工作中不断地完善。在原发性支气管肺癌的检验诊断中,包括支气管液、痰液及胸腔积液中的脱落细胞学检验对肺癌的诊断,尤其是早期诊断有较大意义,是诊断肺癌最常用的方法之一。一般来说,NSE、CYFRA21-1、SCC-Ag 等对肺癌的诊断均有一定价值,但是单独检测敏感性与特异性都不高,所以联合检测是一种比较可取的方法,可以在一定程度上提高敏感性与特异性。基因检测诊断目前临床应用比较少,大部分研究还是集中在科研领域,且不断有新的相关基因的出现,基因技术不仅可以应用于诊断,而且在治疗上亦逐步展开,相信在不久的未来基因治疗技术可以让更多的肺癌患者受益。病理诊断是肺癌诊断的金标准,可以通过术前活检取得,也是术后的重要诊断指标,可以帮助制订后续的治疗方法以及判断预后。随着医疗技术的进步,相信会有更多的肺癌肿瘤标志物被发现并应用于临床。

(林欣乾)

第三节 肝 癌

一、疾病概述

肝癌是一种常见的恶性肿瘤,亚太地区高发,欧洲和北美地区低发,我国肝癌患者占全世界 50% 以上。肝癌根据组织来源可分为肝细胞癌、胆管细胞癌和混合性肝癌。通过结合多种检验方法来早期诊断肝癌,对于肝癌的诊治具有重要意义。

(一)病因和发病机制

肝癌的病因众多,目前比较明确的有病毒性肝炎,各种原因导致的肝硬化,长期摄取含亚硝酸盐类和黄曲霉素 B_1 的食物。

肝癌的发病机制尚不明确。目前所知的就是各种致癌因素长期作用肝脏细胞,导致肝细胞异型增生,积聚成癌前病变,最终演变成浸润性癌。

(二)临床表现

肝癌的早期症状不典型,容易被忽视。当肿瘤发展至晚期时,症状明显,但往往失去手术机会。常见临床表现如下。

1.右上腹疼痛

肝脏位于右上腹,肝癌生长过程中,牵拉肝包膜引起右上腹疼痛,一般为逐渐加重的钝痛或胀痛。晚期肝癌破裂时,容易引起右上腹剧痛、失血性休克等。

2.消化道症状

由于肝癌生长过程中,影响了肝脏的代谢,容易引起食欲下降、恶心、消瘦乏力等。

3.肝大

随着肝癌持续生长,肝大呈进行性增大,部分患者可扪及肝区肿块。

4.全身症状

中晚期肝癌时,肝脏的白蛋白合成障碍,表现为腹水、胸腔积液和全身水肿,凝血因子合成障碍导致皮下出血等,对某些激素的灭活作用减弱,导致全身瘙痒、发热等。

5.转移症状

晚期肝癌可转移至全身各个器官,最常见的肺、脑、骨。

(三)诊断和鉴别诊断

1.诊断

原发性肝癌诊疗规范中明确提出了肝癌的临床诊断标准。需联合分析慢性肝病背景,影像学检查结果和血清 AFP 水平。同时满足以下条件中的①+②a 两项或者①+②b+③三项者,方可确诊原发性肝细胞癌。①具有肝硬化以及 HBV 和(或)HCV 感染(HBV 和(或)HCV 抗原阳性)的证据。②典型的肝细胞癌影像学特征:同期多排 CT 扫描和(或)动态对比增强 MRI 检查显示肝脏占位在动脉期快速不均匀血管强化,而静脉期或延迟期快速洗脱。a.如果肝脏占位直径≥2 cm,CT 和 MRI 两项影像学检查中有一项显示肝脏占位具有上述特征。b.如果肝脏占位直径为 1~2 cm,则需要 CT 和 MRI 两项影像学检查都显示肝脏占位具有上述特征。③血清 AFP≥400 μg/L 持续 1 个月或≥200 μg/L 持续 2 个月,并能排除其他原因引起的 AFP 升高,包括妊娠、生殖系统胚胎源性肿瘤、活动性肝病及继发性肝癌等。

2.鉴别诊断

原发性肝癌需与多种疾病相鉴别:肝脏的实体性占位病变,如肝脏的转移瘤、良性肿瘤等。肝脏的非实体性占位病变,如肝脓肿、肝囊肿、肝包虫病、肝硬化等;毗邻的肝外肿瘤等。

二、检验诊断

肝癌的检验指标包括血清肿瘤标志物、一般检验项目、其他肿瘤标志物、基因诊断技术的应用、病理检验诊断等。

(一)血清肿瘤标志物

1.甲胎蛋白(AFP)

甲胎蛋白是目前诊断原发性肝癌最常用的血清肿瘤标志物。

(1)测定方法:甲胎蛋白的定性测定已被淘汰,定量测定方法有化学发光免疫法和酶联免疫法。

(2)参考值:≤25 μg/L。若>25 μg/L,则为阳性;若介于 25~400 μg/L,则为低浓度阳性;若>400 μg/L,则为高浓度阳性。

(3)临床应用价值:AFP 是目前诊断原发性肝癌最常用的血清肿瘤标志物。其在肝细胞癌中的阳性率可高达 70%~90%,而敏感性最高达 75%。但 AFP 在诊断肝细胞癌时也存在一定的局限性。因 AFP 也可在一些肝病、妊娠期、生殖系统肿瘤和胃肠道的恶性肿瘤及转移癌中表达上升,导致了一定的假阳性;而早期肝癌和直径小于 3 cm 的小肝癌中 AFP 并不一定升高,导致了一定的假阴性;因此 AFP 升高,不一定就可诊断肝癌,而 AFP 正常,也不能排除肝癌。AFP 联合其他肿瘤标志物才能更好地降低假阳性率和假阴性率,提高准确率。

2.甲胎蛋白异构体 L3(AFP-L3)

(1)测定方法:常用的测定方法是电泳和蛋白印迹技术法,LiBASys 液相结合系统检测法。

(2)参考值:AFP-L3 条带/AFP 条带×100% 来表示,正常值是 10%~15%,>15% 即可诊断肝细胞癌。

(3)临床应用价值:根据 AFP 与扁豆凝集素结合能力及分泌组织的不同,AFP 可以分为 3 个组分,其中 AFP-L1 主要来自良性肝病,占主要部分;AFP-L2 主要来自孕妇,而 AFP-L3 主要来自肝癌细胞。以 AFP-L3%>15% 为阳性,诊断肝细胞癌的敏感性为 96.9%,特异性为 92%,准确性为 95.5%,较影像学检查可提前 9~12 个月。AFP-L3 阳性率在肝细胞癌的早期诊断、治疗效果判定方面有重要意义。

(4)测定方法评价:电泳和蛋白印迹技术法步骤烦琐而且耗时,LiBASys 液相结合系统检测法能实现自动化,更快捷方便。

3.脱-γ-羧基凝血酶原(DCP)

(1)测定方法:脱-γ-羧基凝血酶原的测定方法主要是酶联免疫法。

(2)参考值:<12 μg/L。

(3)临床应用价值:在维生素 K 缺乏或服用维生素 K 拮抗剂后,凝血酶原以非羧化形式释放入血中。在肝癌患者的血清中 DCP 的阳性率高,是一种特异性强的肝细胞癌标志物。

4.酰肌醇蛋白聚糖-3(GPC3)

(1)测定方法:酰肌醇蛋白聚糖-3 的测定方法是酶联免疫法。

(2)参考值:酰肌醇蛋白聚糖-3 的参考值为阴性。

(3)临床应用价值:GPC3 是一种分泌型糖基磷脂酰肌醇锚定膜蛋白。40% 的肝癌患者血清中可测到 GPC3,而在肝硬化、慢性肝炎和健康成人血清中未测出。此外,33%AFP 表达阴性的肝癌患者血清中也可检出 GPC3。Hippo 等发现可溶性 GPC3 对高、中分化的肝癌敏感性更高,同时测量可溶性 GPC3 和 AFP 可将敏感度由 50% 升高至 72%。表明 GPC3 有辅助诊断肝癌的价值。

5.高尔基体蛋白 73(GP73)

(1)测定方法:GP73 的常用测定方法是酶联免疫法和定量免疫印迹法。

(2)参考值:GP73 酶联免疫法的参考值为<150 μg/L。

(3)临床应用价值:GP73 是存在于高尔基体的一种跨膜蛋白。Marrero 等发现在肝癌患者血清中 GP73 水平显著升高。GP73 诊断肝癌的敏感性为 69%,特异性为 75%。在 AFP 水平低于 20 μg/L 的肝癌患者中,有 57%(32/56)的患者 GP73 水平显著升高。从而提示,肝癌患者血清中 GP73 水平明显增高,并且对于诊断早期肝癌,GP73 可能优于 AFP。

6.α-L-岩藻糖苷酶(AFU)

(1)测定方法:酶联免疫法和分光光度连续检测法。

(2)参考值:酶联免疫法和分光光度连续监测法为 234~414 μmol/L,α-L-岩藻糖苷酶正常值为6.80 U±1.49 U/L。

(3)临床应用价值:AFU 是一种溶酶体酸性水解酶,在肝癌患者中其血清活性较肝硬化、慢性肝炎等良性肝病及健康对照组均有明显升高,诊断肝癌的敏感性为 75%~90%,且与肿瘤大小无关,对直径小于 2 cm 肝癌的敏感性高于 AFP,特异性为 79%~90%,联合检测 AFP、唾液酸等其他肿瘤标志物,特异性可提高至 98%。

(二)一般检验项目

肝脏是人体重要的代谢器官,本身合成、分泌、降解多种酶、球蛋白,当大量正常的肝细胞被肝癌细胞占据时会导致肝功能异常;另外肝癌细胞本身也能分泌各种生长因子导致多种指标异常。

1.肝功能异常

早期原发性肝癌的肝功能很少出现异常,到晚期时,肝脏失代偿会导致肝功能异常。如肝癌合并有肝硬化或活动性肝炎时,也可早期出现肝功能异常。如血清氨基转移酶和 γ-谷氨酰基转移酶升高较常见;碱性磷酸酶也可升高,伴有骨转移时更明显;胆红素升高,胆管细胞癌时升高明显,胆红素持续升高,提示近期预后不良。

2.红细胞增多

肝癌患者体内红细胞生成素合成增多,降解减少,导致红细胞增多,发生率约为 10%,红细胞可多至 $6.5×10^9/L$。

3.高钙血症

血钙升高不多时,症状不明显,但严重时出现高血钙危象,导致心律失常、猝死等。

4.低血糖

最常见。发生率为 8%～30%,多发生在清晨,表现为突发头晕眼花、全身乏力、出汗等。

5.高胆固醇血症

肝癌伴高胆固醇血症的国外报道发生率高达 11%～38%。

6.男性乳房发育

雌激素主要在肝脏降解,肝癌时雌激素降解减少,促进男性乳房发育。

7.高纤维蛋白原血症

高纤维蛋白原血症较少见,与癌症患者高凝状态相关,可促进肿瘤的瘤栓形成与转移。

(三)其他肿瘤标志物

1.肝细胞生长因子(HGF)

(1)测定方法:肝细胞生长因子的测定方法是酶联免疫法。

(2)参考值:<0.6 μg/L。

(3)临床应用价值:HGF 可以由人体多种器官产生,且具有多种生物活性。一项包含 99 例丙型病毒感染患者的研究表明,已发展为肝癌患者的血清 HGF 浓度显著高于慢性肝炎及肝硬化而无肝癌的患者;而且所有 HGF 浓度>0.6 μg/L的患者均患有肝癌,而且血清 AFP 及 DCP 水平并不一定升高。

2.胰岛素样生长因子(IGF)

(1)测定方法:胰岛素样生长因子的测定方法是酶联免疫法。

(2)参考值:参考检测试剂盒说明书。

(3)临床应用价值:在人类肝癌和肝肿瘤细胞系中,肿瘤恶性化和生长过程中 IGF-2 的表达明显增高。Tsai 等研究 IGF-2 应用于小肝癌诊断时,4.1 mg/g 为临界值,其敏感度为 63%,特异度为 90%,准确度为 70%。Dong 等发现,在肝癌组织、癌旁组织和非癌组织中 IGF-2 mRNA 的阳性表达率分别为 100%、53.3% 和 0;且血清 IGF-2 mRNA 表达与肝癌分期相关。

3.血管内皮生长因子(VEGF)

(1)测定方法:VEGF 的测定方法是酶联免疫法。

(2)参考值:参考检测试剂盒说明书。

(3)临床应用价值:VEGF 由血管内皮细胞分泌,在正常血管的生长发育中起着重要作用。但 VEGF 同时也能促进肿瘤组织内血管的生长。由 VEGF 调节的肿瘤相关的血管生长对于肝癌的生长及转移非常重要。血清 VEGF 水平有可能成为肿瘤预后的一个标志物。一项研究表明,108 例肝癌患者的血清 VEGF 水平显著高于 20 名健康对照者,且 VEGF 水平与静脉侵犯以及肿瘤的进展相关。血清 VEGF 水平>245 ng/L预示较差的预后。

4.转化生长因子 β_1（TGF-β_1）

（1）测定方法：TGF-β_1的测定方法是酶联免疫法。

（2）参考值：参考检测试剂盒说明书。

（3）临床应用价值：TGF-β_1是一种与正常和变异细胞生长和分化的调节有关的多功能细胞因子，具有强大而可逆的生长抑制活性以及免疫抑制作用，与肝癌时发生的细胞免疫抑制有密切关系。文献报道血 TGF-β_1诊断肝癌时敏感性为 74.4%，特异性为 77.9%，结合其他肿瘤标志物联合检测阳性率可达 95.5%，对 AFP 阴性的肝癌及小肝癌的诊断阳性率也可达 85.7%。尿中 TGF-β_1水平与肝癌的发生显著相关，与 AFP 显著负相关，对 AFP 阴性或低浓度的肝癌的诊断有较高价值。

5.血清铁蛋白（SF）

SF 是一种非器官特异性肿瘤标志物，由于肝脏含有丰富的 SF，也是消除循环铁中 SF 的场所，因此 SF 的测定也可作为诊断肝癌的一项较好的指标，其敏感性为 50.8%～88.0%。近年研究发现，肝癌组织中存在的蛋白主要是酸性异铁蛋白（AIF），它具有不同于常规铁蛋白的抗原成分，可能是继 AFP 之后的又一肝癌标志物。目前有文献认为，对肝癌的诊断，AFP 测定为首选方法，在 AFP 阴性或低浓度时，加测 AIF 和 SF 可提高肝癌的诊断率。还有些学者应用蛋白芯片技术对 12 种肿瘤标志物的诊断价值进行判断，认为 SF 单项检测的诊断效率为 67.7%，AFP 和 SF 联合检测诊断效率可达到 83.9%，是肝癌联合检测较为理想的指标。

6.人端粒酶反转录酶 mRNA

Miura 等用 Real-time RTPCR 法分别检测了 330 例肝癌、89 例慢性肝炎、45 例肝硬化和 201 例健康者的人端粒酶反转录酶 mRNA，发现人端粒酶反转录酶与肝癌的大小和分化程度相关，对于肝癌检测的敏感性和特异性分别为 90.2%和 85.4%，优于 AFP。

7.白细胞介素-8（interleukin-8，IL-8）

IL-8 属于趋化性细胞因子 CXC 亚族，在肿瘤和血管内皮细胞增殖、血管生成和肿瘤转移过程中有直接作用。Ren 等发现肝癌患者术前血清 IL-8 水平17.6 ng/L显著高于健康成人 1.0 ng/L，且 IL-8 高表达与肿瘤体积、肿瘤包膜缺失、血管侵犯和高 TNM 分期及无病生存时间短相关。

（四）基因检验诊断

利用比较基因组学方法可以发现新的肿瘤标志物。

1.肝癌相关基因（HTA）

HTA 是一种新型的肝癌标志物，在正常肝组织中不表达，只表达于肝癌细胞中，与肝癌的发生、发展和预后相关。

2.人宫颈癌基因（HCCR）

HCCR 抑制抑癌基因 $p53$ 的表达，导致肿瘤发生。HCCR 在肝癌等多种肿瘤中呈过度表达，在正常肝组织中不表达，可作为肝癌的早期诊断。

（五）病理检验诊断

病理学诊断是确诊肝细胞癌的金标准，但病理学诊断需与临床证据相结合，全面了解患者的症状、体征、辅助检查。肝细胞癌是最常见的一种病理类型，占原发性肝癌的 90% 以上；胆管细胞癌、混合性肝癌和其他特殊类型的肝癌比较少见，占 10% 以下。

（六）检验综合应用评价

肝癌的发病率和死亡率在我国均居前列，早发现、早诊断、早治疗是有效降低肝癌死亡率的有效措施。病理学诊断是肝癌诊断的金标准。肝癌的早期无明显临床症状,容易被忽略。如何早期发现并确诊肝癌是肝癌治疗中的一个研究热点。甲胎蛋白是目前临床应用最广的肝癌标志物,但是存在一定的假阳性和假阴性,联合其他肿瘤标志物可以有效降低假阳性和假阴性。但是各种肿瘤标志物的检测方法不一样,临床应用尚无法普及,也给肝癌的早期诊断带来一定的障碍。肝癌同时会产生各种副癌综合征,如肝功能异常、红细胞增多、低血糖血症、高胆固醇血症、男性乳房发育、高纤维蛋白原血症等,综合检测各项指标,可进一步提高肝癌的诊断率。

（林欣乾）

第四节　结 直 肠 癌

一、疾病概述

结直肠癌是常见的消化道恶性肿瘤之一。近年来结直肠癌的发病率在逐渐上升,在欧美国家,其位列恶性肿瘤死亡原因的第 2 位,仅次于肺癌。而在我国,结直肠癌亦是常见恶性肿瘤之一,在恶性肿瘤中其发病率位居第 4 位,在北京、上海等大城市则位居第 3 位。不同国家的发病率相差 60 倍。好发部位为直肠及直肠与乙状结肠交界处,占 60%。发病年龄多为 60~70 岁,50 岁以下不到 20%。年轻人结直肠癌应排除先前存在的溃疡性结肠炎癌变或家族性结直肠癌。男、女性之比约为 2:1。

（一）病因和发病机制

就目前而言,结直肠癌的病因和发病机制是一个多因素、多步骤的过程,但并未发现某个明确的病因,可能与以下因素有关。

1.遗传因素

在结直肠癌新发病患者中,约有 1/4 的患者有结直肠癌的家族史。该类患者因遗传获得一种易感性,在适当的因素刺激下,促使正常的组织细胞向癌组织细胞发展。当遗传基因发生突变发展成具有肿瘤遗传性的恶性细胞时,临床上常表现为癌肿的家族性。

2.饮食因素

高脂、高肉食、低纤维饮食与结直肠癌的发生有密切关系,高脂饮食易引起胆汁中的类固醇增高,从而进一步损伤结肠上皮并诱发结肠上皮过度增生;此外由高脂饮食引起的大量分泌的胆汁,可在肠道细菌作用下形成次级胆酸。高浓度的次级胆酸作为一种致癌物或辅癌物,对结肠上皮细胞有着细胞毒性作用并造成不可修复的 DNA 损伤,从而导致结直肠癌的发生。

3.慢性炎症刺激

慢性的炎症刺激,可导致结直肠癌的发生。如血吸虫病阿米巴痢疾、慢性非特异性溃疡性结肠炎、慢性菌痢等,可通过肉芽肿、炎性和假性息肉阶段而发生癌变。有学者对血吸虫病高发地区和大肠癌的发病率及死亡率进行相关性的探讨,发现两者间存在正性相关。病变范围广泛的溃疡性结肠炎患者病程超过 10 年后,发生癌变的概率较一般人群高出数倍。

4.息肉

结直肠癌的发病与息肉有密切关系。有学者认为结直肠息肉作为一类癌前病变,发生癌变的可能性较大,尤其是家族性多发性腺瘤息肉病;乳头状腺瘤性息肉,癌变的机会也较多。

(二)临床表现

结直肠癌在早期缺少症状,患者无明显异常改变。随着瘤体的增大,其对肠道的侵蚀不断加剧,进一步刺激肠道黏膜分泌物的增多。故可见部分分泌物伴随排便时排出。有时当患者腹内压明显增大时(如排气或忽然的咳嗽),可见有黏液从肛门流出。当肿瘤侵蚀肠道形成溃疡或合并坏死感染时,便会出现明显的直肠刺激症状,出现排便次数和粪便性质的改变。排便次数增加,每天2~3次,呈黏液便、稀便、黏液血便。早期直肠癌的临床特征主要为便血和排便习惯改变,当病变局限于肠道黏膜时,便血常常是临床上可见的唯一症状。但肛门指检时多可触及肿块或见手套染血,故肛门指检是早期直肠癌检查的必要步骤。而中、晚期结直肠癌患者全身症状较明显(如食欲缺乏、体重减轻、贫血)。随着癌肿增大,肠腔不断变狭窄,进一步加剧排便不尽、里急后重等癌肿局部刺激症状,甚至出现肠梗阻征象。晚期结直肠癌常侵犯周围组织器官,如直肠癌可侵犯膀胱和前列腺等邻近组织,引发排尿困难及尿路刺激征;侵及骶前神经丛,出现骶尾和腰部疼痛。结直肠癌还可向远处转移到肝脏,破坏肝脏正常功能,引发腹水、黄疸及恶病质等。

(三)诊断和鉴别诊断

结直肠癌患者多表现为粪便性状或排便习惯的改变,常可见大便不成形、稀便及血便,部分患者出现大便次数增多。有时便秘或腹泻与便秘交替,大便变细。中下腹部疼痛,程度轻重不一,多为隐痛或胀痛。右半结肠癌患者常发现腹部肿块。当瘤体坏死或合并感染时,患者常可见发热症状。查体时可扪及腹部包块或肛门指诊时发现包块,包块多质硬伴有压痛,形态不规则。贫血、消瘦、恶病质。血常规示小细胞性贫血,血沉增快。大便潜血试验持续阳性。X线常见表现为钡剂充盈缺损或出现龛影,病变肠壁僵硬,黏膜皱襞减少或消失,肠腔可见狭窄。结肠镜检查能明确病变部位、大小及性质,对发现早期病变亦有一定程度的作用。另外,血清癌胚抗原(CEA)、B超、腹部CT检查亦有助于诊断。结肠癌的鉴别诊断主要是结肠炎性疾病,如肠结核、血吸虫病、肉芽肿、阿米巴肉芽肿、溃疡性结肠炎以及结肠息肉病等。临床上鉴别要点是病程的长短,粪便检查寄生虫及钡灌肠检查所见病变形态和范围等,其中结肠镜取活组织检查是最可靠的鉴别手段。阑尾周围脓肿可被误诊为盲肠癌(结肠癌),但血常规中白细胞及中性粒细胞增高和全身症状的缺乏(如贫血、消瘦等)可较之于结肠癌的鉴别要点。此外行钡灌肠检查可明确诊断。直肠癌往往被误诊为痔、细菌性痢疾、慢性结肠炎等,最主要的原因是没有进行必要肛门指诊和直肠镜检查。结肠其他肿瘤如结肠直肠类癌,当瘤体长大时出现破溃时,临床上可表现出酷似结肠腺癌的症状;原发于结肠的恶性淋巴瘤,病变形态呈多样性,与结肠癌常不易区别。

二、检验诊断

结直肠癌的检验指标包括血清肿瘤标志物,如癌胚抗原(CEA),CA19-9等;早期检测的基因标志物。

(一)血清肿瘤标志物

1.癌胚抗原(CEA)

CEA最初发现于结肠癌和胎儿肠组织中,可广泛存在于内胚叶起源的消化系统癌。在正常人的血清中亦可微量存在。在机体发生恶性肿瘤时,如结肠癌、直肠癌、胃癌、肺癌、肝癌发生时,CEA血清含量可显著升高。故CEA能反映出机体多种肿瘤的存在,对疾病的发展监测及预后评估有着重要的作用。但作为一广谱肿瘤标志物,其亦有着特异性和敏感性不高的缺点,对早期肿瘤的辅助诊断效果不明显。必要时需要在间隔一定时间内连续监测 CEA 的水平,这将有助于良恶性肿瘤的判断。

(1)测定方法:可通过化学发光免疫分析法进行测定。

(2)参考值:<5.9 μg/L。

(3)临床应用价值:CEA 升高常见于大肠癌、胰腺癌、胃癌、小细胞肺癌、乳腺癌、甲状腺髓样癌等。其在恶性肿瘤中的阳性发生率由高到低依次为结肠癌、胃癌、胰腺癌、小肠腺癌、肺癌、肝癌、乳腺癌及泌尿系统癌肿。但 CEA 不是恶性肿瘤的特异性标志,因部分(15%～53%)吸烟、妊娠期和心血管疾病、糖尿病、非特异性结肠炎等疾病的患者血清 CEA 也会升高,故其临床价值更偏向于辅助诊断。尽管如此,血清 CEA 水平与大肠癌的分期存在明确关系,越晚期的患者血清的 CEA 浓度亦越高。此外,良性病变的患者血清部分出现 CEA 水平升高,其浓度亦要远远低于恶性肿瘤患者,一般<20 μg/L。故测定 CEA 可以作为良性与恶性肿瘤的鉴别诊断依据。

2.CA19-9

CA19-9 是消化道恶性肿瘤的相关抗原。在胰腺癌和大肠癌组织表达较高。血清 CA19-9 在大肠癌的阳性率为 35%,特异性为 96.6%。CA19-9 对大肠癌的早期诊断价值不高,但其在大肠癌的疗效观察和复发监测中有重要的意义。

(1)测定方法:可通过化学发光免疫分析法进行测定。

(2)参考值:0～40 kU/L。

(3)临床应用价值:CA19-9 是糖抗原的一种,增高多提示有胰腺炎、肝硬化、糖尿病、消化道肿瘤的可能。CA19-9 是胰腺癌和结直肠癌的标志物。血清 CA19-9 阳性的临界值为 37 kU/L。胰腺癌患者 85%～95% 为阳性。肿瘤切除后 CA19-9 浓度会下降,如再上升,则可表示复发。结直肠癌、胆囊癌、胆管癌、肝癌和胃癌的阳性率也很高,联合检测 CEA 和 AFP 可进一步提高阳性检测率。良性疾病,如胰腺炎和黄疸,CA19-9 浓度也可增高,但往往呈“一过性”,而且其浓度多低于 120 kU/L,必须加以鉴别。

3.CA242

CA242 是近几年来应用于临床的一种较新颖的肿瘤标志物,其作为一种唾液酸化的鞘糖脂类抗原,几乎总是和 CA50 一起升高。

(1)测定方法:可通过化学发光免疫分析法进行测定。

(2)参考值:<20 IU/mL。

(3)临床应用价值:联合 CA19-9 一起测定可提高 25%～40% 的检出率。临床上常用于胰腺癌和大肠癌的诊断分析。CA19-9 和 CA242 联合检查已被证实对大肠癌的诊断和预后判断具有一定的作用。

4.CA50

广泛存在胰腺、胆囊、肝、胃、结直肠、膀胱及子宫中,是一种广谱的肿瘤标志相关抗原。所以在多种恶性肿瘤中可检出不同的阳性率。对胰腺癌、大肠癌诊断有较高的价值。

(1)测定方法:可通过化学发光免疫分析法进行测定。

(2)参考值:<20 g/L。

(3)临床应用价值:癌抗原 50(CA50)是一种非特异性的广谱肿瘤标志物,主要用于胰腺癌、大肠癌、胃癌的辅助诊断,其中胰腺癌患者增高最明显。

5.CA125

CA125 是 1983 年由 Bast 等从上皮性卵巢癌抗原检测出可被单克隆抗体 OC125 结合的一种糖蛋白。

(1)测定方法:可通过化学发光免疫分析法进行测定。

(2)参考值:<35 U/mL。

(3)临床应用价值:CA125 对胃癌、大肠癌和胰腺癌也有较高的诊断率。血清 CA125 水平升高,检出的肿瘤复发比临床早发现 1～14 个月。

(二)基因标志物

早期诊断是提高结直肠癌预后的关键。但是目前结直肠癌的早期检测尚缺乏特异性高、敏感性强的诊断方法。近年来,癌症的基因标志物检测被认为是目前最有效的诊断方法之一。

1.腺瘤性结肠息肉病基因(APC)

于 1986 年首先由 Herrera 等在一位患有直肠肿瘤及智力缺陷的 Gardner 综合征患者的染色体上发现。其作为 Wnt 信号传导通路上的重要的抑癌基因,位于染色体 5q21 上,全长含有一个 8538bp 开放框架,含 15 个外显子,表达产物由 2 843 个氨基酸残基组成。APC 基因突变常见于家族性腺瘤性息肉病,故其被认为是结直肠癌发生的早期标志之一。有学者报道称约 80% 家族性腺瘤性息肉病存在 APC 基因突变。对其中 176 例突变分析,98% 以上的突变可导致 APC 蛋白截短,这些突变大多为无义突变(33)、小插入(6)、缺失(55)。在对非 FAP 结直肠疾病患者的研究发现,35%～60% 的患者也出现了 APC 等位基因缺失。APC 基因突变类型主要有点突变和框架移码突变,60% 以上的突变位于第 15 号外显子的 5′端,大约 95% 的结果是在下游形成提前的终止密码子,使 APC 蛋白呈"截短"改变,导致 APC 蛋白功能障碍。

2.环氧化酶 2(COX-2)基因

位于第 1 号染色体 1q 25.2～25.3,长约为 8.3 kb,其外显子和内含子组成与 COX-1 相似,含 10 个外显子,其 mRNA 转录产物为 4.5 kb,编码一个含 604 个氨基酸的信号肽。COX-2 是合成前列腺素的限速酶,参与炎症反应。其过度表达可以导致多种上皮性肿瘤的发生、发展。最近的研究发现,超过 85% 的结直肠腺瘤患者发现了 COX-2 基因的过度表达,同时在 70.8% 的原发性结直肠癌患者,92.0% 淋巴结转移患者和近 100% 的肝转移患者中均可以检测到 COX-2 基因的过度表达。此外,COX-2 基因的表达还与肿瘤的大小、浸润程度、淋巴结转移及肿瘤的复发有着显著的相关性。

3.K-ras 基因

K-ras 基因是一种原癌基因,位于染色体 12p12.1 上,编码蛋白质由 188～189 个氨基酸构成,相对分子质量为 21 kD。K-ras 基因通过多种形式的激活导致肿瘤发生,可以是表达增加,或是基因突变,或是内在的 GTP 酶活性下降,也可以是与 GTP 及 GDP 结合的亲和力降低。其中基因突变以点突变为主,突变往往发生在 12、13 和 61 密码子,以 12 密码子最常见。超过 50% 的结直肠腺瘤患者出现 K-ras 的过表达。经过多年的研究,K-ras 基因突变可发生在结直肠癌早期,且有着不低的突变频率,可以作为结直肠癌早期检测的标志。

4.P53 基因

P53 基因是一种重要的抑癌基因,位于染色体 17p13.1 上,由 11 个外显子和 10 个内含子构成,编码产物为一个由 393 个氨基酸组成的蛋白。P53 基因主要作用于细胞周期 G_1/S 期,具有调控细胞的生长、维持基因组稳定的作用。当 P53 基因发生突变时,其调节细胞周期的功能发生紊乱,导致肿瘤发生。在早期腺瘤患者,45%伴有浸润现象发生的腺瘤患者、75%结直肠癌患者中发现了 17 号染色体短臂等位缺失。研究人员对结直肠癌患者研究发现,17 号染色体短臂断裂点位于 P53 基因位点,同时检测了另一等位基因上 P53 基因的编码区发现存在突变。这些研究表明 P53 基因与结直肠癌的发生发展存在较大的相关性。由于 17 号染色体短臂等位缺失多发生在结直肠癌患者中,而在腺瘤患者中较少见,所以它被认为是腺瘤转变成为癌瘤的重要标志。

5.18 号染色体长臂缺失

大约 10%的腺瘤患者和 75%的结直肠癌患者被发现 18 号染色体长臂缺失。结肠直肠癌缺失基因(DCC)测序证明位于这个区域上,DCC 基因编码的跨膜蛋白与神经细胞黏附分子具有高度同源性,故 DCC 功能的缺失可能导致细胞间接触、黏附能力下降,进而提高癌细胞的转移能力。DCC 和 p53 一样,多在癌肿患者中发现,所以可以看作是腺瘤恶化的标志。

6.错配修复(MMR)基因

MMR 基因在体细胞中相当于管家基因,其功能在于纠正复制过程中的基因错配。当其发生杂合性缺失后细胞中由于自发性突变增加,导致细胞中 MMR 功能缺失,DNA 复制时错配增加或导致微卫星不稳定性,引起细胞增殖及分化的异常,最终诱导肿瘤的发生。研究发现,在遗传性非息肉病性结直肠癌和部分非遗传性结直肠癌即散发性结直肠癌发生的早期常常出现 MMR 基因的突变,使得 DNA 复制错配率增加,从而使肿瘤按复制错误路径进行发展。

（林欣乾）

第十九章 临床案例分析

第一节 Rh血型不合输血

一、病历摘要

患者,女,38岁,汉族,有输血史,因停经38^{+2}周,乏力月余,预产期2021年8月9日,重度地中海贫血、脾大,于2021年7月28日12:05入院。

患者初步诊断:妊娠合并重度贫血、α地中海贫血、葡萄糖-6-磷酸酶缺乏、高龄G4P2 G38^{+2}LSA单活胎、脾大、左心室肥大。

患者的输血过程:①患者于2021年4月19日于某镇医院就诊,查BCA提示Hb 46 g/LHCT 0.16,住院完善地中海贫血基因诊断结果显示α地中海贫血(-α3.7基因缺失,-α4.2基因缺失-αSEA基因缺失),2021年4月19日输同血型去白红细胞2 U,2021年4月20日复查BCA,Hb 48 g/L,HCT 0.17。②2021年4月21日复查BCA,Hb 47 g/L。HCT0.17.再次输注同型红细胞2 U,2021年4月22日复查BCA提示Hb 53 g/L。HCT 0.34.考虑输血疗效不佳,贫血原因不明。③2021年4月22日转市一医院进一步治疗,入院后请输血科会诊,检查Rh分型Cc(dp)DEe(dp)(Rh分型双相,表示患者不久前输注自身不同型的红细胞,正处在新旧红细胞代谢的过程,可能需要两三个月的时间才会代谢完毕),抗筛阳性,抗体鉴定:抗-C抗体,Coombs实验:直抗+。考虑患者在外院输血,产生意外抗体,导致输血无效。2021年4月26日输ccDEE去白红细胞4 U,孕妇自诉输血后全身乏力较前好转,复查BCA示Hb 68 g/L,提示输血有效。患者出院后不定期检查。2021年7月21日产检,2021年7月23日抽血BCA查Hb 68 g/L。④2021年7月24日在某镇医院门诊输注去白红细胞2 U,乏力没改善。⑤2021年7月28日入市一医院,BCA提示Hb 58 g/L,Rh分型ccDEE,抗体鉴定产生抗Ce抗体。予2 U同型去白红细胞,2021年7月29日复查BCA Hb 68 g/L,提示输注有效。由于输血科和血站暂时没找到同型血,输血科与临床协商输O型红细胞(其实输O型洗涤是完全可以的,因为O型洗涤红上没有抗A和抗B,输给B型的人不会发生溶血反应),患者签注不同型输注同意书,但医师和患者家属坚持要等血站筛查出同型时才输注。考虑由于患者重度地中海贫血、胎位足先露、瘢痕子宫、脾大、左心室肥大,于2021年7月30日椎管麻醉下横式剖宫产+双侧输卵管结扎术。手术顺利,产下一个 O 型女婴。但由于女婴被母体免疫,也产生抗 Ce 抗体,直抗 2＋,发生新生儿溶血。库存有 3 U 的 O ccDEE 同型血备用。(一般 O 型新生儿不会产生 ABO 的新生儿溶血,但是孕妇体内存在抗 Ce 抗体,导致胎儿免疫产生抗 Ce 抗体,导致 Rh 系统新生儿溶血。)

⑥2021 年 7 月 30 日 16:00,血站筛到 B 型 ccDEE 的红细胞 2 U,输注顺利。2021 年 7 月 31 日复查 BCA,Hb 77 g/L,输注有效。2021 年 8 月 3 日复查 Hb 较前升高,胆红素升高,结合产妇脾大、脾功能亢进,考虑与血管内溶血有关,遵消化科会诊意见给予丁二磺酸腺苷蛋氨酸肠溶片 0.5 g,每天 3 次,退黄治疗,现产妇恢复尚可,要求出院。

二、病例分析

Rh 抗体的血清学特点:Rh 血型系统在血型系统中最具复杂性与形态性,是输血医学中仅次于 ABO 的重要血型系统。在临床输血中因输血或妊娠等产生的免疫性抗体,以 Rh 抗体为最多见。虽然 Rh 系统是通过盐水试验检测出 IgM 抗体被首次确认的,但大多数 Rh 抗体是 IgG 免疫球蛋白而且最佳反应温度在 37 ℃。由于 Rh 抗体主要是 IgG,可穿过胎盘并且 Rh 抗原在胎儿的生命最早期就发育完全,因此孕妇产生的 Rh 抗体通过胎盘可致敏胎儿携带相应抗原的红细胞导致 HDN。在市一医院进修期间,发现多例由于输注不同 RH 分型血产生不规则抗体的病例,建议为了输血安全,血站到医院检查时提倡医院开展 Rh 同型输血。血站可开展 Rh 分型检测。如果考虑经费问题,可参考血站,收集某院输血科 RH 分型的所有数据,建立 Rh 分型数据库。

ccDEE 在人群中所占比例为 3.71％～3.94％,其中 B 型占的比例更少。在输血科进修期间,笔者对 7 000 多例 Rh 阳性的患者和献血员进行了统计,其中 CCDee 占 53.71％,CcDee 占 27.95％,ccDee 占 8.88％,ccDEE 占 3.71％,ccDEe 占 2.10％,CCDEe 占 1.10％)。

本案例中患者属于 ccDEE 的重度地中海贫血产妇,由于在外院输不同 Rh 血型的血而产生抗-Ce 抗体。所以一定要输注同型的血液,不然不仅不会提高血红蛋白含量,还会引起溶血性输血反应。由于血站没有做 Rh 分型,所以输血的时候医院与血站都花费了较长的时间筛血。医院输血科有做 RH 分型,但由于库存有限,库存血中只有 O 的 ccDEE 3 U。这是一个知识面比较全的病例,涵盖了疑难抗体鉴定、RH 血型输血,还有除了 ABO 以外的新生儿溶血(新生儿是 O 型,母亲是 B 型,一般不会发生 ABO 血型系统的新生儿溶血,而这个案例是 RH 系统的新生儿溶血)。

(欧阳海宁)

第二节　抗-Lea＋Leb 抗体输血

一、病历摘要

患者,男,49 岁,汉族,已婚,子女健在,无输血史。运动后心闷气促持续半个小时才能缓解,发作频率加重一年多,体检查心脏腱索断裂,于 2021 年 6 月 21 日入本院心血管外科。入院后完善相关检查,彩超示二尖瓣后瓣瓣裂、腱索断裂、瓣膜脱垂、瓣膜重度关闭不全。辅助检查示 Hb

150 g/L,患者 Le(a—b—),产生抗-Lea＋Leb 抗体。考虑患者平时是运动爱好者,血色素较高又有不规则抗体,输血科会诊后决定行自体采血(贮存存式、稀释式和回收式)和库存备血以备不时之需,2021 年 7 月 2 日早上手术。

二、病例分析

Lewis 血型系统抗原的前体物质是 ABO 血型系统抗原前体物质的一部分。Lewis 血型常见的抗原有 lea、leb、Ale 和 Ble,均为糖链结构。白种人常见有 le(a＋b—),中国人通常为 le(a—b＋)。中国大陆人是没有非分泌型 le(a＋b—)。Lewis 血型常见的抗体是抗-lea、抗-leb,通常为 IgM,37 ℃时多数没有活性,但也有部分是 IgG 抗体。有相关文献报道,对于肾脏和骨髓移植患者而言,Lewis 血型系统相合性移植成功率更高。

自体输血的优点:①可避免输血传播疾病;②可防止因红细胞、白细胞和血小板或蛋白质抗原产生的异体免疫发生的变态反应、发热、溶血和 GVHD 等免疫性输血反应;③反复的自体采血科刺激骨髓造血干细胞的分化增加红细胞的生成,加快患者术后的造血速度;④节约患者的费用;⑤避免因输血配型失误造成的医疗事故;⑥解决稀有血型患者的输血难题,缓解血员紧张问题。

输血策略的制定。自体采血:因患者产生 LeaLeb 抗体,要输 Le(a—b—)的血,本地区没有稀有血型库,所以很难找到合适的血源,患者为运动爱好者,Hb 150 g/L,建议做术前贮存式自体采血,术中稀释式自体采血和术中血液回收。患者于 2021 年 6 月 29 日采自体血 400 mL,7 月 1 日采自体血 400 mL,7 月 6 日手术前采 800 mL 稀释型自体血,术中回输。术毕体外循环机回输 200 mL,血液回收机血回收 100 mL,手术虽然需要体外循环,但手术顺利,出血量不多,贮存式的两袋自体血术后回输了一袋。输 Le(a—b—)阴性。Lewis 抗体是一种水溶性抗体,以 IgM 为主,理论上对有 Lewis 抗体的患者,选择盐水交叉配血相合即可,对献血员是否阴性没有绝对的要求,但患者盲配多袋血均不相合,考虑患者是 Le(a—b—)又产生抗-lea＋leb 抗体,所以在库存筛取 Lea＋Leb 阴性的血先进行盐水交叉,符合后再上卡,两者相合再发往临床。经过五十袋血液的筛查,最终有两袋相合的血备用。血站也帮忙筛了 10 U lea—lea＋的血液备用。中和抗体输血:Le(a—b—)在人群中占比约为 6％,筛血比较困难,而 Le(a—b＋)占的比例约为 70％,因为 Lewis 抗原的特性,当 Le(a—b＋)的血与患者配血相合时,可采用这个方式。即每输 2 U 去白红细胞,输注前先输注血浆 200 mL,用于稀释中和抗体。

总结:自体采血适用于身体素质较好的骨科患者、心外科患者、稀有血型患者以及不规则抗体筛选阳性而又暂时没有找到合适血液的择期手术患者。能够缓解血液库存压力,减少血液传播疾病和促进患者集体恢复改善贫血状态。

(欧阳海宁)

第三节　肺　炎

一、病历摘要

基本信息:患儿,女,12 岁。

主诉:咳嗽 10 余天,发热 1 d。阵发非痉挛性咳嗽,喉中有痰,无喘息及呼吸困难,无声音嘶哑及吸气性喉鸣。在家口服罗红霉素、止咳药等药物治疗,效果差,并于昨日出现发热,体温高达 39.2 ℃,口服布洛芬、三九感冒灵治疗,无效。患儿自发病以来,精神尚好,进食、睡眠可,大、小便正常。

查体:神志清,精神可,呼吸平稳,咽部充血,扁桃体Ⅱ度肿大。双肺呼吸音粗,无啰音。心音有力,律齐。腹软,肝脾未触及,肠鸣音正常。四肢肌张力正常。

辅助检查:血常规 WBC $9.37×10^9$/L,RBC $4.58×10^{12}$/L,HGB 133.000g/L,N $6.56×10^9$/L,CRP 37.40 mg/L。SAA 108.79 mg/L(门诊)。

初步诊断:急性支气管炎。

诊疗过程:咳嗽 10 余天,发热 1 d。阵发非痉挛性咳嗽,喉中有痰,无喘息及呼吸困难,昨日出现发热,体温高达 39.2 ℃。查体:神志清,精神可,呼吸平稳,咽部充血,扁桃体Ⅱ度肿大。双肺呼吸音粗,心音有力,律齐。血沉(ESR)34 mm/h,高于正常值,考虑感染所致。D-二聚体 0.23 μg/mL。肝功能:谷丙转氨酶 8.8 0U/L,谷草转氨酶 12.60 U/L。心肌酶:肌酸激酶 60.66 U/L,乳酸脱氢酶 253.30 U/L,α羟丁酸脱氢酶 164.70 U/L,肌酸激酶同工酶质量测定 1.41 ng/mL。PCT 0.05 ng/mL。肾功能基本正常。乙肝表面抗体(发光法)48.62 mU/mL。梅毒抗体测定(发光法)0.13 S/CO。艾滋病抗体(发光法)0.31 S/CO。丙肝抗体(发光法)0.09 S/CO。呼吸道五联检:肺炎支原体阴性,肺炎衣原体阴性,腺病毒阴性,柯萨奇病毒 B 组阴性。医师查房,分析病情,支持诊断:肺炎。评估病情:患儿入院时间短,病情尚不稳定,可出现反复发热、咳嗽加重甚至喘憋等情况,感染累可引起多器官功能损害及其他意外情况。按照临床路径管理表单进行诊疗,继前阿洛西林钠控制感染、热毒宁抗炎、雾化吸入布地奈德雾化吸入减轻气道炎症等治疗,观察患儿病情变化。血培养五天无细菌生长。今新冠肺炎核酸检测阴性。今日治愈出院。

出院诊断:肺炎。

出院医嘱:保持居室环境安静、舒适,近期避免去公共场所,预防感染。加强营养,保证摄入足量的蛋白质及维生素。避免受凉。如有不适,及时门诊随诊。

二、病例分析

本例患儿以咳嗽、发热为主要表现,结合查体及实验室检查(CRP、SAA 升高,ESR 增快),考虑下呼吸道感染(肺炎)可能性大。尽管血常规白细胞计数正常,但炎症标志物(CRP、SAA)明显升高,提示细菌或非典型病原体(如支原体、衣原体)感染可能。由于呼吸道五联检阴性,暂未明确具体病原体,故初始经验性抗感染治疗选择 β 内酰胺类抗生素,覆盖常见呼吸道细菌(如肺炎链球菌、流感嗜血杆菌)。同时辅以热毒宁(清热解毒、抗炎)及布地奈德雾化(减轻气道炎症、缓解咳嗽),符合儿童肺炎的常规治疗策略。

患儿无喘息、无啰音,暂不支持病毒性或过敏性因素,但需警惕支原体肺炎可能(部分病例早期血清学检测可阴性),若疗效不佳可考虑加用大环内酯类(如阿奇霉素)。此外,患儿心肌酶(LDH、α-HBDH)轻度升高,需监测是否合并心肌损害,但本例未进一步干预,提示可能为感染应激反应。

出院后管理强调休息、营养支持及避免交叉感染,符合肺炎恢复期护理原则。若咳嗽迁延或复发,需复查胸片或病原学检测以调整治疗。整体诊疗方案合理,但若初始抗感染效果不佳,建议早期完善痰培养或 PCR 检测以提高病原学诊断率。

(丁玲先)

第四节　慢性阻塞性肺疾病

一、病历摘要

患者,男,70岁,于2年多前常于季节变化受凉后出现咳嗽,咳少许白色黏痰,伴气促,曾在汕头市某医院就诊,予吸入布地奈德福莫特罗粉吸入剂治疗,症状反复。10余天前患者上述症状加重,痰为黄白色黏痰,无咯血,能平卧,无发热,伴头晕,非天旋地转感,无头痛、呕吐,仍吸入上述药物治疗,症状无好转。今遂来诊,收入我科行进一步诊治。起病10余天来,患者无畏寒、发热,感胸闷,无胸痛、心悸,无恶心、呕吐,无大汗淋漓,无咯粉红色泡沫样痰,无腹胀、腹痛、腹泻,无尿频、尿急、尿痛,无少尿,睡眠、胃纳欠佳,大小便正常。近期体重无明显变化。入院诊断:慢性阻塞性肺病伴有急性加重;发性脑梗死;双侧额颞部硬脑膜下积液;颈背部皮肤感染;高血压;鼻中隔偏曲。

(一)医学检验项目及结果分析

1.血常规检测

检测结果:WBC 12.79×10^9/L↑,NEUT% 85.8%↑,LYMPH% 9.2%↓。

分析:提示细菌感染(中性粒细胞显著升高),符合COPD急性加重期表现。

2.炎症标志物检测

检测结果:常规CRP 6.14 mg/L↑,超敏CRP>5 mg/L↑。

分析:轻度炎症反应,与呼吸道感染及皮肤感染相关。

3.心功能评估

检测结果:NT-proBNP 98.8 pg/mL(正常<125 pg/mL)。

分析:心功能正常,排除心源性呼吸困难。

4.生化检测

检测结果:ALB 33.9 g/L↓,白球比1.26(正常值为1.2~2.5),LDL-C 3.39 mmol/L↑。

分析:低蛋白血症(可能与感染消耗相关),血脂异常需关注心血管风险。

5.凝血功能检测

检测结果:FIB 4.26 g/L↑(正常2~4 g/L),D-二聚体0.58 μg/mL(正常<0.5 μg/mL)。

分析:高凝状态,需警惕静脉血栓风险。

(二)临床治疗方案及医学检验的监测作用

1.抗感染治疗

给予左氧氟沙星0.5 g,每天1次,依据CRP变化调整疗程。

检验监测:治疗后CRP逐渐下降,提示感染控制有效。

2.呼吸支持治疗

茚达特罗格隆溴铵吸入治疗,监测肺功能改善情况。

检验监测:建议出院后复查肺通气功能评估疗效。

3.脑血管病管理

银杏叶滴丸改善循环,氯吡格雷抗血小板聚集。

检验监测:定期复查凝血功能,观察 D-二聚体变化。

4.血压控制

硝苯地平缓释片 30 mg,每天 1 次,动态监测血压波动。

检验监测:血压稳定在 15.73/8.53 kPa(118/64 mmHg),提示治疗达标。

(三)并发症预防与监测

脑梗死复发预防:定期复查头颅 CT,监测血脂水平。

皮肤感染随访:观察颈背部溃疡愈合情况,必要时细菌培养。

血栓预防:VTE 低危但 FIB 升高,建议适当活动并监测 D-二聚体。

二、病例分析

本病例体现 COPD 急性加重合并多系统疾病的诊疗特点。感染与炎症的精准判断:血常规提示细菌感染,CRP 动态变化指导抗生素使用。多学科协同诊疗:呼吸科(COPD)、神经科(脑梗死)、皮肤科(皮肤感染)联合管理。检验指标的局限性:NT-proBNP 正常排除心衰,但需注意硬脑膜下积液对颅内压的影响。

临床启示:对于老年 COPD 患者,感染控制是急性加重期的核心,检验指标(如 CRP、血常规)可作为疗效评估的重要依据。同时需关注凝血功能变化,预防血栓事件。建议建立长期随访机制,定期复查肺功能、头颅影像学及血脂水平。

(林欣乾)

第五节　糖　尿　病

一、病历摘要

基本信息:患者,中年男性,51 岁。

主诉:既往"外伤所致右手小指截肢 9 年",多尿、口干、多饮、多食 1 月余。患者 1 月前开始无明显诱因开始出现多尿、口干、多饮、多食等症状,伴双眼视物模糊、双手手指麻木、小便泡沫增多,无头晕、头痛,无发热,无恶心、呕吐,无心慌、出汗,无明显胸闷、胸痛,无腹痛、腹泻,无肢体活动障碍,院外未予特殊治疗。上述症状持续存在,今为求系统诊治,门诊来院,查指尖即刻血糖:31 mmol/L,后以"糖尿病"收入我科病房住院治疗。

查体:BP 20.0/12.3 kPa(149/92 mmHg),神志清,精神可,双瞳(一),双肺呼吸音可,未闻及干、湿啰音,心音可,未闻及病理性杂音。右手小指缺如。四肢肌力及肌张力均正常。双下肢无水肿。双足背动脉搏动可。巴宾斯基征、脑膜刺激征阴性。即刻血糖:31 mmol/L。

初步诊断:糖尿病、糖尿病性周围神经病。

诊疗过程:入院后辅助检查结果显示:糖化血红蛋白 13.1％。葡萄糖 9.88 mmol/L。C 肽释放测定 0.39 ng/mL。低密度脂蛋白胆固醇 3.35 mmol/L。尿葡萄糖 14＋。需与以下疾病相互鉴别:T1DM:患者多数为青少年,起病较急,症状较明显,有酮症酸中毒倾向,必须依赖于外源胰岛素维持生命。LADA:患者通常年龄＞18岁,糖尿病诊断后至少半年不依赖胰岛素治疗,胰岛素自身抗体阳性。MODY:患者有明显的家族史,通常年龄＜25岁,非胰岛素依赖性,没有自身抗体,没有胰岛素拮抗的证据。治疗上主要以胰岛素降糖、改善循环及对症支持治疗。下一步诊疗计划,完善相关辅助检查,如眼科会诊、感觉阈值、颈部及下肢血管彩超检查,筛查糖尿病并发症。相关病情告知,表示知情,同意我科治疗,密切关注病情变化。低密度脂蛋白胆固醇 3.35 mmol/L↑。葡萄糖 9.88 mmol/L↑。C肽释放测定 0.39 ng/mL↓。糖化血红蛋白 13.1％↑。心电图示多导联 ST-T 段改变。目前主要考虑诊断:糖尿病、糖尿病性周围血管病变;高脂血症;冠状动脉粥样硬化性心脏病,治疗上嘱加用阿司匹林及他汀类药物降脂稳定斑块,预防心脑血管意外。给予胰岛素加量,密切监测避免低血糖发生,完善动态心电图,必要时请心内科会诊协助诊治。嘱注意休息、避免劳累、密切观察病情变化。患者一般情况可,饮食及睡眠可,二便正常,未诉不适。查体基本同前,复查:白细胞 11.54×10⁹/L。C肽释放测定 0.44 ng/mL。查看糖谱,患者血糖控制达标,询问无低血糖不适,降糖方案暂不调整。现患者病情稳定,经医师综合评估后,准予带药出院,嘱院外按时用药,监测血糖变化,定期门诊复查。

二、病例分析

本例患者为中年男性,以"多尿、口干、多饮、多食1月余"为主诉,结合即刻血糖 31 mmol/L、糖化血红蛋白 13.1％,可明确诊断为糖尿病。由于C肽水平显著降低(0.39 ng/mL),提示胰岛β细胞功能受损,需考虑1型糖尿病(T1DM)、成人隐匿性自身免疫性糖尿病(LADA)或继发性糖尿病可能。但患者为中年起病,无酮症酸中毒倾向,暂不符合典型 T1DM 特征,需进一步完善胰岛自身抗体(如 GADA、IAA)检测以鉴别 LADA。

治疗方面,患者血糖极高,存在急性代谢紊乱风险,故初始采用胰岛素强化治疗以快速控制血糖,减少高糖毒性对β细胞的进一步损害。同时,患者合并高血压、高脂血症及心电图 ST-T改变,提示糖尿病性血管病变及潜在冠心病风险,故加用阿司匹林抗血小板、他汀类降脂稳斑,符合糖尿病合并 ASCVD(动脉粥样硬化性心血管疾病)的二级预防策略。

并发症筛查方面,患者已出现视物模糊、手指麻木、尿泡沫增多,提示可能存在糖尿病视网膜病变、周围神经病变及早期肾病,因此需完善眼底检查、感觉阈值测定、尿微量白蛋白及血管彩超等评估靶器官损害。出院后应长期监测血糖、血压及血脂,优化降糖方案,并定期随访并发症进展。

(丁玲先)

第六节　慢性乙型病毒性肝炎

一、病历摘要

基本信息:患者,男性,45岁,因乏力、食欲减退、黄疸就诊。

实验室检查:ALT(丙氨酸氨基转移酶)显著升高(320 U/L),总胆红素升高(45 μmol/L)。

初次 HBsAg 检测(ELISA 法)结果为阴性,但临床高度怀疑乙型肝炎病毒感染。

进一步检测乙肝病毒 DNA(HBV-DNA)显示高载量($>10^7$ U/mL)。

复检过程:实验室对血清样本进行 1:100 稀释后重新检测 HBsAg,结果转为阳性。结合 HBV-DNA 高载量和稀释后 HBsAg 阳性,确诊为慢性乙型肝炎。

结论:初次 HBsAg 假阴性由"前带现象"导致,因患者体内 HBsAg 浓度过高,超出检测试剂的线性范围,导致抗原-抗体复合物无法有效形成。

二、病例分析

(一)分析前带现象的发生机制

1.抗原过量

当 HBsAg 浓度极高时,过量抗原同时结合固相抗体(捕获抗体)和标记抗体(检测抗体),导致两者无法形成"夹心"复合物,信号被抑制。未结合的游离抗体被洗脱,最终检测信号低于临界值,显示假阴性。

2.检测方法局限性

ELISA、化学发光等免疫分析法存在检测上限。当抗原浓度超过试剂的"Hook Point"时,可能发生钩状效应(Hook Effect),与前带现象类似。

(二)临床处理要点

1.识别高风险病例

当患者存在典型乙肝症状(黄疸、ALT 升高)或 HBV-DNA 阳性但 HBsAg 阴性时,需警惕前带现象。慢性乙肝患者或免疫抑制人群(如 HIV 合并感染)更易出现高抗原载量。

2.实验室处理方案

(1)样本稀释:常规稀释比例(1:100~1:1 000)后复测。

(2)多指标联合检测:结合抗-HBc IgM/IgG、HBeAg、HBV-DNA 等结果综合判断。

(3)更换检测方法:采用更高灵敏度的技术,部分试剂可自动稀释高浓度样本。

3.避免漏诊的关键

(1)实验室与临床医师需建立反馈机制,对"HBsAg 阴性但 HBV-DNA 阳性"的样本主动复检。

(2)报告备注提示"可能存在前带现象,建议稀释后复测"。

(三)经验总结

1.临床与实验室协作

对矛盾结果(如 HBsAg 阴性但 HBV-DNA 阳性)需双向沟通。

2.技术优化

采用可自动稀释的检测系统,或设定"Hook Effect"报警阈值。

3.患者教育

告知慢性乙肝患者定期监测病毒载量及抗原水平的重要性。

(四)延伸思考

其他可能干扰因素:类风湿因子(RF)、异嗜性抗体等也可能导致假阳性/假阴性,需通过阻断试剂或稀释法排除。HBsAg 突变株可能导致抗原表位改变,影响检测(与前带现象无关,但需鉴别)。

通过本案例可见,乙肝血清学检测需结合临床、实验室技术及多指标综合分析,避免因前带现象导致误诊或延误治疗。

（刘　伟）

第七节　疟　疾

一、病历摘要

患者,男,34 岁,间断发热 3 d,在定点医院疟原虫镜检查到恶性虐环状体。患者自述长期在非洲几内亚工作,工作期间有蚊虫叮咬。因疟原虫检测三级复核制度,由慢病科取血样和玻片送到我中心实验室复核。血常规结果见白细胞数目正常,红细胞、血小板、血红蛋白偏低,并且血涂片找到恶性疟环状体,确定疟疾感染,给予青蒿琥酯,复方青蒿素哌奎片治疗。

血液和玻片送到实验室后,我们进行复核,经疟原虫快速诊断试纸条法(RDT)检测检测区 T1 阴性,T2 阳性,质控区 C 阳性。提示感染除恶性疟以外的其他 3 种疟疾(三日疟、卵形疟、间日疟)的单项或混合感染。镜下观察血涂片并且重新制作厚血膜和薄血膜,吉姆萨染色后观察。收到我们实验室反馈,定点医院积极复核并送市疾控中心和省疾控中心进行 PCR 检测,确定此病例为卵型疟。由此定点医院根据治疗方案,给予双氢青蒿素哌奎片口服治疗,为患者治疗赢得宝贵的时间。

二、病例分析

疟疾是由疟原虫引起的一种虫媒传染病,主要通过雌性按蚊叮咬人体传播。寄生于人体的疟原虫有间日疟原虫、恶性疟原虫、三日疟原虫及卵形疟原虫 4 种,分别引起间日疟、恶性疟、三日疟和卵形疟。

2021 年 6 月 30 日,世界卫生组织(WHO)宣布中国通过消除疟疾认证,成为 WHO 西太平洋区域 30 多年来第一个获得无疟疾认证的国家。目前疟疾在我国已得到有效控制,但输入性病例仍不少。县级疾控中心负责辖区定点医疗机构的阳性病例复核工作。

此患者明确诊断为疟原虫感染,可以看见环状体,但是如果不能明确鉴别虫种类型,会给临床治疗带来误区,延误治疗,我们在工作中,如果确定了疟原虫的种类以及各个时期的虫体,我们能够主动联系临床,达到精准治疗。知识总结见表 19-1。

表 19-1　恶性疟与卵型疟的形态鉴别

虫体	鉴别要点	恶性疟原虫	卵型疟原虫
寄生红细胞	大小	正常	正常或稍大
	颜色	正常或稍紫	褪色
	斑点	茂氏点,红色	薛氏点,粗大数多
	形状		边缘伞矢状
环状体	大小	较小	中等

虫体	鉴别要点	恶性疟原虫	卵型疟原虫
	核	1个或2个	1个,少见2个
	胞质	纤细	较粗厚
大滋养体	大小	较小	较小
	核	1个或2个	1个
	胞质	圆形,空泡不明显	圆形,空泡不明显
	色素	黄褐色,细小,结成团块呈黑褐色	棕褐色,粗大
成熟裂殖体	大小	小于正常红细胞	小于正常红细胞
	裂殖子	8~32个,常见8~18个,不规则,较小	6~8个,常见8个,不规则,较大
	色素	黑褐色,团块	棕黄色,据中央或一侧
雌配子体	大小	较大	小/等于正常红细胞
	形状	新月形,两端尖	圆形
	核	1个,小,深红色位于中央	1个,较小,深红色位一侧
	胞质	深蓝色	深蓝色
	色素	黑褐色,密布于核周	棕黄色,散在
雄配子体	大小	较大	小于正常红细胞
	形状	腊肠形,两端顿圆	圆形
	核	1个较大,淡红色,位于中央	1个,较大,深红色位中央
	胞质	浅蓝或淡红色	浅蓝色
	色素	褐黑色松散分布于核周	棕黄色,散在

(王翠翠)

第八节 肺腺鳞癌

一、病历摘要

患者,男,72岁,10个月前(2024年4月29)住院行胸腔镜下肺楔形切除术(右上、下肺)+胸腔镜下胸膜固定术(右侧)+肋间神经阻滞术。右下肺恶性肿瘤(大细胞神经内分泌癌,cT1N1M0,ⅡB期)。恢复好后出院,门诊定期复查。1周前呼吸道感染后出现胸闷气促,伴咳嗽咳痰,咳黄色痰,纳差、乏力,无畏寒发热,无头晕头痛,未行诊治,今胸闷气促加重,胸闷、气促明显时可有二便失禁。为进一步诊治遂来诊收住院。本次起病以来,患者睡眠胃纳欠佳,体重无明显变化。既往史:腔隙性脑梗死病史。病理结果:(右下肺肿物)肺恶性肿瘤,考虑为肺腺鳞癌。免疫组化:符合大细胞神经内分泌癌。入院诊断:慢性阻塞性肺病伴有急性下呼吸道感染、右下肺恶性肿瘤术后对症治疗、腔隙性脑梗死、精神分裂症。

(一)医学检验项目及结果分析

1.血常规检测

检测结果:白细胞 14.15×10⁹/L↑,中性粒细胞百分比 84.50%↑,淋巴细胞百分比 5.80%↓,血红蛋白 106.00 g/L↓,血小板 625.00×10⁹/L↑。

分析:提示细菌感染(中性粒细胞显著升高),轻度贫血(Hb↓),血小板反应性增高(可能与炎症或肿瘤相关)。

2.炎性标志物检测

检测结果:SAA 1343.58 mg/L↑,高敏 C 反应蛋白 291.6 mg/L↑,降钙素原 1.36 μg/L↑。

分析:强烈提示急性细菌感染,PCT 升高支持细菌性肺炎诊断。

3.生化检测

检测结果:葡萄糖 6.92 mmol/L↑,白蛋白 29.7 g/L↓,高密度胆固醇 0.72 mmol/L↓。

分析:应激性高血糖,低蛋白血症(可能与营养不良或炎症消耗相关),血脂异常。

4.凝血功能检测

检测结果:D-二聚体 7.34 μg/mL↑,纤维蛋白原 5.60 g/L↑。

分析:提示高凝状态,需警惕静脉血栓栓塞风险。

5.呼吸道病原体检测

检测结果:肺炎衣原体 IgM 阳性,EB 病毒弱阳性,痰培养出铜绿假单胞菌。

分析:混合感染(衣原体＋铜绿假单胞菌),EB 病毒可能为潜伏感染激活。

6.胸腔积液检查

检测结果:胸腔积液呈橘红色浑浊,蛋白定性阳性,WBC 2626×10⁶/L(淋巴细胞 90%),LDH 281 U/L↑,ADA 15 U/L↓。

分析:渗出性胸腔积液(LDH>200 U/L),以淋巴细胞为主,结合 ADA 降低,需排除恶性胸腔积液可能。

7.血气分析

检测结果:pH 7.44,PaO₂ 8.8 kPa(66 mmHg)↓,PaCO₂ 4.9 kPa(37 mmHg),FiO₂ 37%。

分析:I 型呼吸衰竭(低氧血症),提示换气功能障碍。

(二)临床治疗方案及医学检验的监测作用

1.抗感染治疗

给予左氧氟沙星联合哌拉西林他唑巴坦抗感染,根据痰培养结果调整抗生素。

检验监测:每周复查血常规、炎性三项,治疗后 WBC 由 14.15×10⁹ 降至 9.65×10⁹/L,CRP 由 291.6 mg/L 降至 37.7 mg/L,提示感染控制有效。

2.呼吸支持治疗

高流量氧疗改善低氧血症,胸腔闭式引流术引 1 180 mL 血性胸腔积液。

检验监测:胸腔积液常规提示淋巴细胞为主,胸腔积液 EB 病毒阳性,需警惕肿瘤复发可能,建议胸腔积液脱落法细胞学检查。

3.营养支持治疗

补充白蛋白纠正低蛋白血症,调整饮食结构。

检验监测:白蛋白由 29.7 g/L 升至 31.5 g/L,提示营养状况改善。

4.血栓预防

低分子量肝素抗凝治疗,动态监测 D-二聚体。

检验监测:D-二聚体由 7.34 降至 4.28 $\mu g/mL$,仍需警惕血栓风险。

(三)并发症预防与监测

(1)监测肝肾功能、电解质,避免药物性损伤。

(2)定期复查肺部 CT,评估肺部病灶变化。

(3)胸腔积液脱落法细胞学检查未完善,需门诊随访排除恶性胸腔积液。

二、病例分析

本病例体现了多学科诊疗模式在复杂病例中的重要性。检验指标动态变化为临床决策提供关键依据:①炎性标志物指导抗生素使用;②凝血指标调整抗凝方案;③胸腔积液检查提示潜在肿瘤复发可能。但胸腔积液脱落法细胞学检查缺失,可能影响恶性胸腔积液的早期诊断。

临床启示:对于肿瘤术后合并 COPD 患者,需警惕机会性感染与肿瘤复发的双重风险。检验项目选择应兼顾感染筛查、凝血状态评估及肿瘤标志物监测。建议建立长期随访机制,定期复查胸腔积液常规、肿瘤标志物及影像学检查。

(林欣乾)

参 考 文 献

[1] 曹媛,王群,王列,等.医学检验与医学实验技术[M].长春:吉林科学技术出版社,2023.

[2] 冯佩青,王付巧,赵保永,等.医学检验实用技术与应用[M].青岛:中国海洋大学出版社,2022.

[3] 张恒丽.现代医学检验与临床诊断[M].长春:吉林科学技术出版社,2023.

[4] 孔凡翠,李杰,周长明,等.新编医学检验与应用分析[M].哈尔滨:黑龙江科学技术出版社,2023.

[5] 斗章.现代医学检验技术与疾病诊断[M].北京:中国纺织出版社,2023.

[6] 牛鑫,乔广梅,田鹤锋,等.医学检验诊断与临床新技术[M].青岛:中国海洋大学出版社,2023.

[7] 戴微,侯临平,何彩云,等.精编医学检验技术理论与临床应用[M].天津:天津科学技术出版社,2023.

[8] 钟凯丽,王甩艳,涂彩霞,等.医学检验技术应用与实例分析[M].南昌:江西科学技术出版社,2023.

[9] 冯军国,张颖,李晓梅.现代常见疾病医学检验与应用[M].上海:上海交通大学出版社,2023.

[10] 张书芬,李宏艳,郑文龙,等.新编现代检验医学[M].天津:天津科学技术出版社,2023.

[11] 刘文波.实用检验医学实践[M].上海:上海交通大学出版社,2023.

[12] 乔富浩,刘奉伟,肖林.新编检验医学思维与实践[M].上海:上海交通大学出版社,2023.

[13] 赵艳,孙玉霞,刘向华.新编检验医学与临床应用[M].上海:上海交通大学出版社,2023.

[14] 王文花,邢晓阳,王睿.新编检验医学思维与实践[M].上海:上海交通大学出版社,2023.

[15] 马双林,侯敬侠,张秀丽,等.医学检验与临床应用[M].青岛:中国海洋大学出版社,2023.

[16] 尹成娟,刘奉伟,杨芹,等.现代临床医学检验[M].上海:上海科学技术文献出版社,2023.

[17] 吴潼,王明亮,郝瑜,等.实用医学检验基础与临床[M].青岛:中国海洋大学出版社,2024.

[18] 范晓,陈靖赜,宋雨芯,等.现代医学检验技术与药物应用[M].长春:吉林科学技术出版社,2024.

[19] 尹亚伟,崔维称,孙海华,等.临床护理实践与医学检验[M].长春:吉林科学技术出版社,2024.

[20] 曹杰贤,张鸿伟,袁云祥.急诊医学检验[M].昆明:云南科技出版社,2024.

[21] 张若霜,张蕾,吴希国,等.临床医学检验诊断学[M].开封:河南大学出版社,2024.

[22] 韩新海,张芬,吕云霞,等.现代检验医学与临床解读[M].上海:上海科学普及出版社,2024.

[23] 王蕾,吴淑燕.医学微生物学实验教程[M].苏州:苏州大学出版社,2024.

[24] 刘曙平,张清,李盈.基层医务人员实用检验手册[M].武汉:华中科技大学出版社,2024.

[25] 于潇榕,乔广梅,贾红梅,等.检验科操作规范与处理策略[M].上海:上海科学普及出版社,2024.

[26] 肖颖宾,许敏,胡传水.医学检验与临床应用[M].上海:上海交通大学出版社,2023.

[27] 荆燕,马丽,王慧.现代医学检验与临床研究[M].上海:上海科学技术文献出版社,2023.

[28] 朱书照,于泳,杨丽萍,等.现代医学检验与新技术[M].上海:上海科学普及出版社,2023.

[29] 吴西彩,张荣华,卢莹莹,等.医学检验诊断与临床应用[M].北京:科学技术文献出版社,2023.

[30] 贾洪娟.临床检验基础[M].长春:吉林科学技术出版社,2022.

[31] 郭晓华,侯传玲,郝新霞,等.临床检验技术与报告单解读[M].济南:山东大学出版社,2024.

[32] 郑颖,谭晓梅,周炜,等.临床检验技能学[M].天津:天津科学技术出版社,2024.

[33] 郭绪晓,李芸,蒋慧慧.医学检验技术与临床应用[M].上海:上海交通大学出版社,2025.

[34] 李潘潘,党伟军,巩广军.医学检验基础与临床应用[M].上海:上海交通大学出版社,2025.

[35] 王秀丽,张翠惠,陈莉萍,等.医学检验技术与案例精解[M].上海:上海交通大学出版社,2025.

[36] 姚萍萍.血糖检验和尿糖检验在糖尿病诊断中的意义讨论[J].中国现代药物应用,2025,19(4):88-90.

[37] 石晓雅,王刚.血清标本发生溶血和脂血对生化检验结果的影响[J].中国实用医药,2025,20(3):76-78.

[38] 张任飚.尿路感染疾病诊断过程中应用细菌定量计数联合尿沉渣白细胞检验的临床价值[J].中国现代药物应用,2024,18(22):90-92.

[39] 陈慧勤.贫血鉴别诊断中血常规检验的临床效果分析[J].中国冶金工业医学杂志,2025,42(1):90-91.

[40] 李宏洋,遇红梅,王常敏,等.一种补体C3d致敏血小板检测方法的建立[J].中国输血杂志,2024,37(12):1412-1416.